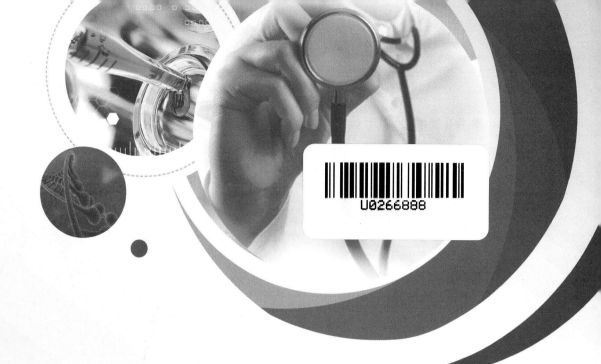

华中科技大学同济医学院附属

同濟醫院
住院医师
入职培训指南

主　审◎陈孝平　马　丁

主　编◎王　伟　刘继红

副主编◎朱文珍　汪道文　徐　钢　罗小平　梅　斌

长江出版传媒 ⑩湖北科学技术出版社

图书在版编目(CIP)数据

同济医院住院医师入职培训指南/王伟,刘继红主编.—武汉:
湖北科学技术出版社,2021.9

ISBN 978-7-5706-0758-7

Ⅰ.①同… Ⅱ.①王… ②刘… Ⅲ.①医师－岗位培训－指南
Ⅳ.①R192.3-62

中国版本图书馆 CIP 数据核字(2019)第 200475 号

同济医院住院医师入职培训指南
TONGJIYIYUAN ZHUYUAN YISHI RUZHI PEIXUN ZHINAN

策划编辑:冯友仁

责任编辑:程玉珊　徐　丹　　　　　　　　　　　封面设计:胡　博

出版发行:湖北科学技术出版社	电话:027－87679485
地　　址:武汉市雄楚大街 268 号	邮编:430070
（湖北出版文化城 B 座 13—14 层)	
网　　址:http://www.hbstp.com.cn	

印　　刷:武汉市首壹印务有限公司	邮编:430013

787×1092	1/16	23.5 印张	510 千字
2021 年 9 月第 1 版		2021 年 9 月第 1 次印刷	
			定价:110.00 元

《同济医院住院医师入职培训指南》

编　委　会

前　言

　　同济医院 1900 年由德国医师埃里希·宝隆创建于上海，1955 年迁至武汉，至今已逾120 年。一百多年医院文化的科学积淀，塑造形成了"格物穷理，同舟共济"的院训和"严谨求实、开拓创新、一心赴救、精益求精"的同济精神，概括了同济医院的办院理念、价值追求和行为准则，体现了同济人自身的科学观、发展观、价值观和职业观，要不断探究医院建设与发展进程中医疗、教学、科研、管理等各项工作中的客观规律，同心协力，砥砺奋进。

　　住院医师培养是医学生毕业后教育的第一阶段，是职业成长与发展的基石。同济医院在教学工作中吸纳了德国的严谨与中国的求真务实，其治学风格在国内独树一帜，是优秀住院医师培养的摇篮。考虑到医疗卫生行业的特殊职业要求和新入职住院医师的心理特点，同济医院特别注重岗前培训。通过规范的岗前培训，能够明确住院医师和医院的关系及对住院医师岗位职责的要求，能够使住院医师认同医院文化，了解医院的历史概况、规章制度、岗位职责等相关信息，帮助住院医师从心理、行为等方面做好角色准备，增进他们对于医院的认同感、归属感和使命感，便于住院医师更快地提升岗位胜任力，更好地为患者服务。

　　本书作为同济医院新入职住院医师培训指南，涵盖内容包括医院文化、规章制度、基本临床技能及如何成为一名合格的住院医师等四个部分，对核心制度、技能操作、院感防控、信息化建设等均有涉及。全书内容具有系统性，各章节又相对独立，可用于授课，也适合自学。住院医师在使用本书时，可以从实际工作出发，有目的、有针对性地学习，从中发掘和汲取自己所需的知识和理论。

　　由于水平和能力有限，此书还存在诸多不足，真诚地欢迎广大专家、同行和读者提出宝贵建议，我们将继续努力，不断完善，为我国医疗卫生事业的进步、健康中国建设和同济医院的发展尽一份绵薄之力。

同济医院　朱文珍

2021 年 4 月

▶>> 目 录

第一章 同济医院：跨越世纪的腾飞

华中科技大学同济医学院附属同济医院（简称同济医院），百年名院，跨越世纪。在医院发展的漫漫征程中，一路坎坷颠簸，一路动荡曲折，一路执着前行，一路福泽四方。100多年来，同济医院无论身处顺境、逆境，甚至生死存亡的关键时刻，"同济人"始终把自己的命运和祖国、民族、人民的命运联系在一起，始终坚守"与国家同舟，与人民同济"的职责与使命。

同济医院的发展史是一部浓缩的中国现代医学发展史，她汇集了中国近现代医疗史上众多精彩华章，积淀了厚重的人文底蕴。跨越世纪，"同济人"步入新时代、开启新征程、激发新作为、展现新气象，同济人将再次奏响时代绚丽华章。

第一节 德人建院 传播西医 声名鹊起上海滩

1900年，20世纪伊始，孟德尔遗传定律被证实，世界遗传学史乃至生物科学史开启新纪元。就在这一年的9月24日，一位德国医师埃里希·宝隆（以下简称宝隆）在德国驻上海总领事克纳佩的支持下，依托德医公会，向中国绅商和德国公司募集捐助，于上海法租界张家浜新马路（后称白克路，现为凤阳路）创办了中国第一家没有教会背景的西医医院，取名同济医院，"同济"二字寓意"同舟共济"，同时也是"Deutsche"（德国的）谐音。

1902年，宝隆利用德军伤兵医院留下的两座铁皮棚屋，搭建临时病房，开设床位约20张，这是同济医院最初的手术室和病房。宝隆对来诊的患者只收诊费，不收药费。当时的中国，民众对西医认识不足，常有人抱有怀疑惧怕心理，宝隆总是热忱而耐心地做宣传解释，让人们相信他能治病，逐渐取得人民的信任，成为国内有名的医师。当德国国内医师谨慎地提出癌症也能用手术切除治疗时，宝隆已经在上海这样做了，有些经过手术治愈的患者活得甚至比宝隆还要长久，因此被国人称为"开刀的医师"。同济医院也在上海滩声名鹊起。

同济医院建院时，医院的医师均为德医公会的会员，他们白天经营自己的诊所，只有傍晚到医院看门诊、做手术，每天门诊仅数十人。宝隆感到要办好医院，要解决中国缺医少药的问题，必须办一所医学堂，培养中国医师。1907年，在中德各方支持下，宝隆以同济医院为基础创建了上海德文医学堂，仿效德国医科大学分设前后期的制度，分为医预科（2年）和医正科（3年）。因为医科5年讲授全用德语和德文原版书教材，在医预科之前先修德文科3年。同济医院作为教学医院承担医正科学生课堂教学及临床实习任务。

1908 年，学校更名为上海同济德文医学堂。1912 年，3 名原先德文达到规定水平的中国人完成了 5 年医预科和医正科学习，成为首届毕业生。1915 年，德国教育部承认同济德文医学堂医科毕业生与德国国内医科大学的水平相同。1917 年，医院放射科医师李梅龄通过答辩，成为在中国本土取得德国医学博士的首位中国人。1918 年，同济德文医学堂由北洋政府教育部收归国人自办。1923 年，同济德文医学堂由北洋政府教育部改制为同济大学。1930 年，同济大学被国民政府教育部改为国立，医科改为医学院，医正科改称医后期。

1909 年，宝隆不幸因病在上海去世，为了纪念他，同济医院改名为宝隆医院。德医公会另一位医师福沙伯接任宝隆医院院长。

1921 年，德国著名外科学家伯德医师接任宝隆医院院长。这段时间，特别是辛亥革命之后，要求改革、要求进步的思潮在中国日渐高涨，宝隆医院迎来了第一个高速发展期。经过数次扩建，至 1927 年，宝隆医院已建成 A、B、C、D、E 四面合围的 5 栋楼房，设病理、卫生、细菌、药理、生理及解剖研究馆等医学研究机构和 X 光室、电气疗法室、图书室等临床机构，宝隆医院已发展成为各科俱全、设备新颖、病室宽敞、有较好德国医学技术水平的综合性教学医院。宝隆医院的收费标准是头等各个病房收费极高，三等普通病房收费很低，还供给膳食，小儿科普通病房的儿童还免费供应一瓶牛奶。贫苦患者得到了实惠。1931 年日本同仁会编撰的《上海医药界之现状》一书如此评价宝隆医院："通过该项事业，已充分发扬了德国医学的优点。该院不但获得上海和长江流域的好评，而且还引起中国各阶层的注目""借此一举，德国传统的医学已在中国国土上占据了重要位置，可以预期今后德国医学将会因此牢固扎根于中国"。

宝隆医院极为注重学术活动，德式教育重视理论联系实际，着重培养学生自由研究和运用能力，崇尚求实、严谨、勤奋的学风，院方会定期邀请院内外著名学者做学术报告，规定总住院医师晋升主治医师必须提交一篇科研报告，学术氛围十分浓厚，与当时上海一些医院频繁的宗教活动成了明显的对照。尤为引人注目的是，1925 年 10 月，宝隆医院内科教授费尼熙和生理学教授史图博等主编出版了《同济医学月刊》介绍德国医学，开创了中外医学交流之先河。1931 年宝隆医院又刊发《同济医学季刊》，两刊并行出版，连续对外发行 13 年，直到抗日战争前夕停刊。

第二节　国人办院　爱国报国　护院护校迎解放

1937 年，淞沪会战爆发，9 月 1 日，日军为了清理前进道路，轰炸位于吴淞的国立同济大学。经营近 20 年的国立同济大学校舍被夷为平地，全校师生被迫迁往内地。1937 年 11 月，医学院后期中国师生也撤离宝隆医院随同济大学内迁，跋涉数千里，辗转于浙、赣、湘、粤、桂、滇、川七省，历时 3 年，于 1940 年秋迁至四川省南溪县（现为南溪区）李庄。辗转迁徙期间，医后期师生沿途坚持教学和医疗救助，随同济大学一同继续发展，达到抗战期间的最鼎盛时期。

学校迁至江西赣州时，医学院院长伯德辞去医学院院长职务，皮肤科专家宁誉接任医学院院长，成为同济大学历史上第一位担任医学院院长职务的中国人。伯德带领绝大多数德籍教授取道香港返回上海，依托宝隆医院，于 1940 年在上海石门一路 82 号成立德国医学院，利用作为"孤岛"的上海租界特殊环境，延续德系医学教育。德国医学院于 1945 年 5 月于德国战败投降后停办，在校学生转入同济大学医学院相应年级。1945 年 6 月，宝隆医院被日军接管改为日本陆军医院，直到同年 8 月日本投降后收回，但医院设备已被日军洗劫一空。

1941 年 4 月，医院迁至宜宾，继续开展临床教学与实习，同时对外收治大量伤病员。在苗圃设第一住院部，设有内科、外科、妇产儿科等，租用当地周氏宅院"西郊花园"开设第二住院部，设五官科、皮肤科、眼耳鼻喉科、精神病学科等，共 100 张床位。另于宜宾城中北街附近借黄州馆内设门诊部。医院在宜宾期间亦称为"医学后期"，但在社会服务中使用"同济医院"或"同大附院"之名。宜宾期间，189 名医学毕业生从这里走向全国，同济医院为国家培养了一大批顶尖医学人才。

1942 年，川南"瘴病"流行，重者腹痛吐泻，无药可治，唯有等死，当地人恐惧地称其为"麻脚瘟"。医学院教授唐哲初步诊断此病为磷或钡中毒。时任医院院长、内科主任的李化民教授发表《瘴病》一文，对此做出科学解释。杜公振、邓瑞麟经反复动物实验研究，确证当地食盐中含有氯化钡，长期食用后引起慢性中毒，并发表论文《瘴病之研究》。经对症下药并引导民众加以预防，挽救了成千上万患者的生命。该项研究成果获国民政府 1943 年全国科学类发明一等奖。

1945 年抗日战争胜利，中美合作所向上海市政府征借宝隆医院筹办医院，并接收太平洋 107 舰队冲绳岛海军基地医院的 600 张病床的全部设备器材，于 1946 年 6 月正式开诊，定名为"中美医院"。与此同时，同济大学全校师生离川返沪。经时任教育部长、校友朱家骅面陈蒋介石力争后才确认"该宝隆医院原址系同济大学之实习医院，该项房屋应交还同济大学"。1946 年 11 月 28 日，同济大学指派沈衔书正式接收医院并担任院长，院名仍沿用"中美医院"，称"同济大学医学院附设中美医院"。原中美医院科主任、医师全部离院，行政人员大部离职，由"同济人"自行管理，结束了这座医院 40 年来由德国人管理的历史。

1947 年 10 月，上海国防医学院附属陆军总医院副院长林竞成任中美医院院长，聘任大批毕业于德、美、英、日等国学成归来的医学界翘楚担任医院各科负责人，建立起中国人为主的雄厚技术队伍，开设病床 242 张，科室设置逐步向专业化方向发展。

中美医院参照美式管理，设置院务委员会、医务委员会、财务委员会、住院实习医师教育委员会、药事管理委员会等。同时编辑《院务手册》，各科制定"诊疗常规""护理常规"，建立"病史书写及管理"制度，开始实行"总住院医师"制度。

1948 年，中美医院普外科已能开展局麻下胃大部切除术、甲状腺亚全切除术、脾切除术、直肠癌根治术等手术，并予以规范、普及、推广，使这些手术成为常规术式。当年，谢毓晋、金问淇、过晋源、裘法祖、陈任等创办了《大众医学》，开创我国科学科普传播之先河。1951 年，裘法祖在我国首先开展胆总管十二指肠吻合术治疗胆石症。

当时的同济大学不仅具有较高的医术水平，同时还具有光荣的革命传统，1947年1月，医后期学生就参加了反对美军暴行的抗暴斗争，1947年5月，又投入反饥饿、反内战、反迫害的浪潮。1948年1月29日，同济大学"1·29"学生运动声震全国，医院职工迅速组织起来，全力救护被军警砍伤的同学们，声援学生运动。当时，在医后期附属医院建有中共地下党支部，书记为庞启芳，地下党员10多位，是中美医院各项政治斗争的核心力量。地下党支部组织进步医务人员和职工积极参加救护队和人民保安队，日夜守护，护院护校，防止破坏，确保医院财产安全，为迎接上海解放、接管医院做好准备。

1949年5月27日，全院职工与上海全市人民一起欢庆上海解放，中美医院是上海解放后最早收治解放军伤病员的医院。医院派出了矫形外科专家屠开元带领医师们到中国人民解放军第九兵团20军军医院协助医治伤员，并将部分伤病员接来，在石门一路82号开设解放军伤员病房，收治20军的伤病员，受到第九兵团的欢迎。

1949年6月25日，上海市军事管制委员会卫生处接管医院。

1949年4月，我人民解放军进驻以太仓为中心的地区做攻台战前的准备工作，游泳课程必不可少。到1949年7月中旬，部队中发现3％～5％的战士患病，并发现一些发热、风疹块、面部水肿症状的病员，引起部队重视，于1949年9月中旬下令部队一律不准下河。

华东卫生部得悉情况后，将下乡调查任务交给中美医院。1949年8月，院方派出邵丙扬医师带领冯新为、郝连杰、孔祥云深入太仓、南翔、嘉定、南京等地疫区驻地进行普查，历时3个月。在发现患者大便中孵化出日本血吸虫幼虫和其中间宿主钉螺后，诊断是血吸虫感染。随后他们向部队医务人员讲解血吸虫病的诊断技术，阐明预防方式，在疫区普查的基础上，治疗病员830人。同时，将调查结果向华东卫生部报告，认为是急性血吸虫病感染，建议立即扩大普查面，引起华东卫生部的高度重视。

华东卫生部立即组成血吸虫病防治委员会，从上海市抽调1 260名医务人员组成血防大队，邵丙扬任大队长，下设3个中队，其中太仓中队由中美医院承担，下设4个分队，开始我国医疗史上空前规模的防治血吸虫病运动。1950年1月3日至4月3日，历经3个月的艰苦血防工作，顺利完成了任务。检查9 336人，各项化验136 356人次，治疗4 665人，其中4 587人使用酒石酸锑钾20日疗法，其余患者因心、肾、肺疾病或静脉太细、应用酒石酸锑钾反应太大等原因使用福阿亭治疗，收到很好效果。在完成医疗任务的同时，更重视预防和教育，对疫区进行了三大卫生建设，包括水井、浴室和公共厕所，并向部队卫生工作提出了建设性的改进意见。

经此一疫，医院通过血防工作，培养和造就了一大批医学人才。1953年，邵丙扬在国内首先发表了酒石酸锑钾三日疗法的报告，解决了普遍推广治疗的问题，该项成果得到中央卫生部的重视，并迅速向全国推广，500万血吸虫病患者因此而受益。

1950年10月，全国掀起了轰轰烈烈的抗美援朝运动。1950年12月15日，上海医务界成立上海市医务工作者抗美援朝委员会，公开发表《致本市医务工作者书》，于1951年1月10日，号召组成志愿医疗手术队支援前线。在短短半个月时间，中美医院完成了由动员到正式组成一支114人的抗美援朝第一医疗手术大队，肩挑上海全市任务的1/3，并于

1951 年 1 月 25 日启程离沪北上，于 1 月 29 日抵达沈阳，接受中国人民志愿军总后勤部卫生部的任务，在后方救治伤病员及培养医学人才。2 月 2 日，同济医疗手术大队到达长春军医大学（后为白求恩医科大学）。当时，长春医大医院伤病员 800～1 000 人，由同济医疗手术大队 2 位医师每天到鸭绿江边将其转运来院。医疗手术大队协同长春医大培养医学人才，以教学结合医疗，帮助建立骨库解决战伤修复植骨，并建立起外科常规制度、医师查房制度、总住院医师制度，开展大量骨科、腹部外科、胸外科等手术。大队在长春的工作得到军医大和志愿军首长的高度赞扬。

1951 年 8 月 1 日，同济医疗手术大队顺利完成抗美援朝医疗任务返沪。8 月 8 日，同济医院又组成上海市志愿医疗手术队第六大队北上。

第三节　中央决策　整体迁汉　飞跃发展冠中南

1949 年中华人民共和国成立后，中南军政委员会向国家政务院提出要求，将上海的一所医学院校及其附属医院迁到武汉，以缓解中南地区与华东地区卫生事业、人才技术力量对比极不平衡的状况，满足当时全国人口最多的中南五省的医药卫生需要。1950 年 2 月，国家政务院做出同济大学医学院及附属中美医院迁往武汉的决定。这是中央建设中南行政区卫生事业的一项重大战略部署，具有现实意义和深远的历史意义。1951 年 5 月 25 日，中美医院更名为同济大学医学院附属同济医院。

1950 年 6 月，同济大学医学院迁院委员会成立，8 月，上海同济大学医学院和中南的武汉大学医学院分别由同济大学和武汉大学划出，各自直属华东教育部、中南卫生部领导。1950 年 10 月 28 日，中南行政区成立"建校委员会"，开始迁汉筹备工作。1951 年 9 月 20 日教育部批复："同意同济大学医学院迁来汉口与武汉大学医学院合并，改称'中南同济医学院'。"1953 年 5 月，同济医院在汉口硚口区华商跑马场中南同济医学院校园内兴工建院，第一期工程（即现 1 号楼）于 1955 年 4 月竣工，投入 500 张病床容量，由上海同济大学土木工程系冯纪忠教授设计，形似一架德国四翼飞机，朴实优美，是 20 世纪 50 年代国内及远东地区著名的医院典范式建筑，被誉为"东亚第一楼"，为全国所瞩目。

1955 年 3 月，同济医院整体迁至武汉，迁汉人员中有正、副教授 21 人，讲师、助教 100 余人，行政干部、技术工人 40 余人，护、技人员 60 余人，合计 220 余人，圆满完成了教育部关于"迁汉的成功，在于专家技术人员的全部迁移"的任务，将优秀的人才、先进的管理、精湛的医疗技术输送到中南地区。1955 年 5 月 4 日，医院开始收治患者；5 月 10 日，完成第一例手术；5 月 15 日，举行开幕仪式，医院定名为"中南同济医学院附属同济医院"。1955 年 6 月 14 日，教育部、卫生部批复中南同济医学院更名为"武汉医学院"，同济医院更名为"武汉医学院第二附属医院"。

根据医学院的安排，同济医院只设内、外、妇、儿四大科室和内科学基础、系统内科、外科学总论、系统外科、妇科、小儿科、放射科七个教研室，其他科室教授及护、技人员支援附属协和医院。1956 年，成立神经科及教研室，麻醉室改为麻醉科。1958 年，成立中医科、中药房、血库。1959 年，重建耳鼻喉科、眼科、皮肤科、口腔科，成立病理科。1960 年，成立肿瘤科、超声波诊断室；门诊部大楼启用，当年门诊量达 17.7 万人次，1965 年增至 52.4 万人次，1976 年增至 70.5 万人次。1959 年 3 月，医院建成综合性教学医院结构的完整体制，全院病床数增加到 879 张。在国家 3 年经济困难时期，进行"休养生息"，1962 年病床数减到 555 张，1963 年以后，病床数逐渐恢复，1976 年，达到741 张。

"医疗、教学、科研、培干"是迁汉后医院的四大任务，"中心、示范、辐射"是医院的三大功能。

迁汉前后，同济医院派出医务人员在不同时期参与组建武汉市各级医疗机构。王辨明、王心禾、杨超前等创建武汉市传染病院。李晖、段生福参与创建武汉市结核病院。李晖创建梨园医院并担任院长。童尔昌指导创建武汉市儿童医院并担任名誉院长。马庭元创建湖北省妇幼保健院，并担任第一任院长，李倬珍任第二任院长。

20 世纪 50 年代初，裘法祖和普外科陆续开展了各类门体分流术治疗门脉高压症，1963 年在武汉举办全国首届腹部外科学术会议，其主要理论和操作技术被称为"裘氏术式"，在全国迅速推广。

20 世纪 50 年代初，蒋先惠等组建神经外科，在极度缺乏教材和手术器械的情况下，设法绘图、制作，于 1964 年主编了《急性颅脑损伤临床处理的基本问题》，于 1975 年又主编了《颅脑损伤》，填补了一大空白。

1952 年，陈远岫在国内率先开展耻骨后前列腺切除术。

1957 年开始，普外科在我国开展首批肝叶切除，1958 年，夏穗生在全国外科学会首次报告规则性肝切除术，1964 年，对肝门解剖进行了深入细致的研究，提出了肝切除术操作的若干改进。

1957 年，邹文彬在低温麻醉下施行了湖北省首例心脏二尖瓣分离术，《人民日报》1957 年 3 月 5 日进行了头版报道。

1957 年，王泰仪以牙托粉和"V"形髓内钉制成人工肱骨头假体，完成中国首例自制人工关节置换术。

1958 年开始，同济医院在中南地区率先使用镭放疗治疗宫颈癌，至 1989 年，镭放疗治疗患者达 5 万人次。

1958 年，赵华月在国内首创粉防己碱治疗高血压。

1959 年，宋名通成立儿科生化研究室，在全国率先研究小儿生理常数，纠正"小儿是成人的缩影"，并与王韵琴在国内率先开展小儿肾炎的乙型病毒性肝炎表面抗原的常规检测。

1960 年，张青萍等组建超声波诊断室，开创性地将工业用 A 型超声用于临床诊断。后将超声诊断广泛应用于肝、胆、心脏及妇产科，20 世纪 70 年代后期，在全国率先将超声心动图用于诊断肺心病。邵丙扬、唐锦治在国内首先测定白陶土部分凝血活酶时间（现 PPTT），并写入教科书。

1962 年 3 月 5 日，《人民日报》报道裘法祖、夏穗生、金士翱施行切除腹主动脉瘤并移植人工血管术。

1964 年初，同济医院率先开展"减轻患者痛苦、减轻患者负担、保证医疗质量"的"两减一保"活动，1966 年 3 月，被湖北省委、省政府作为典型在全省推广。

1964 年，裘法祖受国务院和卫生部委派，担任全国血吸虫防治协作组外科负责人，通过切除脾脏治疗晚期血吸虫病患者。1965 年，裘法祖通过临床教学、巡回医疗、农村带教，为湖北培养了 150 个能独立切除脾脏的外科医师，使全省 85％的患者恢复了劳动力。

1965 年 3 月，同济医院裘法祖、过晋源、黄唐、马自成等 45 人组成第一支农村医疗队启动巡回医疗，"把医疗卫生工作的重点放到农村去"。医院总计派出 41 批，共计 1 442 人次，足迹遍布湖北 30 多个市县，为农民患者诊治疾病、送医送药、除害除病。同时，培训基层卫生人员，开展爱国卫生运动和血吸虫病防治、计划生育等。其中，儿科针对流行性大肠杆菌感染总结出治疗输液十六字原则"据症定液、先盐后糖、先快后慢、见尿加钾"，很快向全国农村普及推广。

1968 年，心血管内科在全国首推人参三七治疗冠心病心绞痛、蝙蝠葛碱治疗心律失常。

1969 年，过晋源、李绍白在全省率先设立肝炎门诊，研制中药"肝富康蜜丸"治疗肝功能不良，疗效显著，武汉市药政局向全国推广。

20 世纪 60 年代，湖北地区流行"钩端螺旋体脑动脉炎"，刘锡民等通过长期深入农村对 616 份病历的仔细研究，确定了发病原因和机制，挽救了千万患者，于 1980 年获卫生部科技进步甲等奖。

1972 年，童尔昌、王果在国际上率先开展中西医结合非手术方法诊断、治疗先天性巨结肠症，取得良好疗效，1983 年受国家卫生部委托向全国推广。

1973 年，宋明通、董永绥在国内首次发现和报告隐匿 HBV 感染干扰乙肝疫苗应答及潜在传染性问题，1978 年首先提出乙肝病毒相关性肾炎的概念，对指导我国乙肝疫苗预防工作具有重要意义。

1975 年，袁树生、王奇在全国率先将激光应用于临床。

20 世纪 70 年代，段生福、牛汝楫与放射科、超声波室一起，在国内率先通过"三图一片"（心电图、向量图、超声图、胸片）研究，全国首创肺心病诊断标准。他们深入工厂、农村、街道为群众筛查、诊断、治疗"呼吸四病"。

第四节　改革开放　蓬勃发展　世纪名院誉神州

1976 年 10 月，拨乱反正，恢复秩序。党的十一届三中全会确定全党工作重点转移到经济建设上来。改革开放以来，医院各项工作步入新的历史时期和健康发展的轨道。

1981 年至 1996 年，院党委分别召开了第三、四、五、六、七届党员代表大会，贯彻执行党的知识分子政策，改善工作和生活条件，推进精神文明建设，围绕促进医疗、教学、科研发展和建立科学、高效的现代医院管理体制和运行机制，次第推进医院的改革和发展。

1985 年 5 月，医院恢复"同济医院"院名，同年 7 月，武汉医学院改称"同济医科大学"，医院名相应改称"同济医科大学附属同济医院"。1986 年，被国家卫生部和湖北省确定为共同建设的重点装备医院，从外科开始，各临床科室向专科化发展。1987 年，在专科门诊的基础上建立了专家门诊。全院床位扩展到 916 张，被湖北省指定为省红十字会第一医院，器官移植和腹部外科被定为国家级重点学科，器官移植研究所被列为卫生部重点实验室，世界卫生组织康复医师培训和研究合作中心也设于此。1990 年底，全院病床扩展到 1 150 张。从这一年起，年门诊量连续 10 年突破百万人次，医疗工作立足华中，面向全国。1992 年，呼吸内科实验室成为卫生部重点实验室。1993 年，同济医院被卫生部正式批准为湖北省首家国家三级甲等医院；裘法祖教授当选中国科学院学部委员；国内首次出现的现代化单体外科大楼正式运营，设病床 400 张。1995 年，建立了中央空调、中心供氧、中心吸引，住院环境明显改善。1996 年，被国务院纠风办、中宣部和卫生部列入全国文明服务示范医院。1999 年，被卫生部评为全国百佳医院，当时提出的"把方便让给患者，把温馨留给患者，把实惠送给患者，把爱心献给患者"的服务理念沿用至今。同年，与国际先进水平接轨的现代化新门诊大楼正式投入使用。2000 年的门诊患者达 125 万人次，出院患者 3.3 万人次，手术 3 万台次，标志着医院服务能力达到了一个新的高度。

1979 年，卫生部批复同济医院器官移植研究所成立，随后创造了多个世界第一、亚洲第一、全国第一：世界首例活体供脾移植，亚太地区第一例胰、肾移植，亚洲首例腹部多器官联合移植，国内第一例背驮式肝移植，20 世纪 80 年代初，以心电向量图为代表的心功能检测在全国率先形成完善体系。1981 年，金士翔发表了中国大陆被 SCI 收录的第一篇麻醉学论文。1983 年，王慕逊、刘婉君在国内率先开展血滴滤纸标本放射免疫方法筛查新生儿甲状腺功能低下症并向全国推广，1987 年他们还开展氨基酸、有机酸代谢的诊断工作，目前仍处于全国领先地位。同年，心胸外科开展了华中地区首例冠脉搭桥手术。1986 年，成立中西医结合研究所，李鸣真、叶望云在人类历史上首次揭示中医"清热解毒"原理。1989 年，成立肝病研究所，研制出酚妥拉明与当归联合用药治疗乙肝重度黄疸；"肝炎平"治疗肝纤维化。1991 年，武汉市发生特大车祸，45 名伤员经全力抢救，全部脱险。1995 年，全国首例腹腔镜配子输卵管移植女婴在这里诞生；陈安民在国内率先开展"截骨矫正脊柱驼背畸形"手术；周义成全国首创腰椎间盘切割术。1996 年，裘法祖、蔡红娇"体外培育牛黄"通过卫生部评审，成为新中国自主研发的四种一类新药之一。1999 年，黄志华所发明的"婴儿十二指肠引流管"被列为卫生部"十年百项"推广技术。

1997 年，同济医院在全国医疗机构率先开展以全成本核算为核心的经济运行体制改革，取得了显著的社会效益和经济效益，受到中央领导和卫生部的赞誉，并在全国医院推广。1999 年，实行科主任负责制，建立能上能下、充满活力的干部管理体制，《健康报》在显著版面予以报道。

1985 年，成立医学二系，1992 年改为第二临床学院，形成了以本科生、七年制、研究生教育为主，专科生、进修生为辅的教学体系。1978 年，获国家首批博士点 5 个，首批硕士点 14 个，1981 年，首批 30 名硕士生毕业，1985 年，首批 4 名博士生毕业。1980 年，重新招收六年制德语班学生。1988 年，在全国首批开展七年制教学。1981 年，开始接收短期交流外籍学生临床实践教学。1990 年，承担起"中国政府奖学金"资助的留学生临床教学任务。

第五节　志存高远　追求卓越　阔步迈向国际化

2000 年 5 月，国家教育部发文，同济医科大学与华中理工大学等联合组建华中科技大学，医院更名为"华中科技大学同济医学院附属同济医院"。行政关系隶属教育部，经济和行业管理归属于国家卫生部，称"部管医院"。百年同济依托综合性大学的强大实力，迈入了新的征程。

2000 年 10 月 28 日，在同济医院建院 100 周年庆祝大会上，院长陈安民在国内率先提出："力争用 20 年左右的时间，将同济医院建设成为国际一流的现代化综合性大医院。"

时至今日，经过几代同济人的不懈奋斗，特别是 2000 年院校合并以后，在华中科技大学的正确领导和同济医学院的亲切关怀下，全院职工高举邓小平理论伟大旗帜，认真贯彻"三个代表"重要思想，深入学习实践科学发展观，以习近平新时代中国特色社会主义思想为指导，同济医院发生了翻天覆地的变化，已成为学科门类齐全、英才名医荟萃、师资力量雄厚、医疗技术精湛、诊疗设备先进、科研实力强大、管理方法科学的集医疗、教学、科研为一体的创新型现代化医院，其综合实力跃升为国内医院前列。

百年同济，名医荟萃，群星闪耀，大师云集。9 000 多名职工中，中国科学院院士 1 名，中国工程院院士 1 名，255 名教授曾获得博士生导师资格。享受国务院政府特殊津贴 105 名，"973"项目首席科学家 2 名，教育部长江学者 3 名，国家杰出青年基金获得者 10 名，卫生部有突出贡献中青年专家 12 名，教育部新世纪优秀人才 11 名，特聘 23 名院士为同济医院教授，一大批专家、教授享誉海内外。

创新同济，学科建设获得突破性进展。2007 年，普通外科和器官移植、妇产科、呼吸内科、心血管内科、泌尿外科、病理及病理生理、麻醉科、血液内科八个科室被评为国家重点学科，这些学科的技术水平代表了当今中国医学的最高水平。截至目前，30 个临床科室获国家重点专科，全国排名第二。妇产科被评选为国家妇产疾病临床医学研究中心（湖北省唯一的国家临床医学研究中心），康复科是世界卫生组织指定的研究和培训中心。

近年来，同济医院着力打造"急危重症救治""手术治疗""高知高干医疗保健""新技术新业务创新""高层次人才培养"五大基地和微创、移植、急救、基因、肿瘤五大技术平台，在全国率先推出"手术总监制"，实行"手术分级制"，确保患者医疗安全，充分发挥中心作用、示范作用、辐射作用和指导作用。精湛的医疗技术、卓越的医疗服务深得患者信赖。2012 年 12 月，同济医院通过德国医疗透明管理制度与标准委员会（简称 KTQ）的质量认证，成为亚洲首个通过此项认证的中国医院，并于 2015 年通过复评。老百姓中流传着这样一句口头禅:"只要还有一口气,赶快赶快送同济。"为"暴走妈妈"陈玉蓉捐肝救子移植感动中国;刷新国内心脏移植年龄最小、术后恢复时间最短2项纪录;成功实施中国首例夫妻交叉换肾手术;成功实施世界首例在腹腔镜辅助下的"一穴肛"手术;成功为"八毛门"宝宝手术,备受社会关注的这一事件终于以孩子恢复健康、家长公开感谢同济医院并道歉收尾。

2000年,干部医疗保健大楼启用;2002年,内科大楼启用;2004年,外科二号楼启用;2012年,国际一流的新外科大楼启用;2015年光谷院区开业;2016年中法新城院区开业;目前,科研大楼建设已基本完成,内科大楼建设顺利进行。医院现有病床6 000张,开设62个临床和医技科室,其中国家重点学科8个,国家临床重点专科30个。主要医疗工作量不断刷新荆楚医疗史,年门、急诊量连续十多年保持湖北省第一。2016年门、急诊服务580万人次,收治患者24万人次。

"同济"不仅昭示着一种荣耀,更代表着一种社会责任。在唐山地震、汶川地震、98抗洪、抗击非典、东方之星沉船事件、陕西胡蜂蜇人事件、河南手足口病疫情等重大灾害医疗救护中,同济医院快速反应,一心赴救,受到社会和人民群众的广泛赞誉。

春华秋实,桃李芬芳。同济医院治学严谨,在国内独树一帜,建院以来,同济医院共培养本科生、硕士生、博士生25 000多名,莘莘学子在同济这块沃土上茁壮成长。这里孕育了12位中国科学院、中国工程院院士;培育了3位卫生部部长和副部长;哺育了无数中国医学界栋梁之材。当代医圣裘法祖院士是他们当中的杰出代表,其"裘氏风范"被誉为医学史上不朽的丰碑。

同济医院的科研业绩是我国医院的一道亮丽风景线,被医学界誉称为"同济现象"。2012—2017年连续6年获得国家自然科研基金课题数超百项,2017年获155项,位居全国第一。所承担的国家级科研课题数名列全国医院前茅。历年来共获得国家自然科学奖1项、国家科技进步二等奖8项、三等奖3项,国家发明二等奖1项。器官移植研究所被评为教育部、卫生部双料重点实验室,肿瘤侵袭转移实验室成为教育部重点实验室。

汇通中外、开放融合是同济医院迈向国际化的鲜明特色。同济医院先后与德国、美国、日本、法国、俄罗斯等10多个国家的医学界建立了密切的合作关系,特别是与德、美、俄等国6家医疗机构签署了长期合作协议。苏丹总统、德国总理和卫生部部长、德国大使及法国、日本、非洲17国医学代表团等贵宾先后到医院参观访问。每年来院访问的外宾达200多人次,每年有300多名专家、教授赴国外访问,进行学术交流,每年一届的"中德""德中"医学年会在中国和德国轮流举办,迄今已成功举办30届年会。

"志存高远、脚踏实地"是医院的信念,现代化的医院科学管理赋予这所医院追赶国际一流医院的动力。以医院核心价值观为主要内容的医院文化建设活动,形成了同济文化独特的魅力和文化底蕴。在同济文化的熏陶下涌现出了一大批优秀职工,他们当中有全国劳动模范、全国五一劳动奖章获得者、国家卫健委先进工作者、全国优秀医师、全国优秀教师、全国优秀护士等。

同济医院的发展得到了党和政府的大力支持、各级领导的指导和关怀。党和国家领导人多次接见同济医院的代表或亲赴同济医院视察工作,国家卫生健康委员会、教育部、湖北省、武汉市和华中科技大学及同济医学院的领导多次莅临同济医院指导工作。医院也先后荣获"全国五一劳动奖状"、"全国文明单位"（连续12年）、"全国职工职业道德建设十佳单位"、"全国卫生系统先进集体"等光荣称号，并被评为"中国十大名牌医院"。

第六节　结　束　语

117年格物穷理，同济人攀登了一个又一个医学高峰！

117年同舟共济，同济人创造了一个又一个医学奇迹！

一所百年老院，沉淀着物茂风华；

一个新的世纪，激荡着意气风发。

沐浴着新世纪的曙光，百年同济绽放出无尽的光彩！

站在新的起点，同济人将高扬"严谨求实、开拓创新、一心赴救、精益求精"之同济精神，努力构建科技同济、人文同济、学术同济、和谐同济，向着创建国际一流医院的宏伟目标，乘风破浪、扬帆远航！

同济医院党委办公室　宣传部

第二章　医院规章制度和管理规定

第一节　医疗质量与安全管理制度

一、首诊负责制

（1）患者首先就诊的科室为首诊科室，接诊医师为首诊医师，首诊医师须及时对患者进行必要的检查，做出初步诊断与处理，并认真书写病历。

（2）诊断为非本科室疾病，应及时转至其他科室诊疗。若属危重抢救患者，首诊医师必须及时抢救患者，同时向上级医师汇报。坚决杜绝科室、医师间相互推诿。

（3）被邀会诊的科室医师须执行会诊制度，按时会诊。会诊意见必须向邀请科室医师书面交代。

（4）首诊医师邀请其他科室会诊必须先经本科室上级医师查看并患者同意。被邀科室须由主治医师以上人员参加会诊。

（5）两个科室的医师会诊意见不一致时，须分别请示本科室上级医师，直至本科室主任。若双方仍不能达成一致意见，由首诊医师负责处理并上报门诊部办公室或院总值班室协调解决，不得推诿。

（6）复合伤或涉及多科室的危重患者抢救，在未明确由哪一科室主管之前，除首诊科室负责诊治外，所有相关科室均应执行危重患者抢救制度，协同抢救，不得推诿，不得擅自离去。各科室分别进行相应的处理并及时做病历记录。

（7）首诊医师对需要紧急抢救的患者，须先抢救，同时由患者陪同人员办理挂号和交费等手续，不得因办理挂号、交费等手续延误抢救时机。

（8）首诊医师抢救急、危、重症患者，在病情稳定之前不得转院；因医院病床、设备和技术条件所限，须由二线班医师亲自查看病情，决定是否可以转院，对需要转院且病情允许的患者，须由责任医师（必要时由医务处或院总值班室）先与接收医院联系，对病情记录、途中注意事项、护送等均须做好交代和妥善安排。

（9）首诊医师应当对患者的去向或转归进行登记备查。

（10）门诊部办公室、医务处对全院首诊负责制实施情况进行监控，发现问题及时通报和处理。凡在接诊、诊治、抢救患者或转院过程中出现未执行上述规定、推诿患者等情况，医院将追究首诊医师和首诊科室负责人的责任。

二、三级医师查房制度

（一）主任/副主任医师查房

（1）每周至少查房1次，应有主治医师、住院医师、进修医师、实习医师、护士长和有关人员参加；节假日必须有副主任医师以上职称医师坚持查房。

（2）负责解决疑难病例、审查新入院及危重患者的诊疗计划，决定重大手术及特殊检查、新的治疗方法及参加全科会诊。

（3）负责抽查医嘱、病历及护理质量，发现缺陷，改正错误，指导实践，不断提高诊疗技术水平。

（4）负责利用典型、特殊病例进行教学查房，提高教学水平。

（5）负责听取医师、护士对医疗、护理工作及管理方面的意见，提出解决问题的办法或建议。

（二）主治医师查房

（1）首次查房记录应当于患者入院后48小时内完成，对病危者应随时查看，对病重者应每日或隔日1次，一般患者应每周2次，查房时应有本病区住院医师或进修医师、实习医师及责任护士参加。

（2）负责对所主管患者进行系统查房，了解病情变化，确定诊疗计划，并进行疗效评定。

（3）对危重患者应随时进行巡视检查和重点查房，如有住院医师邀请应随喊随到，提出有效和切实可行的处理措施，必要时进行晚查房。

（4）对新入院患者必须进行讨论，对诊断不明或治疗效果不好的病例，进行重点检查与讨论，查明原因。

（5）对疑难危重病例或特殊病例，应及时向上级医师或科主任汇报。

（6）对常见病、多发病及其他典型病例进行每周1次的教学查房，结合实际，系统讲解，不断提高下级医师的业务水平。

（7）负责系统检查病历和各项医疗记录，详细了解诊疗进度和医嘱执行情况，严密观察治疗效果等，及时发现问题和处理问题。

（8）负责检查住院医师、进修医师医嘱，避免甚至杜绝医疗差错、争议的发生，审签会诊单、特殊检查申请单、特殊药品处方，检查病历首页并签字。

（9）负责决定患者的出院、转科、转院等问题。

（10）注意倾听医护人员和患者对医疗、护理、生活饮食及医院管理等各方面的意见，协助护士长搞好病房管理。

（三）住院医师查房

（1）对所管的患者实行24小时负责制，至少上、下午下班前各巡视1次和晚查房1次，危重患者、新入院患者及手术患者重点查房并增加巡视次数，发现病情变化及时处理。

（2）对急危重症的新入院病例和特殊病例应及时向上级医师汇报。

（3）负责及时修改实习医师书写的病历和各种医疗记录，审查和签发实习医师处方和化验检查单，及时落实会诊意见并分析各项检查结果的临床意义。

（4）负责向实习医师讲授诊断要点、体检方法、治疗原则、手术步骤、疗效判定及医疗操作要点等。

（5）负责检查当日医嘱执行情况、患者饮食及生活情况，并主动征求患者对医疗、护理和管理方面的意见。

（6）负责做好上级医师查房的准备工作，介绍病情或报告病例。

三、会诊制度

为规范医师会诊行为，促进医学交流与发展，提高诊疗水平，保障医疗质量和安全，方便群众就医，保护患者、医师及医院的合法权益，根据《中华人民共和国执业医师法》《医疗机构管理条例》《病历书写基本规范》《医师外出会诊管理暂行规定》等规定，特制定本制度。

（一）会诊医师

（1）科室与科室之间平会诊由住院总医师或科内指定的本院医师负责。

（2）科室与科室之间急会诊白天由住院总医师负责；晚上、节假日由住院总医师或值班二线医师负责。

（3）全院大会诊由相关科室主任医师或副主任医师负责。

（4）不允许进修生或无医师执业资格的人员单独会诊。

（二）会诊程序

1. 科室内会诊

凡遇疑难、危重病例，需本科室内其他相关专业组协助诊治时，由经治医师或主治医师提交至教研室，经同意后，由科主任/医疗主任召集本科室有关专业组医师参加。

2. 科室间会诊

凡遇疑难、危重病例，需其他科室协助诊治时，应及时由主治医师提出，住院医师填写会诊单发送至被邀请科室。

3. 院内大会诊

由科主任/医疗副主任提出，主治医师填写院内会诊申请单，报院总值班室，由院总值班室负责通知有关科室人员参加，一般由申请科室的主任/医疗副主任主持，必要时医务处派人参加。

4. 专家外出会诊

邀请单位应持单位介绍信和会诊邀请函（紧急抢救可通过电话联系），与医院总值班联系。各科室应安排有经验的医师外出会诊，外出会诊前后均应到院总值班室办理手续。医师未经医院批准，不得擅自外出会诊，各科室或个人一律不得直接对外联系或接受会诊，如私自外出会诊造成不良后果，医院将按有关规定处理。

采用电话或电子邮件等方式提出会诊邀请的，应及时到院总值班室补办书面手续。

会诊结束后，邀请医院应当将会诊情况通报医院医务处。医师应当在返回医院后 2 个工作日内将外出会诊的有关情况报告所在科室负责人和医务处。

5. 邀请院外会诊

同济医院原则上不请外院医师会诊，特殊情况应填写《同济医院院外会诊邀请单》，经科主任/医疗副主任签字后，报医务处批准，并加盖医务处公章。经治科室应当向患者说明会诊程序、费用等情况，征得患者同意；当患者不具备完全民事行为能力时，应征得其近亲属或监护人同意。

（三）会诊时间要求

（1）平会诊：应邀医师于 48 小时内完成。

（2）急会诊：应在收到会诊邀请后 10 分钟到达会诊科室，可先电话联系，再补写会诊单。

（3）急诊抢救：应在收到会诊邀请后 5 分钟到达会诊科室，可先电话联系，再补写会诊单。急会诊医师如对病情不能做出处理时应及时向本科室二线或三线汇报，并请上级医师协助解决。各科室要严格掌握会诊指征，非急诊患者不得以急诊方式请会诊。

（4）院外会诊：按照医院《关于进一步规范医师外出会诊的管理规定》有关规定执行。

（四）会诊管理

1）院内各种形式的会诊，经治医师应陪同，并详细介绍病史，做好会诊前的准备和记录。

2）医师接受会诊任务后，应当详细了解患者的病情，亲自诊查患者，提出明确会诊意见和处理方案，并按照规定书写医疗文书。

3）医师在会诊过程中应当严格执行有关的卫生管理法律、法规、规章和诊疗规范、常规。医师在外出会诊过程中发现难以胜任会诊工作，应当及时、如实告知邀请医院，并终止会诊。

4）医师在外出会诊过程中发现邀请医院的技术力量、设备、设施条件不适宜收治该患者，或者难以保障会诊质量和安全，应当建议将该患者转往其他具备收治条件的医院诊治。

5）有下列情形之一的，医院不得派出医师外出会诊：

（1）会诊邀请超出医院诊疗科目或者医院不具备相应资质的。

（2）会诊邀请超出被邀请医师执业范围的。

（3）邀请医院不具备相应医疗救治条件的。

（4）省级卫生行政部门规定的其他情形。

6）有下列情形之一的，医院不得提出会诊邀请：

（1）会诊邀请超出医院诊疗科目或者医院不具备相应资质的。

（2）医院的技术力量、设备、设施不能为会诊提供必要的医疗安全保障的。

（3）会诊邀请超出被邀请医师执业范围的。

（4）省级卫生行政部门规定的其他情形。

7）医院不能派出会诊医师时，应当及时告知邀请医院。

（五）监督与奖惩

（1）医务处通过电子会诊管理系统，定期监控会诊落实情况，并将结果纳入科室医疗质量考核中。

（2）实行会诊不规范投诉制，发现违反会诊有关规定的科室或个人，可向医务处以口头或文字投诉。

（3）会诊中涉及的会诊费用按照相关规定执行。

（4）医师在外出会诊时不得违反规定接受邀请医院报酬，不得收受或者向患者及其家属索要钱物，不得牟取其他不正当利益。

（5）医师在外出会诊过程中发生的医疗事故争议，由邀请医院按照《医疗事故处理条例》《医师外出会诊管理暂行规定》进行处理。必要时，医院可协助处理。

（6）医院将加强对医师外出会诊的管理，建立医师外出会诊管理档案，并将医师外出会诊情况与其年度考核相结合。

（7）医师违反上述规定擅自外出会诊或者在会诊中违反相关规定的，将记入医师考核档案；经教育仍不改正的，依法给予行政处分或纪律处分。

（8）医师外出会诊违反《中华人民共和国执业医师法》有关规定的，按照相关条文处理。

（六）附则

（1）医师受卫生行政部门调遣到其他医院开展诊疗活动的，不适用本规定。

（2）医院总值班室负责医师全院大会诊及院外会诊安排、登记等具体事宜。

四、分级护理制度

分级护理是指患者在住院期间，医护人员根据患者病情和（或）自理能力评定而确定护理级别。分级护理分为四个级别：特级护理、一级护理、二级护理和三级护理。

（一）分级方法

（1）医师根据患者病情严重程度确定病情等级。

（2）责任护士根据 Barthel 指数总分（表 2-1）确定患者自理能力分级（表 2-2）。

（3）医护人员根据患者病情和（或）自理能力确定患者护理级别。

（4）根据患者病情和自理能力的变化动态调整患者护理级别。

表 2-1　Barthel 指数（BI）评定量表

序号	项目	完全独立	需部分帮助	需极大帮助	完全依赖
1	进食	10	5	0	—
2	洗澡	5	0	—	—

序号	项目	完全独立	需部分帮助	需极大帮助	完全依赖
3	修饰	5	0	—	—
4	穿衣	10	5	0	—
5	控制大便	10	5	0	—
6	控制小便	10	5	0	—
7	如厕	10	5	0	—
8	床椅转移	15	10	5	0
9	平地行走	15	10	5	0
10	上下楼梯	10	5	0	—

Barthel 指数总分：_____分

注：根据患者的实际情况，在每个项目对应的得分上画"√"

表 2-2 自理能力分级

自理能力等级	Barthel 指数总分等级划分标准	需要照护程度
重度依赖	总分≤40 分	全部需要他人照护
中度依赖	总分 41～60 分	大部分需要他人照护
轻度依赖	总分 61～99 分	少部分需要他人照护
无需依赖	总分 100 分	无需他人照护

（二）分级护理

1. 特级护理

护理对象：维持生命、实施抢救性治疗的重症监护患者；病情危重、生命体征不稳定、需随时观察抢救的患者；各种复杂或大手术后严重创伤或大面积烧伤的患者；使用呼吸机辅助呼吸，并需要严密监护病情的患者；实施连续性肾脏替代疗法（CRRT）或其他有生命危险，需要严密监护生命体征的患者。

（1）由医师开具特级护理医嘱，家属签署特级护理同意书。

（2）专人护理，详细制订护理计划，严密观察患者病情变化，监测生命体征，及时准确做好护理记录。

（3）正确实施治疗、给药及护理措施，并观察疗效及患者的反应。

（4）根据医嘱，准确记录出入液量。

（5）根据患者病情，正确实施基础护理和专科护理，如口腔护理、压疮护理、气道护理及管路护理等，实施安全护理措施。

（6）保持患者的舒适和功能体位。

（7）做好护理相关的健康指导。

（8）落实床边交接班。

2. 一级护理

护理对象：病情趋向稳定的重症患者；手术后或治疗期间需要严格卧床的患者；病情不稳定或随时可能发生变化的患者；自理能力重度依赖的患者。

（1）每小时巡视患者，观察患者病情变化。

（2）根据患者病情，测量生命体征。

（3）根据医嘱，正确实施治疗、给药措施。

（4）根据患者病情，正确实施基础护理和专科护理，如口腔护理、压疮护理、气道护理及管路护理等，实施安全防护措施，落实患者生活护理。

（5）提供护理相关的健康指导。

（6）必要时书写护理记录。

3. 二级护理

护理对象：病情稳定，仍需卧床，自理能力轻度依赖的患者；疾病处于康复期，自理能力中度依赖的患者。

（1）每2小时巡视患者，观察患者病情变化。

（2）根据患者病情，测量生命体征。

（3）根据医嘱，正确实施治疗、给药措施。

（4）根据患者病情，正确实施护理措施和安全措施，协助患者落实生活护理，保持床单元清洁整齐。

（5）提供护理相关的健康指导。

4. 三级护理

护理对象：病情稳定或处于康复期，自理能力轻度依赖或无需依赖的患者。

（1）每3小时巡视患者，观察患者病情变化。

（2）根据患者病情，测量生命体征。

（3）根据医嘱，正确实施治疗、给药措施。

（4）指导落实生活护理及进行功能锻炼。

（5）提供护理相关的健康指导。

五、医师值班与交接班制度

（一）值班医师资格

（1）一线班：本院具有执业医师资格的医师和在本院办理执业地点变更备案的进修医师。

（2）二线班：本院主治医师以上专业技术职称的医师。

（3）三线班：本院副高级以上专业技术职称的医师。

（4）在读研究生可在指导老师的带领下参与值班，但不得独自值班，不得担任住院总医师。住院总医师不能代替二线班。

（二）专科ICU值班要求

（1）专科ICU病房按独立医疗单元安排一线班。

（2）专科 ICU 病房一线值班医师由具有医师执业资质的本院医师或具有 2 年以上从事本专业临床经验且在同济医院进修满 3 个月以上的进修医师担任。

（3）专科 ICU 病房二线、三线班可与该专科普通病区共同安排。

（三）各级值班医师职责

（1）一线班医师应清楚当天值班的各级上级医师的姓名及联系方式，对所管辖病区的患者病情做到心中有数，随时观察和掌握危重患者的病情发展，及时向二线医师汇报。晚上收治的急危重症患者，必须及时请当天值班住院总医师或二线医师床边查看患者，总医师和二线医师在急诊手术时，一线医师可直接请示三线医师或专科教授、专科主任。

（2）二线班医师应当负责查看当天新入院患者，及时参加抢救危重患者，特殊患者的诊疗或抢救应及时向三线班医师汇报。夜间值班的住院总医师、二线班医师在夜间接班和当晚休息前必须会同一线班医师巡视病房，并检查当晚医嘱的执行情况。做到对急、危、重症患者心中有数。

（3）一线班医师发生的问题，责任由一、二线班医师共同承担。二线班医师发生的问题由本人承担。三线班医师不及时到位者由本人承担责任。

（4）一、二线班必须留守病房（白班与夜班等同），不得脱岗。三线班接到通知后，应在 15 分钟内到位，一、二、三线值班医师联系方式必须告知当班护士，并在医务处备案。

（5）一线班医师不够的科室由具有二线班资格的医师顶替；二线班不够则由三线班医师顶替。因违反上述规定排班而发生纠纷、差错或事故的，由科主任和医疗副主任承担责任。

（四）医务处职责

（1）医技科室值班人员必须公布联系方式，一经联系应尽快处理，如有临床科室投诉，医务处经调查落实后严肃处理。

（2）医务处应定期抽查一、二、三线班值班情况，抽查结果纳入日常医疗质量考核中。如有脱岗或三线呼叫不到位，发现一次全院通报，实行一票否决，2 年内不得评优、晋升、聘用、出国等。如再次发生给予待岗处罚。对责任医师将按有关规定追究其相应的责任。

（3）各科室应及时将下一个月的值班表交医务处审查备案。

（五）严格执行交接班制度

（1）各级值班医师对于管辖病区内急危重症患者、新入院患者、手术患者要在床边交接班。

（2）各科室医师在下班前应将急危重症患者的病情和处理事项记入交班本，并做好交班工作。值班医师对危重症患者应做好病程记录和医疗措施记录，并扼要记入值班日志。

（3）值班医师负责各项临时性医疗工作和患者临时情况的处理；对急诊入院患者及时检查，填写病历，给予必要的医疗处理。

（4）值班医师遇有疑难问题时，应请经治医师或上级医师处理。

（5）值班医师一般不脱离日常工作，如因抢救患者等特殊情况时，可根据情况给予适当补休。

（6）每日清晨，值班医师应将患者情况向主治医师或主任医师（副主任医师）报告，并向经治医师交清危重患者情况及尚待处理的工作。

六、疑难病例讨论制度

（1）疑难病例一般是指入院 1 周未能确诊或诊断明确但持续治疗 2 周未能控制病情的患者。疑难病例讨论是科内及时组织的各级医师参加的讨论，也可邀请科外或外院的有关专科医师参加。

（2）凡遇疑难病例，均应组织集体讨论。讨论分为科内讨论和科间讨论。

（3）入院 1 周未确诊的病例，应组织科内讨论。科内讨论由经治医师提出，由主任/副主任医师主持，组织科内有关人员参加。组织讨论前，经治医师应事先做好准备，将有关材料整理完善，写出病历摘要，并报告病情。

（4）入院 2 周仍未确诊的病例，应组织全院大会诊。全院大会诊由专科主任/医疗副主任提出，报请医务处组织全院相关科室的专家参加讨论。讨论由专科主任/医疗副主任主持，必要时也可邀请医务处派人主持，以便于各项工作的协调，尽早制定诊疗方案。讨论时，由专科主任/医疗副主任负责提出会诊讨论议题。

（5）参加人员应认真讨论，以便尽早明确诊断，提出治疗方案，讨论结果由主持人负责总结。

（6）疑难病例讨论应记录在医院统一制定的《疑难病例讨论记录本》上。讨论最后形成的确定性或结论性意见，由经治医师及时记入病历。

七、急危重症患者抢救制度

（1）为了保证急危重症患者能够得到及时有效的治疗，提高抢救成功率，特制定本制度。

（2）各级各类医务人员要熟练掌握心肺复苏技能，急诊科、重症监护病房及其他涉及急危重症患者处理的科室工作人员要掌握急救医学理论和抢救技术。

（3）对急危重症患者严格履行首诊负责制度，及时启动急救绿色通道，危及生命情况时，不得因未交费等原因拒绝或延缓对患者的紧急处置。抢救时抢救人员要按岗定位，遵循各种疾病的抢救常规、程序进行工作。

（4）各科室配备的急救、抢救设备、抢救药品和物品要定期检查，确保完好。抢救室不得用于其他用途。

（5）医护人员发现患者病情危重，应立即采取急救措施，如心脏按压、人工呼吸、建立输液通道等，同时通知其他医护人员到场协助抢救。医护人员接到患者家属呼救信息或其他医护人员发出的协助抢救的信息后，迅速到达现场。具体可参考院内突发急救救治流程（图 2-1）。

（6）危急重症患者的抢救工作应由住院总医师或主治医师和护士长组织，对重大抢救或特殊情况须立即报告医务处，可由医务处到场协调，必要时设立科室或院抢救小组，选派专人负责治疗或护理，或根据实际情况及时组织科室间或院间会诊，共同制定抢救方案。

（7）在抢救过程中，医护人员要密切合作，口头医嘱应由护士复述一遍，确认无误后方可执行。各种急救药物的安瓿、输液输血空瓶等要集中放置，以便查对。

（8）抢救的同时应设法与患者近亲属取得联系，尊重患者近亲属的知情权及取得患者或其近亲属的知情同意。因抢救生命垂危的患者等紧急情况，不能取得患者或者其近亲属意见的，经医院总值班室批准，可以立即实施相应的医疗措施。

（9）抢救结束后，经治医师应在6小时内据实补记抢救的过程，医疗文书中涉及时间的应精确到分钟。

（10）凡遇有重大灾害、事故抢救，应服从医院统一组织，立即准备，随叫随到。科室之间支持、支援、配合，必要时成立临时抢救组织，提高抢救工作效率。

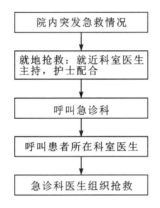

图 2-1 院内突发急救救治流程图

八、术前讨论制度

（1）各手术科室对三、四级手术，因患者病情较重或难度较大的手术，要进行术前讨论。特殊病例应报医务处备案或请医务处派人参加讨论。在组织讨论前必须完善必要的术前检查。

（2）术前讨论由科主任或具有副主任医师以上专业技术职称的医师组织主持，手术医师、护士长、责任护士及相关科室医务人员参加。讨论内容包括术前准备情况、手术指征、手术方案、可能出现的意外及防范措施，讨论后应将术前讨论记录记入病历。

（3）除有严重并发症的手术、疑难手术及新开展手术需提交全科讨论外，其他手术可在各病区或医疗组内进行，由医疗组负责医师主持。

（4）新开展手术、特殊疑难手术可同时邀请手术室、麻醉科及其他相关科室人员参加。

（5）经术前讨论确定的手术方案和措施，手术医师不得随意改变；患者病情发生了变化或特殊情况时，需要改变手术方案的，应经科主任审查同意，必要时召集原术前讨论人员重新讨论，确定手术方案。

（6）术前讨论完成应及时书写术前讨论记录，在急诊抢救手术前因病情危急而未行术前讨论的病例，在手术抢救结束后及时在病程记录中补记术前、术中的抢救情况。在记录时间后，注明是"急诊手术抢救记录"。

九、死亡病例讨论制度

（1）凡死亡病例，一般应在患者死亡后1周内讨论，特殊病例应当及时讨论。尸检病例，待病理报告发出后1周内进行讨论。

（2）死亡病例讨论由科主任或具有副主任医师以上专业技术职称的医师主持，本病区的医师、护士和有关人员参加，必要时请医务处派人参加。

（3）死亡病例讨论应从诊断、治疗和护理等方面进行认真讨论，吸取经验与教训。

（4）对可能为重大医疗差错或事故，以及家属有异议的死亡病例，讨论前应通知医务处派人参加讨论，并将病情诊治经过及讨论记录加以整理后上交医务处。

（5）不得以死亡小结代替死亡病例讨论会记录。

（6）死亡病例讨论记录应归入病历，详细讨论结果应记录在医院统一制定的《死亡病例讨论记录本》上。

十、查对制度

（一）临床科室

（1）开具医嘱、处方或进行治疗时，应当查对患者姓名、性别、床号、住院号/门诊号。

（2）执行医嘱时要进行"三查七对"：摆药后查；服药、注射、处置前查；服药、注射、处置后查。对床号、姓名和服用药的药名、剂量、浓度、时间、用法、有效期进行核对。

（3）清点药品时和使用药品前，要检查质量、标签、有效期和批号，如不符合要求，不得使用。

（4）给药前，注意询问有无过敏史；使用毒、麻、限剧药时要反复核对；静脉给药要注意有无变质，瓶口有无松动、裂缝；给予多种药物时，要注意配伍禁忌。

（5）输血前，须经2人查对，无误后，方可输入；输血时须注意观察，保证安全。

（二）手术室

（1）择期手术，在手术前的各项准备工作、患者的知情同意与手术切口标识皆已完成后方可手术。

（2）每例手术患者配戴"腕带"，其上具备患者查对用的患者身份信息。

（3）建立病房与手术室之间的交接程序，麻醉科医师、手术室护士与病房医师、护士应当严格按照查对制度的要求进行逐项交接，核对无误后双方签字确认。

（4）接患者时，要查对科别、床号、姓名、性别、诊断、手术名称、术前用药、术前准备（备皮、胃管、尿管等）。

（5）麻醉手术前、手术开始前和患者离开手术室前，必须按照《手术安全核查表》认真核查相关信息。

（6）凡进行体腔或深部组织手术，要在术前与缝合前清点所有敷料和器械数。

（三）药房

（1）调剂处方时，查对科别、姓名、年龄；查药品，对药名、剂型、规格、数量；查配伍禁忌，对药品性状、用法用量；查用药合理性，对临床诊断。

（2）发药时，查对药名、规格、剂量、用法与处方内容是否相符；查对标签（药袋）与处方内容是否相符；查对药品有无变质，是否超过有效期；查对姓名、年龄，并交代用法及注意事项。

（四）输血科

（1）收集标本时，送、收标本人员共同核对试管信息及检验单信息，要求两方信息一致。

（2）血型鉴定、交叉配合试验及抗体筛查试验时，要核对患者姓名、性别、科室、床位号、试管条码号，如有疑问应及时与当事科室联系。2人工作时"双查双签"，1人工作时要重做一次。

（3）发血时，要与取血人共同查对科别、病房、床号、姓名、试管条码号、血型、交叉配合试验结果、血袋号、采血日期、血液质量、供血人姓名（编码）。

（五）检验科

（1）采取标本时，查对科别、床号、姓名、检验项目，将患者信息及检验项目录入试管条码信息内。

（2）收集标本时，查对科别、标本数量。

（3）接收标本时需电脑签收，无条码信息时要登记，并核对患者信息与申请单信息是否一致。

（4）检验时，查对试剂、项目、患者信息与标本是否相符。

（5）发报告时，查对项目信息，审核结果。

（六）病理科

（1）收集标本时，查对单位、姓名、性别、申请单联号、标本、固定液、病理标本号。

（2）制片时，查对病理标本号、标本种类、切片数量和质量。

（3）诊断时，查对病理标本号、标本种类、临床诊断、病理诊断。

（4）发报告时，查对科别、病房、患者姓名、住院号、病理标本号。

（七）医学影像科

（1）检查时，查对科别、病房、住院号、姓名、年龄、性别、影像号、部位、目的。

（2）治疗时，查对科别、病房、住院号、姓名、部位、条件、时间、角度、剂量。

（3）使用造影剂时应当查对患者是否对造影剂过敏。

（4）审核、发送报告时，查对科别、病房、住院号、姓名、年龄、性别、影像号。

（八）康复科

（1）各种治疗时，查对科别、病房、姓名、部位、种类、剂量、时间、皮肤。

（2）高频治疗前，应检查体表、体内有无金属异物。

（3）低频治疗前，应查对极性、电流量、次数。

（4）针刺治疗前，应检查针的数量和质量。出针时，应检查针数和有无断针。

（九）消毒供应中心

（1）准备器械包时，查对品名、数量、质量、清洁度。

（2）发器械包时，查对名称、消毒时期。

（3）收器械包时，查对数量、质量、清洁处理情况、打包封条和消毒日卡。

（4）高压消毒灭菌后的物件要查验化学指示卡是否达标。

（十）特殊检查室（心电图、脑电图等）

（1）检查时，查对科别、床号、姓名、性别、检查目的。

（2）诊断时，查对姓名、编号、临床诊断结果。

（3）发报告时，查对科别、病房。

其他科室亦应根据上述要求，制定本部门工作的查对制度。

十一、手术安全核查制度

1）手术安全核查是由手术医师、麻醉医师和巡回护士三方在麻醉手术前、手术开始前和患者离开手术室前，共同对患者身份和手术部位等内容进行核对的工作。其中涉及麻醉的内容由麻醉医师负责填写，无麻醉医师参加的手术由手术医师负责填写，其他内容由护士负责完成，每次核查完成，手术医师、麻醉医师和手术室护士均应签全名。

2）本制度适用于各级各类手术，其他有创操作可参照执行。

3）手术患者均应佩戴标示有患者身份识别信息的标识，以便核查。

4）手术安全核查由手术医师或麻醉医师主持，三方共同执行并逐项填写《手术安全核查表》。

5）实施手术安全核查的内容及流程如下。

（1）麻醉实施前：三方按《手术安全核查表》依次核对患者身份（姓名、性别、年龄、病案号）、手术方式、知情同意情况、手术部位与标识、麻醉安全检查、皮肤是否完整、术野皮肤准备、静脉通道建立情况、患者过敏史、抗菌药物皮试结果、术前备血情况、假体、体内植入物、影像学资料等内容。

（2）手术开始前：三方共同核查患者身份（姓名、性别、年龄）、手术方式、手术部位与标识，并确认风险预警等内容。手术物品准备情况的核查由手术室护士执行并向手术医师和麻醉医师报告。

（3）患者离开手术室前：三方共同核查患者身份（姓名、性别、年龄）、实际手术方式，进行术中用药、输血的核查，清点手术用物，确认手术标本，检查皮肤完整性、动静脉通路、引流管，确认患者去向等。

6）三方确认后分别在《手术安全核查表》上签名。

7）手术安全核查必须按照上述步骤依次进行，每一步核查无误后方可进行下一步操作，不得提前填写表格。

8）术中用药、输血的核查：由麻醉医师或手术医师根据情况需要下达医嘱并做好相应记录，由手术室护士与麻醉医师共同核查。

9）住院患者《手术安全核查表》应归入病历中保管，非住院患者《手术安全核查表》由手术室负责保存一年。

10）手术科室、麻醉科与手术室的负责人是本科室实施手术安全核查制度的第一责任人。

11）手术总监部负责手术安全核查制度实施情况的监管与督查。

十二、手术分级管理制度

（一）总则

（1）为加强同济医院手术医师资质管理，促进医学科学发展和医疗技术进步，提高医疗质量，保障医疗安全，根据《中华人民共和国执业医师法》《医疗事故处理办法》《医疗机构管理条例》《医疗技术临床应用管理办法》等有关法律、法规和规章，制定本制度。

（2）手术医师在本院开展手术应当遵守本办法。

（3）手术分级管理应当遵循科学、安全、规范、公平、合理的原则。

（4）医院医疗授权管理委员会是负责制定、修订、解释本规定的机构，并对手术医师资质与技术进行管理、监督，日常工作由医务处负责组织、协调。

（二）手术分级管理

1）手术及有创操作指各类开放性手术、腔镜手术及介入治疗（以下统称手术）。根据手术过程的复杂性和对手术技术的要求，将手术分为四级：

（1）一级手术是指风险较低、过程简单、技术难度低的普通手术。

（2）二级手术是指有一定风险、过程复杂程度一般、有一定技术难度的手术。

（3）三级手术是指风险较高、过程较复杂、难度较大的手术。

（4）四级手术是指风险高、过程复杂、难度大的重大手术。

2）各手术科室根据本专业特点，结合临床应用实际情况，制定专业手术分级目录，报医院医疗授权管理委员会，审核后予以公布。

3）医院医疗授权管理委员会应当准予手术医师实施与其手术资质相一致的医疗技术，禁止开展与其资质不一致的手术。

（三）手术医师手术资质审核

1）手术资质认定实行考核审批制。

2）手术医师开展不同级别的手术前必须首先向所在科室提出申请，由科室初审后，提交申请材料至医院医疗授权管理委员会，经审查批准、取得相应资质后方可开展。

3）医院医疗授权管理委员会收到科室手术医师申请材料后，成立医院技术审核考核小组，具体负责手术医师资质技术审核。

4）医院技术审核考核小组成员应当符合下列条件：

（1）相关审核专业领域的专家。

（2）在负责技术审核的医学专业领域具有权威性。

（3）学术作风科学、严谨、规范。

（4）职称必须为副主任医师以上人员。

（5）不得与申请医师有密切关系，否则应申请回避。

5）手术资质审核结论实行合议制。参加医院技术审核考核小组审核的专家数量应当为 5 人以上单数，每位审核人员独立出具书面审核意见并署名。医院医疗授权管理委员会根据半数以上审核人员的意见形成技术审核结论，对审核过程应当做出完整记录并留存备查。其应当确保医师资质审核工作的科学、客观、公正，并对审核结论负责。

6）考核审批每年一次，未通过技术审核的医师不得在 12 个月内申请同一资质能力的再次审核。

7）医院医疗授权管理委员会在全院公布手术医师资格审核认定工作情况。

（四）监督管理

1）医院医疗授权管理委员会授权医院手术总监部负责加强对手术分级制度落实情况的监督管理。

2）不按规定超范围开展手术者，手术室有权拒绝安排手术（紧急情况除外），对于冒名或越级开展手术者，医院医疗授权管理委员会将降低其手术资质，直至取消手术资格。

3）医院手术总监部进行监督检查时，有权责令手术室停止手术医师开展非资质认定的手术，追究相关责任人责任。

4）凡违反本规定者，据情节轻重，给予行政警告、全院通报批评、手术资质降级、取消手术资格（视情节暂定为 3~6 个月）等处分。

5）在 2 年内，经院内鉴定或法定部门鉴定为以下事件者，手术资质降一级执行，直至取消手术资格，重新恢复受罚人员的手术级别，须经重新考核。

（1）1 起三级或四级医疗事故的主要责任人。

（2）2 起三级或四级医疗事故的次要责任人或轻微责任人。

（3）1 起一级或二级医疗事故的次要责任人或轻微责任人。

（4）其他，如医疗质量统计指标未合格者。

6）在 2 年内，经院内鉴定或法定部门鉴定为以下事件者，直接取消手术资质，重新恢复手术级别，须经医院医疗授权管理委员会考核并报医院办公会讨论。

（1）1 起一级或二级医疗事故的主要责任人。

（2）2 起一级或二级医疗事故的次要责任人或轻微责任人。

（3）3 起以上三级或四级医疗事故的次要责任人或轻微责任人。

7）手术医师有以下情节者，科主任有权临时停止其手术资格，并以书面形式报医院医疗授权管理委员会。

（1）短时间内多起术后严重并发症（指可以避免但未避免的并发症）。

（2）2起一级或二级医疗事故的次要责任人或轻微责任人。

（3）3起以上三级或四级医疗事故的次要责任人或轻微责任人。

8）实行禁行令：对无准入资格的医师，不论职称、级别一律不准主刀；进修生不得以主刀身份从事任何类型手术；若擅自主刀手术，按非法执业处理。

（五）附则

本规定自公布之日起正式实施，由医院医疗授权管理委员会负责解释。

十三、医疗技术临床应用管理办法

1）为加强对临床医疗技术的审批、监督，建立和实行医疗技术准入制度，确保高新技术的安全使用，鼓励广大医务人员积极开展临床新技术、新业务，以保障患者的医疗安全，提高同济医院医疗质量和医疗水平，根据《医疗机构管理条例》《医疗机构管理条例实施细则》《医疗技术临床应用管理办法》，特制定本办法。

2）凡在同济医院医疗活动中首次开展的各种业务、技术（包括检验和特检技术、新仪器和新药品的应用、治疗或辅助治疗方法、手术方式等），均属新技术、新业务（以下简称"两新"）。新技术、新业务均属于高新医疗技术项目。

3）医院对新技术、新业务实行准入管理。凡获批准项目按本规定进行管理，未获批准项目不得擅自开展。

4）凡获批准的临床新技术、新业务必须符合卫生行政部门规定的条件和技术标准，特殊项目应报卫生行政部门审批，否则不得开展。

5）第三类医疗技术是指具有下列情形之一，需要医疗机构和卫生行政部门加以严格控制管理的医疗技术：

（1）涉及重大伦理问题。

（2）高风险。

（3）安全性、有效性尚需经规范的临床试验研究进一步验证。

（4）需要使用稀缺资源。

（5）国家卫生健康委员会规定的其他需要特殊管理的医疗技术。

6）医院成立高新技术指导委员会，负责评估"两新"项目的安全性、必要性、可行性及经济、社会效益，并审批。医务处等职能部门负责监督、管理、审核、验收及评审。

7）申报与管理。

（1）所申请医疗技术项目必须符合医学伦理原则和医疗技术基本规范，须符合卫生行政部门规定的条件和技术标准。

（2）医疗技术准入项目实行统一申报、审批及管理。医院内申报、审批每年进行一次，临床技术应用受医务处监督，应用成果每2年评审一次。

（3）申报流程：

a. 具有执业资格的临床医师、护士等填写《同济医院医疗新技术、新业务项目申请书》，申请书内容包括可行性报告，国内外技术水平及应用情况，技术安全性，本科室或相关科室与本医疗技术相关的技术、设备、人员配备情况，拟定的完成时间，预期效果等。

b. 所在科室对申请的项目认真负责地进行论证，科室同意后报医务处，附所需的相关材料。①引进项目和属于同济医院的科研项目均需科研处对实验阶段进行考查，并出具证明，确定是否用于临床。②重大或危险性较大的项目，由科室组织有关专家进行充分讨论。

c. 医务处在30个工作日内将申报资料报医院高新技术指导委员会，由医院高新技术指导委员会召开审批会议，经讨论，无记名投票决定是否予以通过审批，对须报卫生行政部门批准的特殊项目提出评估意见。

d. 如审批通过，有关科室应将"业务成本核算金额申报表"送交财务处审核，以便确定收费标准和有关事宜，任何科室不得自行定价或收费。

（4）凡经医院高新技术指导委员会审批通过的医疗技术项目，全院公告。申请人应与医院签订项目执行协议书，内容包括医院给予相应额度的经济支持、实行要求、验收及评审要求等，并申明医疗技术应用受医务处监督。

（5）属于第三类医疗技术临床应用的"两新"项目应当按照相应程序向卫生健康行政部门报备。

（6）"两新"项目开展后，科室或项目负责人应将下述情况报医务处备查：

a. 及时报告开展时间、特约检查（治疗）时间和诊治范围。

b. 书面上报相应的规章制度，包括人员、技术、设备、管理方面的标准和具体措施。

c. 项目负责人进行书面小结，将材料报医务处。

8）为鼓励医务人员积极开展临床新技术、新业务，医院设立新技术、新业务基金，列入医院年度预算，由医务处负责管理实施，实行申报制度。

（1）申请条件：

a. 研究项目成员应具有相对集中的临床研究方向和相应的临床工作基础问题，项目负责人年龄一般不超过55岁（正高不超过60岁）。

b. 临床新技术、新业务研究项目组须由本院医务人员组成，可以跨科室联合申报，但主要研究成员只能参加一个项目的申报。

（2）申请与审批：

a. 每年上半年开始申报工作，1个月后集中评审。

b. 临床新技术、新业务研究项目由临床、医技科室医务人员申请填写统一格式的《同济医院临床新技术、新业务基金申请书》，经科主任签字同意后申报。

c. 医务处对申报材料进行形式审核后，提请医院高新技术委员会，由医院高新技术委员会组织专家对申报项目进行评审。

d. 专家评审结果汇总后，报院长办公会讨论研究，决定最终资助项目名单和资助额度。

（3）实施与管理：

a. 临床新技术、新业务研究项目在接到资助通知后第1个月内，项目负责人签订研究工作协议及填报《院拨经费预算表》，由医务处审核通过后，送财务处备案并下拨经费。

b. 临床新技术、新业务研究项目每年定期由项目负责人填写《临床新技术、新业务基金年度进展报告》，并报医务处审核备案。

c. 临床新技术、新业务基金执行期为 2 年，执行期第 1 年末由医务处组织医院高新技术委员会专家小组进行考核，考核内容包括项目的研究方向和进展情况、已公开发表的学术论文及经费使用情况等方面。未通过考核的项目取消项目组主要成员下一年度临床新技术、新业务基金申报资格。

d. 临床新技术、新业务基金执行期结束后 3 个月内，由项目负责人填写《同济医院临床新技术、新业务结题（验收）报告》，由医务处组织医院高新技术委员会专家对项目成果进行审核。

e. 临床新技术、新业务基金项目负责人因故不能继续履行职责者，应及时上报医务处，由医院院长办公会根据具体情况做出处理。

f. 资助经费仅用于临床新技术、新业务，专款专用，任何科室和个人不得以任何名义挪用。项目研究结束后应完成财务总结，经财务处审核后送医务处备案。

9）有下列情况之一者，不得开展高新医疗技术项目：

（1）不符合医疗技术应用基本规范。

（2）技术指标明显低于院内已有的同类技术成果标准或申请人/申请科室不具备相应的资质或设备要求。

（3）违反国家卫生法律、法规和部门规章制度的相关规定等。

10）医务处对已批准的医疗技术项目定期进行技术质量监测和评估。对出现违反医疗技术基本规范、进展不符合预定时限、出现重大安全隐患等情况者，有权予以终止，并报医院高新技术指导委员会备案。

11）实施临床高新医疗技术，尤其是有创的检查、治疗应遵循知情同意原则，签署知情同意书。

12）已批准的医疗技术项目不得转让、买卖、租借等。

13）对所开展的临床医疗新技术、新业务由医院高新技术指导委员会每 2 年进行一次验收及评审，对确有应用价值者，经严格审查后在临床予以推广。

14）未经医院高新技术指导委员会批准，擅自开展临床高新技术项目者，按国家卫生法规及部门规章处理。

15）已经医院高新技术指导委员会批准的医疗技术项目，在实施过程中出现以下情况者，予以终止：

（1）违反医疗技术基本规范，造成严重后果。

（2）进展严重滞后。

（3）出现重大医疗安全隐患。

（4）人员、设备、技术条件发生明显变化，不再适合承担相应的高新医疗技术项目。

（5）由于高新技术的临床应用诱发医疗事故者，应由医院高新技术指导委员会再次审核、评估并确定是否继续应用。

16）禁止开展临床应用安全性、有效性存在重大问题的医疗技术（如脑下垂体酒精毁损术治疗顽固性疼痛），或者存在重大伦理问题的医疗技术（如克隆治疗技术、代孕技术），或者卫生健康行政部门明令禁止临床应用的医疗技术（如除医疗目的以外的肢体延长术），以及临床淘汰的医疗技术（如角膜放射状切开术）。涉及使用药品、医疗器械或具有相似属性的相关产品、制剂等的医疗技术，在药品、医疗器械或具有相似属性的相关产品、制剂等未经食品药品监督管理部门批准上市前，均不得在同济医院开展临床应用。

17）需要限制临床应用的医疗技术：对安全性、有效性确切，但是技术难度大、风险高，对医疗机构的服务能力、人员水平有较高要求，需要限定条件；或者存在重大伦理风险，需要严格管理的医疗技术。

以上医疗技术，如已经过原卫生部第三类医疗技术临床应用审批通过的，如脐带血造血干细胞治疗技术，肿瘤消融治疗技术，造血干细胞治疗技术（脐带血干细胞除外），肝、肾（胰肾）、心、肺、胰腺和小肠移植术，组织工程化组织移植治疗技术等，可按照《同济医院医疗技术授权准入管理制度》开展临床应用，并向医务处及湖北省卫生健康委员会备案。

18）拟新开展《限制临床应用的医疗技术（2015 版）》在列医疗技术临床应用的科室，需按照国家卫生健康委员会此前下发的相关医疗技术临床应用管理规范，经科室对照评估符合所规定条件的，同时填写《同济医院医疗技术临床应用备案申请书》，先由医院医疗授权管理委员会审核，再向湖北省卫生健康委员会备案后，方可按照《同济医院医疗技术授权准入管理制度》开展临床应用。

十四、危急值管理制度

（一）危急值

（1）"危急值"（critical values）通常指某种检验、检查结果出现时，表明患者可能已处于有生命危险的边缘状态。此时，如果临床医师能及时得到有关信息，迅速采取有效的干预措施，可能挽救患者生命；否则就有可能出现严重后果，危及患者安全甚至生命，这种有可能危及患者安全或生命的检验、检查结果数值称为"危急值"。

（2）凡检验科、放射科、超声影像科、心功能室、核医学科等科室检查出的结果为"危急值"时，应及时复查（影像科室可根据实际情况决定是否需要复查），如两次复查结果相同，应立即电话通知临床科室。

（3）相关检查科室应制定急危重症患者抢救预案，对于在检查现场出现"危急值"的患者，应及时采取必要的救治措施。

（4）临床科室仅医务人员可以接听有关"危急值"报告的电话，复述一遍结果后，认真记录报告时间、检查项目及结果、报告者等信息。

（5）护士在接听"危急值"电话时，除按要求记录外，还应立即将检查结果报告主管医师，同时记录报告时间、报告医师姓名。

（6）医师接听"危急值"报告后，应根据该患者的病情，对"危急值"结果进行分析和评估，并采取相应的处置措施，在病程记录中详细记录报告结果、分析、处理情况及处理时间（具体到分钟）。

（二）"危急值"报告范围

1. 检验科"危急值"报告范围

检验科"危急值"报告范围见表 2-3。

表 2-3　检验科"危急值"报告范围

序号	检验项目	危急值	限制说明
1	白细胞计数（WBC）	$1.5 \times 10^9/L$ 或 $50 \times 10^9/L$	
2	血小板计数（PLT）	$10 \times 10^9/L$ 或 $1000 \times 10^9/L$	仅适用于初诊患者
3	血红蛋白（Hb）	45 g/L 或 190 g/L	
4	尿素（Urea）	>36 mmol/L	仅适用于门诊患者
5	肌酐（Crea）	$>707\ \mu mol/L$	
6	pH 值（血气分析）	7.2 或 7.6	
7	CO_2 分压（血气分析）	<20 mmHg 或 >90 mmHg	24 小时内仅报告第一次
8	O_2 分压（血气分析）	<50 mmHg	
9	凝血酶原时间（PT）	>80.0 秒	
10	活化部分凝血活酶时间（APTT）	>100.0 秒	不适用于感染科患者
11	纤维蛋白原（Fg）	<1.0 g/L	
12	钾（K^+）	<2.5 mmol/L 或 >6.0 mmol/L	
13	钙（Ca^{2+}）	<1.75 mmol/L 或 >3.5 mmol/L	
14	葡萄糖（Glu）	成人：<2.5 mmol/L 或 >38 mmol/L 新生儿：<1.6 mmol/L 或 >16.6 mmol/L	适用于所有患者
15	肌钙蛋白 I（Trop I）	>0.5 ng/mL	
16	培养和鉴定（普通细菌）	血培养阳性及脑脊液培养阳性	
17	显微镜检查（分枝杆菌）	抗酸杆菌阳性	

2. 心电图室"危急值"报告范围

1）心脏停搏。

2）急性心肌缺血。

3）急性心肌损伤。

4）急性心肌梗死。

5）致命性心律失常。

（1）心室扑动、颤动。

（2）室性心动过速。

（3）多源性、RonT 型室性早搏。

（4）频发室性早搏并 Q - T 间期延长。

（5）预激综合征伴快速心室率心房颤动。

（6）心室率大于180次/分钟的心动过速。

（7）二度Ⅱ型及二度Ⅱ型以上的房室传导阻滞。

（8）心室率小于40次/分钟的心动过缓。

（9）大于2秒的心室停搏。

6）运动平板试验过程中出现心绞痛、急性心肌梗死、晕厥、血压明显下降、室性心动过速、心室扑动、心室颤动、心室停搏、快速型房颤伴预激综合征、严重房室传导阻滞等。

3. 放射科"危急值"报告范围

未经特别说明时，放射科"危急值"仅包括下述疾病首次阳性结果并伴明显阳性体征。临床医师应在检查申请单内注明体检阳性体征、已知的异常实验室指标及初步诊断。

1）中枢神经系统：

（1）严重的颅内血肿（幕上30 mL/幕下5 mL）、挫裂伤、蛛网膜下腔出血的急性期伴意识障碍、运动功能障碍、头痛、呕吐等临床症状。

（2）颅脑CT诊断为颅内急性大面积脑梗死（范围达到一个脑叶或全脑干范围）。

（3）脑出血或脑梗死临床症状明显加重，CT复查提示出血或梗死程度加重，与近期片比较超过15%。

2）脊柱、脊髓疾病：

X线检查发现脊柱骨折伴脊柱长轴成角畸形；MRI/CT检查发现椎体粉碎性骨折压迫硬膜囊，脊髓广泛挫伤或横断伴患者肢体运动功能障碍。

3）呼吸系统：

（1）气管、支气管异物伴呼吸困难、呼吸窘迫。

（2）液气胸，尤其是张力性气胸，患侧肺压缩超过50%。

（3）肺栓塞、肺梗死经CTA正式诊断，并伴有临床症状。

4）循环系统：

（1）心包填塞伴临床心血管症状。

（2）CTA正式诊断，急性主动脉夹层动脉瘤。

5）消化系统：

（1）消化道穿孔。

（2）急性肠梗阻。

（3）急性出血坏死性胰腺炎伴相应临床症状。

（4）肝胆胰脾肾等腹腔脏器出血，伴相关病史与临床休克症状。

（5）肠系膜上动脉栓塞经CTA正式诊断。

4. 超声影像科"危急值"报告范围

（1）外伤急诊发现腹腔积液，疑似肝脏、脾脏或肾脏等内脏器官破裂出血的危重患者。

（2）考虑急性坏死性胰腺炎。

（3）疑宫外孕破裂出血。

（4）大面积心肌坏死。

（5）大量心包积液合并心包填塞。

（6）心脏普大合并急性心衰。

（7）妊娠晚期出现羊水过少并胎儿呼吸、心率过快。

5. 核医学科"危急值"报告范围

（1）急性广泛脑梗死。

（2）急性广泛心肌梗死。

（3）活动性大量消化道出血。

（4）急性大面积肺栓塞。

6. 消化内镜"危急值"报告范围

（1）消化道活动性大出血。

（2）急性消化道穿孔。

（3）消化道异物嵌顿无法取出或穿透性损伤。

（4）内镜诊断治疗过程中出现严重并发症：穿孔、出血、内镜嵌顿、内镜诊治附件遗留体内等。

7. 病理科"危急值"报告范围

（1）病理检查结果为临床医师未能估计到的恶性病变。

（2）对冰冻切片有疑问或冰冻切片不能做出明确诊断结果。

（3）冰冻切片检查结果与临床诊断不符或常规切片诊断与冰冻切片诊断不一致。

（4）特殊情况的送检标本：标本过大的（妇科卵巢巨大肿瘤等）、取材过多的（保乳手术的切缘送检等）及多个手术的冰冻切片标本同时送达时，预计冰冻诊断的报告时间超过 30 分钟的。

（5）冰冻切片发现肿瘤组织的手术切缘结果为阳性（即切缘未切净）。

（三）"危急值"报告流程

1. 医技科室

（1）医技科室发现"危急值"时，检查者首先应确认检查设备是否正常、操作是否正确，在确认检验、检查过程无异常后，经复查后（有必要时须请上级医师复查）方可将结果发出。

（2）对首次出现"危急值"的患者，操作者应及时与临床科室联系并告知结果或通知患者及时就诊，同时报告本科室负责人或相关人员。

（3）做好"危急值"登记，按"危急值"登记本要求详细记录日期、检查号/样本号、患者姓名、病区、床号、门诊号/住院号、危急值、病区电话、接听者姓名或工号、通知时间、记录者等。

（4）必要时应保留标本备查。

2. 临床科室

（1）医技科室发现"危急值"后，应立即电话通知临床科室。临床科室医务人员接听电话后应将日期、时间、患者姓名、病区、床号、门诊号/住院号、检查项目、危急值、通知者姓名/工号、记录者、通知医师时间等记录在"危急值"登记本上，同时应将接电话人员的姓名告知医技科室报告人员。

（2）若护士接听电话，必须立即通知主管医师，并做好记录。

（3）被通知医师应当在"危急值"登记本上确认签字，应根据该患者的病情，对"危急值"结果进行分析和评估，并采取相应的处置措施，并在病程记录中详细记录报告结果、分析、处理情况及处理时间（具体到分钟）。

"危急值"报告流程见图 2-2。

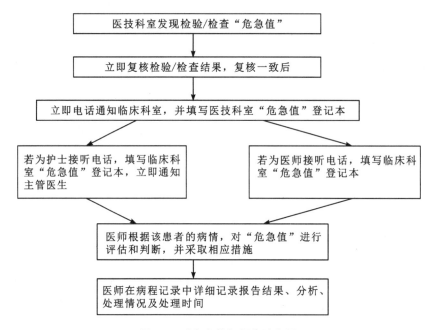

图 2-2   "危急值"报告流程图

十五、病历书写基本规范与管理制度

（一）病历书写基本要求

1）医师应当严格按照《病历书写基本规范》和医院《病历书写质量要求及相关规章制度汇编（2010 版）》要求书写病历，应当用钢笔书写，力求通顺、完整、简练、准确，字迹清楚、整洁，不得删改、倒填、剪贴。医师应当签全名。

2）病历一律用中文书写，无正式译名的病名及药名等可以例外。诊断、手术应当按照疾病和手术分类名称填写。

3）门诊病历书写的基本要求。

（1）要简明扼要。患者的姓名、性别、年龄、职业、籍贯、工作单位或住所由患者或患者家属在挂号室填写。主诉、现病史、既往史、各种阳性体征和必要的阴性体征、诊断或初步诊断及治疗、处理意见等均需记载于病历上，由医师书写签字。

（2）间隔时间过久或与前次不同病种的复诊患者。一般都应当与初诊患者同样写上检查所见和诊断，并应当写明"初诊"字样。

（3）每次诊察，均应当填写日期，急诊病历应当加填时间。

（4）请求他科会诊，应当将请求会诊目的及本科初步意见在病历上填写清楚。

（5）被邀请的会诊医师应当在请求会诊的病历上填写检查所见、诊断和处理意见并签字。

（6）门诊患者需要住院检查和治疗时，由医师签写住院证，并在病历上书写初步诊断。

（7）门诊医师对转诊患者应当负责填写转诊病历摘要。

4）住院病历书写的基本要求：

（1）住院医师要为每一位新入院患者书写一份完整病历，内容包括姓名、性别、年龄、职业、籍贯、工作单位或住所、入院时间、记录日期、主诉、现病史、既往史、家族史、个人生活史、女性患者月经史、婚育史、家族史、体格检查、化验检查、特殊检查、小结、初步诊断、治疗处理意见等，由经治医师书写签字。

（2）书写时力求详尽、整齐、准确，要求入院后 24 小时内完成，急诊应当即刻检查填写。

（3）住院医师书写病历，主治医师应当审查修正并签字。

（4）若病房设有实习医师，亦可由实习医师书写，但须由带教住院医师审查签字认可，并做必要的补充修改，住院医师则须书写首次病程记录。

（5）再次入院者应当写再次入院病历。

（6）患者入院后，必须于 24 小时内进行拟诊分析，提出诊疗措施，并记于病程记录内。

（7）病程记录（病程日志）包括病情变化、检查所见、鉴别诊断、上级医师对病情的分析及诊疗意见、治疗过程和效果。凡施行特殊处理时要记明施行方法和时间；病程记录由经治医师负责记载，上级医师应当及时进行检查，提出同意或修改意见并签字。

（8）科内或全院性会诊及疑难病症的讨论，应当做详细记录。请其他科室医师会诊者，由会诊医师填写记录并签字。

（9）手术患者的术前准备、术前讨论、手术记录、麻醉记录、术后总结，均应详细地填入病程记录内或另附手术记录单。

（10）凡移交患者均需由交班医师写出交班小结于病程记录内。阶段小结由经治医师负责填入病程记录内。

（11）凡决定转诊、转科或转院的患者，经治医师必须书写较为详细的转诊、转科或转院记录，主治医师审查签字。转院记录最后由科主任审查签字。

（12）各种检查回报单应当按顺序粘贴，各种病情介绍单或诊断证明书亦应附于病历上。

（13）出院总结和死亡记录应在当日完成。出院总结内容包括病历摘要及各项检查要点、住院期间的病情转变及治疗过程、效果、出院时情况、出院后处理方针和随诊计划（有条件的医院应当建立随诊制度），由经治医师书写，主治医师审查签字。

（14）死亡记录除病历摘要、治疗经过外，应当记载抢救措施、死亡时间、死亡原因，由经治医师书写，主治医师审查签字。凡在本院做病理解剖的患者应有详细的病理解剖记录及病理诊断。死亡病历讨论也应做详细记录。

5）中医、中西医结合病历应包括中医、中西医结合诊断和治疗内容。

（二）病案质量管理奖惩制度

1）建立病案质量三级管理组织，实行院、科、专科负责制。

（1）医院成立病案质量管理委员会，由各专科责任心强、业务素质好的临床医师组成，主管业务院长担任组长。病案质量管理工作由医务处医疗质量管理科主管；病案科配备专人负责开展病案质量监控，对每份出院病历进行质量评估，发现问题及时通报。

（2）各专科应有由医疗副主任、护士长、大组长或主治医师组成的质量管理小组，负责对本科室的运行病历和出院病历质量进行督查。

2）认真进行病案质量控制，坚决抓好病案质量"四关"。

（1）"书写关"：各级医师应严格按《病历书写基本规范》的要求书写病历。实习生、研究生等书写的病历，应经过本院依法取得《医师执业证书》的医师审阅、修改并签字。上级医师有审阅、修改下级医师书写病历的责任。

（2）"出科关"：按照有关规定，患者可以复印病历的客观部分。各科室应按时完成出院病历，及时送病案科归档。各科室质量管理小组应认真进行自查，把好病历"出科关"，应有相应的奖惩措施。

（3）"归档关"：病案科应对每份出院病历进行质量评估，筛选病历缺陷，各科室的甲级病案率应达 90％以上。

（4）"抽查关"：病案质量管理委员会定期抽取各科室的出院病历进行评分，其结果将纳入各科室每月绩效考核和季度文明科室评比；医务处医疗质量管理科每月组织专家抽查各科室的运行病历，结果纳入每月绩效考核。

3）奖惩办法：

（1）各科室要按时完成出院病历的书写和归整，出院病历应在患者出院后一周内送至病案科归档，如遇周末或节假日自动顺延，逾期者按 5 元/（天·份）扣款，并与科室质控挂钩。

（2）定期组织病案质量管理委员会专家抽查病历，对评选出的优胜病历予以奖励。

（3）丙级病历由主治医师和住院医师承担主要责任，医疗组组长承担次要责任，科主任及医疗副主任承担连带责任；主要责任扣发当月全部劳务费，次要责任扣发当月 50％劳务费，连带责任扣发当月劳务费 200 元。①丙级病历实行一票否决制，与承担主要责任的主治医师和住院医师当年度的评优、增资、晋升、聘任等挂钩。②一年内出现 2 次丙级病历的，承担主要责任的主治医师和住院医师立即停止临床工作，到病案科轮转学习半个月，轮转期间暂停处方权、手术权；进修生取消进修资格，实习生延长实习时间。③处罚结果全院通报。

（4）病案质量实行出院科室负责制，出院科室医疗质量管理小组有责任对本科室书写的病历及其他科室书写的转科病历进行检查，督促相关科室修订。涉及病案质量问题的，按照责任程度，依次追究相关科室责任（主要责任科室承担 80％；次要责任科室承担 20％）。

（5）各科室要妥善保管好病历，不得遗失。在病历出科、结账、入库、借阅过程中建立登记手续。出现病历遗失情况，由科室对当事人进行责任追究，每份病历罚款 500 元，并报保卫处、医务处、病案科，及时报当地公安部门备案。

十六、抗菌药物临床应用分级管理制度

根据国家卫生健康委员会有关文件精神，为贯彻《抗菌药物临床应用指导原则》，加强同济医院抗菌药物的合理使用和管理，参照《中华人民共和国药品管理法》《中华人民共和国药品管理法实施条例》《处方管理办法》等有关法律法规，以及《基本医疗保险药品目录》结合同济医院用药实际情况及同济医院用药目录，经医院药事管理与药物治疗学委员会组织专家论证，对抗菌药物进行分级管理，将抗菌药物分为非限制使用、限制使用与特殊使用三类进行分级管理，特建立本制度。

（一）抗菌药物实行分级管理

针对同济医院用药实际，根据抗菌药物的药理特点、临床疗效、细菌耐药、不良反应及湖北省社会经济状况、药品价格等因素，将抗菌药物分为非限制使用、限制使用与特殊使用三类进行分级管理。

（二）分级原则

（1）非限制使用：经临床长期应用证明安全、有效，对细菌耐药性较小，价格相对较低或合理的抗菌药物。这类药物临床医师可根据病情需要选用。

（2）限制使用：与非限制使用抗菌药物相比较，在疗效、安全性、细菌耐药性、药品价格等方面存在局限性，不宜作为非限制性使用的抗菌药物，应限制使用。

（3）特殊使用：不良反应明显，不宜随意使用或临床需要倍加保护以免细菌过快产生耐药而导致严重后果的抗菌药物；新上市的抗菌药物，其疗效或安全性任何一方面的临床资料尚较少，或并不优于现用药物者；药品价格昂贵的抗菌药物，应从严控制使用。

（三）分级使用管理办法

临床选用抗菌药物根据感染部位、严重程度、致病菌种类及细菌耐药情况、患者病理生理特点、药品价格等因素加以综合分析考虑，参照卫健委（原卫生部）《抗菌药物临床应用指导原则》中"各类细菌性感染的治疗原则及病原治疗"的有关要求合理选择。具体办法如下：

1）一般轻度与局部感染患者，应首选非限制使用抗菌药物进行治疗；临床医师均可根据诊断和患者病情应用非限制使用类抗菌药物。

2）严重感染者、免疫功能低下合并感染者或病原学结果证实只对限制使用抗菌药物敏感时，可选用限制使用抗菌药物治疗；需经具有中级以上专业技术任职资格的医师同意方可使用。

3）患者病情需要应用特殊使用抗菌药物，应具有严格临床用药指征或确凿依据，如特殊病原体感染（MRSA、艰难梭菌、隐球菌等），可选用万古霉素、两性霉素 B 等特殊使用的药物治疗；需经具有高级专业技术职务任职资格医师或科主任的同意方可使用。

4）紧急情况下根据药物适应证或适应人群，临床医师可以越级使用高于权限的抗菌药物，但仅限于 1 天用量。如需继续使用，应由具有高级职称的科主任签名或有感染专科医师会诊记录，或有疑难病例讨论意见，或报"临床合理用药管理专家组"批准，并报医务处备案。

5）下列情况可直接使用一线以上药物进行治疗，但若培养及药敏实验证实一线药物有效时应尽可能改为一线药物。

（1）感染病情严重者，包括：①败血症、脓毒血症等血行感染，或有休克、呼吸衰竭、DIC 等并发症；②中枢神经系统感染；③脏器穿孔引起的急性腹膜炎、急性盆腔炎等；④感染性心内膜炎、化脓性心包炎等；⑤严重的肺炎、骨关节感染、肝胆系统感染、蜂窝组织炎等；⑥重度烧伤、严重复合伤、多发伤及合并重症感染者；⑦有混合感染可能的患者。

（2）免疫功能低下患者发生感染时，包括：①接受免疫抑制剂治疗；②接受抗肿瘤化学疗法；③接受大剂量肾上腺皮质激素治疗者；④血 $WBC < 1 \times 10^9/L$ 或中性粒细胞 $< 0.5 \times 10^9/L$；⑤脾切除后不明原因的发热者；⑥艾滋病；⑦先天性免疫功能缺陷者；⑧老年患者。

（3）病原菌只对二线或三线抗菌药物敏感的感染。

6）连续使用限制使用药物 5 天以上应重做药敏试验，连续使用抗菌药物 7 天以上应重做皮试。

7）门诊处方抗菌药物的使用以单一品种为主，原则上不超过 3 天（特殊病种用药除外）。

（四）处方权限管理

（1）非限制使用抗菌药物：住院医师以上职称医师。

（2）限制使用抗菌药物：主治医师以上职称医师。

（3）特殊使用抗菌药物：副主任医师以上职称医师或科室主任。

（4）在住院部使用限制使用和特殊使用抗菌药物时，均需在病程记录中说明使用理由和处方者姓名及职称，并由处方者在医嘱中和病程记录中签名。

（5）原则上不得在门诊使用特殊使用抗菌药物。因病情复杂确需使用的患者，医师须提交手写处方，报门办审核签字后方可在指定住院部药房取药。针对急诊病情危重的患者，应根据病情采取相应措施。

（五）督导考核

（1）药学部将定期公布《医院抗菌药物临床应用分级管理目录》。

（2）按同济医院临床合理用药相关管理规定进行督导检查和处理。

十七、临床输血管理制度

（一）目的

为保证临床用血安全、合理、有效，避免滥用血液，减少输血不良反应及经血传播疾病的发生，根据《中华人民共和国献血法》《医疗机构临床用血管理办法》《临床输血技术规范》的要求，特制定本制度。

（二）适用范围

同济医院临床输血及相关活动。

（三）实施要点

1）医院临床用血管理委员会负责对全院的临床用血进行监督、指导和规范管理。临床输血应当遵照合理、科学的原则，严格掌握输血适应证，避免浪费，杜绝不必要的输血。

2）凡须申请输血者，必须在输血前做如下检查：ABO＋Rh（D）血型、血红蛋白、血小板计数、红细胞比容、ALT、HBsAg、抗-HCV、抗-HIV1/2、梅毒螺旋体抗体。检验结果入病历保存。急诊输血患者可在输血之前留取血标本，在输血申请单上注明"血已抽，结果未回"字样，待结果出来之后将报告单入病历保存。

3）决定输血治疗前，经治医师必须向患者或其近亲属说明输血目的、输血方式（自体血或/和异体血）、输注血液类型和可能存在的风险（输异体血的不良反应和经血传播疾病的可能性），签署《临床输血治疗知情同意书》，并入病历保存。如因抢救生命垂危的患者需要紧急输血，且不能取得患者或其近亲属意见时，报医院总值班备案同意后，可以立即实施输血治疗，并记入病历。

4）用血申请管理：

（1）由经治医师在电子病历系统中逐项填写《临床输血申请单》（紧急或特殊情况时可采取手写），由主治医师核准签名，连同受血者标本于预定输血日期前送输血科备血。

（2）凡申请少量血（50 mL或100 mL）、大量输血（超过1 600 mL）、特殊血液成分如Rh（D）阴性血、洗涤红细胞，至少于输血前2～3天报送输血科，以便及时向血站预约备血（急诊例外）。

（3）凡《临床输血申请单》资料填写不完全，特别是缺乏输血史、妊娠史或无上级医师签字，判为不合格，统计上报医务处，并与所在科室医疗质量检查评分挂钩。

5）用血权限管理：

（1）同一患者同一天申请备血量少于800 mL的，由具有中级以上专业技术职务任职资格的医师提出申请，上级医师核准签发后，方可备血。

（2）同一患者同一天申请备血量在800～1 600 mL的，由具有中级以上专业技术职务任职资格的医师提出申请，经上级医师审核，科室主任（或其授权人）核准签发后，方可备血。

（3）同一患者同一天备血量达到或超过1 600 mL的，由经治医师提出申请，科室主任（或授权人）核准签发后，报医务部门或院总值班批准，方可备血（急诊用血除外）。

（4）急诊用血事后应由经治医师按照要求补办手续。

6）临床用血审核：输血科医师应对《临床输血申请单》进行审核，符合输血指征方可按《临床输血申请单》备血和发血，不符合输血指征应耐心向申请医师解释其理由，解释无效仍须按医嘱执行，并上报医务处。

7）亲友互助献血管理：

（1）对平诊患者和择期手术患者，经治医师应当动员患者自身贮血、自身输血，或者动员患者亲友进行无偿献血、互助献血。

（2）严格规范亲友互助献血，根据武汉血液中心的通知开启或暂停亲友互助献血。由经治医师等对患者家属进行动员，填写《互助献血申请书》，到武汉市血液中心或卫生行政部门批准的采血点（室）无偿献血，由武汉市血液中心进行血液的初、复检，并负责调配合格血液。

8）急诊输血管理：急诊输血是指为挽救患者生命，赢得手术及其他治疗时间而必须施行的紧急输血。

（1）应指定一名医师负责血液申请并与输血科联络。尽快将《临床输血申请单》及血标本一同送达输血科，并在输血科等候取血。

（2）若患者有血型和交叉配血标本，在 15 分钟内提供第一袋血。若患者病情非常紧急，无血标本或有标本但不能等待检验时间，输血科可在 10 分钟内发出第一袋未经交叉配血的 O 型红细胞（须用正反定型方法复核此袋血的血型），并在血袋上标明发血时尚未完成交叉配血试验。输血科在接到《临床输血申请单》及血标本后，应尽快补做患者血型鉴定及已发血液的交叉配合试验。

（3）在未知患者 Rh（D）血型的情况下，对于有生育能力的女性最好发 Rh（D）阴性 O 型红细胞。

9）输血过程管理：

（1）输血前，由 2 名医护人员仔细核对输血医嘱执行单、发血单、血型单及血袋标签上的各项内容，血型与受血者无误，交叉配血试验结果无溶血、无凝集，血袋无破损渗漏，血液无凝块且颜色正常。确认无误后，方可输血。

（2）输血时，由 2 名医护人员带医嘱执行单、血型单到患者床旁，再次执行输血"三查十对"，使用 PDA 扫描患者手腕带及血袋上的条码标识，确认无误后方可执行输血。输血前将血袋颠倒数次轻轻混匀，避免剧烈震荡。血液内不得加入其他药物。

（3）输血时应先慢后快，再根据病情和年龄调整输注速度。输血中严密观察受血者有无输血不良反应，如出现异常情况应及时处理，并在电子病历系统逐项填写《输血反应回报单》进行上报。

（4）输血完毕后，医护人员将交叉配血报告单贴在病历中，并将血袋送回输血科保存至少 1 天。

10）自体输血管理：

（1）术前自身贮血由经治医师提出申请，输血科负责采血和贮存，病房医务人员负责采血、输血过程的医疗监护。

（2）术中自身输血包括稀释式自身输血、术中回收式自身输血，由麻醉科、输血科工作人员共同负责实施。术中控制低血压等医疗技术由麻醉师负责实施。

11）输血疗效评估管理：临床医师应对血液输注疗效进行观察，及时发现输血无效，并分析原因，确保输血治疗效果。

12）临床用血评价和公示：将临床合理用血情况纳入临床科室和医师个人业绩考核与用血权限认定的指标体系，以评价临床科室和医师合理用血和输血后疗效评估的实施情况。

13）临床用血文书管理：医师应当将患者输血适应证的评估、输血过程和输血后疗效评价情况记入病历；《临床输血治疗知情同意书》《输血记录单》等随病历保存。门急诊输血患者的《临床输血治疗知情同意书》由急诊科保存。

14）血液库存的管理：输血科应认真做好用血计划，保证充足的血液库存。一旦低于 O 型 40U、A 型 40U、B 型 30U、AB 型 15U，则启动预警程序。

（四）注意事项

为了保证输血安全，血液从输血科取走后，一律不能再退回输血科。若暂时无法输注，可暂寄放于输血科。

十八、患者信息安全管理制度

为加强医院管理，提高医疗质量，保障患者信息安全，根据《人口健康信息管理办法（试行）》《医疗质量管理办法》规定，制定本制度。

（一）患者信息安全的定义

本制度所指的患者信息，是依据国家法律法规和工作职责，医院在开展医疗服务和管理过程中产生的人口基本信息、医疗卫生服务信息等患者信息。患者信息安全是指医院各部门及工作人员应按照有关规定采集、传递、利用和管理患者信息。患者信息在使用过程中应得到有效保护，不得外泄。未经有效授权或批准，任何组织和个人均不得获得和使用患者信息。

（二）患者信息安全管理的组织

医院医疗质量与安全管理委员会负责患者信息安全管理工作的领导，医院各职能部门分别负责本部门患者信息安全工作的具体管理。

（三）患者信息安全工作的责任人

医院工作人员是患者信息安全工作的责任人，应在医疗服务工作中根据有关规定、要求做好患者信息安全管理工作。

（四）患者信息安全管理的基本原则

（1）限制性原则：患者信息应在受限制的范围内使用，除非诊疗和管理所必需，任何人不得私自获取和使用。

（2）授权性原则：一般情况下患者信息应依职责获取和使用，特殊情形下应有患者授权。

（3）控制性原则：患者信息应处于有效的保护之下，不得向他人泄露。

（五）患者信息范围

1. 一般性患者信息

患者的姓名、性别、年龄、出生地、住址、职业、婚姻状况、联系方式、证件号码等。

2. 特异性患者信息

患者健康状态相关资料，包括病史、体格检查、辅助检查、疾病诊断和治疗方案等病历资料。

（六）患者信息安全管理的具体要求

（1）在公共区域显示或展示患者信息时应采取必要的隐私保护措施，以防止患者隐私泄露。

（2）患者信息资料采集、传递和使用应由专门部门和人员负责。

（3）诊疗和管理相关人员获取患者信息实行权限管理，不得将本人权限交于他人使用。

（4）医院诊疗和管理工作人员以外的人员应依据法律规定获取患者信息，法定授权以外的应有患者或患方授权。

（5）特异性患者信息资料应由专人负责管理，不应放置于公共区域。

（6）医院工作人员应合理使用患者信息资料，如病历、检查报告等，不得向无权限人员展示、传递患者信息。

（7）严格禁止医院工作人员将涉及隐私的患者信息在互联网等公共媒介上发布和传播。

（8）患者信息资料废弃时应采用销毁方式，并由专人负责，防止患者信息外泄。

（9）患者隐私保护和数据安全管理制度由医院另行制定。

（10）患者信息安全管理工作纳入科室日常考核，对于相关部门和个人在患者信息利用过程中，违反本规定造成不良后果的，医院将对其予以通报；情节严重、违反国家法律法规的，依照国家有关法律法规追究其法律责任。

（11）本制度由医院医疗质量与安全管理委员会负责解释。

第二节　住院医师规范化培训管理制度

一、总则

为了加强临床住院医师规范化培训，完善毕业后医学教育制度，培养合格的临床医学人才，特制定本规定。

本规定的培训对象是医学本科及以上学历毕业后从事临床工作的住院医师。包括本院培训选留制医师和本院卫生部与湖北省卫生厅住院医师规范化培训基地招收的培训医师。

临床住院医师经过规范化培训，应符合主治医师基本条件和以下要求：

（1）坚持四项基本原则，热爱祖国，遵纪守法，贯穿执行党的卫生工作方针，具有良好的医德和作风，全心全意为人民服务。

（2）熟悉本学科、专业及相关学科的基础理论，具有较系统的专业知识，了解本专业的新进展，并能用以指导实际工作。

（3）具有较强临床思维能力，较熟练地掌握本专业临床技能，能独立处理本学科常见病及某些疑难病症，能对下级医师进行业务指导。

（4）基本掌握临床科研方法，能紧密结合临床实践，写出具有一定水平的学术论文（包括病理分析、综述）。

（5）掌握一门外语，能比较熟练地阅读本专业的外文书刊。

二、培训与考核

（1）培训内容包括政治思想、职业道德、临床实践、专业理论和外语。业务培训以临床实践为主，理论知识和外语以自学为主。

（2）培训时间为3～5年，分两阶段进行。

第一阶段：2～3年，进行二级学科培训，轮转参加本学科各主要和相关科室的临床医疗工作，进行严格的临床工作基本训练，同时学习有关专业理论知识。住院医师应实行住院负责制。住院医师完成第一阶段培训后，由培训基地和培训部进行考核，合格者，方可进入第二阶段培训。

第二阶段：1～2年，进一步完成轮转，逐步进行专业培训，深入学习和掌握本专业的临床技能和理论知识，达到能独立处理本学科常见病及某些疑难病症的目的。最后一年应安排一定时间担任总住院医师或相应的组织管理工作。在培训期间，安排住院医师参加基层预防、保健工作，时间不少于6个月。

（3）住院医师的培训，由各科指导老师负责，有关科室上级医师集体指导。

（4）对住院医师培训的考核采取出科考核或考试和阶段考核或考试相结合。每轮转完一临床科室须进行出科考试、出科考核，由医院培训部专职负责人及专科带教老师组织进行。

阶段考核：本院培训选留制医师由医院统一组织阶段考核。本科生在临床工作3年后方可进行第一阶段考核，第一阶段合格后2年进行第二阶段考核。硕士生在临床工作2年后方可进行第一阶段考核，合格后1年进行第二阶段考核。博士生如有2年临床工作经验的，进院当年即可参加第二阶段考核，如无工作经验的，次年进行第二阶段考核。住院医师完成第二阶段培训后，经全面考核合格者，由医院办理"临床住院医师规范化培训合格证书"。

（5）第二阶段通过者才能晋升主治医师。

（6）培训选留制医师除了进行住院医师规范化临床技能培训外，还需进行继续教育学分和科研成果的评分。都达标者方可成为在编正式职工。

（7）医院卫生健康委员会和湖北省卫生厅住院医师规范化培训基地招收学员，在医院按照卫生健康委员会毕业后医学教育委员会编制的《专科医师培训标准》进行3年普通专科医师的培训，合格后获得合格证书，表现优异者可留在医院工作。

（8）培训部为每位培训医师建立专技档案，将所有培训及考核原始资料立卷归档。为保证轮转计划的落实，将轮转医师的劳务报酬与轮转安排捆绑在一起，切实保证轮转计划的落实。

三、培训方法

（一）新职工岗前培训

（1）新职工入职前，由人事处统一实施为期约 2 周的岗前培训。

（2）新入职的医师，在完成人事处"新职工岗前培训"后，还须参加由培训部组织的为期 2 周的急救技能培训；两项培训结束后，分别由人事处和培训部组织考试，两项考试均合格方可上岗。

（二）新入院医师实行 24 小时负责制管理

全院所有新入院的培训选留制医师均纳入住院医师 24 小时负责制管理。

1. 24 小时负责制的工作要求

参照医务处《住院医师 24 小时负责制管理规定（试行）》执行。

2. 考核管理

（1）医务处、培训部、人事处不定期组织人员抽查 24 小时负责制住院医师出勤在岗情况，进行考核记录评分，抽查结果纳入期满考核。

（2）24 小时负责制住院医师实行合格证制度，期满后由培训部进行综合考核（包括理论考核和操作考核），考核合格者发放合格证，作为培训选留期满转人事代理制必备条件。

（3）工作量审核。

病历书写：要求本人全程参与管理患者，并完整书写病历 50 份/年；要求由住院医师书写的内容必须本人完成，对患者夜间所作处理必须完整记录。其中，包括疑难病例（病程中应有本人记录的疑难病例讨论或院内大会诊记录）3 例、危重抢救患者（病程中应有本人记录的抢救记录）3 例、死亡患者（病程中应有本人记录的死亡记录和死亡讨论）1 例。培训结束时本人提供一份含有疑难病例讨论（手术科室须提供手术患者病历）的病历待查；培训部从登记的 50 份病历中随机抽查一份查阅（若抽查病历非本人书写得 0 分）；2 份病历评分后取平均值。

完成各种临床操作至少 25 例，本人在病程中书写操作记录并登记住院号，培训结束后由培训部抽查 3 份，评分后取平均值。

（4）24 小时负责制医师定期登陆医院办公自动化平台（OA 平台）填写《住院医师 24 小时负责制登记表》。

（三）培训选留制医师培训

参照"同济医院培训选留制人员（医师系列）培训管理规定"执行，定期登陆医院 OA 平台填写《培训选留医师登记表》。培训期满由培训部进行综合考核，考核合格作为培训选留期满转人事代理制的必备条件。

（四）专科培训

专科培训分为初、中、高级阶段。

（1）各专科根据培训规划确定本专科各级培训人员名单。

（2）根据培训部模板制定本专科各级人员培训计划。

（3）各专科按照培训计划对各级医师、医技人员进行培训、考核。

（4）培训部负责督导各科室培训计划的制定、执行和考核。

（5）医师、医技人员定期登陆医院 OA 平台进行培训登记；培训数据由培训部统一汇总、管理。

（五）临床再上岗岗前培训

（1）人事处提供回国人员名单，各专科根据培训部制定的统一格式制定因出国等原因脱离临床工作 2 年以上的临床一线医务人员相关培训方案。

（2）培训选留制医师人员回国后按照医院的规定完成培训，期满进行考核。主治医师回国后须进行 6 个月培训，副主任医师和主任医师回国后须进行 3 个月培训，培训期满进行考核，考核合格方可上岗。培训期内不得独立从事临床工作。

（3）培训部负责监督主治医师、副主任医师、主任医师回国后的培训与考核工作。

（六）基础临床技能培训与考核

（1）培训部每年组织全院性理论大课培训，培训完成后统一考核。

（2）培训部每年组织临床技能操作培训，培训完成后统一实施技能操作考核。

（3）以上两项考核合格者由培训部发放同济医院基础临床技能培训合格证书，证书 3 年有效。

（4）临床技能培训考核成绩，作为年度考核、职称晋升的必备条件。

四、国家住院医师规范化培训

住院医师规范化培训（简称住培）概况：同济医院共有 32 个住培专业培训基地，带教师资 1 074 名，3 年的培训容量为 1 552 人。目前在同济医院住培人数达 851 人，其中本单位职工 605 人，其他单位人员及社会学员 246 人。

招收工作：住院医师规范化培训目前由湖北省医师协会统一招收。

培训内容：按照国家卫生健康委员会办法的《住培内容与标准（试行）》进行；其中在研究生期间内已获取规培证书且规培专业与所学专业相符的学员无须重复参加住培培训。

培训考核：科室组织相应的日常考核及出科考核，培训部将组织年度考核，培训期轮转结束后由湖北省统一组织进行结业考核。结业考核根据湖北省工作安排，每年 4—5 月报名，经过资格审查后，5—6 月进行理论和操作考核，国家针对住培制定了理论考核和操作考核的大纲，理论考核为人机对话，全国同一时间进行考试，操作考核将由湖北省内组织。

第三节　同济医院科研工作管理办法

为全面落实"科教兴院"方针，不断加强科研管理、推进科技创新，推动医疗、教学、科研工作的良性互动和同步发展，参照国家及省、市科技法规、政策，根据华中科技大学、同济医学院的有关条例和规定，结合同济医院实际，特制定本管理办法。

一、科研项目计划管理

（一）纵向科研项目管理

（1）凡所获得科研项目具有政府部门资助批文且批文中确定项目负责人的研究项目为纵向科研项目，按医院纵向项目管理。若在科研项目中为参加者，无项目批文和编号的项目，不纳入医院纵向课题管理。

（2）凡获得纵向科研项目者，医院按所获得资助并实际到账经费（外拨科研协作经费不计）的10％给予奖励，奖金总额60万元封顶。在课题经费到账后，按奖励额度的50％于当年年终发放；剩余部分待课题结题并经科研处审查合格后再予发放，审核不合格者不予奖励。

（3）纵向研究项目如政府资助部门要求必须匹配经费者，原则上按资助要求予以匹配，一般不超过1∶1。享受匹配经费后不再享受现金奖励。

（二）横向科研项目管理

（1）凡经费来源于公司、社会团体及个人的研究项目为横向科研项目，经科研处审核备案后按横向项目管理。凡与院外合作的纵向科研项目，如仅为项目参加者，无项目批文和编号，原则上按横向课题管理。

（2）横向科研项目获得后，医院按实际到账经费的10％提取管理费。

（三）科研经费的使用管理

研究项目的经费使用严格按照国家及相关资助部门的经费使用管理办法及医院财务管理制度执行，实行经费预算制。

二、科技成果管理

（1）科技成果鉴定及报奖所需费用原则上由其相关项目经费支付，无项目经费来源者可由院拨科研经费支付。

（2）鉴定成果达到国际领先水平、国际先进水平、国内领先水平和国内先进水平者分别奖励10 000元、6 000元、4 000元和2 000元。

（3）凡以同济医院为第一完成单位的科技成果，根据其性质、推广应用程度等申报不同渠道的奖励。凡成果获得国家级、部省级（含武汉市）及全国性学术机构颁发的奖项，医院按政府颁发奖金两倍额度追加奖励。医院所发放的奖金由项目负责人支配，并按照贡献大小合理分配给其他主要完成人员。此外，国家一等奖再追加匹配科研经费300万元，国家二等奖追加匹配科研经费100万元，部省级（含武汉市）及全国性学术机构一等奖追加匹配科研经费50万元。同一成果获多项奖励者，按最高级别一次性追加奖励和匹配。

（4）根据科技奖励有关规定，政府颁发的奖金分配比例：项目组75％，教研室及医院管理费25％。

三、专利与科技开发项目管理

（1）专利申请首先由发明人提出申请，经科主任签字后再由科研处组织院内有关专家论证，合格后方可办理专利申请手续。

（2）凡利用医院的资源、工作时间和医院人员的本院在职人员所完成的发明创造应申请职务发明专利，华中科技大学同济医学院附属同济医院为专利权人。违者按国家有关规定追究责任。

（3）申请专利的相关费用及第一年的专利维持费由医院承担，以后的专利维持费由申请者相关课题经费支付。

（4）发明专利授权后每项奖励5 000元，实用新型和外观设计专利授权后每项奖励2 000元。

（5）职务发明专利自专利授权后可以在院内使用，并收取一定费用。收入扣除直接成本后，55％上交医院，20％由申请者提成劳务费，其余25％记入申请者经费本，可用于缴纳专利维持费、学术会议及产品推广应用等。发明人及科研处有责任积极组织专利转让实施。专利授权3年内未转让实施者，终止执行本项规定。

（6）本院职工开发的新技术、新药及专利产品等向外单位一次性转让，医院将从转让费中扣除成本，其余纯收入的50％归医院，35％奖励项目组，5％奖励给项目组所在科室，10％奖励有关部门和人员。其他形式专利转让按当年实际收益参照以上比例执行。

四、新药、新仪器或试剂等临床研究管理

（1）凡新药、新仪器或试剂等在同济医院进行临床研究，必须具备国家药政主管部门正式批件或委托文件。

（2）所有项目由科研处统一管理，按有关规定审核合格后组织相关临床科室具体实施。

（3）承接项目原则上以科室为单位，由科主任根据国家有关规定和项目要求指定具有一定资历的人员为项目负责人，项目组成员由项目负责人确定。

（4）按照国家有关规定临床研究需由申办方免费提供药物、仪器设备、试剂，并且不得再收取的药费和相关检查费。

（5）牵头或参与的项目按实际到位的经费，计入科室当年的科研工作量，牵头项目按省级、参加项目按市级课题纳入科主任和个人考核。

（6）个人或科室不得擅自承接临床研究项目，未经科研处审核备案的临床研究项目，医院对研究中所出现的任何问题及报告中数据的真实性概不承担责任，科研处不得在总结报告上盖章。

（7）所有临床研究合同，需经科研处分管人员及处长同时审核签字，经费在30万元以内的合同由分管科研副院长签署，经费在30万元以上的合同由院长签署。

（8）国家批准的新药临床研究（Ⅱ期、Ⅲ期、Ⅳ期）、试剂及医疗设备临床研究经费，70％归临床研究科室，15％上交医院，10％为质控费，5％为财务管理费。作为主管单位

的项目，应收取一定的牵头管理费，由科研处和科室共同用于项目的方案撰写、组织协调、统计分析及项目结束后的核查与答辩，不足部分由申办方补充，医院不再支付相关费用。

（9）Ⅰ期临床研究项目所获经费，15％上交医院，20％为课题负责人及项目组活动经费，5％为质控费，其余60％用于项目实施，由Ⅰ期临床研究室、科研处、药学部共同监管。

五、论文、著作管理办法

1）同济医院职工及研究生和进修生投送或发表学术论文时，作者单位署名要求规范统一。具体要求如下：

中文：华中科技大学同济医学院附属同济医院ＸＸ科。

英文：科室名称（英文），Tongji Hospital，Tongji Medical College，Huazhong University of Science and Technology。

同济医院的各研究所及有关单位署名时第一单位应写为"华中科技大学同济医学院附属同济医院"。

2）论文实行通讯作者负责制，通讯作者应对论文的署名及论文的真实性和科学性负责。

3）凡利用同济医院科研经费、科研条件或临床资料等资源完成的论文，须以同济医院为第一署名单位。

4）纵向课题有关论文发表时，要求注明该课题资助的渠道并标注课题编号。如国家自然科学基金（NO. 39970717）。

5）凡按上述要求以同济医院为第一作者单位或通讯作者单位署名，SCI收录国内外学术期刊发表的学术论文版面费报销最高限额2万元，并报销50份单行本费用。在国外非SCI收录期刊及国内统计源期刊上发表的学术论文，发表费报销的最高额度为2 000元/篇，发表费余额可由个人课题经费支出，在非源期刊及源期刊增刊上发表的学术论文发表费医院不予报销（可从个人经费中支出）。

6）凡按上述要求以同济医院为第一作者单位或通讯作者单位署名，论文按照影响因子分值奖励，最高60万元封顶，（IF以中国科学技术信息研究所当年发布的信息为准）具体奖励如下。

（1）SCI论文奖励如表2-4所示。

表2-4　SCI论文奖励规则

IF分值	现金奖励	科研匹配经费奖励
IF＜1	3 000元/篇	无
1≤IF＜10	IF×5 000元/篇	无
IF≥10	IF×15 000元/篇	IF×20 000元/篇

（2）顶级期刊奖励：中国科学技术信息研究所认可收录权属于华中科技大学同济医学院附属同济医院的发表于 *Nature*、*Science*、*Cell*、*Lancet*、*The New England Journal of Medicine* 五大期刊的论著，奖励 60 万元/篇，科研匹配经费额度同 IF≥10 奖励方案。

7）凡以同济医院署名主编的科技著作，经出版社正式出版发行后按如下标准给予第一主编奖励：著作总字数＜10 万字者奖励 5 000 元；10 万字≤著作总字数＜100 万字，字数每增加 10 万字奖励增加 3 000 元；著作总字数≥100 万字者奖励 5 万元。

凡以同济医院署名翻译的科技著作，经出版社正式出版发行后按如下标准给予第一主译者奖励：著作总字数＜10 万字奖励 1 000 元；10 万字≤著作总字数＜100 万字者，字数每增加 10 万字奖励增加 1 000 元；著作总字数≥100 万字者奖励 1 万元。

六、学术交流管理

（1）学术活动经费按年度发放至科室，支持参加专业学术机构组织的学术会议大会发言者。活动经费由科室掌握，结余留用，超支不补。技术人员参加学术会议先经科研处审核，再由技术人员专项学术活动经费开支。

（2）中华医学会系列杂志编委以上和中国科技论文统计源期刊常务编委以上者参加杂志期刊有关的工作会，由院拨科研经费开支，原则上每年限一次。

（3）担任国家级学会委员以上或二级学会常委以上者，参加年会或工作会由院拨科研经费开支，原则上每年限一次。

（4）所有参加学术活动者，须经科主任或科研处审核后报主管院长审批，到人事处登记后方能外出。没经过审批擅自外出参加会议者不予以报销。

本管理办法由科研处负责解释。

本管理办法自发布之日起执行，此前相关文件凡与本办法不符者，以本管理办法为准。

第四节　同济医院实验室生物安全管理规定

生物安全问题是一个涉及面广、潜在隐患严重的问题。为了加强实验室生物安全管理，保护实验室工作人员和公众的健康，根据国家有关实验室生物安全管理方面的法规、标准、条例，结合同济医院实验室管理的具体情况，特制定《同济医院实验室生物安全管理规定》。

第一条　凡在同济医院的实验室及其从事实验活动的生物安全管理，均适用本规定。实验活动，是指实验室从事与病原微生物菌（毒）种、样本有关的研究、教学、检测、诊断等活动。

第二条　科研处负责实验室日常活动的管理，承担建立健全安全管理制度，检查、维护实验设施、设备，控制实验室感染的职责。科研处定期对全院实验室进行生物安全检查，并将检查情况以书面形式通知被检查实验室，检查项目包括：

（1）实验室生物安全执行情况。

（2）事故记录及处理情况。

（3）可燃、易燃、可传染性、放射性和有害物质的存放情况。

（4）废弃物处理程序及记录。

第三条 实验室生物安全管理实行实验室负责人负责制，实验室负责人为实验室生物安全的第一责任人，负责确保实验室设施、设备、个人防护设备、材料等符合国家有关安全要求。实验室负责人应当指定专人监督检查实验室技术规范和操作规程的落实情况。

第四条 实验室从事实验活动应当严格遵守有关国家标准和实验室技术规范、操作规程：

（1）实验室门上有明显的生物实验安全标志，充足的操作空间，实验室应划分清洁区和污染区。

（2）实验室台面材料应耐酸、耐碱，易清洁消毒，不渗漏液体。

（3）实验室有移动的紫外线灯用于空气消毒。

（4）备有消毒品、消毒器材和设备。

（5）有感应的流水装置，备有洗眼器、眼罩、足够的一次性手套、口罩。

（6）清洁区（间）备有存放个人衣服、用品的设施。

（7）购置免排放高压蒸汽消毒炉进行医疗废物的消毒。

（8）实验室备有空调设备，室温保持在 $20\sim25{}^\circ\text{C}$。

第五条 从事病原微生物研究的实验室，在从事实验活动，特别是从事病原微生物的采集、运输和保藏等时，必须严格按照国家对病原微生物的分类和条件进行管理。

第六条 实验室安全要求：

（1）人员要熟悉生物安全操作知识和消毒技术。

（2）实验室内不得进行饮食、吸烟、化妆打扮和会客等与实验工作无关的活动。

（3）实验室内的有关用品（包括工作服）不得用于其他用途；私人和无关的物品不得带入实验室内。

（4）工作时要戴手套、穿工作服，手套破损即丢弃、洗手并换上新手套。

（5）不要用戴手套的手触摸暴露的皮肤、口唇、眼睛、耳朵和头发等。

（6）尽量避免使用尖锐物品和器具；宜用不易破碎材料用品；禁止用口吸任何物质。

（7）工作结束后，要对工作台面进行消毒；操作时有标本、检测试剂外溅时应及时消毒；平时要保持环境的整洁。

（8）工作完毕，脱去手套后洗手，再脱去工作服，用液体肥皂和流动水洗手。

（9）遇到意外事故，应立即按照意外事故应急预案的程序处理。

第七条 实验室废弃物品的消毒处理：

（1）血液标本等感染性废弃物收集于有警示标识的黄色专用垃圾袋或黄色专用垃圾桶内；病原培养基压力灭菌或化学消毒处理后按感染性废弃物处置。

（2）痰、粪便标本按医疗废物处理。

（3）针头、烂玻片、吸管等锐器，放在锐器盒内。

（4）不用回收的一次性消耗品，如吸头、吸管、胶塞等直接装入黄色的医疗垃圾袋，不用消毒水浸泡。

（5）实验室所有垃圾，应严格按医疗废物、生活垃圾分开放置。

第八条 国家根据实验室对病原微生物的生物安全防护水平，并依照实验室生物安全国家标准的规定，将实验室分为一级、二级、三级、四级。一级、二级实验室不得从事高致病性病原微生物实验活动。三级、四级实验室应当通过实验室国家认可，并具备相应的条件，方可从事高致病性病原微生物实验活动。同济医院尚无三、四级实验室。

第九条 实验室使用新技术、新方法从事高致病性病原微生物相关实验活动的，应当符合防止高致病性病原微生物扩散、保证生物安全和操作者人身安全的要求，并经国家病原微生物实验室生物安全专家委员会论证，经论证可行方可使用。

第十条 实验室应当建立实验档案，记录实验室使用情况和安全监督情况。

第十一条 违规处理：

（1）实验室所有从事实验活动人员要严格遵守国家有关法律、法规、条例和技术标准，出现事故，实行责任追究制度。

（2）各级生物安全管理人员依法承担相应行政及法律责任。

第十二条 本规定由院科研处负责解释。

第十三条 本规定自发布之日起执行。

第五节 同济医院学术道德规范实施细则

总 则

第一条 为弘扬科学精神，维护学术尊严，营造有利于科学发展和学术创新的学术氛围和制度环境，增强同济医院在学术界的竞争力和影响力，维护同济医院的良好声誉，促进同济医院学术研究工作健康、持续发展，根据国家有关法律规定和科学技术部《国家科技计划实施中科技不端行为处理办法》、中国科学技术协会《科技工作者科学道德规范》、教育部《关于加强学术道德建设的若干意见》《关于树立社会主义荣辱观进一步加强学术道德建设的意见》等文件精神，结合同济医院实际，特制定本细则。

第二条 本实施细则适用于同济医院的所有在编的教师、医务人员、科研人员、职员（以下简称教师）和学生（含博士后、来同济医院学习和工作的访问学者、进修医务人员），以及以同济医院的名义发表学术作品的其他人员等。

第三条 同济医院的教师和学生在学术活动中，应牢固树立社会主义荣辱观和实事求是的科学精神，在治学过程中，要坚守严谨和诚信原则，应当遵守下述学术道德规范：

（1）在学术研究中，应对相关学术背景进行全面深入的了解，充分尊重已经获得的研究成果。引用他人的成果，必须注明出处；被引用的部分不能构成引用人研究成果的主要部分或实质部分；从他人研究成果中转引第三人的成果，要注明转引出处。

（2）在学术研究过程中，必须一丝不苟地记录并如实报告实验结果和统计资料。

（3）学术作品发表、发布应通过正常渠道，如学术期刊、有良好声誉的出版社、国家及地方政府主管部门组织的鉴定验收等。应经过而未经学术界严谨论证的重大科研成果，不应向媒体发布。

（4）合作研究成果的署名应按照所做贡献大小的原则确定署名的先后。合作成果在发表前均要经过所有署名人签字认可，署名人应对研究成果负责，主持人应对成果整体负责。

（5）在进行学术评价、介绍时，应遵循客观、公正、全面、准确的原则，不得故意拔高或压低被评价成果的价值。

（6）正确对待学术批评和质疑。学术批评应该通过正常渠道、正规方法、公开方式、实名进行。批评者应正当行使学术批评的权利，并承担相应的法律责任，不得故意夸大或贬低成果的价值，不得污辱人格或进行人身攻击。

（7）对已发表研究成果中出现的错误和失误，应以适当的方式予以公开和承认。

（8）学术活动完成后，不得故意隐瞒关键技术或资料，妨碍整体研究和后续研究工作，严禁非法据为己有。

（9）凡参与以同济医院名义承担科研项目的教师和学生离院，有义务保护医院的知识产权，对其在院期间完成的科研项目和取得的科研成果，完成单位应署名同济医院。

（10）抵制一切违反科学道德的研究活动。如发现该研究存在弊端或危害，应自觉暂缓或调整甚至终止，并向研究的主管部门通告。

（11）其他学术界公认的学术道德规范。

第四条　教师中有下列行为之一者被视为违反了学术道德规范：

（1）虚构或篡改研究成果中的实验数据、统计资料等行为。

（2）在公开发表的作品中，不加注明使用他人成果，或将他人的学术观点、学术思想改头换面后据为己有，抄袭他人已发表或未发表的实验数据、调查结果等学术成果的行为。

（3）在未参加实际研究工作的学术论文、著作及专利申请等作品中署名；未经被署名人同意而署其名；未经项目负责人同意标注资助基金项目；或未经合作者同意，将与他人合作的作品作为自己单独成果发表。

（4）通过媒体故意夸大、渲染成果的科学含量、经济价值和社会影响且造成不良后果；对应经而未经学术同行评议的研究成果向媒体公布等行为。

（5）为增加个人学术成果数量而一稿多投、出版著作或将内容成果改头换面作为多项成果发布的不正当行为。

（6）在填报学术情况表格时，提供虚假的学术经历、学术成果，伪造专家鉴定意见、证书或其他学术能力证明材料等行为。

（7）参加项目评审、评奖、职称评定等学术评定活动时，收受参评人礼物或故意对他人进行虚假评价而影响评审结果。

（8）其他违背学术同行公认的道德准则的行为与表现。

第五条　学生中有下列行为之一者被视为违反了学术道德规范：

（1）虚构或篡改实验结果、统计资料，篡改或伪造老师、领导、专家的意见和同意发表文章的接受函。

（2）在提供答辩的学位论文和公开发表的作品中，不加注明使用他人（包括指导老师）的作品，或将他人的学术观点、学术思想改头换面后据为己有，或抄袭他人已发表或未发表的作品。

（3）雇用或代替他人撰写论文。

（4）故意藏匿、隐瞒重要科研成果或科学发现。

（5）其他违背公认的学术道德准则的行为与表现。

第六条　医院学术委员会下设学术道德委员会，该委员会成员由院学术委员会指定的人员组成，主任由院学术委员会主任兼任。

第七条　学术道德委员会负责维护学术道德规范并履行下列职责：

（1）负责评估医院学术道德建设的方针、政策和存在的问题，接受对学术道德问题的举报，审查并认定有关学术道德行为的事实，仲裁有关学术道德的争议，并向医院管理部门提出相应的处理建议。

（2）对学术道德问题的调查必须遵循客观公正的原则，以事实为依据，以法律为准绳，切实维护当事人的合法权益。有权要求学校相关单位（部门）和当事人提供证据，以便得出客观公正的结论。

（3）学术道德委员会的结论仅限于学术范畴。

第八条　院学术道德委员会下设办公室，负责受理学术道德问题的举报投诉。办公室设在科研处、第二临床学院和研究生科，工作分工如下：

（1）科研处负责受理教师的学术道德问题的举报投诉和日常工作。

（2）第二临床学院负责有关本、专科生及其他在同济医院学习和工作的访问学者、进修医务人员、兼职人员等学术道德问题举报投诉受理后的具体工作，研究生科负责有关研究生（包括博士后）学术道德问题的举报投诉受理后的具体工作，并根据本细则制定具体实施办法，接受科研处的指导。

第九条　对学术不端行为的举报应为实名举报，接受举报的机构有责任为举报人保密。

学术道德问题按以下规则和程序调查处理：

（1）学术道德委员会办公室应在接到举报后7个工作日内，会同被举报人所在单位的负责人共同讨论，并听取被举报人的申辩、解释，然后做出决定是否对该项举报正式立项调查。

（2）对正式列入调查的举报，由医院学术道德委员会投诉举报受理单位通知被举报人，并组织相关学科的专家组于30日内对有关事实和结论进行认定。

（3）举报人和被举报人如有充足的理由证明调查人员不宜参加调查，有权申请有关人员回避。

（4）医院学术道德委员会在以上调查工作的基础上进行审议，做出事实认定与处理意见，结果以无记名投票方式经三分之二的委员通过。查询报告和调查结论须向医院学术道德委员会备案。

（5）医院学术道德委员会办公室或投诉举报受理单位将审议处理结果书面通知举报人和被举报人。在书面调查报告被送达后5个工作日内，当事人可以书面的形式提出对报告的不同意见，并可要求学术道德委员会举行公开听证，重新审议。

（6）医院学术道德委员会办公室在受理举报过程中，必须采取适当措施，保护举报人和证人。

第十条　在医院做出处理决定前，除公开听证会外，一切程序和资料均需保密，所有涉及人员不得泄露调查和处理情况。

第十一条　对于违反学术道德规范的人员，一经查实，视其情节严重程度，分别给予相应的处分。

（1）凡轻微且非故意违反者，医院将给予批评教育。

（2）凡故意或严重违反者，则视情节轻重，按照有关规定给予相应的处分。

处理方式：责令向有关个人或单位公开赔礼道歉、补偿损失、通报批评、延缓答辩或毕业、警告、严重警告、记过、记大过、取消学位申请资格或导师资格、留院察看、降级、撤职、解聘、开除处分。

（3）在人事录用、专业技术职务晋升、学位授予、项目审批、考核评估、科研奖励、评审或推荐评审优秀成果之前，有关部门应认真调查候选人遵守学术道德的情况。对有违反学术道德行为的人员，实行一票否决。

（4）当事人的行为若触犯有关法律，将移交司法机关处理。

第十二条　被举报人如对处分决定有异议，可向有关部门提出申诉。

第十三条　对恶意诬告者，经医院学术道德委员会调查，参照十二条做出相应处理或向有关机构提出处理建议。

附　则

第十四条　本实施细则由医院学术道德委员会负责解释。

第十五条　本实施细则自发布之日起执行。

第六节　医院信息管理应用

一、部门职责

（一）信息管理科职责

信息管理科在医院院长和分管院长的领导下，完成医院各项信息管理与信息系统规划等工作，是负责医院信息化建设的职能部门，其职责范围如下：

（1）定期向医院提交信息化建设情况报告，并对信息化建设规划提出合理化建议。

（2）按年度制定医院信息化建设规划，并对信息化建设年度预算进行论证。

（3）参照国家有关规定，制定医院内部信息化相关的规范、标准和管理制度。

（4）参与医院信息化相关的无形资产管理。

（5）对各部门信息化项目申请进行论证，分析所申请系统的可行性和必要性，组织申请部门和技术部门召开论证会并撰写报告，为院领导决策提供依据。

（6）对需要招标的系统进行实地调研，撰写招标需求书，并参与招标。

（7）定期查看信息化建设项目的实施情况，并根据项目进展组织参与部门和单位召开协调会，解决实施中遇到的问题。

（8）参与信息化项目的验收工作，并定期查看和记录各个系统的运行情况，一旦发现问题立即敦促相关部门进行维护。

（9）及时向院领导及业务部门提供医院信息化行业最新资讯，促进医院信息化发展。

（10）依据职工信息化水平，制定信息化基本技能培训计划，并组织实施。

（11）完成领导交办的其他工作。

（二）计算机中心职责

在分管院长的领导下，在信息管理科管理和督导下负责全院信息化建设与实施，并承担信息系统维护及信息资源管理等工作。其职责范围如下：

（1）根据医院的实际管理模式，编制各管理信息系统的需求分析，协助制定医院信息化建设的中长期规划，并具体实施。

（2）根据信息化建设规划，向信息管理科提交建设规划的预算建议和年度预算建议，并负责购置计划的实施。对各科室预算外设备购置申请进行论证，并报信息管理科审批。

（3）负责医院信息化建设的技术支撑工作及软件研发工作，负责管理、协调各系统提供商为医院提供高性价比服务，负责执行医院信息化基础建设任务。

（4）负责计算机及信息系统的正常运行，对 IT 设备常规性检测和维护，保证网络和 IT 设备处于正常运行状态，并协助做好信息设备的资产管理，协助完成医院网站、官方微博、掌上同济 App 等的建设工作，并提供技术支持。

（5）负责医院各类活动的多媒体素材采集、编辑、制作等工作，协助临床科室制作多媒体教材。

（6）负责管理、发放医院职工一卡通、电子认证的 U-KEY。

（7）负责医院数据中心的建设和管理工作，保障数据安全和网络安全。

（8）协助、监督和指导相关科室加强对医院重要数据的管理，保证医院信息资源的完整、准确和安全。根据院内执业人员的资格，做好网络用户使用权限的设定和管理，落实信息保密制度。

（9）协助相关部门向院领导提供医院运营信息的相关数据，为科学管理提供依据。

（10）负责实施医院信息系统对外连接工作，向国家医政管理部门、医疗保险（医保）及农村合作医疗（农合）部门准确提供其所需数据。

（11）做好全院计算机基本理论和操作技能的培训工作，进行医学信息技术教学和研究，做好技术服务。

（12）完成院长和分管领导交办的其他信息工作。

二、管理制度

（一）网络安全管理制度

网络安全是指网络系统的硬件、软件及其系统中的数据受到保护，不受偶然的或恶意的原因而遭到破坏、更改、泄露，系统连续、可靠、正常地运行，网络服务不中断。为了保证同济医院网络物理环境上的安全性、技术上的有效性及管理上的科学性，制定《网络安全管理制度》。其主要内容如下：

（1）医院信息系统网络系统的建设和应用应遵守国家有关计算机管理规定。

（2）医院信息系统网络系统的使用单位和个人都必须遵守计算机安全使用规则及有关操作规程和规章制度。对医院信息系统网络系统中发生的问题，有关使用单位负责人应当立即向计算机中心有关工程技术人员报告。

（3）在医院信息系统网络系统设施附近实施的病房维修、改造及其他活动，不得危害医院信息网络系统的安全。如无法避免而影响医院信息系统网络系统设施安全的作业，须事先通知计算机中心，经中心负责人同意并采取相应的保护措施后，方可实施作业。

（4）网络系统应有专人负责管理和维护，建立、健全医院信息系统网络系统各种管理制度和日常工作规章，如值班制度、维护制度、数据备份制度、工作移交制度、登记制度、设备管理制度等，以确保工作有序进行，网络运行安全稳定。

（5）对服务器必须采取严格保密防护措施，防止非法用户侵入。系统保密设备及密码、密钥、技术资料等必须指定专人保管，设专用库房或专柜存放。拷贝或借用涉密载体必须按同等密级文件确定权限，履行审批手续，严禁擅自拷贝或借用。

（6）网络系统所有设备的配置、安装、调试必须指定专人负责，其他人员不得随意拆卸和移动。

（7）医院信息系统网络系统实行安全等级保护和用户使用权限控制。安全等级和用户使用权限及用户口令密码的分配、设置由计算机中心专人负责制定和实施。

（8）所有进入网络使用的软盘必须经过严格杀毒处理，对造成"病毒"蔓延的人员或网络端口，一经发现须立即封锁其网络端口。

（9）工作区计算机必须安装防病毒软件并定期升级。

（10）病区工作站计算机禁止进行院外公共网络直接连接。

（11）病区工作站一律不配软驱和光驱，并关闭 USB 接口，避免因病毒传播造成数据丢失或网络瘫痪。

（12）所有上网操作人员必须严格遵守计算机及相关设备的操作规程，禁止无关人员在工作站上进行系统操作。

（13）对计算机病毒和危害网络系统安全的其他有害数据信息的防范工作，由计算机中心负责处理。

（二）数据安全管理制度

同济医院数据量现已呈现出巨大的增长态势。数据的安全性是极为重要的，一旦重要的数据被破坏或丢失，会对同济医院日常工作造成重大的影响，甚至是难以弥补的损失。为了有效保证数据的安全，特制定《数据安全管理制度》。其内容如下：

（1）设立数据库管理员，负责医疗及业务数据库维护及日常数据备份；每周、每月必须进行一次全备份，每日进行一次日志备份，数据和文档及时归档，备份介质应由专人负责登记、保管。

（2）医疗及业务数据应定期制作数据的备份并异地存放，确保系统一旦发生故障时能够快速恢复。业务数据必须定期、完整、真实、准确转储到不可更改的介质上（如报表，原始凭证），并要求集中和异地保存，保存期限至少 10 年。

（3）通过设置权限控制用户读特定数据的使用，使得每一个用户在系统中应具有唯一的账号。

（4）业务操作人员必须注意保护自己的计算机信息系统，对个人登录的口令要注意保密。由于泄露个人口令造成的损失由个人承担全部责任。

（5）为了减少数据安全隐患，应该尽量固定分配 IP，并记录日志，密切注意非法 IP 及其流量，并对数据库的重要操作进行记录，保证系统日志完整，做到有据可查。

（6）在网络传输过程中对医疗信息进行加密后再通过网络保存到数据库中。

（7）要建立数据监控制度，改正错误数据，保证数据的完整、准确。

（8）制定数据的更改审批制度，未经批准不得随意更改数据。备份数据不得更改。

（9）统一信息出口。根据数据的保密规定和用途，确定数据使用人员的存取权限、存取方式和审批手续。

（10）建立完善的数据灾难应急预案。

（三）信息保密制度

为进一步加强同济医院计算机涉密信息的保密安全，确保同济医院不出现互联网失、泄密事件，根据《中华人民共和国保守国家秘密法》和《中华人民共和国计算机信息系统安全保护条例》，特制定《信息保密管理制度》。

（1）医院全体干部职工必须遵守《中华人民共和国保守国家秘密法》和《中华人民共和国计算机信息系统安全保护条例》。

（2）对涉密的工作人员进行保密宣传教育和保密知识培训，提高广大涉密人员的计算机安全保密意识。

（3）对违反保密规定，并进行非法商业行为的个人和科室，给予行政处罚。情节严重的，交由司法机关处理。

（4）各涉密科室应建立设备台账档案，用以记录设备的原始资料、运行过程中的维修、升级和变更等情况，设备的随机资料（含磁介质、光盘等）及保修（单）卡由各涉密科室自行保管。

（5）科室计算机原则上只能用于本单位的正常工作，禁止利用计算机资源从事与工作无关的活动。

（6）承担涉密事项处理的计算机应专机专用，专人管理，严格控制，他人不得使用。

（7）禁止使用涉密计算机上国际互联网或其他非涉密信息系统；禁止在非涉密计算机系统上处理涉密信息。

（8）对领导和重要科室处理涉密信息的计算机安装物理隔离卡。严格一机两用操作程序，未安装物理隔离卡的涉密计算机严禁连接国际互联网。

（9）未经许可，任何私人的光盘、软盘、U盘不得在涉密计算机设备上使用；涉密计算机必须安装防病毒软件并定期升级。

（10）各科室产生的涉密信息如需对外呈报，须经本科室主管领导审批并交由院长办公室或党委办公室输出，由专人进行操作，并登记、备案，对输出的涉密信息按相应保密级别（简称密级）进行管理。

（11）涉密信息除制定完善的备份制度外，必须采取有效的防盗、防火措施，保证备份的安全保密，并做好异地保存。

（12）存有涉密信息的移动存储设备（如移动硬盘、移动存储盘、光盘和软盘等），应按所存内容最高密级标明密级（涉密介质不能降低密级使用），并严格按密件进行管理，使用后对无须保存的涉密信息应及时进行删除或格式化处理。

（13）加强外包项目保密工作，有外部人员参与实施信息化项目的，如涉及同济医院信息，须与对方签订保密协议，规定参与实施的院外人员对实施过程中获取的同济医院信息具有保密义务。

（14）涉密便携式计算机在目前不能有效与互联网进行物理隔离的情况下，不允许连接互联网；携带涉密便携式计算机外出工作和讲学，应对涉密信息进行加密存贮，并有专人对其进行严格管理，防止丢失和泄密。

（15）严格按照医院制定的安全保密管理规章制度，定期进行涉密信息的保密管理检查，及时发现违反保密规定的行为，堵塞泄密漏洞。

（16）涉密计算机局域网（含涉密单机）应按国家保密技术标准，采取相应的技术防范措施（身份认证、访问控制、加密存贮和跟踪审计等）。

（四）医院办公平台管理制度

1）为进一步规范管理，保证同济医院办公平台（以下简称办公平台）能够安全可靠地运行，充分发挥其提高办公效率的重要作用，实现同济医院办公事务管理科学化、无纸化的目标，特制定本管理规定。

2）本规定适用于所有使用办公平台的科室和个人。

3）信息管理科负责办公平台的功能规划、系统管理、培训、数据库维护工作，并设系统管理员对办公平台的整体运行进行监管。计算机中心负责服务器的运行和日常维护。各科室管理员，负责对本科室各项系统事务进行监督管理。一经发现问题或恶意危害行为，须立即上报系统管理员。

4）信息管理科负责系统的维护和管理，对系统实行统一部署，分级管理。其主要职责：

（1）初始化系统的各种数据资料，并且及时更新。

（2）调研公文流转的具体流程和文件信息的管理需求，推广无纸办公的工作规范和制度服务于各个科室。

（3）征询各使用科室的意见和建议，协调解决各使用科室在使用中出现的问题。

（4）培训各使用科室管理人员和使用人员，提供技术支持。

（5）定期检查、维护系统及计算机网络，发现问题及时排除。

（6）每日对 OA 数据进行本机备份，每月末对 OA 完整数据进行异地灾备。

（7）定期清理办公平台内容，知道各科室 OA 管理员定期整理本科室的文档资料，及时删除过期或错误无效的数据资料，并整理备份本科室的重要资料。

（8）做好其他相关工作。

5）办公平台通过用户名和密码进行身份管理和认证，使用人员首次登录系统时设置密码，不得泄露给他人，由于密码泄露造成的一切后果由本人负责。

6）用户在对系统进行操作时，应严格按照系统帮助的指导进行，不得擅自删除不属于自己的办公信息，不得访问未经授权的不公开的办公信息，不得向他人发送恶意的、挑衅性的信息，不得在系统上制作和传输病毒。

7）系统用户应自觉接受管理员的监督，自觉遵守院关于计算机和网络管理的相关规定，严格禁止将该系统用于任何非办公目的，严格禁止以任何形式向外界泄露院办公信息。

8）用户应对所发布信息的保密性、正确性、完整性、发布范围负责，不得将带毒文档录入系统。

9）用户应严格执行有关操作规程，不得侦测、盗用他人账号和密码，刺探网络配置、服务器配置和数据库信息。

10）接入办公平台的计算机，应安装杀毒软件。使用外来移动存储设备应先经过检测，以防病毒入侵。

11）使用办公平台时，所有不符合国家法律法规的言论及未经医院批准发布的文档和数据，不得在办公平台内以任何形式发布和流传。

12）系统管理员和各科室管理人员均有权力对违规行为进行监督和处理。一经发现恶意危害行为，将交由医院相关部门严肃处理，情节严重者，转交公安部门追责。

（五）系统及网络故障应急预案

应用系统及网络应有切实可行的可靠性措施，关键设备需有备件，出现故障应能够及时恢复，确保系统不间断运行。

1. 对网络故障的判断

当网络系统终端发现计算机访问数据库速度迟缓、不能进入相应程序、不能保存数据、不能访问网络、应用程序非连续性工作时，要立即向计算机中心汇报，计算机中心工作人员对科室提出的上述问题必须重视，并核实后给予科室反馈信息。计算机中心应召集有关人员及时进行讨论，如果故障原因明确，可以立刻恢复工作的，应立即恢复工作；如故障原因不明确、情况严重不能在短期内排除的，应立即报告相关职能部门和院领导，在网络不能运转的情况下相关职能部门协调全院工作以保障医疗工作的正常运转。网络故障分为以下三类。

一类故障：服务器不能工作；光纤损坏；主服务器数据丢失；备份盘损坏；服务器工作不稳定；局部网络不通；价表被人删改；重点终端故障；规律性的整体、局部软、硬件故障。

二类故障：单一终端软、硬件故障；单一患者信息丢失；偶然性的数据处理错误；某些科室违反工作流程要求。

三类故障：各终端由于不熟练或使用不当造成的错误。

针对上述故障分类等级，处理方案如下：

一类故障——由计算机中心上报相关职能部门和院领导，由相关职能部门和院领导组织协调恢复工作。

二类故障——由工程人员上报计算机中心，由计算机中心集中解决。

三类故障——由工程人员单独解决，并详细登记情况。

2. 网络整体故障的首要工作

当计算机中心一旦确定为网络整体故障，首先是立刻报告医务处、门诊办公室、财务处、信息管理科。医务处应立即按上报程序向院领导汇报。计算机中心须马上组织恢复工作，并充分考虑到特殊情况如节假日、病员量大、人员外出及医院的重大活动对故障恢复带来的时间影响。

当发现网络整体故障时，根据故障恢复时间的程度将转入手工工作的时限明确如下：

10分钟内不能恢复——门诊挂号、门诊收费、住院登记、药房转入手工操作。

6小时内不能恢复——原则上将医师工作站、护士工作站、急诊检查、手术室、医技检查转入手工操作。

24小时以上不能恢复——将住院结算转入手工。

3. 具体协调工作

所有手工工作的统一时间须由计算机中心通知，相关单位严格按照通知时间协调工作，在未接到新的指示前不准私自操作计算机。

1）门诊挂号工作协调：

（1）门诊挂号协调工作由门诊办公室负责协调请示，如手工挂号的转入、转出时间等。

（2）当网络系统中断时，改为手工挂号，仍需正常分配 ID 号。

（3）网络恢复后，及时将中断期间的患者 ID 信息输入到计算机。

（4）如有从收款处返回须重新输入 ID 号者，应优先录入，以配合收款处进行机器收款。

（5）在以后的工作中如发现某位患者的 ID 号机器内没有记载，应详细询问患者以前是否是在网络故障时就诊过。

2）门诊收费系统工作协调：

（1）由财务处负责总体协调，并与计算机中心保持联系，及时反馈沟通最新消息。

（2）当网络系统运行中断超过 10 分钟时，应通知收款处转入手工收款工作。

（3）门诊收款负责同志应建立手工发票使用登记本，对发票使用情况做详细登记。

（4）当系统恢复正常时，由收款处负责同志负责对网络运行稳定性进行监测，如不稳定，及时向计算机中心反映情况。

（5）在接到使用计算机的指令并重新启动运行后，门诊收款负责人应组织收款员逐步转入到机器操作。

3）住院费用结算系统工作协调：

（1）由财务处总体负责协调工作。

（2）原则上不在结算室进行费用补录，防止账目混乱。

（3）当系统停止运行超过 2 天时，对普通出院患者，推迟出院结算时间。对急出院的患者应根据病历和临床科护士工作站记录，进行手工结算出院。

（4）在网络停止运行期间，出院患者急需结算时，应由该科护士工作站追查是否还有正在进行的检查，向结算室提供详细费用情况后，方可送交核算。

4）临床工作系统协调：

（1）临床科工作由医务处、护理部共同协调。

（2）网络故障期间临床科室详细记录患者的所有费用执行情况。

（3）科室详细填写每个患者的药品请领单（包括姓名、ID 号、费别、药品名称及用量），一式两份，一份用于科室补录医嘱，另一份送西药房。

（4）出院带药由经管医师负责掌握经费情况，如出现费用超支情况由该医师负责。

（5）根据医务处通知恢复运行时间，按要求补录医嘱。

（6）如患者急需出院，应向结算室提供详细费用情况，对正在进行的检查应予以说明。

5）医技检查工作协调：

（1）在网络停运期间应详细留取、整理检查申请单底联。

（2）网络恢复后根据检查单底联登记，通过手工记价补录患者费用。

（3）对出院或有出院倾向的患者各科在申请单上注明，检查科室应及时通知科室或出院处沟通费用情况。

6）药房工作协调：

（1）中心摆药应严格按照网络中心规定的时间及要求进行计算机操作。

（2）网络故障时，根据临床科提供的药品请领单发药。

（3）网络恢复时对临床科补录的摆药医嘱进行发药确认，同时与发药时药品请领单内容详细核对，如发现内容不符，必须详细追查。

（4）网络恢复后对出院带药处方及时进行录入。

（5）数据补录工作结束后应查看机器内库存与实际库存相符情况。

（6）各信息点接到重新运行通知时，需重新启动计算机，整体网络故障的工程恢复工作，由计算机中心严格按照服务器数据管理要求进行恢复工作。

7）网络修复后的数据处理：

（1）财务处组织核校患者费用情况。

（2）各门诊单位补录工作量，并补录综合查询信息数据源。

（3）西药房校对库存。

（4）临床科补录患者医嘱。

三、业务流程

（一）数据查询流程

如图 2-3 所示。

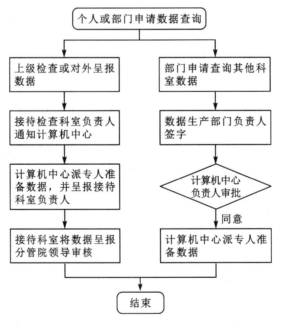

图 2-3 数据查询流程图

（二）员工卡办理流程

如图 2-4～图 2-7 所示。

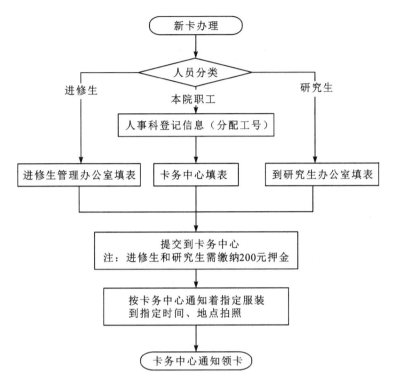

图 2-4　员工一卡通管理流程 1

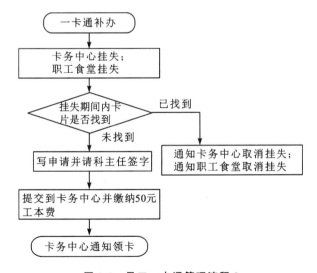

图 2-5　员工一卡通管理流程 2

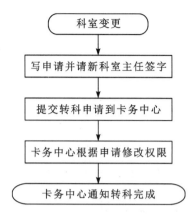

图 2-6　员工一卡通管理流程 3

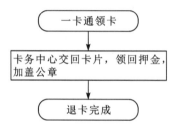

图 2-7　员工一卡通管理流程 4

咨询电话：2400。

(三) 电子签名密钥办理流程

如图 2-8～图 2-11 所示。

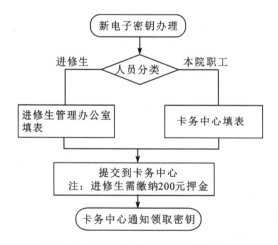

图 2-8　电子病历系统密钥管理流程 1

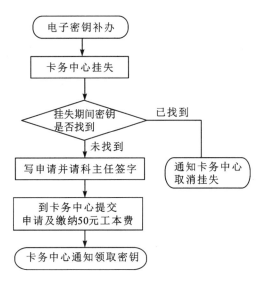

图 2-9　电子病历系统密钥管理流程 2

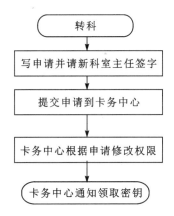

图 2-10　电子病历系统密钥管理流程 3

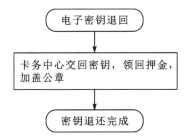

图 2-11　电子病历系统密钥管理流程 4

咨询电话：2400。

第七节　公共卫生、计划生育管理制度

一、同济医院公共卫生管理制度

(一) 公共卫生管理制度

为了加强医院公共卫生管理，明晰各职能部门的职责，组织协调全院公共卫生工作，结合医院实际情况，特制定本制度。

1) 公共卫生是指组织社会共同努力，改善环境卫生条件，预防控制传染病和其他疾病流行，培养良好卫生习惯和文明生活方式，提供医疗卫生服务，达到预防疾病、促进健康的目的。医院公共卫生具体承担医院传染病防治、慢性非传染性疾病管理、卫生应急、妇幼保健、健康教育等职能。

2) 医院成立公共卫生管理领导小组，院长为医院履行公共卫生职能的第一责任人，医疗副院长为领导小组组长，公共卫生科主任为副组长，组员由院办、医务处、门诊部、护理部、后勤处、医院感染管理办公室等科负责人组成，全面负责医院公共卫生管理的研讨部署、组织协调等工作。

3) 公共卫生工作是同济医院科主任负责制的重要内容。各科室主任应严格执行国家法律法规和医院的规章制度，指定专人或小组负责本科室的公共卫生管理，并将公共卫生工作纳入岗位职责，合理安排人员、具体落实。职能部门应将公共卫生工作纳入年度工作计划，负责组织实施及考核。

4) 医院公共卫生按"属地管理"的原则，接受市、区卫生行政部门的领导和职能单位的督导。各科室在其职责范围内可接待上级单位的业务指导，但督导和执法检查应由医院职能部门或公共卫生科接待，各科室予以配合。

5) 根据《中华人民共和国传染病防治法》的规定，医务人员为传染病与突发公共卫生事件责任报告人。同济医院实行信息报告首诊责任制，对临床疑诊或诊断传染病时，首诊医师应按规定方式和时限报告，并填写门诊日志和住院登记、传染病疫情登记本和传染病报告卡；相关的医技科室也应按规定登记或反馈；突发公共卫生事件要及时报告。医院对外的疫情信息报告统一归口到公共卫生科网上填报（简称网报），疫情信息报告人员要持证上岗。

6) 规范感染性疾病就诊流程，感染科、儿科等科室应建立和落实感染性疾病预检分诊制度，按季节对呼吸道及肠道传染病进行分诊，在应急状态下对特定疾病进行分诊。要规范传染病的收治，患者就诊（住院）要记录齐全，不符合收治的传染病患者需及时转诊。结核病要按统一管理规定及时报告及转诊。

7) 根据卫生行政部门要求，开展相关传染病监测、筛查，为艾滋病患者与感染者提供咨询、监测、诊疗服务，性病门诊就诊者要进行艾滋病筛查；急性迟缓性麻痹（AFP）

病例要及时报告,并配合疾控中心进行样本采集、流行病学调查。

8)严格预防接种管理。产科负责在同济医院出生的新生儿乙肝疫苗第一针和卡介苗的接种,新生儿因病转科未接种者,待病愈出院时仍由产科补种;产科疫苗接种人员要统一培训、持证上岗,并建立疫苗进出库、冷链管理及规范操作等规章制度,妥善处理不良反应。

9)加强慢性非传染性疾病的报告和管理。凡接诊农药中毒和高温中暑病例,要按规定及时登记并报告;肿瘤病例和心脑血管病例由公共卫生科指定专人负责搜索网报。

10)落实食源性疾病监测报告工作。制定医院食源性疾病监测工作方案,成立监测工作领导小组,制定食源性暴发事件报告制度,指定食源性疾病监测专管人员,确保监测工作各项任务和责任切实落实到岗、到位、到人。公共卫生科专人负责搜索食源性疾病例并网报;检验科发现相关食源性疾病病株须及时通知公共卫生科,由公共卫生科联系区疾病预防控制中心(简称疾控中心)进行转样。

11)规范死亡医学证明的管理。《死亡医学证明》在公共卫生科统一领取发放,各科室应妥善保管。对死亡病例,各科由确认患者死亡的医师开具《死亡医学证明》,填写存根备查;孕产妇死亡病例须在24小时内报告医院公共卫生科进行备案,并在3天内进行死亡病例讨论,讨论必须有产科医师参加,并及时提供病案配合区妇幼开展死亡调查。

12)产科要认真落实妇幼保健工作,加强妇幼信息监测,早孕妇女及孕妇分娩情况要登记上报。积极进行新生儿疾病筛查和出生缺陷登记上报,孕28周至出生死亡病例要登记上报。

13)全面落实《母婴保健法》的相关规定。产科必须保证24小时母婴同室,开展母乳喂养宣传和指导,鼓励母乳喂养。院内禁止销售和使用奶头、奶瓶及母乳代用品,严禁接受企业赠送母乳代用品及其宣传品。

14)认真落实医院健康教育与促进。上级主管部门指定的健康教育任务由医务处组织、实施;疾病宣传日及上街咨询由公共卫生科负责,门诊健康教育由门诊办公室督促落实,住院健康教育由护理部负责,具体要求:

(1)门诊大厅设置健康教育宣传栏、资料取阅处,宣传栏至少每季更换一次,资料取阅处的健康教育处方不少于5种,其他科普材料不少于2种,并及时补充。

(2)门诊大厅、候诊室、输液室分别设置视频健康教育点,每天播放健教内容不少于2小时。

(3)门诊设立健康大课堂或健康俱乐部,开展活动次数不少于6次/年,病种不少于4种,上街咨询活动不少于5次/年。

15)落实医院公共卫生应急管理。门诊办公室、医务处分别负责门诊和住院部的公共卫生应急工作并相互协调。要落实应急值班、报告制度,建立分类应对突发公共卫生事件的应急预案,组建应急处置队伍,储备应急防护物品,组织院内应急培训和演练,为突发公共卫生事件及时提供现场救援和救护,全院各科要服从统一调度。公共卫生科负责协调医院与市、区疾病预防控制中心的联系和接洽。

16）加强后勤保障的公共卫生管理。后勤处负责医用废弃物、污水、污物的无害化处理，负责全院器械、仪器、设备的安全维护及环境卫生。食品、饮水、保幼人员要持证上岗。食品、饮水及环境要达到卫生标准。

（二）医院突发公共卫生事件和传染病信息报告管理规定

根据《中华人民共和国传染病防治法》、《突发公共卫生事件应急条例》和《传染病信息报告管理规范》，为规范和加强同济医院突发公共卫生事件和传染病信息报告的管理，特制定本规定。

1）本规定所指的报告信息包括：

（1）突发公共卫生事件信息，即突然发生造成或可能造成社会公众身心健康严重损害的重大传染病、群体性不明原因疾病、重大食物中毒和职业中毒及其他严重影响公众健康的事件信息。

（2）传染病疫情信息，即法定传染病和各级卫生健康委员会要求进行报告的传染病信息。

2）信息报告的基本原则为"依法报告、属地管理、统一规范、准确及时"。医院是法定的信息责任报告单位，在同济医院执行职务的医护技人员均为责任报告人。医院所在辖区区级疾控中心和卫生健康委员会是突发公共卫生事件和传染病疫情报告的督导和检查单位。

3）依据管理规范的要求，医院须定期更新和调整突发公共卫生事件与传染病疫情管理委员会，全面负责突发公共卫生事件和传染病疫情的卫生应急、医疗救治、院内感染控制和疫情信息通报等管理和处置。

4）疫情管理委员会实行委员分工负责制，医务处起主导作用，委员所在的职能部门必须将信息报告纳入职责范围进行督导、检查及考评，并相互协调，共同完成各项工作。

5）科室实行首诊医师报告责任制。首诊医师不能以任何理由漏报或迟报，科室负责人应指定专人检查落实并负有督导和考核的责任。

6）信息报告统一由公共卫生科负责收集、审核和网报。重大疫情信息需向疫情管理委员会报告并及时通报分管院长。

7）根据疫情或事件的严重程度和影响范围，将信息分为两类：

（1）常规信息：①法定的乙类和丙类传染病。乙类25种，丙类10种，详见《中华人民共和国传染病报告卡》。新增甲型流感（乙类）、手足口病（丙类）。②国家CDC监测的性病：尖锐湿疣、生殖器疱疹、生殖道沙眼衣原体感染。③食源性疾病监测。④急性弛缓性麻痹（AFP）病例。⑤肿瘤疾病：各类恶性肿瘤、颅内和神经系统良性肿瘤。⑥死亡病例：所有死亡病例。⑦中毒中暑病例：包括食物、农药中毒，高温中暑。⑧不明原因肺炎病例。

（2）突发公共卫生事件信息：①法定甲类传染病和类甲类管理的乙类传染病。甲类传染病：鼠疫、霍乱。类甲类管理的乙类传染病：传染性非典型肺炎、肺炭疽、禽流感。②乙、丙类传染病暴发和流行事件。③群体性食物中毒、职业中毒及其他中毒事件。④意外辐射照射事件。⑤群体性预防接种（服药）不良反应。⑥医源性感染事件。⑦群体不明原因疾病。⑧各级卫生行政部门认定的其他突发公共卫生事件。

8）报告方式、时限及程序：

（1）常规信息：门诊病例要及时填写相应的门诊日志和《传染病报告卡》或相应的报告卡。住院的传染病例和死亡病例等常规信息在住院部医师工作站网上填报。所有常规信息需要在 24 小时内网报。疑似 HIV 患者初筛阳性、疟原虫检验阳性、出血热检验阳性、诊断或疑似为 AFP 病例和孕产妇死亡时要立即电话报告公共卫生科并做好相关登记。

（2）突发公共卫生事件信息：责任报告人要立即通知科主任（或专科主任）和公共卫生科，及时收集相关信息，如事件类别、发生地点、发病时间、发病患者数、主要临床症状等。接到通知后，科主任要立即到救治现场，并将第一手资料上报门诊办公室或医务处；公共卫生科要派专职人员进行事件调查或流行病学调查，指导报告人填报《突发公共卫生事件相关信息报告卡》及"相关信息表"并向院领导报告。公共卫生科需要在 2 小时内向辖区所在区疾控中心报告并配合做好相关流调工作。

9）信息报告卡的书写要求：各类报告卡要逐项填写，字迹清晰、地址详细、联系方式可靠、报告人签名完整、无逻辑错误。

（1）传染病报告卡：注意标注报告卡分类、病例诊断分类和疾病分型；14 岁以下儿童需要备注家长姓名；身份证号码必须填写。

（2）肿瘤报告卡：写明肿瘤部位，尤其是亚部位、病理学类型要填写清楚。

（3）性病报告：在尊重患者隐私的同时尽可能真实，如患者不愿提供姓名可用符号代替，如"王××"等。

（4）食源性疾病需要将食源性暴露途径填写清楚。

10）肺结核转诊：

（1）对肺结核患者（含疑似），医师要开胸片和痰检，填写"肺结核病例登记本"并报卡。

（2）放射科、检验科要登记疑似或确证结核病患者相关信息，并在第一时间将阳性结果推送至临床医师处。

（3）转诊：门诊肺结核（含疑似）患者和因肺结核病情危重及其他疾病住院治疗的肺结核患者出院时均要转诊；出院病例要在出院小结中记录抗结核用药情况；临床医师要开具"三联转诊单"并在门诊登记本或出院登记本上注明转诊，转诊单第一联交给患者带至结核病预防机构，第二、三联由公共卫生科专职人员收取后将第二联交结防机构核对，第三联存档。

11）死亡病例报告：

凡在同济医院死亡的病例，确认医师要认真填写"死亡医学证明书"并报卡，科室要及时组织病例讨论。如孕产妇死亡，3 天内必须进行死亡病例讨论，且必须有产科医师参与，书写完整的讨论记录，将病案送至病案科备查。

12）基本信息资料：

门诊日志：所有门诊就诊病例均要在门诊日志中体现，其登记数应与各科挂号数一致，门诊办公室应督促各科认真落实，最好形成电子化门诊日志。门诊日志要包括"姓名、性别、年龄、职业、住址、病名（诊断）、发病日期、就诊日期、初诊或复诊"九项基本内容。传染病登记本内容应比门诊日志多"报告人、报告时间、订正时间"三项内容，14 岁以下儿童须填写"家长姓名"。

入出院登记：所有住院病例均应填写。医务处要督促检查各科室的落实情况，并纳入医疗管理的考评之中。出院登记项目至少包括"姓名、性别、年龄、职业、住址、入院日期、入院诊断、出院日期、出院诊断、转归情况（是否死亡、死亡原因、死亡日期）"等内容，传染病登记本内容应比住院登记多"报告人、报告时间、订正时间"三项内容，14 岁以下儿童须填写"家长姓名"。

检验科登记的常规信息需要包括"姓名、性别、年龄、检验方法、检验结果、检验日期"等内容。

13）相关科室资料：

（1）感染科：对发热患者开展"逢热必查"疟原虫的筛查并做好登记。每年 5—10 月肠道门诊需 24 小时开诊。腹泻患者均由肠道门诊接诊，实行"逢泻必查大便"，进行霍乱弧菌、大肠杆菌、痢疾杆菌的筛查并做好登记。

（2）性病门诊、艾滋病咨询门诊、手术科室、产科对所有就诊及手术病例、孕产妇均进行 HIV 筛查并登记，HIV 筛查信息一定要真实。皮肤科实验室接受本科室送检标本，其他科室由检验科负责检测。初筛阴性结果可直接发报告；初筛阳性结果不发报告，不告知患者，检验科室要向公共卫生科报告；标本分别由皮肤科实验室和检验科统一送至武汉市疾控中心实验室复查确认。确认报告和不确定报告由公共卫生科网络接受并登记后通知患者带身份证领取，确证阴性报告公共卫生科不发报告，由检验科签发本院检查报告。已经确认 HIV 阳性的病例不再筛查。

14）标本信息资料：

对 AFP 病例，如发病在 15 天以内，及时通知公共卫生科，并配合辖区所在疾控中心做好流调和采样工作。

疟原虫阳性标本，检验科应保留血片，待辖区疾控中心收取送检。

接诊中毒病例，尽可能收集毒物或呕吐物标本待查。

15）信息报告的培训及检查：

培训：新职工岗前培训由主管职能部门组织，公共卫生科负责指导，每年 1 次；在职人员分别由门诊部和医务处组织，公共卫生科负责授课，每年 1～2 次；专病或专项工作培训由各职能部门组织实施，突发公共卫生事件的知识及管理培训由疫情管理委员会讨论决定，随时进行。

检查：相关科室每月一次初查并记录，公共卫生科每月对传染病报告进行自查并书面小结；检查结果纳入临床科室质量考核系统；医院每季度接受辖区疾控中心督导和检查，检查结果纳入医院季度和年终考核之中。

16）以上规定请各科遵照执行，如有不完善之处，待修订；如上级主管部门有新的要求，待补充。

（三）医院需上报传染病明细及填卡要求

1. 需上报传染病

甲类传染病：鼠疫、霍乱。

乙类传染病：传染性非典型肺炎、艾滋病、病毒性肝炎、脊髓灰质炎、人感染高致病性禽流感、甲型 H1N1 流感、麻疹、流行性出血热、狂犬病、流行性乙型脑炎、登革热、炭疽、细菌性和阿米巴性痢疾、肺结核、伤寒和副伤寒、流行性脑脊髓膜炎、百日咳、白喉、新生儿破伤风、猩红热、布鲁氏菌病、淋病、梅毒、钩端螺旋体病、血吸虫病、疟疾，其中传染性非典型肺炎、人感染高致病性禽流感、炭疽中的肺炭疽按甲类传染病进行管理。

丙类传染病：流行性感冒、流行性腮腺炎、风疹、急性出血性结膜炎、麻风病、流行性和地方性斑疹伤寒、黑热病、棘球蚴病、丝虫病、其他感染性腹泻、手足口病。

其他需要监测的传染病：粒细胞无形体病（发热伴血小板减少综合征）、水痘、尖锐湿疣、生殖道沙眼衣原体、生殖器疱疹、克雅氏病、AFP（急性迟缓性麻痹）等。

2. 填报传染病报告卡要求

卡片类别：初诊病例及初诊死亡的病例直接标识"初次报告"，已填报过卡片的传染病患者，在订正诊断或发生死亡时，必须再次填报并标识"订正报告"，死亡病例必须是因传染病死亡的病例。患者同时患有两种或两种以上的传染病时应分别报卡。

姓名：填写患者的名字，如果登记身份证号码，则姓名应该和身份证上的姓名一致。

家长姓名：14 岁以下的患儿要求填写患儿家长姓名。

身份证号：尽可能填写。既可填写 15 位身份证号，也可填写 18 位身份证号。对初筛 HIV 阳性的病例必须填写，否则影响进一步的送检。

性别：在相应的性别前打"√"。

出生日期：出生日期（公历）与年龄栏只要选择一栏填写即可。

实足年龄：对出生日期不详的用户填写年龄。

年龄单位：对于新生儿和只有月龄的儿童请注意选择年龄单位，默认为岁。

工作单位：填写患者的工作单位，如果无工作单位则填写无；学生、幼托儿童、工人、干部职员、民工等职业相对应的工作单位设为必填项，其中学生、幼托儿童工作单位填写其所在的学校或托幼机构、民工填写其所工作的工地或工厂。

联系电话：填写可与患者保持联系的电话号码，以便追踪、核实和随访。

病例属于：用于标识患者现住地址与就诊医院所在地区的关系。在相应的类别前打"√"。

现住地址：患者实际居住的地址（不是户籍所在地），应详细填写村民组（门牌号）。

职业：选择主要职业及与传染病发生和传播关系较密切的职业，在相应的职业名前

打 "√"。

病例分类：在相应的类别前打 "√"。实验室确诊病例是某种诊断方法对某种疾病的诊断有特异性（如病原性诊断、血清学诊断），用这些方法确诊时选择；临床诊断病例是医师根据患者症状、体征和一般非特异性检查（如查体、血常规检查、尿常规检查、X线检查等）做出诊断时选择；病原携带者是责任报告单位的实验室或健康体检过程中检出传染病病原，但受检者无明显症状和体征时选择；阳性检查限采血机构填写阳性检查结果。乙肝、丙肝、血吸虫病例须分急性或慢性填写。

发病日期：患者本次就诊出现症状的日期，不明确时，填写就诊日期。

诊断日期：初次报告，填写初诊日期；订正报告时，如有疑似病例订正为确诊病例，一种传染病订正为另一种传染病，填写确诊日期；同一病种由临床诊断订正为实验室确诊，仍填写初诊日期。

死亡日期：因法定传染病死亡的病例填写。

疾病名称：在做出诊断的病名前打 "√"。

其他传染病：填写病种名称，也可填写不明原因传染病和新发传染病名称。

订正病名：填写订正前的病种名称。

退卡原因：填写卡片填报不合格需退卡时，填写卡片填报不合格的原因。（由审卡科室填写）

报告单位：填写报告传染病的单位。

填卡医师：填写做出诊断医师的姓名。

填卡日期：填写医师填报本卡的日期。

备注：填写以上内容不能涵盖且需特别注明的信息，如传染途径、相关特异性实验室检查结果（病毒性肝炎应填写相应抗原、抗体是否阳性，转氨酶或 DNA、RNA 结果，戊肝 IgM 结果）等。

注：报告卡带 "＊" 部分为必填项目。

3. 需填写备注栏的传染病及填写要求

甲肝：抗-HAV IgM 阳性或抗-HAV IgG 双份血清呈 N 倍升高、ALT、AST 检测结果。

乙肝：乙肝三系检测结果、乙肝 DNA、ALT、AST 检测结果。

丙肝：填写丙肝抗体阳性、丙肝 RNA、ALT、AST 检测结果。

戊肝：血清抗-HEV IgM 阳性、ALT、AST 检测结果。

细菌性痢疾：大便常规检测结果，流行病学史，大便培养结果。

阿米巴痢疾：大便常规检测结果。

梅毒：填写梅毒抗体定量检测结果，RPR 阳性、TPPA 阳性。

（四）同济医院传染病报告工作流程

如图 2-12 所示。

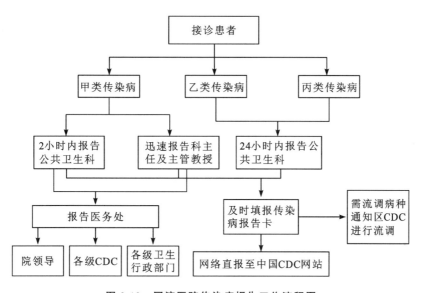

图 2-12 同济医院传染病报告工作流程图

注：乙类中的禽流感、非典和肺炭疽三种疾病按甲类管理

（五）甲类和参照甲类管理的乙类传染病报告要求

（1）病种：鼠疫、霍乱（甲类）；传染性非典型肺炎、人感染高致病性禽流感、炭疽中的肺炭疽按甲类传染病进行管理（乙类）。

（2）报告工作流程如图 2-13 所示。

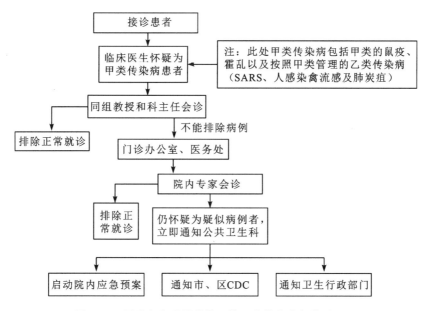

图 2-13 甲类和参照甲类管理的乙类传染病报告流程图

（六）需流调传染病报告要求

（1）需流调传染病病种：麻疹、布鲁氏菌病、发热伴血小板减少症、伤寒（副伤寒）、流行性出血热、戊肝（武汉市辖区内病例）、登革热、钩端螺旋体病等。

（2）报告工作流程如图 2-14 所示。

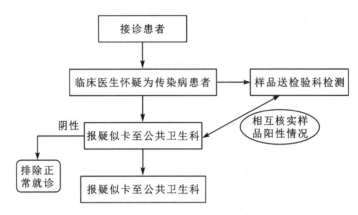

图 2-14　需流调传染病报告流程图

（七）麻疹报告要求

（1）报告须知：我国于 2012 年已向世卫组织宣称消灭了麻疹。现散发的麻疹病例不能直接网络直报，需经辖区疾控中心流调后再处理。所有疑似麻疹病例须及时通知公共卫生科。

（2）报告工作流程如图 2-15 所示。

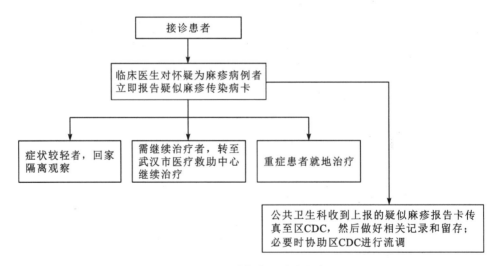

图 2-15　麻疹报告工作流程图

（八）肺结核报告要求

（1）报卡对象：包括确诊、临床诊断和疑似肺结核患者三类。

（2）转诊要求：卫生部［2004］92号文件规定，医疗机构发现肺结核患者（除需要入院治疗的急重症肺结核患者外）均应转至结核病防治机构或指定的医疗机构，实施归口管理；医疗机构确诊患者后要填转诊单（三联），第一联交给患者，第二、三联交给疫情办公室，同时填写结核病登记本。填写的疫情报告卡和登记本上要求地址详细、有电话号码、签名清楚，不能空项。

（3）肺结核报告工作流程如图2-16所示。

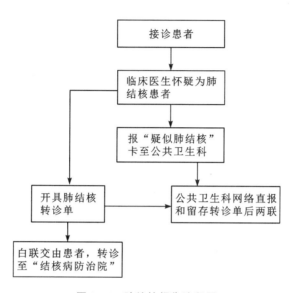

图2-16　肺结核报告流程图

（九）疟疾报告要求

（1）疟疾分类：恶性疟、间日疟和未分型三类。

（2）管理要求：临床医师怀疑患者为疟疾时须第一时间要求患者做血片检测，检验科只要从血片上发现疟原虫，需要第一时间报告公共卫生科。公共卫生科接到报告后将联系区、市疾控中心，要求进行送药紧急治疗。

（3）工作流程如图2-17所示。

（十）HIV报告工作流程

（1）检测对象：经检验科或皮肤科实验室两次HIV初筛阳性的患者血样，由检验科派专人送至武汉市疾控中心艾滋病预防科进行HIV确证实验；患者详细基本信息（身份证号码必填）经公共卫生科收集后网络直报武汉市疾控中心艾滋病检测网站。

（2）检测时间：公共卫生科每周一上午在专网上填报疑似HIV患者信息并上传，检验科周一下午送样至武汉市疾控中心，武汉市疾控中心每周五下午将所有检测结果（扫描版）上传至网站。

（3）报告发放：公共卫生科将扫描版检验报告下载后发送至检验科，其中阴性结果的患者由检验科开具同济医院检验报告；阳性和不确定结果由公共卫生科电话通知患者本人，纸质报告需要患者携带本人身份证至公共卫生科领取。

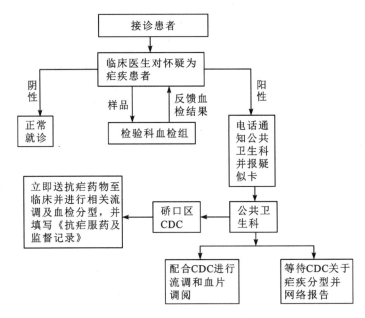

图 2-17　疟疾报告流程图

（4）艾滋病病毒（HIV）报告工作流程如图 2-18 所示。

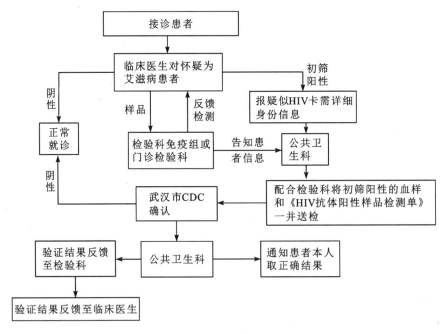

图 2-18　HIV 报告流程图

（十一）急性迟缓性麻痹（AFP）报告要求

（1）报卡病种：脊髓灰质炎、格林巴利综合征（感染性多发性神经根神经炎，GBS）、脊髓炎（包括横贯性脊髓炎、脑脊髓炎、急性神经根脊髓炎）、多神经病（药物性多神经病、有毒物质引起的多神经病、原因不明性多神经病）、神经根炎、外伤性神经炎（包括臀肌药物注射后引发的神经炎）、单神经炎、神经丛炎、周期性瘫痪（包括低钾性周期性瘫痪、高钾性周期性瘫痪、正常钾性周期性瘫痪）、肌病（包括全身型重症肌无力、中毒性、原因不明性肌病）、急性多发性肌炎、肉毒中毒、四肢瘫、截瘫和单瘫（原因不明）、短暂性肢体麻痹。

（2）报卡范围：15 岁以下的 AFP 病种均须报卡。其中，脊髓灰质炎全年龄段均须报卡。

（3）报卡时限：首诊医师明确诊断后应立即电话报告公共卫生科疫情管理员，并督促患者连续留 2 次大便标本，公共卫生科联系辖区内疾控人员来院流调由区疾控人员收集标本。报告卡须在 24 小时内网络直报疑似病例。

（十二）医院肿瘤病例网络直报管理办法

根据国家疾病报告管理信息系统建设精神，为推动武汉市肿瘤报告的计算机管理进程，提高肿瘤报告的质量与时效，武汉市卫生局于 2006 年 5 月 1 日起正式启用武汉市肿瘤病例网络直报信息系统。为规范同济医院肿瘤报卡的相关工作，特制定本办法。

1）报同济医院临床医师及病案室工作人员为责任报告人。

2）全部恶性肿瘤及中枢神经系统良性肿瘤均须上报。

3）报病方法及要求：

凡具有本市户口，经肿瘤诊断有关科室（病理学检查、体解剖、血液学检查、X 线及超声波检查诊断室）首次确诊的新发病例，均应填写肿瘤病例报告卡。

对肿瘤复发和转移病例，若以前从未报过，应予以补报，并需注明原发部位及首次诊断日期。

若同一患者出现多部位原发癌，都需填报。

4）卡片填写要求：

（1）实足年龄：即诊断时的年龄，肿瘤确诊日期减去出生日期得到实足年龄，不能仅填写为"成人"。

（2）职业：详细填写工作的性质、类别（工种）。

（3）常住户口详细地址：注明患者居住地所在区及街道名称，不能以工作单位名称代替地址，更不能用单位番号代替地址。

（4）诊断：

肿瘤原发部位诊断：详细标明肿瘤所在的解剖学亚部位，如胃底癌、肺下叶癌，只有在原发部位不明时方可填写继发部位。

病理学类型诊断：详细标明癌细胞的形态学名称及分化程度，如高分化的鳞状细胞癌、梭形细胞。

（5）诊断依据：填写最高诊断级别。①临床观察；②临床检查（包括 X 线、超声检查等）；③手术探查/尸体解剖（但无病理学检查）；④特殊的生化和/或免疫学检测；⑤细胞学或血液学检查；⑥继发癌的病理学检查；⑦原发癌的病理学检查；⑧尸体解剖伴以往的或当时的病理学检查；⑨诊断依据不详；⑩仅有死亡医学证明书（DCO）。

（6）诊断日期：指患者第一次被确诊为恶性肿瘤的日期。若患者就诊时已在其他医院确诊，诊断日期仍应填写在其他医院首次确诊的日期。

5）公共卫生科将每月组织一次院内自查，核实病历与报卡，发现错报、漏报、迟报，要及时更正和补报；同时将肿瘤病例网络直报工作纳入医院目标考核范围。

（十三）医院死亡病例监测管理办法

根据卫生行政部门要求，为了解全省死亡病例的死因构成，分析其动态变化趋势，为制定卫生工作政策和规划提供依据，同时发现诊断不明的、可能死于传染病的病例，及早采取措施控制疫情，为疾控部门提供各类监测和预警提供基线数据，特制定本办法。

1）监测对象：本院门（急）诊及住院的死亡病例。

2）报告内容：按照《死亡医学证明书》的格式及《全国死因登记信息网络报告工作规范》（试行）的相关要求，进行网络直报。

一般项目：姓名、性别、民族、主要职业及工种、身份证号、户口地址、婚姻状况、文化程度、生前工作单位、出生日期和死亡日期、实足年龄、死亡地点、疾病最高诊断单位及诊断依据、可以联系的家属姓名及住址或工作单位、联系电话。

致死的主要疾病诊断：按照其导致死亡的顺序（直接死因、间接死因）分别填写在第Ⅰ部分，其他重要医学情况填写在第Ⅱ部分。

其他项目：住院号、医师签名、单位盖章、填报日期。

对于不明原因死亡病例，要在第一时间电话通知公共卫生科，并在开具的《医学死亡证明书》背面＜调查记录＞一栏详细填写症状、体征及相关诊治情况；如果为呼吸系统不明原因死亡病例，须将体温是否超过38℃，是否有咳嗽、呼吸困难、抗生素治疗无效及肺炎或SARS的影像学特征，以及白细胞是否正常等情况标注。

3）报告程序与时限：

患者死亡后，由诊治医师填写《死亡医学证明书》并在内网上填报死亡病例报告卡；医师应在开具死亡证明书后7天内完成死因ICD-10编码及网络直报。

4）公共卫生科对医师网报的《死亡病例报告卡》进行审核，对报告中存在的问题（项目填写不清或不完整、死因填写不规范或存在逻辑错误等）应及时向诊治医师进行核对。

（十四）医院脑卒中和心肌梗死病例网络直报管理办法

根据卫生行政部门要求，为长期动态监测武汉市心脑血管事件的发病水平及变化特征，推动武汉市心脑血管疾病的防治工作，特要求如下。

1）发病信息报告内容：

（1）报告对象：武汉市户籍居民。

（2）报告人：所有具有脑卒中和心肌梗死诊断能力的医师为责任报告人。

（3）报告病种和内容：

脑卒中：致死性和非致死性脑卒中（I60－I64），包括蛛网膜下腔出血、脑出血、脑梗死及未分类脑卒中，不包括一过性脑缺血发作（TIA）及慢性脑动脉硬化。

冠心病：急性心肌梗死（I21－I22）和心脏性猝死（I46.1）。

《武汉市脑卒中和心肌梗死病例报告卡》填写项目包括门诊号、住院号、姓名、身份证号、性别、出生日期、民族、职业、工作单位、联系电话、户籍地址等基本信息，疾病诊断、诊断依据、确诊时间、是否首次发病、确诊单位等疾病信息。

2）医疗机构对门诊、急诊、病房等就诊发现的，经临床或病理、心电图、X线、CT检查，首次确诊的新发病例进行报告。

3）报病程序：

门、急诊或住院首诊医师，对符合上报条件的病例，应及时填写脑卒中和心肌梗死病例报告卡。

相关科室门诊和病房，设专人负责每日报卡的收集和整理，并及时交院内分管报病工作的科室。

院内分管报病的科室，设专人负责脑卒中和心肌梗死病例报告卡的收集和质量审核，发现错项、漏项、逻辑错误等情况时，及时通知责任报告人核对和修改，对重复报告的卡片进行院内剔除，并于一周内录入"武汉市脑卒中和心肌梗死病例报告系统"，最后集中将报告卡送往辖区疾病预防控制中心。

网络报告的具体方法为：登录武汉市疾病预防控制中心网站（http：//www．whcdc．org），点击"武汉市慢性病病例报告管理系统"，进入"武汉市脑卒中和心肌梗死病例报告系统"，然后按市疾控中心分配的用户名及密码进入系统内部，将卡片录入报病系统内。

4）报告要求：

（1）报告规则：急性心肌梗死、脑卒中发病以28天为期，28天内如有新发展或第二次急性发作均不另行报告；28天后有新发展或急性发作则按另一新发病例报卡。如果患者同时患有脑卒中和/或冠心病，应按所患之病种分别予以填报。

（2）卡片填写：卡片填写须字迹清晰，易于辨认，项目齐全，更正诊断病例诊断依据须准确可靠。对发现有误的病例信息应及时进行核对、随访、更正。

5）工作职责：

（1）建立健全脑卒中和心肌梗死报病工作制度，完善报病网络，按报病程序认真做好报卡的填、审、登、报、查等各环节工作，从而形成本单位内报病工作的良性运转。

（2）公共卫生科每月组织一次单位内工作自查，核实病历与报卡，发现错报、漏报、迟报，要及时更正和补报；每月将本单位报病卡审核汇总后，及时送往所属区疾控中心。

（3）将脑卒中和心肌梗死病例网络直报工作纳入单位目标考核范围并计入绩效考核。

（十五）中华人民共和国传染病防治法（摘录）

总　　则

第一条　为了预防、控制和消除传染病的发生与流行，保障人体健康和公共卫生，制定本法。

第二条　国家对传染病防治实行预防为主的方针，防治结合、分类管理、依靠科学、依靠群众。

第三条　本法规定的传染病分为甲类、乙类和丙类。

甲类传染病（2 种）：鼠疫、霍乱。

乙类传染病（26 种）：传染性非典型肺炎（严重急性呼吸综合征）、艾滋病、病毒性肝炎、脊髓灰质炎、人感染高致病性禽流感、甲型 H1N1 流感、麻疹、流行性出血热、狂犬病、流行性乙型脑炎、登革热、炭疽、细菌性和阿米巴性痢疾、肺结核、伤寒和副伤寒、流行性脑脊髓膜炎、百日咳、白喉、新生儿破伤风、猩红热、布鲁氏菌病、淋病、梅毒、钩端螺旋体病、血吸虫病、疟疾。

丙类传染病（11 种）：流行性感冒、流行性腮腺炎、风疹、急性出血性结膜炎、麻风病、流行性和地方性斑疹伤寒、黑热病、棘球蚴病、丝虫病，除霍乱、细菌性和阿米巴性痢疾、伤寒和副伤寒以外的感染性腹泻病、手足口病。

国务院卫生行政部门根据传染病暴发、流行情况和危害程度，可以决定增加、减少或者调整乙类、丙类传染病病种并予以公布。

第四条　对乙类传染病中传染性非典型肺炎、炭疽中的肺炭疽和人感染高致病性禽流感，采取本法所称甲类传染病的预防、控制措施。其他乙类传染病和突发原因不明的传染病需要采取本法所称甲类传染病的预防、控制措施的，由国务院卫生行政部门及时报经国务院批准后予以公布、实施。

需要解除依照前款规定采取的甲类传染病预防、控制措施的，由国务院卫生行政部门报经国务院批准后予以公布。

第七条　医疗机构承担与医疗救治有关的传染病防治工作和责任区域内的传染病预防工作。

第十二条　在中华人民共和国领域内的一切单位和个人，必须接受疾病预防控制机构、医疗机构有关传染病的调查、检验、采集样本、隔离治疗等预防、控制措施，如实提供有关情况。疾病预防控制机构、医疗机构不得泄露涉及个人隐私的有关信息、资料。

卫生行政部门及其他有关部门、疾病预防控制机构和医疗机构因违法实施行政管理或者预防、控制措施，侵犯单位和个人合法权益的，有关单位和个人可以依法申请行政复议或者提起诉讼。

第二十一条　医疗机构必须严格执行国务院卫生行政部门规定的管理制度、操作规范，防止传染病的医源性感染和医院感染。

医疗机构应当确定专门的部门或者人员，承担传染病疫情报告、本单位的传染病预防、控制及责任区域内的传染病预防工作；承担医疗活动中与医院感染有关的危险因素监测、安全防护、消毒、隔离和医疗废物处置工作。

疾病预防控制机构应当指定专门人员负责对医疗机构内传染病预防工作进行指导、考核，开展流行病学调查。

第三十条　疾病预防控制机构、医疗机构和采供血机构及其执行职务的人员发现本法规定的传染病疫情或者发现其他传染病暴发、流行及突发原因不明的传染病时，应当遵循疫情报告属地管理原则，按照国务院规定的或者国务院卫生行政部门规定的内容、程序、方式和时限报告。

第三十一条　任何单位和个人发现传染病患者或者疑似传染病患者时，应当及时向附近的疾病预防控制机构或者医疗机构报告。

第三十四条　县级以上地方人民政府卫生行政部门应当及时向本行政区域内的疾病预防控制机构和医疗机构通报传染病疫情及监测、预警的相关信息。接到通报的疾病预防控制机构和医疗机构应当及时告知本单位的有关人员。

第三十七条　依照本法的规定负有传染病疫情报告职责的人民政府有关部门、疾病预防控制机构、医疗机构、采供血机构及其工作人员，不得隐瞒、谎报、缓报传染病疫情。

第三十九条　医疗机构发现甲类传染病时，应当及时采取下列措施：

（1）对患者、病原携带者，予以隔离治疗，隔离期限根据医学检查结果确定。

（2）对疑似患者，确诊前在指定场所单独隔离治疗。

（3）对医疗机构内的患者、病原携带者、疑似患者的密切接触者，在指定场所进行医学观察和采取其他必要的预防措施。

拒绝隔离治疗或者隔离期未满擅自脱离隔离治疗的，可以由公安机关协助医疗机构采取强制隔离治疗措施。

医疗机构发现乙类或者丙类传染病患者，应当根据病情采取必要的治疗和控制传播措施。

医疗机构对本单位内被传染病病原体污染的场所、物品及医疗废物，必须依照法律、法规的规定实施消毒和无害化处置。

第四十六条　患甲类传染病、炭疽死亡的，应当将尸体立即进行卫生处理，就近火化。患其他传染病死亡的，必要时，应当将尸体进行卫生处理后火化或者按照规定深埋。

为了查找传染病病因，医疗机构在必要时可以按照国务院卫生行政部门的规定，对传染病患者尸体或者疑似传染病患者尸体进行解剖查验，并应当告知死者家属。

第五十一条　医疗机构的基本标准、建筑设计和服务流程，应当符合预防传染病医院感染的要求。

医疗机构应当按照规定对使用的医疗器械进行消毒；对按照规定一次性使用的医疗器具，应当在使用后予以销毁。

医疗机构应当按照国务院卫生行政部门规定的传染病诊断标准和治疗要求，采取相应措施，提高传染病医疗救治能力。

第五十二条　医疗机构应当对传染病患者或者疑似传染病患者提供医疗救护、现场救援和接诊治疗，书写病历记录及其他有关资料，并妥善保管。

医疗机构应当实行传染病预检、分诊制度；对传染病患者、疑似传染病患者，应当引导至相对隔离的分诊点进行初诊。医疗机构不具备相应救治能力的，应当将患者及其病历记录复印件一并转至具备相应救治能力的医疗机构。具体办法由国务院卫生行政部门规定。

第六十四条 对从事传染病预防、医疗、科研、教学、现场处理疫情的人员，以及在生产、工作中接触传染病病原体的其他人员，有关单位应当按照国家规定，采取有效的卫生防护措施和医疗保健措施，并给予适当的津贴。

第六十九条 医疗机构违反本法规定，有下列情形之一的，由县级以上人民政府卫生行政部门责令改正，通报批评，给予警告；造成传染病传播、流行或者其他严重后果的，对负有责任的主管人员和其他直接责任人员，依法给予降级、撤职、开除的处分，并可以依法吊销有关责任人员的执业证书；构成犯罪的，依法追究刑事责任：

（1）未按照规定承担本单位的传染病预防工作、控制工作、医院感染控制任务和责任区域内的传染病预防工作的。

（2）未按照规定报告传染病疫情，或者隐瞒、谎报、缓报传染病疫情的。

（3）发现传染病疫情时，未按照规定对传染病患者、疑似传染病患者提供医疗救护、现场救援、接诊、转诊的，或者拒绝接受转诊的。

（4）未按照规定对本单位内被传染病病原体污染的场所、物品及医疗废物实施消毒或无害化处置的。

（5）未按照规定对医疗器械进行消毒，或者对按照规定一次使用的医疗器具未予销毁，再次使用的。

（6）在医疗救治过程中未按照规定保管医学记录资料的。

（7）故意泄露传染病患者、病原携带者、疑似传染病患者、密切接触者涉及个人隐私的有关信息、资料的。

第七十七条 单位和个人违反本法规定，导致传染病传播、流行，给他人人身、财产造成损害的，应当依法承担民事责任。

（十六）突发公共卫生事件应急条例（摘录）

总 则

第一条 为了有效预防、及时控制和消除突发公共卫生事件的危害，保障公众身体健康与生命安全，维护正常的社会秩序，制定本条例。

第二条 本条例所称突发公共卫生事件（以下简称突发事件），是指突然发生，造成或可能造成社会公众健康严重损害的重大传染病疫情、群体性不明原因疾病、重大食物和职业中毒及其他严重影响公众健康的事件。

第二十条 突发事件监测机构、医疗卫生机构和有关单位发现有本条例第十九条规定情形之一的，应当在2小时内向所在地县级人民政府卫生行政主管部门报告；接到报告的卫生行政主管部门应当在2小时内向本级人民政府报告，并同时向上级人民政府卫生行政主管部门和国务院卫生行政主管部门报告。

第二十一条 任何单位和个人对突发事件，不得隐瞒、缓报、谎报或授意他人隐瞒、缓报、谎报。

第三十一条 应急预案启动前，县级以上各级人民政府有关部门应当根据突发事件的实际情况，做好应急处理准备，采取必要的应急措施。

医疗卫生机构、监测机构和科学研究机构，应当服从突发事件应急处理指挥部的统一指挥，相互配合、协作，集中力量开展相关的科学研究工作。

第三十九条 医疗卫生机构应当对因突发事件致病的人员提供医疗救护和现场救援，对就诊患者必须接诊治疗，并书写详细、完整的病历记录；对需要转送的患者，应当按照规定将患者及其病历记录的复印件转送至接诊的或指定的医疗机构。

医疗卫生机构内应当采取卫生防护措施，防止交叉感染和污染。

医疗卫生机构应当对传染病患者密切接触者采取医学观察措施，传染病患者密切接触者应当予以配合。

医疗机构收治传染病患者、疑似传染病患者，应当依法报告所在地的疾病预防控制机构。接到报告的疾病预防控制机构应当立即对可能受到危害的人员进行调查，根据需要采取必要的控制措施。

第四十二条 有关部门、医疗卫生机构应当对传染病做到早发现、早报告、早隔离、早治疗，切断传播途径，防止扩散。

第五十条 医疗卫生机构有下列行为之一的，由卫生行政主管部门责令改正、通报批评、给予警告；情节严重的，吊销《医疗机构执业许可证》；对主要负责人、负有责任的主管人员和其他直接责任人员依法给予降级或撤职的纪律处分；造成传染病传播、流行或对社会公众健康造成其他严重危害后果，构成犯罪的，依法追究刑事责任。

（1）未依照本条例的规定履行报告职责，隐瞒、缓报或谎报的。

（2）未依照本条例的规定及时采取控制措施的。

（3）未依照本条例的规定履行突发事件监测职责的。

（4）拒绝接诊患者的。

（5）拒不服从突发事件应急处理指挥部调度的。

第五十一条 在突发事件应急处理工作中，有关单位和个人未依照本条例的规定履行报告职责，隐瞒、缓报或谎报，阻碍突发事件应急处理工作人员执行职务，拒绝国务院卫生行政主管部门或其他有关部门指定的专业技术机构进入突发事件现场，或者不配合调查、采样、技术分析和检验的，对有关责任人员依法给予行政处分或纪律处分；触犯《中华人民共和国治安管理处罚法》，构成违反治安管理行为的，由公安机关依法予以处罚；构成犯罪的，依法追究刑事责任。

（十七）中华人民共和国执业医师法（摘录）

第二十八条 遇有自然灾害、传染病流行、突发重大伤亡事故及其他严重威胁人民生命健康的紧急情况时，医师应当服从县级以上人民政府卫生行政部门的调遣。

第二十九条 医师发生医疗事故或发现传染病疫情时，应当按照有关规定及时向所在机构或卫生行政部门报告。

第三十七条 医师在执业活动中，违反本法规定，有下列行为之一的，由县级以上人民政府卫生行政部门给予警告或责令暂停 6 个月以上一年以下执业活动；情节严重的，吊销其执业证书；构成犯罪的，依法追究刑事责任：

未经亲自诊查、调查，签署诊断、治疗、流行病学等证明文件或者有关出生、死亡等证明文件的。

泄露患者隐私，造成严重后果的。

发生自然灾害、传染病流行、突发重大伤亡事故及其他严重威胁人民生命健康的紧急情况时，不服从卫生行政部门调遣的。

发生医疗事故或者发现传染病疫情，患者涉嫌伤害事件或非正常死亡，不按照规定报告的。

第三十八条　医师在医疗、预防、保健工作中造成事故的，依照法律或国家有关规定处理。

二、计划生育管理制度

（一）计划生育工作简介

计划生育是我国的基本国策。何谓计划生育：是指国家有计划地进行人口生产。因为一个国家的人口增长必须与国民经济发展相适应，才能保障人民群众的物质需求。我国是世界人口大国，国民经济尚未达到发达国家水平。控制人口数量，提高人口素质，维护公民的合法权益，以促进社会稳定和可持续发展是计划生育的基本内涵。为此，各级政府高度重视计划生育工作，以宣传教育和生育文明建设为先导，综合服务，依法管理，对单位实行主要领导负责的目标管理制度和"一票否决"制度。

多年来，同济医院贯彻落实国家计划生育政策，创建生育文明，结合医院实际，建立健全院内三级管理网络，完善了各项管理制度，探索出一整套计划生育工作的具体途径和服务措施，医院的计划生育工作取得了一定成绩。我们相信，通过大家的努力，同济医院的计划生育工作一定会开创新篇章。

（二）同济医院人口与计划生育管理办法

为了认真贯彻执行《湖北省人口与计划生育条例》，进一步加强计划生育工作管理，根据同济医院实际，特制定实施细则：

1) 人口与计划生育工作实行属地管理，凡同济医院职工（包括与医院建立正式劳务关系的聘用工、合同工）均接受武汉市硚口区计生委和宝丰街道计生办的领导和管理。

2) 实行计划生育是医院和职工的共同责任。

（1）医院实行单位法人负责的目标管理责任制，坚持以宣传教育为主、避孕为主、经常性工作为主的原则，加强综合管理。

（2）计划生育工作"一票否决"作为科主任负责制的考评内容，凡年度考核未达到责任制目标的科室，当年不得评为先进、授予荣誉称号，主要负责人和直接负责人当年不得晋升职务。

（3）院工会、共青团、计划生育协会及全院职工应当协助人口与计划生育工作；计划生育专家志愿者服务队应开展形式多样的技术服务活动。

3）医院设人口与计划生育领导小组、计划生育办公室、基层党支部书记为科室计划生育负责人及计划生育宣传员，组成工作网络。院计划生育办公室负责：

（1）制定和组织落实院计划生育实施方案。

（2）实施人口与计划生育工作目标管理责任制。

（3）坚持对职工计划生育岗前培训和继续教育，组织落实育龄妇女"三优"培训。

（4）对科室计划生育工作进行考评、接待检查，做到月有联系、季有例会、年终有总结。

4）科室要加强流动人口计划生育管理，坚持"谁用工，谁管理，谁负责"的原则，落实对流动人口的宣传教育、节育措施、婚育验证、技术服务和奖惩等工作，发现问题及时处理并上报医院计划生育办公室，造成严重后果的，对用工部门和当事人予以经济处罚和行政处分。

5）加强信息和网络管理：

（1）分配、招聘、调入进院的工作人员，办理入院手续时必须真实填报"计划生育基础信息表"，有子女的调入者，1个月内办理独生子女登记手续。

（2）离婚、再婚人员必须到医院计划生育办公室登记。

6）提倡一对夫妻生育两个子女，禁止违法生育。

（1）享受武汉市生育保险的职工，在社区登记并办理《生育服务证》后持《生育服务证》及社会保障卡到计划生育办公室登记，凭《生育服务证》享受生育保健服务。

（2）不符合法定生育条件的妊娠者，应当终止妊娠。

7）育龄夫妻应自觉避孕节育，预防和减少非意愿妊娠。

（1）职工免费享受避孕药具、每年两次孕检、每年一次透环、每两年一次妇检服务。

（2）上环术休息1周，下环术休息3天，结扎术或环在宫腔怀孕（不包括宫外孕）手术休息1个月。上、下环前须到医院计划生育办公室登记，下环要持病情记录办理下环通知单后才能下环，任何人不能自行取环。

（3）避孕节育手术费用据实报销。因病手术的同时做结扎术，其费用减半报销。凭手术记录、病情休假证明办理。

（4）因节育手术而发生并发症、后遗症，经医院医疗技术鉴定小组鉴定，报医院计划生育领导小组审批后，其治疗费用实报实销。

8）严禁非医学需要的胎儿性别鉴定或选择性别的人工妊娠。严禁弄虚作假，随意出具计划生育相关证明。

9）对违反计划生育政策的职工，将根据《条例》规定，予以经济惩罚、行政处分，构成犯罪的，依法追究刑事责任。

10）本细则自发布日起实施，由医院计划生育办公室解释。细则中如与湖北省《条例》有出入，以湖北省《条例》为准。

（三）同济医院生育管理网络

如图 2-19 所示。

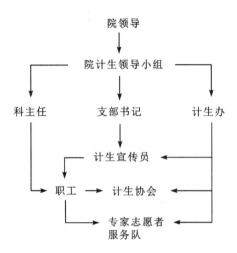

图 2-19　医院生育管理网络

（四）新职工生育信息档案的建立

新职工入院报到时持"新职工报到通知单"到医院计划生育办公室办理相关手续：

1）认真据实填写《同济医院育龄职工计划生育信息表》。

2）根据不同情况提交相关资料：

（1）未婚者交本人身份证复印件。

（2）已婚者持结婚证及夫妻双方身份证，提交复印件。

（3）已婚已孕者持生育服务证、结婚证及夫妻双方身份证，提交复印件。

（4）离异者持离婚证、离婚判决书及身份证、提交复印件。

（5）已婚已育者持小孩《出生医学证明》或《独生子女父母光荣证》原件、提交复印件；已生育二孩者，持《生育服务证》及《出生医学证明》原件，提交复印件存档。

3）相关资料需在报到后 1 个月内交计划生育办公室。如不能按时提交有效证件者为计划生育办公室报到手续不全，计划生育办公室将把名单返回人事科。

4）职工个人婚育状况发生改变时，应及时持相关证件及复印件至计划生育办公室更改个人信息。

（五）职工婚育休假规定

职工生育休假由院计划生育办公室具体办理并统计上报院人事科，科室凭"休假证明单"进行考勤统计。

1. 产假

女职工生育享受 98 天产假（包含产前假 15 天）和增加产假 30 天，其配偶享受 15 天护理假；难产者可享受 15 天难产假。生育多胞胎的，每多生育 1 个婴儿，增加产假 15

天。孕满 37 周后持一卡通到计划生育办公室办理产假。

2. 流（引）产假

初婚第一胎因疾病或医学需要流（引）产的职工，休假 30 天；妊娠 4 个月以上引产的，休假 42 天。由支部计划生育宣传员注明生育情况并在"病休证明单"上签字，再持"病休证明单"和出院记录原件和复印件到医院计划生育办公室审核登记，计划生育办公室盖章。

（六）办理生育保险相关事宜

1. 办理生育保险就医登记（住院分娩前办理）

在社区登记并办理《生育服务证》后持《生育服务证》及社会保障卡到计划生育办公室领取并填写《武汉市生育保险生育就医登记表》，由医院计划生育办公室统一送区社保局审核登记。

2. 报销分娩住院费用

本院分娩者出院后，持《武汉市生育保险生育就医登记表》到医院医疗保险办公室办理报销事宜。武汉市城区医保定点医院产检、住院分娩者按医保办理。

3. 办理生育津贴、护理假津贴

分娩半年后持双方社会保障卡到计划生育办公室领取《武汉市生育津贴、护理假津贴申报审核表》，办理生育津贴和护理假津贴；津贴在申报后半年左右发放到申办人的工资账户。

（七）避孕节育

按照计划生育法规"实行计划生育，以避孕节育为主"的要求，女职工分娩 42 天后，应采取避孕措施。根据自身情况，采用不同的避孕方法，如药物（口服、注射、外用）、工具（安全套、宫内节育器）、结扎（男、女）等。

实行计划生育手术，享受社会医疗保险的职工，填写《武汉市生育保险计划生育手术登记表》，到生育保险定点医院手术，可享受生育保险待遇。享受医院公费医疗的职工，按医院公费医疗规定办理。

1. 上环

行上环术后，将"病情证明单"送医院计划生育办公室确认，盖职工保健章，病休证明单交科室，休假 7 天，更改个人计划生育资料。

2. 下环

（1）妇产科门诊医师确认需下环后，由本人申请，所在支部计划生育宣传员签字。

（2）带病历、申请单到医院计划生育办公室登记，医院计划生育办公室出具同意取环证明。

（3）妇产科门诊医师凭取环证明行下环术。术后将"病休证明单"送往计划生育办公室审核登记，盖职工保健章，病休证明单交科室，休假 3 天，更改个人计划生育资料。

3. 输卵（精）管结扎

（1）看妇科（泌尿外科）门诊，医师决定结扎后办理住院。

（2）出院时带出院小结、病休证明单，到计划生育办公室审核登记，全休1个月。

（3）享受院公费医疗的职工要带住院费用清单，由医院计划生育办公室审核，免住院费用；因其他情况手术同时行结扎术者，手术费用减半。

4. 带环受孕人工流产

术前参加了当年或头一年医院组织的透环检查，提示环位正常，现经妇产科诊断为早孕（宫内孕），须行人工流产手术者。

（1）由本人申请，所在支部计划生育宣传委员审核签字。

（2）带病历、申请单到计划生育办公室登记，办理同意取环及人流证明。

（3）术后带"病休证明单"到医院计划生育办公室审核盖章，全休1个月。

（4）享受公费医疗职工免收所需费用。

5. 院内避孕药具的领取

（1）种类：目前提供免费避孕套。

（2）避孕套由街道计划生育办公室发放，医院计划生育办公室按计划领回，根据各支部使用人数发放给计划生育宣传员，宣传员再发至个人；职工也可根据需要到宣传员或计划生育办公室领取。

（八）离职或离岗

根据计划生育管理规定，职工离开医院3个月为离岗，调离医院或辞职为离职。离岗、离职均需办理计划生育相关手续。

（1）将人事科的"离院通知"复印一份。由所在支部计划生育宣传员在复印件的计生办栏内注明生育情况并签字后，再将复印件交至医院计划生育办公室，办理离院登记手续。

（2）人事科收到医院计划生育办公室已签字盖章的"离院通知"方能通知职工离院。

（九）出生人口性别比专项治理

根据国家卫健委、药监局第八号令和湖北省人民政府令第218条文件，医院全面开展出生人口性别比专项治理工作。

1）规定：同济医院除妇产科因医学需要外，禁止任何科室和个人鉴定胎儿性别和选择性终止妊娠。职工怀孕后也不得要求医务人员为其鉴别胎儿性别。

2）B超诊断管理制度：

（1）实行B超诊断仪购置审批制度。

（2）B超从业人员必须具有执业医师资格且持证上岗。

（3）孕妇B超实行登记制，因医学需要鉴定胎儿性别需三人以上专家组集体审核签名。

3）终止妊娠管理制度：

（1）妊娠 14 周以上人工终止妊娠手术实行审查制度，术前查验"两证"：受术者身份证（留存复印件）、计划生育部门出具的引产证明或医学诊断结论（留存原件）。

（2）妊娠 14 周以上进行终止妊娠手术实行登记制度，实时登记，每月汇总上报。

4）医院实行法人责任制和科室主任负责制。

（1）对医务人员进行法律规范和执业道德教育，加强管理。

（2）对孕妇及群众进行科学知识宣教。如在 B 超室和产房张贴醒目标志、接待咨询及开展健康教育等。

（3）相关科室按月自查，每季接受督导检查。

（十）中华人民共和国人口和计划生育法（摘录）

第十八条 国家提倡一对夫妻生育两个子女。

符合法律、法规规定条件的，可以要求安排再生育子女。具体办法由省、自治区、直辖市人民代表大会或其常务委员会规定。

少数民族也要实行计划生育，具体办法由省、自治区、直辖市人民代表大会或其常务委员会规定。

夫妻双方户籍所在地的省、自治区、直辖市之间关于再生育子女的规定不一致的，按照有利于当事人的原则适用。

第十九条 实行计划生育，以避孕为主。

国家创造条件，保障公民知情选择安全、有效、适宜的避孕节育措施。实施避孕节育手术，应当保证受术者的安全。

第二十条 育龄夫妻自主选择计划生育避孕节育措施，预防和减少非意愿妊娠。

第二十四条 国家建立、健全基本养老保险、基本医疗保险、生育保险和社会福利等社会保障制度，促进计划生育。

国家鼓励保险公司举办有利于计划生育的保险项目。

有条件的地方可以根据政府引导、农民自愿的原则，在农村实行多种形式的养老保障办法。

第三十条 国家建立婚前保健、孕产期保健制度，防止或减少出生缺陷，提高出生婴儿健康水平。

第三十五条 严禁利用超声技术和其他技术手段进行非医学需要的胎儿性别鉴定；严禁非医学需要的选择性别的人工终止妊娠。

第三十六条 违反本法规定，有下列行为之一的，由计划生育行政部门或卫生行政部门依据职权责令改正，给予警告，没收违法所得；违法所得 1 万元以上的，处违法所得 2 倍以上 6 倍以下的罚款；没有违法所得或者违法所得不足 1 万元的，处 1 万元以上 3 万元以下的罚款；情节严重的，由原发证机关吊销执业证书；构成犯罪的，依法追究刑事责任：

（1）非法为他人施行计划生育手术的。

（2）利用超声技术和其他技术手段为他人进行非医学需要的胎儿性别鉴定或选择性别的人工终止妊娠的。

（3）进行假医学鉴定、出具假计划生育证明的。

第三十七条 伪造、变造、买卖计划生育证明，由计划生育行政部门没收违法所得，违法所得5千元以上的，处违法所得2倍以上10倍以下的罚款；没有违法所得或者违法所得不足5千元的，处5千元以上2万元以下的罚款；构成犯罪的，依法追究刑事责任。

以不正当手段取得计划生育证明的，由计划生育行政部门取消其计划生育证明；出具证明的单位有过错的，对直接负责的主管人员和其他直接责任人员依法给予行政处分。

第四十一条 不符合本法第十八条规定生育子女的公民，应当依法缴纳社会抚养费。

未在规定的期限内足额缴纳应当缴纳的社会抚养费的，自欠缴之日起，按照国家有关规定加收滞纳金；仍不缴纳的，由做出征收决定的计划生育行政部门依法向人民法院申请强制执行。

（十一）湖北省人口和计划生育条例（摘录）

第二条 户籍在本省和户籍不在本省而在本省居住的公民，以及本省行政区域内的国家机关、社会团体、企业事业单位和其他组织应当遵守本条例。

第十四条 提倡一对夫妻生育两个子女。符合本条例规定条件的，经批准，可以再生育一个子女。

禁止违法生育。

第十五条 夫妻双方符合下列条件之一的，可以申请再生育一个子女：

（1）夫妻双方的两个子女中有残疾，不能成长为正常劳动力，但医学上认为可以再生育的。

（2）再婚夫妻一方无子女，另一方有一个子女，再婚后只生育一个子女的。

（3）再婚夫妻婚前有两个子女或婚前合法生育多个子女的。

夫妻申请再生育子女时，合法收养的子女不计入子女数。

第十六条 夫妻一方为外国人或香港特别行政区居民、澳门特别行政区居民、台湾同胞，以及华侨、归国华侨、出国留学人员的生育，按国家有关规定执行。

第十七条 夫妻自主安排生育第一个和第二个子女，实行生育登记服务制度。

符合本条例规定再生育一个子女的，应当由夫妻双方向一方户籍所在地或现居住地的乡（镇）人民政府或街道办事处申请办理《生育证》。

第十九条 符合本条例规定可以再生育一个子女，但有下列情形之一的，不得再生育：

（1）属非医学需要选择性别的人工终止妊娠的。

（2）故意致婴儿死亡的。

（3）自报婴儿死亡，但没有死亡证据证明的。

（4）遗弃子女的。

第三十一条　严禁任何机构和个人利用超声技术和其他技术手段进行非医学需要的胎儿性别鉴定或选择性别的人工终止妊娠。

严禁任何单位和个人组织、介绍、胁迫妊娠妇女进行非医学需要的胎儿性别鉴定或选择性别的人工终止妊娠。

严禁药品生产、批发企业将终止妊娠药品销售给未获得施行终止妊娠手术资格的机构和个人。

严禁药品零售企业销售终止妊娠药品。

第三十三条　对符合法律法规规定生育的妇女，除享受国家规定的产假外，增加产假30天，其配偶享受15天护理假；产假和护理假视同出勤，工资、奖金照发。

接受节育手术的，其工作单位应当凭节育手术证明，按有关规定给予假期，并发给假期期间的工资、奖金。

第三十六条　有下列行为之一的，由卫生健康行政部门给予警告，并限期改正；拒不改正的，对当事人双方各处500元的罚款：

（1）未履行婚姻登记手续生育第一个子女的。

（2）符合再生育条件，但未申请领取《生育证》生育的。

（3）不符合法定生育条件应当终止妊娠拒不终止的。

第四十一条　国家工作人员违反本条例规定多生育子女或重婚生育、有配偶与他人生育的，给予开除的行政处分；其他人员由其所在单位或组织给予纪律处分。

违反本条例规定生育子女的，妊娠、分娩、产褥期的一切费用自理，不得享受托幼补助和困难补助。

第四十二条　利用超声技术和其他技术手段为他人进行非医学需要的胎儿性别鉴定或选择性别的人工终止妊娠的，由卫生健康行政部门依据职权责令改正，给予警告，没收违法所得；违法所得1万元以上的，处违法所得2倍以上6倍以下的罚款；没有违法所得或违法所得不足1万元的，处1万元以上3万元以下的罚款；对单位主要负责人给予降级、撤职的行政处分，对直接责任人给予开除的行政处分；情节严重的，由原发证机关吊销执业证书；构成犯罪的，依法追究刑事责任。

组织、介绍、胁迫妊娠妇女进行非医学需要的胎儿性别鉴定或选择性别的人工终止妊娠的，依照前款规定处罚。

当事人进行非医学需要胎儿性别鉴定，或者符合本条例规定妊娠，但进行非医学需要的选择性别的人工终止妊娠的，由卫生健康行政部门处2 000元以上5 000元以下的罚款。

第八节 同济医院图书馆概况及服务简介

一、同济医院图书馆地理位置

在医院行政楼的七、八两层楼，建筑面积 1 824 m²。七楼是中外文图书书库及自习室；8 楼是中外文期刊的现刊和过刊及电子阅览室，两层楼之间由内部步行楼梯连接。同济医院图书馆现有藏书 86 547 册，其中中文书刊 54 003 册，外文书刊 30 559 册，所有藏书中约 82.35% 为各专科的专业书籍，其余 17.65% 为生物研究、人文艺术及其他类书籍。功能定位为医院专业信息服务中心，服务的内容围绕医院的临床、科研和教学工作。

二、同济医院图书馆的开放时间

如图 2-20 所示。

开放时间	
星期一～星期四	8：00—21：00
星期五	8：00—17：15
星期六、星期日	8：30—11：30

图 2-20 同济医院图书馆开放时间

三、借书证的办理和使用

办理借书证方法如表 2-5 所示。

表 2-5 借书证办理方法

读者类型	所需证件	办证方法、地点		押金
专科培训医师	一卡通（工牌）	直接开通	七楼玻璃隔断办公室	200 元

注：培训结束后离院可凭押金条退还押金

借书证只限本人使用，一人一证，不得转借他人。

借书证应妥善保管，如有遗失，应及时到图书馆挂失，并办理补证手续，原证做注销处理；原证在挂失前的一切记录概由本人负责，若被人冒借，由本人按相关规定赔偿及罚款。

读者离院时，须按要求还清所借全部书刊，交回借书证并进行借书证注销后方能办理离院手续。

读者短期离院（如出国进修、探亲、考学等），须还清所借全部文献，将借书证进行临时挂失处理后，方能办理离院手续；返院后须持人事处出具的相关报到证明办理借书证解挂等手续。

华中科技大学及所属单位或兄弟医疗单位的读者，如有查阅文献的需求，可以凭相关单位有效证件进行单次阅览或办理定期阅览证，并交纳阅览费。

四、书刊借阅规则

借阅册数及期限如表 2-6 所示。

表 2-6　书刊借阅规则

人员类别	专科培训医师	备注
借阅册数	5 册	中外文期刊的过刊借阅包含在册数内
借阅期限	图书 3 个月，过刊 1 个月	书刊到期前可在图书馆网页、图书馆微信平台或到馆续借一次

对于工具书、中外文期刊的现刊（即当年未经装订并编目的期刊），仅限在馆阅览，不予外借。

借出的文献如图书馆有特殊需要，可随时收回，读者接到通知后，不论到期与否，都应立即归还。

所借书刊必须按期归还，逾期不还者须缴纳罚款：每册每超期一天，罚款 0.1 元，最高为 50 元。

读者应爱护文献，不得圈点、批注、污损、撕毁、裁割和遗失，如有违反须按价赔偿。

读者借阅文献时，应仔细检查，如发现破损缺页、圈点等情况应向工作人员声明，加盖印记，否则还书时发现上述情况概由借书人负责。

五、图书馆电子资源的使用

同济图书馆除了在 IP 范围内能够共享华中科技大学购买的所有的电子资源以外，还自购以下数据库：

中文类：同方知网（镜像＋机构馆），万方医学（中华刊独家），大医搜索（中文图书特色），中国生物医学文献服务系统 sinomed，维普中文科技期刊全文数据库。

外文类：本地 PUBMED 检索系统，PubmedPlus 分面检索及聚类分析系统，外文医学期刊库（镜像，三院区所有电脑皆可使用），以及优阅外文图书（镜像，三院区所有电脑皆可使用）。

注册使用的方法如图 2-21 和图 2-22 所示。

	知网	万方	大医	维普	中国生物医学
访问地址	http://www.cnki.net	http://med.wanfangdata.com.cn	http://www.dayi100.com	http://vip.hbsti.ac.cn	http://www.sinomed.ac.cn
医院IP内	镜像，直接下载	直接下载	账号登录	账号登录	账号登录
院外使用	注册账号	注册账号	注册账号	公共账号	公共账号
登录方法	个人账号	个人账号	个人账号	账号：tongji 密码：2670	登录图书馆网页查看

图 2-21 中文类电子资源注册使用方法

外文数据库

	泉方云图书馆	外文医学期刊库	优阅外文图书库	WOS	Pubmedplus
访问地址	http://www.yuntsg.com	http://192.168.200.70/tpi	http://192.168.200.70:81	http://apps.webofknowledge.com	http://www.pubmedplus.cn
医院IP内	外网访问部分下载	直接下载	直接下载	外网访问	外网访问
院外使用	院外漫游3个月后需院IP内登录一次	无法使用	无法使用	无法使用	无法使用
登录方法	个人账号	无需登录	无需登录	无需登录	无需登录

图 2-22 外文类电子资源注册使用方法

数据库的注册使用详情，请参见图书馆主页 http://192.168.200.235

六、图书馆其他服务

图书馆简报；临床诊疗指南，专家共识网络推送；微信平台；大型讲座及预约培训。

常规信息检索培训课：本馆电子资源介绍及注册使用；Web of Science 数据库介绍及实际应用；泉方云图书馆平台的检索与利用；利用中国生物医学文献数据库（SinoMed）进行科研分析；文献管理工具的高效利用与功能简介（Note Express，EndNote）。

高效排版与写作：Word 高级技巧；图书馆藏资源的快速查找；信息检索核心策略。

第三章 如何成为一名合格的医师

第一节 循 证 医 学

循证医学（evidence-based medicine，EBM）概念最早于20世纪80年代末和90年代初提出，最早应用于医学生教育，教导住院医师应该如何应用系统的方法，在现有资源中找到对特定临床疾患最为合理的处理措施。此后这一系统方法学不断推广提高，其基本理念即"医学决策需要依靠科学证据"愈来愈得到广泛认同，目前已成为指导当代临床实践的重要基石。循证医学的发展一方面是对临床流行病学和临床统计学的高要求使临床研究更具备科学性；另一方面是对医学文献系统评判体系的完善从而能使临床医师获得科学的、可靠的、有效的客观证据，并以此对临床实践进行指导。1992年 *JAMA* 上首次发表有关循证医学的文章："evidence-based medicine. A new approach to teaching the practice of medicine"，从此，循证医学迅速被全球医学界所接受并飞速发展起来。实际上，循证医学是将临床流行病学由临床研究方法学过渡到临床实践方法学的一个飞跃。

一、循证医学的概念

循证医学即遵循证据的医学，是指在诊治患者时使用目前可获得的最佳研究证据来指导临床决策。其核心思想是"任何临床医疗决策的制定，都需要基于科学研究的依据"。它要求医师在为患者提供医疗服务做出临床决策时，应慎重、准确和明智地应用当前所能获得的最好的研究依据，同时结合医师的个人专业技能和多年临床经验，考虑患者的价值和愿望，将三者完美地结合制定出患者的治疗措施。

需要指出的是 EBM 并不排斥临床经验，它要求的是将最佳的研究证据与临床经验和患者的需求相结合。事实上传统医学不自觉地在应用循证，历代医家将自己的经验写成医书，供后人参考循证；而今临床日常工作中的诊断依据、治疗依据也是循证。但传统的循证主要是建立在经验的基础上，而循证医学强调的是运用现有的最佳证据。"现有"体现在知识更新；"最佳"是指运用科学的临床研究所获得的证据。但显然，研究证据不能穷举临床工作中面临的患者个体特异性和差别，从这一角度说，循证医学并不意味着教条式地完全替代针对个别患者的临床决策。

二、为什么强调实践循证医学

现今医学飞速发展，医学研究不断给出了许多新的科学证据，这些有用的科学证据需要临床医师了解和掌握，才能提高和改善我们的诊治水平。虽然日常的临床实践也需要这些新的科学证据，但是临床医师往往不能及时获得：一方面是由于时间所限；另一方面是教科书的知识陈旧和手头的医学期刊不足。随着时间的推移，知识的老化，掌握新知识的水平与医学院毕业的年限呈负相关关系。传统的医学继续教育模式往往难以满足知识更新的需要，只能对知识非常陈旧者有一些帮助，一名好的医师需要立足于学科发展的前沿。因此，循证医学的目的就是让临床医师随时保持知识更新。实践循证医学不是一朝一夕或一年两年的事情，一名高素质的医师，需要终身地实践循证医学。

三、如何实践循证医学

循证医学为一系统方法学，其基本要素包括提出可以通过研究来回答的临床问题，寻找并获取最佳证据，判断证据是否准确及是否适用于特定患者，并将这一证据应用于实践。更进一步地，应将这一临床决策的有效性、安全性进行总结，以提供新的循证证据。循证医学实践的重点在于寻找和评估现有临床研究证据，并以此对临床决策进行指导；其他种类的证据，如个人临床经验、基于发病机制、病理生理及药物学药代学的推论，也同样适用于患者的治疗，但通常不包括在"循证医学"中。

四、提出问题

临床医师需要回答各种问题，如诊断是什么？治疗效果怎么样？在寻找答案之前，必须明确所要解决的临床问题。科学问题的构建有以下 4 个基本要素：

（1）相关的患者群体是什么？
（2）考虑使用什么干预措施？
（3）对照组干预措施或患者人群是什么？
（4）临床结局是什么？

这 4 个基本要素通常被称为"PICO"（patient，lntervention，comparison，outcome）。近年来，在此基础上，又增加了问题内容（type of question）和研究方式（type of study）两个内容，从而将 PICO 扩展为 PICOTT。问题内容是指针对诊断、治疗、还是对预后或预防所提出的问题；而研究方式是指所寻找证据的研究方式类别，如队列研究、随机对照研究、Meta 分析等。构建一个好的科学问题是实践循证医学的第一步，对临床问题的最佳研究答案始于对问题严格且恰当的定义。

五、寻找证据

对于传统医学，纸质教科书是临床医师获取信息和知识的重要来源。当代信息大爆炸，即使在即时印刷的时候，书籍也可能已经过时了；而一个人实际所能阅读的期刊数量及文章数量是有限的。故此在浩瀚的医学文献中寻找所需研究数据已经成为临床医师所必须具备的一个基本技能。

信息在电子时代相对容易获取。原则上，世界上所有的信息几乎都可以即时获得，但大量易获取的信息又带来了一个新的挑战，即如何在众多信息找到最新、最重要、最可靠的信息，以及针对特定问题最为合适的答案。想要紧跟医学文献并查找最佳信息的临床医师必须投入时间来培养自身的电子检索能力，从而能够找到可以筛选并综合出最佳证据的公开出版物。

寻求证据时必须对证据等级进行区分。证据等级的划分主要是根据临床研究方式，一般认为个案报道、回顾性分析及队列研究提供的证据等级较弱，而随机对照研究，特别是大样本、多中心、双盲的随机对照研究证据等级最高。

但显然临床医师仍然不可能通过阅读期刊文献上所有的临床研究来了解所在领域的最新发展，特别是当一些临床研究之间结论有冲突的时候。故此很多时候需要把文献检索、资料整理及分类统计工作交给专业人士。系统性综述、Meta 分析及各项指南亦即孕育而生，通过对这些文献的检索可对相关领域快速了解，对一些常见问题提供答案，可节省大量的时间及精力。

一般情况下，指南是某一领域专家及相关人士集体讨论、对已有证据的全面综合。指南本身遵循已有的、并认为是可靠的证据而制定；一些并不严格的临床研究会被剔除而不作为证据依据。指南可靠性的标准已经提出，但基于对临床研究要求的级别较高，现有指南难以做到面面俱到。此外需要注意的是指南具有一定时效性，几年内会修订一次，应以最新指南为准。

系统性综述最适合回答单个问题。它们比传统的综述更具科学性，明确了作者如何试图找到所有相关的文章，评估每项研究的效应质量，以及衡量多项研究相互矛盾的证据。这些综述要特别注意包括所有关联性强的研究，不论是否已经发表，以避免发表偏倚，因为阳性结果的研究更可能被发表。要求纳入评估的研究符合科学有效性的明确标准。系统性综述通常会提供一个总结了所有符合严格科学标准研究及其效应量和置信区间的图表。

Meta 分析是将多个研究汇总分析。各种关联性强的研究结果通过"荟萃分析"过程汇集，以产生总效应结果。荟萃分析包含丰富的信息和相关证据，对于关联性强的研究，即使结论不同有差异或冲突，但如果在患者人群、干预措施、结果测量等方面相似，通过汇集可得出有意义的结果。一些数据库，如 Cochrane 数据库，包括累积荟萃分析，其中每当新的研究结果可用时可更新总效应量。

此外，一些循证医学数据库也可应用。如美国内科医师学会杂志俱乐部（ACP Journal Club）每月在《内科学年鉴》（*Annals of Internal Medicine*）上发表文章，综述了世界各国英文内科医学期刊，以明确的标准选取科学性强的文章，并将符合这些标准的文献总结为结构性摘要，并由专家作述评。Cochrane 数据库是一个收集临床干预措施有效性系统评价的数据库，每个评价都包括符合方法学标准的文章、对结果的 meta 分析和评论。世界各地的学者团队不仅通过 Medline，还通过手工检索世界各国文献，包括英语和其他语言的文献，找到有关具体治疗问题的最佳文章并进行系统评价，摘要可以在网站www. cochrane. org 上查询，完整的报告则需要通过订阅。而由英国医学杂志赞助的临床证据（www. clinicalevidence. bmj. com）是对临床干预的有效性和对患者结局有重要影响的证据进行严格系统评价的汇编，可供在线用户使用。

六、判断研究结果的可靠性

对获得的研究结果应进行深入的分析，尤其是那些存在争议的文章。批判性阅读是一个基本方法，而不应仅仅盲从文章杂志可能的权威性，并且进一步理解研究结果的局限性，在日常医疗实践过程中加以注意。

批判性阅读的基本要素：

（1）内部有效性——临床研究的结果是否对研究中的患者正确适用？内部有效性受到两个过程，即偏倚和机会的影响。偏倚是任何系统误差（例如，研究中患者分组，将他们分配到比较组中，随访并测量结果），由此观察到的结果可能与真实效应间产生误差。机会是随机错误，是所有观察中所固有的。机会效应的概率可以通过增加样本量来最小化，并通过 p 值（假阳性结果的概率）、效能（假阴性结果的概率）和置信区间（真实值所在区间的大致范围）等描述。

（2）普遍性——研究结果是否适用于患者？相对于临床实践中的患者，实验研究中的患者通常是高度选择过的。他们被引入医疗学术领域，满足有关疾病的严格标准，没有其他疾病，并愿意合作。因此，他们可能与大多数医师日常所见的患者有根本的不同。研究结果的使用者必须明确判断研究患者是否足够相似以使用研究结果作为日常患者的诊疗指导，或者如何修改指南以适应个体患者的诊疗。

适当的研究设计取决于问题类型。例如，随机对照试验是对干预性研究的最佳研究方法，而横断面研究则是评估诊断试验效果的最佳方法。

七、将研究结果应用于患者诊疗实践

临床研究证据是临床决策的基石。在实际情况下，要注意即使是基于最佳可得证据而所制定的专家建议与临床医疗实践之间还是存在一定差距。造成这一情况发生的原因很多，如将大型研究的结果应用于个体患者，对证据本身的误解，对研究结果的不了解，以及未能以促进证据使用的方式组织医疗实践等。

故此，以临床研究结果指导临床实践时需注重个体化原则。临床实践指南、系统评价、荟萃分析等提供的诊疗指导，是在相关因素一致时的最佳诊疗方案，显然，很多时候患者并不完全符合所需条件。这时，为了更接近估计个别患者的研究结果，可对研究证据进一步深挖，有时可在研究患者的亚组中找到答案，如相同的年龄、性别、疾病严重程度、存在的危险因素等。在应用亚组分析结果作为证据时应注意两点：一是因为研究的目的是为了有足够的患者来探究主要效应，所以亚组可能包括太少的患者而无明显统计效应结果，即使他们确实存在，亚组也有可能出现假阴性结果的风险；二是当区分检测多个亚组时，其中一组可能因偶然误差出现假阳性效应的风险增加。

最后需要强调的是，循证医学的目的不是取代临床判断，在把循证医学证据应用于临床时，是将最佳的研究证据与临床经验和患者的需求相结合，要根据患者个体差异如基因构成、既往疾病和并发疾病、与健康有关的行为及个人偏好等，以最佳研究证据为基准来进行个体化治疗。

八、总结

（1）循证医学的核心思想是"任何临床医疗决策的制定，都需要基于科学研究的依据"。

（2）临床问题构建的 4 个基本组成部分是患者、干预、对比和结局（PICO）。

（3）熟悉电子资源，寻求所需科学研究证据。

（4）对证据进行评价，去伪存真，分析权重。

（5）以可靠科学证据指导临床实践。

（6）以临床实践结果提供更新循证证据。

第二节　病历书写规范

作为一名同济医院刚刚入职的住院医师，往往经历过本科及研究生阶段的临床实习和轮转，已经收治过不少病患，但是病历书写中仍然存在着诸多不足，因此需要大家提高认识，认真学习病历书写规范，切实抓好病历书写每一个环节，提高病历书写质量。

一、病历书写的重要性

国家卫生部 2010 年发布的《病历书写基本规范》中，对病历的定义是："医务人员在医疗活动过程中形成的文字、符号、图表、影像、切片等资料的总和，包括门（急）诊病历和住院病历。"病历书写是指医务人员通过问诊、查体、辅助检查、诊断、治疗、护理等医疗活动获得有关资料，并进行归纳、分析、整理形成医疗活动记录的行为。

写好病历的重要性在于它是正确诊断疾病和决定治疗方案不可缺乏的重要依据，也是临床医师必须掌握的基本功。它是医院医疗管理信息和医护工作质量的客观凭证、衡量医疗水平的重要资料；是进行临床科研和临床医学教育的宝贵资料；是患者的健康档案、医疗保险依据，也是预防保健事业的原始资料，还是处理医疗纠纷、鉴定伤残等的重要法律依据。

二、病历书写的基本要求

（1）病历书写应当客观、真实、准确、及时、完整、规范。

（2）病历书写应当使用蓝黑墨水、碳素墨水，需复写的病历资料可以使用蓝或黑色油水的圆珠笔。

（3）实习、试用期医务人员（毕业后一年）书写的病历，应当经过本医疗机构注册的医务人员审阅、修改并签名。上级医务人员有审查修改下级医务人员书写的病历的责任。审查修改应保持原记录清晰可辨，并注明修改时间。修改病历在 72 小时内完成。

（4）书写过程中出现错字时，应当用双线划在错字上，保留原记录清楚、可辨，并注明修改时间，修改人签名。

（5）病历书写一律用中文，通用的外文缩写和无正式译名的症状、体征、疾病名称、药物名称可以使用外文，不得用化学分子式。患者述及的疾病名称和手术名称均应加上引号。

（6）病历书写一律使用阿拉伯数字书写日期和时间，采用 24 小时制记录。

（7）各项记录必须有完整日期，按"年、月、日"顺序填写。急诊、抢救患者记录时间必须准确到时、分。

（8）各种表格必须每项认真填写，无者填"无"。每张记录用纸均须完整填写楣栏（姓名、住院号、床号、科别）及页码。各项记录结束时必须在右下角签全名。上级医师审核签名应在署名医师的左侧，并以斜线相隔。

（9）规范使用汉字，简化字。度量单位使用法定计量单位。

三、门（急）诊病历书写内容及要求

（1）门（急）诊病历记录应当由接诊医师在患者就诊时及时完成。

（2）门（急）诊病历记录分为初诊病历记录和复诊病历记录。急诊病历书写就诊时间应当具体到分钟。

（3）急诊留观记录是急诊患者因病情需要留院观察期间的记录，重点记录观察期间病情变化和诊疗措施，记录简明扼要，并注明患者去向。抢救危重患者时，应当书写抢救记录，书写内容及要求按照住院病历抢救记录书写内容及要求执行。

四、住院病历书写内容及要求

1）入院记录、再次或多次入院记录应当于患者入院后 24 小时内完成；24 小时内入出院记录应当于患者出院后 24 小时内完成，24 小时内入院死亡记录应当于患者死亡后 24 小时内完成。

2）入院记录的要求及内容：

（1）主诉指促使患者就诊的主要原因（最为痛苦的症状/体征）及持续时间。描述应准确、完整，与现病史及第一诊断相符，尽可能用患者自己描述的症状，不用诊断用语。对当前无症状、诊断资料和入院目的又十分明确的患者可适当用诊断术语。应尽量简洁，一般不超过 20 个字。

（2）现病史是指患者本次疾病的发生、演变、诊疗等方面的详细情况，应按症状（体征）出现的时间顺序书写，重点突出、层次分明。内容包括发病情况、主要症状特点及其发展变化情况、伴随症状、发病后诊疗经过及结果、睡眠和饮食等一般情况的变化，以及与鉴别诊断有关的阳性或阴性资料等。

发病情况：记录发病的时间、地点、起病缓急、前驱症状、可能的原因或诱因。

主要症状特点及其发展变化情况：按发生的先后顺序描述主要症状的部位、性质、持续时间、程度、缓解或加剧因素，以及演变发展情况。

伴随症状：记录伴随症状，描述伴随症状与主要症状之间的相互关系。

与鉴别诊断有关的阳性或阴性资料。

发病以来诊治经过及结果：记录患者发病后到入院前，在院内、外接受检查与治疗的

详细经过及效果。对患者提供的药名、诊断和手术名称需加引号（" "）以示区别。

发病以来一般情况：简要记录患者发病后的精神状态、睡眠、食欲、大小便、体重等情况。

（3）既往史是指患者过去的健康和疾病情况。内容包括既往一般健康状况、疾病史、传染病史、预防接种史、手术外伤史、输血史、食物或药物过敏史等。

（4）个人史，婚育史，月经史，家族史。

个人史：记录出生地及长期居留地，生活习惯及有无烟、酒、药物等嗜好，职业与工作条件及有无工业毒物、粉尘、放射性物质接触史，有无冶游史。

婚育史、月经史：婚姻状况、结婚年龄、配偶健康状况、有无子女等。女性患者记录初潮年龄、行经期天数、间隔天数、末次月经时间（或闭经年龄）、月经量、痛经及生育等情况。

家族史：父母、兄弟、姐妹健康状况，有无与患者类似疾病，有无家族遗传倾向的疾病。

（5）体格检查应当按照系统循序进行书写。内容包括体温、脉搏、呼吸、血压，一般情况，皮肤、黏膜、全身浅表淋巴结、头部及其器官、颈部、胸部（胸廓、肺部、心脏、血管）、腹部（肝、脾等）、直肠、肛门、外生殖器、脊柱、四肢等。

（6）专科情况应当根据专科需要记录专科特殊情况。

（7）辅助检查指入院前所做的与本次疾病相关的主要检查及其结果。应分类按检查时间顺序记录检查结果，如是在其他医疗机构所做检查，应当写明该机构名称及检查号。

（8）初步诊断是指经治医师根据患者入院时情况，综合分析所做出的诊断。如初步诊断为多项时，应当主次分明。对待查病例应列出可能性较大的诊断。

（9）书写入院记录的医师签名。

3）再次或多次入院记录，是指患者因同一种疾病再次或多次住入同一医疗机构时书写的记录。要求及内容基本同入院记录。

4）患者入院不足 24 小时出院的，可以书写 24 小时内入出院记录。

5）患者入院不足 24 小时死亡的，可以书写 24 小时内入院死亡记录。

6）病程记录指继入院记录之后，对患者病情和诊疗过程所进行的连续性记录。内容包括患者的病情变化情况、重要的辅助检查结果及临床意义、上级医师查房意见、会诊意见、医师分析讨论意见、所采取的诊疗措施及效果、医嘱更改及理由、向患者及其近亲属告知的重要事项等。病程记录的要求及内容：

（1）首次病程记录指患者入院后由经治医师或值班医师书写的第一次病程记录，应当在患者入院 8 小时内完成。首次病程记录的内容包括病例特点、拟诊讨论（诊断依据及鉴别诊断）、诊疗计划等。

病例特点：应当在对病史、体格检查和辅助检查进行全面分析、归纳和整理后写出本病例特征，包括阳性发现和具有鉴别诊断意义的阴性症状和体征等。

拟诊讨论（诊断依据及鉴别诊断）：根据病例特点，提出初步诊断和诊断依据；对诊断不明的写出鉴别诊断并进行分析；并对下一步诊治措施进行分析。

诊疗计划：提出具体的检查及治疗措施安排。

（2）日常病程记录指对患者住院期间诊疗过程的经常性、连续性记录。由经治医师书写，也可以由实习医务人员或试用期医务人员书写，但应有经治医师签名。书写日常病程记录时，首先标明记录时间，另起一行记录具体内容。对病危患者应当根据病情变化随时书写病程记录，每天至少 1 次，记录时间应当具体到分钟。对病重患者，至少 2 天记录一次病程记录。对病情稳定的患者，至少 3 天记录一次病程记录。

（3）上级医师查房记录指上级医师查房时对患者病情、诊断、鉴别诊断、当前治疗措施疗效的分析及下一步诊疗意见等的记录。主治医师首次查房记录应当于患者入院 48 小时内完成。内容包括查房医师的姓名、专业技术职务、补充的病史和体征、诊断依据与鉴别诊断的分析及诊疗计划等。科主任或具有副主任医师以上专业技术职务任职资格医师查房的记录，内容包括查房医师的姓名、专业技术职务、对病情的分析和诊疗意见等。

7）疑难病例讨论记录指由科主任或具有副主任医师以上专业技术任职资格的医师主持、召集有关医务人员对确诊困难或疗效不确切病例讨论的记录。内容包括讨论日期、主持人、参加人员姓名及专业技术职务、具体讨论意见及主持人小结意见等。

8）交（接）班记录指患者经治医师发生变更之际，交班医师和接班医师分别对患者病情及诊疗情况进行简要总结的记录。交班记录应当在交班前由交班医师书写完成；接班记录应当由接班医师于接班后 24 小时内完成。交（接）班记录的内容包括入院日期、交班或接班日期、患者姓名、性别、年龄、主诉、入院情况、入院诊断、诊疗经过、目前情况、目前诊断、交班注意事项或接班诊疗计划、医师签名等。

9）转科记录指患者住院期间需要转科时，经转入科室医师会诊并同意接收后，由转出科室和转入科室医师分别书写的记录。包括转出记录和转入记录。转出记录由转出科室医师在患者转出科室前书写完成（紧急情况除外）；转入记录由转入科室医师于患者转入后 24 小时内完成。转科记录内容包括入院日期、转出或转入日期，转出、转入科室，患者姓名、性别、年龄、主诉、入院情况、入院诊断、诊疗经过、目前情况、目前诊断、转科目的及注意事项或转入诊疗计划、医师签名等。

10）阶段小结指患者住院时间较长，由经治医师每月所作病情及诊疗情况总结。阶段小结的内容包括入院日期、小结日期，患者姓名、性别、年龄、主诉、入院情况、入院诊断、诊疗经过、目前情况、目前诊断、诊疗计划、医师签名等。交（接）班记录、转科记录可代替阶段小结。

11）抢救记录指患者病情危重，采取抢救措施时所作的记录。因抢救急危患者，未能及时书写病历的，有关医务人员应当在抢救结束后 6 小时内据实补记，并加以注明。内容包括病情变化情况、抢救时间及措施、参加抢救的医务人员姓名及专业技术职称等。记录抢救时间应当具体到分钟。

12）有创诊疗操作记录指在临床诊疗活动过程中进行的各种诊断、治疗性操作（如胸腔穿刺、腹腔穿刺等）的记录。应当在操作完成后即刻书写。内容包括操作名称、操作时间、操作步骤、结果及患者一般情况、记录过程是否顺利、有无不良反应，术后注意事项及是否向患者说明、操作医师签名。

13）会诊记录（含会诊意见）指患者在住院期间需要其他科室或其他医疗机构协助诊疗时，分别由申请医师和会诊医师书写的记录。会诊记录应另页书写。内容包括申请会诊记录和会诊意见记录。申请会诊记录应当简要载明患者病情及诊疗情况、申请会诊的理由和目的、申请会诊医师签名等。常规会诊意见记录应当由会诊医师在会诊申请发出后 48 小时内完成，急会诊时会诊医师应当在会诊申请发出后 10 分钟内到场，并在会诊结束后即刻完成会诊记录。会诊记录内容包括会诊意见、会诊医师所在的科别或医疗机构名称、会诊时间及会诊医师签名等。申请会诊医师应在病程记录中记录会诊意见执行情况。

14）术前小结、术前讨论记录、麻醉术前访视记录、麻醉记录、手术记录、手术安全核查记录、手术清点记录、术后首次病程记录等按照手术科室病历书写规范完成。

15）出院记录指经治医师对患者此次住院期间诊疗情况的总结，应当在患者出院后 24 小时内完成。内容主要包括入院日期、出院日期、入院情况、入院诊断、诊疗经过、出院诊断、出院情况、出院医嘱、医师签名等。

16）死亡记录指经治医师对死亡患者住院期间诊疗和抢救经过的记录，应当在患者死亡后 24 小时内完成。内容包括入院日期、死亡时间、入院情况、入院诊断、诊疗经过（重点记录病情演变、抢救经过）、死亡原因、死亡诊断等。记录死亡时间应当具体到分钟。

17）死亡病例讨论记录指在患者死亡一周内，由科主任或具有副主任医师以上专业技术职务任职资格的医师主持，对死亡病例进行讨论、分析的记录。内容包括讨论日期、主持人及参加人员姓名、专业技术职务、具体讨论意见及主持人小结意见、记录者的签名等。

五、目前病历书写存在的问题和缺陷

（1）首次病程记录病例特点不突出，诊断不规范，诊断依据不充分，鉴别诊断太简单，诊疗计划不具体。病程记录不及时，尤其病情变化或治疗方案调整发生变化时记录不全面，阳性检查结果无分析，上级医师查房记录简单缺乏上级医师指导作用，上级审阅修改签字不及时，诊疗操作记录不及时甚至无操作记录，抢救记录书写不及时，记录不完整等。

（2）入院记录病史采集记录不详细，逻辑性不强，必要的有鉴别意义的阴性体征不记述。既往史、月经婚产史、家族史、个人史不真实。查体不详细，丢、漏、误写具有重要临床意义的阳性体征，辅助检查记录不具体，入院、出院诊断不规范，出院记录不完整尤其出院医嘱不具体、不详细等。

（3）电子病历粘贴现象严重。流水账式记录，缺乏思维，没有反应病情。同一类病种的患者记录千篇一律，甚至粘贴后不修改不检查张冠李戴，出现性别年龄不符等低级错误。

（4）使用不规范的用语，如"高压、低压""体查、查体"。词义使用错误，如"回报""继观"等。

六、写好病历的窍门

（1）打好医学基本功。医学知识和能力培养是写好病历的基础。清晰的医学思维模式是写好病历的关键。书写者要具备最基本的文字功底，还需要深刻理解病历的价值。现病史（present medical history）需要突出疾病的"历史"的特点，需要写成一个个相关联的故事，应有来龙去脉，有故事情节（发生、发展、高潮和结局），包括起病如何发生、病情如何进展、症状急性加重（高潮）、结局等。注意，现病史不能用"完成时"式的表述，而应用"过去时"或"过去进行时"。还要注意，一个疾病要写在一个现病史中，不能分别写（如有心绞痛数月或数年，这次发生了心肌梗死，那就该一起写在现病史中）。以下面这个病例为例。

记住现病史的定义：按照症状出现的时间顺序书写，重点突出、层次分明。

主述："反复劳累性胸闷胸痛3年，加重一周，持续胸痛3小时。"

现病史：患者3年前骑自行车上坡时突然出现胸闷、胸骨后闷痛，伴有出汗、乏力，疼痛不向肩部及他处放散，不伴有恶心呕吐。由于难以坚持而被迫停止运动，休息2～3分钟后上述症状缓解而继续前行。以后每当类似强度体力活动时上述症状即发作，休息3～5分钟即缓解，每月发作2～3次，之后降低了活动强度，发作减轻。1年前因连续劳累1周后，上述症状明显加重，较轻活动时即又发胸痛，同时持续时间延长，休息10余分钟才缓解，每天发作1～2次，同时偶有夜间休息时发作，几天后到同济医院急诊科就诊，心电图等检查诊断为冠心病不稳定型心绞痛，用硝酸酯静脉点滴治疗症状控制，回家后使用硝酸酯、辛伐他汀、阿司匹林治疗，发作明显控制，一年来仅有2～3次较轻的发作。2个月前患者自行停药。1周前，患者发热咳嗽后，再次出现胸闷胸痛，强度稍大一点活动即发作，每天2～3次，服用硝酸酯症状有所减轻，但效果较差。3小时前患者再发胸闷胸痛，伴憋气、大汗、恶心、头昏，难以忍受，胸痛为持续性，用药不能减轻，急来就诊，心电图发现胸前导联广泛ST段抬高，以急性ST抬高型心肌梗死收住院。

发病以来饮食及大小便正常，但近一周精神较差，饮食减少。

这个病例按照按患者的症状（体征）出现的时间顺序书写，重点突出、层次分明。主诉言简意赅，重点突出。现病史从患者起病"3年前骑自行车上坡时突然出现胸闷"开始，按照"过去时"描写患者第一次起病时的主要症状"胸闷"、伴随症状，以及有意义的阴性症状"不向肩部及他处放散"等。随后描述病情如何发展，"以后每当类似强度体力活动上述症状即发作，休息3～5分钟即缓解，每月发作2～3次……一年前因连续劳累一周后，上述症状明显加重，……到同济医院急诊科就诊，诊断为冠心病不稳定型心绞痛，用硝酸酯静脉点滴治疗症状控制……2个月前患者自行停药。1周前患者再次出现胸闷胸痛……服用硝酸酯症状有所减轻，但效果较差。"情节描述按患者的症状逐渐加重或缓解的顺序层层递进。接着是高潮部分，患者本次就诊的情况，"3小时前患者再发胸闷胸痛，伴憋气、大汗……胸痛为持续性，用药不能减轻……心电图发现胸前导联广泛ST段抬高，以急性ST抬高型心肌梗死收住院。"

这样的病史书写，体现出书写者清晰的临床思维和扎实的功底。病史描述真实、准确、全面，条理清晰，言之有物，重点突出，为临床提供有力的帮助。

（2）要严格按照病历书写规范和要求书写，病史记录全面准确，条理清晰，不犯低级错误（注意既往史）。形式上符合一般格式要求，内容上不能自相矛盾，诊断符合 ICD 标准，首次病程记录一定要保证高质量，重要辅助检查必须在病程记录中体现。

（3）提高法制观念，写病历就是在写法律证据，书写内容要有法律敏感性，端正态度，写出实际内容，不能只走形式。

总之，我们一定要提高认识，端正态度，充分认识病历书写的重要性，年轻医师一定要努力苦练病历书写基本功，高年资医师、科主任高度负责任，必须履行对病历的审阅修改责任，及时发现和解决病历中存在的问题，做到层层把关，提高病历书写质量，为提高医疗质量保证医疗安全打下良好的基础。

第三节　医务人员的服务意识和沟通能力

随着人类社会的发展和疾病谱的变化，现代医学模式逐步发展，形成了生物-心理-社会医学模式，为现代医学开拓了广阔的空间，赋予了更丰富的内涵，拓展了医学的境界。生物-心理-社会医学模式强调关心患者，关注社会，注重技术与服务的共同提高。因此医务人员应当符合时代的发展，改变服务观念，增强沟通能力。

一、牢固树立"以患者为中心"的服务意识

良好的服务是医院是否具有竞争力的重要表现，每个医护人员的服务态度直接影响着医院的对外形象，而医院在市场中的竞争力也与每个医护人员的切身利益密切相关。优质服务的前提首先是要树立正确的服务意识，因此医务人员必须牢固树立"以患者为中心"的服务意识，始终把患者利益放在首位。

二、加强医务人员沟通能力建设

（一）强化医疗团队内部沟通

医务人员的沟通能力建设是多层面、多方位的，为了保证医疗质量，医疗团队内部的沟通不可或缺！因此在日常工作中，医务人员要切实落实危急值报告制度、交接班制度、会诊制度、疑难（死亡）病例讨论制度等医疗核心制度，建立便捷、有效的沟通方式，为医疗团队内部沟通提供有效的保障。

（二）加强医务人员与患者群体的沟通

（1）医务人员必须有主动的沟通意识。现代医学模式已从以医疗为中心转变为以患者为中心的模式。医患关系绝大多数是以"相互参与型"的形式出现，医务人员如能主动沟通，就能赢得患者的配合及家属的支持，使治疗取得更好的效果。

（2）医务人员要严格落实患者知情同意制度。在完成患者的初步诊断后应及时向患者

告知疾病特点与检查、治疗方法、治疗效果、可能出现的不良反应等，对于特殊检查、治疗应当在取得患者或其监护人、委托代理人的理解同意后方可实施。

第四节　用药安全

一、目前国内用药安全现状

药品对人类而言是一把双刃剑，可以治疗疾病，同时也可因不良反应危害人类。有资料显示：在我国每年住院的 5 000 万人次中，发生不合理用药（给药错误）占了用药者的 12%～32%。一般给药错误会造成患者住院时间延长、增加医疗成本支出，严重者可致患者死亡。

二、安全用药的意义

（1）加强用药及所有医疗干预措施的安全性，优化患者的医疗质量。

（2）改进用药安全，促进公众健康。

（3）对药品使用的利弊、药品的有效性和风险性进行评价，促进合理用药。

（4）促进对药物安全的理解、宣传教育和临床培训，推动与公众的有效交流。

三、安全用药的重要性和必要性

"是药三分毒"，合理使用可防病治病，用之不当会产生药源性反应。

四、药物警戒

药物警戒概念：即发现、评价、认识和预防药品不良作用，或者其他任何与药物相关问题的科学研究和活动。它扩展了监视的范围，不仅是药物的不良反应（ADR）；还包括药物的不良事件（ADE），并通过药物安全性检测，综合评价药物的风险/效益比，而对风险因素加以控制和干预，提高合理用药水平，达到保障用药安全、有效目的。

监测内容包括：药物不良反应（ADR）；药物不良事件（ADE）；不合格药品；错误用药；缺少药物功效报告；在科学数据缺乏的情况下扩大适应证用药；急、慢性中毒病例报告；药品致死率估计；药物滥用与误用；其他。

五、药品不良反应

药品不良反应概念：指合格的药品，在正常剂量和用法，用于预防、诊断、治疗疾病或调节生理功能时出现的任何有害的、与治疗目的无关的反应。

不良反应排除了不合格药品、有意或无意（意外）的过量用药或用药不当所引起的反应。

按其药理作用有无关系一般分为两类：

（1）A 类药物不良反应，又称剂量相关的不良反应。该类反应为药理作用增强所致，常和所用剂量有关，可以预测，发生率高，死亡率低。如苯二氮䓬类（地西泮、艾司唑仑、阿普唑仑等）引起的嗜睡；抗凝血药类（肝素、枸橼酸钠、尿激酶等）所致出血等。

（2）B 类药物不良反应，又称剂量不相关的不良反应。它是一种与正常药理作用无关的异常反应，一般与剂量无关联，很难预测，发生率低，但死亡率高。如青霉素引起的过敏性休克、氟烷（三氟氯溴乙烷）所致的恶性高热等。

在药物不良反应中，副作用、毒性反应、过度作用等属于 A 类不良反应。药物的变态反应和异物质反应等属于 B 类不良反应。

六、不安全用药集中体现

（1）临床医师往往凭经验使用抗菌药物，忽略了感染部位的病原菌，无针对性地选用抗菌药物品种。如一般感冒病毒、一般皮肤外伤等选用头孢类药物（头孢曲松、头孢哌酮等），未考虑该类病可能是病毒或革兰阳性菌所致。

（2）同类药物联用，不良反应增加，或造成药物资源浪费。如青霉素类＋头孢类，他们都是 β 内酰胺类药物。其作用机制相同，可因竞争共同的靶位而产生拮抗，甚至诱导耐药菌株的产生，不但其治疗效果起不到相加作用，反而增加了毒性，同时同类药品存在交叉耐药性。

（3）不熟悉药物药动学和药效学，以及其主要不良反应及禁忌证等，易造成安全隐患和医疗纠纷。如眼外伤使用头孢克肟容易引起眼底出血等。

（4）不合理联用药物导致疗效降低。如蒙脱石散（思密达）＋口服抗生素。思密达为双八面蒙脱石，该物质具有极高的定位能力和吸附能力。经口服后覆盖胃肠道黏膜，增强黏膜屏障，如果同服抗生素，可被思密达所包裹和吸附，随粪便排出体外而不能发挥作用。

（5）其他。比如四环素引起的"四环素牙"，氯霉素引起的粒细胞减少和再生障碍性贫血；庆大霉素等氨基糖苷类药物引起的耳鸣、耳聋；服用大量青霉素容易引起"青霉素脑病"；服用阿司匹林片时，如果不及时大量饮水，容易导致"阿司匹林胃"。

七、不安全用药的产生原因

1. 医嘱处理过程中的不安全因素

医嘱错误或处方药与医嘱药相近而不相同，护士未能检查出错误，或虽有疑问但仍然执行。

计算机输入处方药物时出现输入药名失误现象。

2. 药物保管方面的不安全因素

药物保存方法不当，如临床自备的口服小药柜存在药品使用频率低、药品标志不清等，口服药经常出现潮解、霉变、未标过期时间及剂量；胰岛素、白蛋白等未按规定放冰箱保存；需避光保存的药物，如肾上腺素、氨茶碱等不避光；拆掉药物的外包装，如多巴胺、间羟胺及外包装相近的多种药物（10％氯化钾与10％氯化钠）混放在一起；一些贵重药物，如白蛋白、丙球等没有做好登记交接，容易导致药品过期；急救药物用后没有及时补充药物基数等。

3. 药物配置过程中的不安全因素

无菌观念淡薄，用一支棉签消毒多个瓶口，或者用一针一管抽吸多种药物。

配制药物时间过早，配制好的药物放置较长时间后才输入患者体内，易造成污染、药物变性及药效下降，如奥美拉唑抽吸药后 30～60 分钟后就会出现变色现象。

配制药物的剂量不准确，吸药时药物未完全溶解，或未抽完安剖瓶内的药液，造成治疗药物剂量不足。

不使用某些药物的专用溶媒，擅自换用其他溶媒溶药，如护肝药思美泰等。

加药时没能很好把关各种药物的配伍禁忌、药物之间相互反应产生沉淀、絮状物、形成结晶等现象，使药效降低，并增加毒性，如磷制剂与钙制剂加入同一瓶会产生沉淀，维生素 C 与氨茶碱吸入同一注射器中药效会明显下降。

4. 未密切监测药物的疗效及不良反应

如某患者某日医嘱改为持续泵入稀释胰岛素，夜班护士未能认真交接班，仍按原时间每隔 6 小时测量血糖一次，造成患者出现低血糖昏迷。

脂肪乳和甲硝唑注射液连续输入时易产生絮状物等。

甘露醇遇到氯化钠溶液时易使甘露醇析出结晶，应注意观察。

5. 药品因素

一药多名，如恩替卡韦，常用的润众、维力青等。

药名相似，如奥硝唑、替硝唑、甲硝唑等。

读音相同的药品，比如雅施达，通用名是培哚普利（ACEI），是一种降压药；雅司达，用于感冒发烧、关节痛等；亚思达，是阿奇霉素注射液等。

制剂多种，如地塞米松注射液有 2 mg、5 mg 等剂型；安剖易造成混淆，阿托品5 mg、0.5 mg 造成混淆后，后果很严重。

外包装相似，如 10％氯化钾与 10％氯化钠等高危药品混淆后的后果更是致命的。

八、用药不安全的解决方案

1）药品的存放、使用、限额、定期核查应有相应规范并有效实施管理，存放毒、麻、精药品应符合法规要求，严格管理和登记。

2）存在误用风险的药品管理制度/规范，必须严格落实。

（1）高浓度电解质制剂（包括 10％氯化钾、高浓度的氯化钠等）、肌肉松弛剂与细胞毒化药品、治疗窗窄的药物（如地高辛等）、抗肿瘤药物、胰岛素制剂等，必须单独存放，禁止与其他药品混合存放且有醒目标志。

（2）对药名、剂型或外观等相似或相近的药品，必须具有识别功能。

3）药柜的注射药、内服药与外服药须有明显标示，应严格分开放置。

4）所有用药医嘱，在转抄和执行时都应有严格执行、核对程序，且有签字证明。

5）在执行医嘱时，一定要注意药物配伍禁忌和药物的禁忌证。

药品禁忌一般包括"慎用""忌用""禁用"等几种情况，是对某些人群不适宜用某种药品的一种警示。

"慎用"：在使用本药时要小心谨慎，要细心观察用药后反应，如出现不良反应，必须立即通知医师停止使用。

"忌用"：比"慎用"更进一步，已达到不适宜使用或应避免使用的程度。标明某些人群"忌用"的药，说明该人群使用后不良反应比较明确，发生不良后果的可能性很大。比如患有白细胞减少症的患者要忌用苯唑西林，因为此药可减少白细胞。三岁以下患儿、老年人及 20 岁以下女性患者忌用甲氧氯普胺（可引起锥体外系反应：肌震颤、下肢肌肉抽颤、头向后倾、阵发性双眼向上注视、发音困难、共济失调等）。

"禁用"：是对不适宜用药的最严厉的警告，绝对禁止使用。如对青霉素有过敏反应的患者，要禁止使用青霉素药物；青光眼患者绝对禁止使用阿托品等。

临床安全用药问题，在当今医药卫生工作中已日益突出。凡是药物都有毒，要将临床安全用药真正落实到每个人的思想深处，贯穿到防病治病的行动上。对安全用药必须给予足够的重视，要客观宣传，科学对待，针对发生原因，采取有效措施，避免或减少药物不良反应的发生。

第五节　构建和谐医患关系

医患关系是医务人员与患者在医疗过程中产生的特定医治关系，是医疗人际关系中的关键。著名医史学家西格里斯曾经说过："每一个医学行动始终涉及两类当事人：医师和病员，或者更广泛地说，医学团体和社会，医学无非是这两群人之间多方面的关系。"随着时代的发展，优化医疗执业环境，构建和谐医患关系，是医院医疗服务活动的重中之重。

一、严格遵守医务人员职业道德

医务人员职业道德是医务人员应具备的思想品质，是医务人员与患者、社会及医务人员之间关系的总和，是医务人员进行医疗活动的思想和行为准则。医务人员的职业道德内容包括：医德高尚，医术求精，认真负责，廉洁行医，尊重患者，患者至上，实现救死扶伤，防病治病的神圣职责，全心全意为患者服务。

二、严格遵守医务人员的行为规范

（1）坚持"以患者为中心"的服务宗旨，救死扶伤，实行人道主义。

（2）尊重患者的人格与权利，对待患者不分民族、性别、职业、地位、经济状况，都应一视同仁，不歧视患者。

（3）礼貌热情，文明服务。仪表端庄，语言文明，态度和蔼，对患者有爱心，不使用禁语。

（4）遵守国家有关法律、法规、条例等，严格执行医院制订的各项工作流程、规章制度和医疗行为规范，不违规操作。

（5）慎言守密，对患者解释病情要通俗、耐心、亲切，避免因言语不慎造成患者不必要的误解和思想顾虑，尊重和保护患者的隐私与秘密。

（6）廉洁行医，不以医谋私。切实做到合理检查、合理用药、合理诊治。不得索要或变相索要钱物，不得给患者开具不必要或与病情无关的检查项目，不开大处方，不开单提成，不收受"红包"、回扣。

（7）互尊互学，团结协作。正确处理同行、同事间的关系。不做不利于团结的事。

（8）严谨求实，奋发进取，钻研医术，精益求精。不断更新知识，提高技术水平。

三、严格遵守医疗规范与流程

1）加强医疗告知与知情同意，增进医患之间相互了解和信任。

切实遵循"以患者为中心"医疗服务理念，多听患者的询问，在医疗过程中及时向患者告知疾病特点与检查、治疗方法、治疗效果、可能出现的不良反应等。

2）及时正确地评估患者病情。

（1）医师对接诊的每位患者都应进行病情评估。医师对门诊患者进行评估时要严格掌握标准，需要住院或留院观察而患者拒绝的，医师必须做好必要的知情告知，详细告知患者可能面临的风险，并要求患者签名。患者入院后，主管医师应对患者全面情况进行评估，包括病情轻重、急缓、营养状况等做出正确的评估，做出必要的诊断。

（2）主管医师除了对患者的病情进行正确科学的评估，还应该对患者的心理状况做出正确客观的评估，全面衡量患者的心理状况，对有可能需要做心理辅导的患者进行必要的登记并做记录，随时请心理学科医师给予必要的心理支援。

（3）患者入院后病情发生变化、重大的治疗手段的修改或者变更时，主管医师应及时向上级医师请示，必要时请示科主任或全院大会诊，再次病情评估。

3）加强患者隐私保护。

（1）患者享有不公开自己的病情、个人史、家族史、接触史、身体隐私部位、异常生理特征等个人生活秘密和自由的权利，除法律规定的情形外，未经患者同意，医院及工作人员不得泄露。

（2）医务人员在询问患者隐私时，应当态度严肃，不得嬉笑、嘲弄。医务工作人员不得强行探问与医疗无关的患者隐私。男性工作人员在对女性患者隐私部位进行检查时，必须有女性医务人员在场。

（3）患者的隐私应当在病历中详细记载，医务人员只能为诊疗护理需要进行相关信息交流，不准任何无关人员参与其病案的讨论或会诊等。

（4）凡属国家法律允许的宗教信仰和民族习惯，在不影响医院工作和秩序的情况下，医务人员要予尊重和保护，不得用任何方式议论、嘲笑、歧视和干涉。

（5）因开展医疗管理工作需要而获取患者信息，需经医务处批准后方可进行，在工作过程中注意信息保密。

（6）加强病案管理，妥善保管其病历资料。病案的借阅、复印按法律规定严格执行，不得让无关人员翻阅，更不能丢失。

（7）在科研工作中，获取患者相关信息需经医院伦理委员会批准后方可进行。

（8）在教学工作中，需征得患者同意方可进行临床带教。

（9）无论在教学、科研、临床总结等需在一定公开场合讨论患者相关资料时，如未事先征得患者的同意，必须删除能直接表明患者身份的特征性信息（如姓名、身份证号等）。

四、加强医患沟通，构建和谐关系

医患沟通是医务人员和患者及家属之间构筑的一座双向交流的桥梁。在良好的医患关系中，有效顺畅的沟通途径是处好医患关系的关键环节。医务人员应及时受理和处理患者投诉，定期收集患者对医院服务中的意见，及时改进。

构建和谐医患关系，医疗机构和医务人员是主导。医务人员需要积极努力，牢固树立忠实为群众、为患者服务的宗旨和理念，加强医患沟通，努力提高医疗服务质量，通过为患者提供温馨、细心、爱心、耐心的服务，赢得人民群众的尊重和认同，构建和谐的医患关系。

第六节　医院感染预防与控制

一、医院感染概论

（一）医院感染的基本概念

1. 医院感染的定义

医院感染（nosocomial infection）亦称医院获得性感染（hospital-acquired infection），系指在医院内发生的一切感染。即在入院时不存在，也不处于潜伏期，而是在医院内获得的感染。医院工作人员在医院内获得的感染也属医院感染。

医源性感染（healthcare-associated infection，HAI）是近年来医院感染管理工作发展的结果，是指患者的感染发生在任何开展诊疗活动的机构，如急性病综合医院、慢性病医疗机构、流动诊所、透析中心、门诊手术中心、家庭护理单位等，也包括与诊疗活动有关的感染，即发生感染不是在诊疗活动的当时，而是与诊疗活动相关的感染。因此更恰当地应该称之为诊疗相关性感染。世界卫生组织（WHO）和美国近年已有将医源性感染取代医院感染的趋势。这更能体现医院感染防控的目的和意义。

2. 医院感染的分类

根据医院感染病原体来源的不同将医院感染分为外源性感染和内源性感染。

（1）外源性感染（exogenous infection）：外源性感染又称交叉感染，是指引起患者发生医院感染的病原体来自患者身体以外的地方，如其他患者、医务人员手、医疗器械、医院环境、探视陪护人员等。患者通过直接或间接接触带菌或污染的人（其他患者、医务人员和探视陪护人员）、物（医疗器械、医院环境）、空气或飞沫而发生感染。通过采取严格的消毒隔离措施如器械的清洗消毒灭菌、医院环境的清洁消毒和干燥、隔离感染患者、与患者接触者的手卫生和医务人员的无菌操作等，大部分外源性医院感染可得到有效预防和控制。

（2）内源性感染（endogenous infection）：内源性感染又称自身感染，是指引起医院感染的病原体来自患者自身的某个部位，如来自于患者的皮肤、口咽部、肠道、呼吸道、泌尿道、生殖道等常居菌或暂居菌，即机体腔道或体表正常菌群或条件致病菌在一定的条件下发生移位或菌群数量发生改变而致患者发生感染。这类感染尽管采用了严格的消毒隔离措施，仍难免发生。随着医学科学的不断发展，大量侵入性医疗器械的广泛应用，以及大量抗菌药物的广泛应用，导致内源性感染在不断增加，也给医院感染控制带来了新的难题。

3. 医院感染的诊断

1）医院感染的诊断步骤：

（1）首先依靠临床资料、实验室检查及各种辅助检查判断是否存在感染。

（2）按医院感染诊断标准判定是否属于医院感染。

（3）流行病学调查是否有传播链。临床资料包括直接观察感染部位及患者体征和症状，或通过检查病案而得出结论；实验室检查包括病原体的直接检查、分离培养及抗原抗体的检测等；其他还包括 X 线、超声波、CT 扫描、磁共振（MRI）、内镜、组织活检和针刺抽吸物检查等。

2）医院感染的诊断原则：

（1）对有明确潜伏期的感染性疾病，自入院第一天算起，超过潜伏期后发生的感染为医院感染；潜伏期不明确者一般认为入院 2 天后发生的感染可初步判定为医院感染；本次感染与上次住院有直接关系者，亦为医院感染。

（2）由损伤产生的炎性反应或物理性、化学性刺激导致的炎症不能判为医院感染；在皮肤、黏膜的开放性伤口或分泌物细菌培养阳性，但无任何临床症状和体征者，只能认为有细菌定植，而不能判为医院感染；若在分泌物中检出 $10^5/mL$（g）细菌或脓细胞 10 个/mL（g）或其他生物病原体者可判为医院感染。

（3）一般的慢性感染性疾病在医院内急性发作，如未发现新的病原体，虽可诊断为感染病，但不能判为医院感染。当患者身体其他部位发生感染时，必须排除慢性感染迁徙性病灶的可能性，才能判为医院感染。

（4）入院时已发生感染性疾病，在住院期间从原发病损或继发性病灶检出与前不同的新病原体，包括菌株的新种、属、型，则可判为医院感染。

（5）在免疫力低下的患者中发生的医院感染，其临床表现不典型，甚至体温也未升高，有时在诊断时较困难，因此，体温及脉搏变化等不能作为是否医院感染的指标。

（6）先天性感染不属于医院感染，如胎儿在子宫内通过胎盘而感染者；新生儿经产道获得的或发生于分娩 2 天后的感染可判为医院感染。

（7）在免疫力低下的患者中可先后发生多部位或多系统的医院感染。在计算感染次数时，应分别计算。例如，肺部感染或尿路感染同时或先后发生时，应算作 2 次。

（8）任何医疗机构中工作人员的职业性感染属于医院感染。

（9）在任何卫生医疗保健机构中的探视者所获得的感染也是医院感染。

（二）医院感染暴发的调查与处理

1. 医院感染暴发的概念

（1）医院感染（healthcare associated infection）是指住院患者在医院内获得的感染，包括在住院间发生的感染和在医院内获得、出院后发生的感染；但不包括入院前已开始或入院时已处于潜伏期的感染。医院工作人员在医院内获得的感染也属于医院感染。

（2）医院感染暴发（healthcare acquired infection outbreak）是指在医疗机构或其科室的患者中，短时间内发生 3 例以上同种同源感染病例的现象。

（3）疑似医院感染暴发（suspected outbreak of healthcare acquired infection）是指在医疗机构或其科室的患者中，短时间内出现 3 例以上临床综合征相似、怀疑有共同感染源的感染病例的现象；或者 3 例以上怀疑有共同感染源或共同感染途径的感染病例的现象。

2. 医院感染暴发的报告

当某部门或医疗机构出现医院感染暴发时，应及时向医院有关领导和上级主管部门报告，卫健委（原卫生部）颁布的《医院感染管理办法》（以下简称《办法》）和《医院感染暴发报告及处置管理规范》中明确规定：

1）医疗机构经调查证实发生以下情形时，应于 12 小时内向所在地的县级地方人民政府卫生行政部门报告，并同时向所在地疾病预防控制机构报告。

（1）5 例以上疑似医院感染暴发。

（2）3 例以上医院感染暴发。

2）医院发生以下情形时，应当按照《国家突发公共卫生事件相关信息报告管理工作规范（试行）》的要求，在 2 小时内向所在地县级卫生行政部门报告，并同时向所在地疾病预防控制机构报告。

（1）10 例以上的医院感染暴发。

（2）发生特殊病原体或者新发病原体的医院感染。

（3）可能造成重大公共影响或者严重后果的医院感染。

3）医疗机构发生的医院感染属于法定传染病的，应当按照《中华人民共和国传染病防治法》和《国家突发公共卫生事件应急预案》的规定进行报告和处理。当病房出现医院感染暴发趋势时，应及时电话报告感染管理科及医院的管理部门。

医院感染暴发报告的内容包括：医院感染暴发发生的时间和地点、感染初步诊断、累计感染人数、感染者目前健康状况、感染者主要临床症候群、疑似或确认病原体、感染源、感染途径及事件原因分析、相关危险因素、主要检测结果、采取的控制措施、事件的初步结果等。

二、消毒灭菌与隔离技术

（一）消毒与灭菌

1. 概述

1）灭菌：可杀灭一切微生物（包括细菌芽孢），达到灭菌保证水平的方法。

2）高水平消毒法：可以杀灭各种微生物，对细菌芽孢杀灭达到消毒效果的方法。这类消毒方法应能杀灭一切细菌繁殖体（包括结核分枝杆菌）、病毒、真菌及其孢子和绝大多数细菌芽孢。

3）中水平消毒法：是可以杀灭和去除细菌芽孢以外的各种病原微生物的消毒方法，包括超声波、碘类消毒剂（碘附、碘酊等）、醇类、醇类和氯已定的复方，醇类和季铵盐（包括双链季铵盐）类化合物的复方、酚类等消毒剂进行消毒的方法。

4）低水平消毒法：只能杀灭细菌繁殖体（分枝杆菌除外）和亲脂病毒的化学消毒剂和通风换气、冲洗等机械除菌法。

5）高度危险性物品：这类物品是穿过皮肤或黏膜而进入无菌的组织或器官内部的器材，或与破损的组织、皮肤、黏膜密切接触的器材和用品，如手术器械和用品、穿刺针、输血器材、输液器材、注射的药物和液体、透析器、血液和血液制品、导尿管、膀胱镜、腹腔镜、脏器移植物和活体组织检查钳等。

6）中度危险性物品：与完整黏膜相接触，而不进入人体无菌组织、器官和血流，也不接触破损皮肤、破损黏膜的物品，如胃肠道内镜、气管镜、喉镜、肛表、口表、呼吸机管道、麻醉机管道、压舌板、肛门直肠压力测量导管等。

7）低度危险性物品：与完整皮肤接触而不与黏膜接触的器材，如听诊器、血压计袖带等；病床围栏、床面及床头柜、被褥等；墙面、地面、痰盂（杯）和便器等。

2. 皮肤与黏膜消毒

1）穿刺部位的皮肤消毒：

（1）用浸有碘附消毒液原液的无菌棉球或其他替代物品局部擦拭 2 遍，作用时间遵循产品的使用说明。

（2）使用碘酊原液直接涂擦皮肤表面 2 遍以上，作用时间为 1～3 分钟，待稍干后再用 70％～80％乙醇（体积分数）脱碘。

（3）使用有效含量≥2 g/L 氯已定-乙醇（70％，体积分数）溶液局部擦拭 2～3 遍，作用时间遵循产品的使用说明。

（4）使用 70％～80％（体积分数）乙醇溶液擦拭消毒 2 遍，作用时间为 3 分钟。

（5）使用复方季铵盐消毒剂原液皮肤擦拭消毒，作用时间为 3～5 分钟。

（6）其他方法、有效的皮肤消毒产品，按照新产品的使用说明书操作。

（7）消毒范围：肌肉、皮下及静脉注射、针灸部位、各种诊疗性穿刺等消毒方法主要是涂擦，以注射或穿刺部位为中心，由内向外缓慢旋转，逐步涂擦，共 2 次，消毒皮肤面积应≥5 cm×5 cm。中心静脉导管如短期中心静脉导管、PICC、植入式血管通路的消毒范围直径应＞15 cm，至少应大于敷料面积（10 cm×12 cm）。

2）手术切口部位的皮肤消毒：手术部位的皮肤应先清洁；对于器官移植手术和处于重度免疫抑制状态的患者，术前可用抗菌或抑菌皂液或 20 000 mg/L 葡萄糖酸氯已定擦拭洗净全身皮肤。

消毒方法：

（1）使用浸有碘附消毒液原液的无菌棉球或其他替代物品局部擦拭 2 遍，作用时间≥

2分钟。

（2）使用碘酊原液直接涂擦皮肤表面，等稍干后再用70％～80％乙醇（体积分数）脱碘。

（3）使用有效含量≥2 g/L氯己定-乙醇（70％，体积分数）溶液局部擦拭2～3遍，作用时间遵循产品的使用说明。

（4）其他合法、有效的手术切口皮肤消毒产品，按照产品使用说明书操作。

（5）消毒范围：应在手术野及其外扩展≥15 cm部位由内向外擦拭。

3）病原微生物污染皮肤的消毒：

（1）彻底冲洗。

（2）消毒：采用碘附原液擦拭，作用时间为3～5分钟，或用乙醇、异丙醇与氯己定配制成的消毒液等擦拭消毒，作用时间为3～5分钟。

4）黏膜、伤口创面消毒：

（1）擦拭法：①使用含有效碘1 000～2 000 mg/L的碘附擦拭，作用到规定时间。②使用有效含量≥2 g/L氯己定-乙醇（70％，体积分数）溶液局部擦拭2～3遍，作用时间遵循产品的使用说明。③采用1 000～2 000 mg/L季铵盐，作用到规定时间。

（2）冲洗法：①使用有效含量≥2 g/L氯己定水溶液冲洗或漱洗，至冲洗液或漱洗液变清为止。②采用3％（30 g/L）过氧化氢冲洗伤口、口腔含漱，作用到规定时间。③使用含有效碘500 mg/L的消毒液冲洗，作用到规定时间。

（二）医务人员手卫生

1. 术语与定义

（1）手卫生：为医务人员洗手、卫生手消毒和外科手消毒的总称。

（2）洗手：医务人员用肥皂（皂液）和流动水洗手，去除手部皮肤污垢、碎屑和部分致病菌的过程。

（3）卫生手消毒：医务人员用速干手消毒剂揉搓双手，以减少手部暂居菌的过程。

（4）外科手消毒：外科手术前医务人员用肥皂（皂液）和流动水洗手，再用手消毒剂清除或者杀灭手部暂居菌和减少常居菌的过程。使用的手消毒剂可具有持续抗菌活性。

2. 洗手与卫生手消毒

1）洗手与卫生手消毒应遵循以下原则：

（1）当手部有血液或其他体液等肉眼可见的污染时，应用肥皂（皂液）和流动水洗手。

（2）手部没有肉眼可见污染时，宜使用速干手消毒剂消毒双手代替洗手。

2）在下列情况下，医务人员应根据上述原则选择洗手或使用速干手消毒剂：

（1）直接接触每个患者前后，从同一患者身体的污染部位移动到清洁部位时。

（2）接触患者黏膜、破损皮肤或伤口前后，接触患者的血液、体液、分泌物、排泄物、伤口敷料等之后。

（3）穿脱隔离衣前后，摘手套后。

（4）进行无菌操作、接触清洁、无菌物品之前。

（5）接触患者周围环境及物品后。

（6）处理药物或配餐前。

3）医务人员在下列情况时应先洗手，然后进行卫生手消毒：

（1）接触患者的血液、体液和分泌物及被传染性致病微生物污染的物品后。

（2）直接为传染病患者进行检查、治疗、护理或处理传染患者污物之后。

4）医务人员洗手方法：

（1）在流动水下，使双手充分淋湿。

（2）取适量肥皂（皂液），均匀涂抹至整个手掌、手背、手指和指缝。

（3）认真揉搓双手至少 15 秒，应注意清洗双手所有皮肤，包括指背、指尖和指缝，具体揉搓步骤：①掌心相对，手指并拢，相互揉搓，见图 3-1（a）。②手心对于背沿指缝相互揉搓，交换进行，见图 3-1（b）。③掌心相对，双手交叉指缝相互揉搓，见图 3-1（c）。④弯曲手指使关节在另一手掌心旋转揉搓，交换进行，见图 3-1（d）。⑤右手握住左手大拇指旋转揉搓，交换进行，见图 3-1（e）。⑥将 5 个手指尖并拢放在另一手掌心旋转揉搓，交换进行，见图 3-1（f）。

（4）在流动水下彻底冲净双手，擦干，取适量护手液护肤。

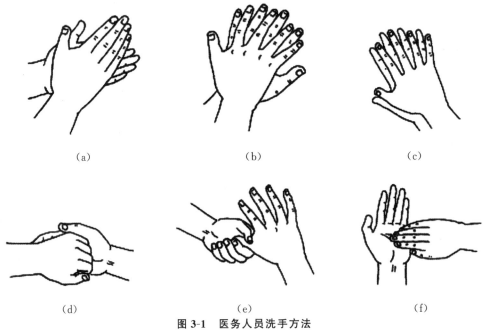

(a)　　　　　　　　　　(b)　　　　　　　　　　(c)

(d)　　　　　　　　　　(e)　　　　　　　　　　(f)

图 3-1　医务人员洗手方法

(a) 掌心相对揉搓；(b) 手指交叉，掌心对手背揉搓；(c) 手指交叉，掌心相对揉搓；(d) 弯曲手指关节在掌心揉搓；

(e) 拇指在掌中揉搓；(f) 指尖在掌心中揉搓

5）医务人员卫生手消毒应遵循以下方法：

（1）取适量的速干手消毒剂于掌心。

（2）严格按照医务人员洗手方法图 3-1（c）揉搓的步骤进行揉搓。

（3）揉搓时保证手消毒剂完全覆盖手部皮肤，直至手部干燥。

3. 外科手消毒

1）外科手消毒应遵循以下原则：

（1）先洗手，后消毒。

（2）不同患者手术之间、手套破损或手被污染时，应重新进行外科手消毒。

2）洗手方法与要求：

（1）洗手之前应先摘除手部饰物，并修剪指甲，长度应不超过指尖。

（2）取适量的清洁剂清洗双手、前臂和上臂下 1/3，并认真揉搓。

（3）清洁双手时，流动水冲洗双手、前臂和上臂下 1/3。

（4）使用干手物品擦干双手、前臂和上臂下 1/3。

3）外科手消毒方法：

（1）冲洗手消毒方法：取适量的手消毒剂涂抹至双手的每个部位、前臂和上臂下 1/3，并认真揉搓 2～6 分钟，用流动水冲净双手、前臂和上臂下 1/3，无菌巾彻底擦干。流动水应达到 GB5749 的规定。特殊情况水质达不到要求时，手术医师在戴手套前，应用醇类手消毒剂再消毒双手后戴手套。手消毒剂的取液量、揉搓时间及使用方法遵循产品的使用说明。

（2）免冲洗手消毒方法：取适量的免冲洗手消毒剂涂抹至双手的每个部位、前臂和上臂下 1/3，并认真揉搓直至消毒剂干燥。手消毒剂的取液量、揉搓时间及使用方法遵循产品的使用说明。

（3）注意事项：①不应戴假指甲，保持指甲周围组织的清洁。②在整个手消毒过程中应保持双手位于胸前并高于肘部，使水由手部流向肘部。③洗手与消毒可使用海绵、其他揉搓用品或双手相互揉搓。④术后摘除外科手套后，应用肥皂（皂液）清洁双手。⑤用后的清洁指甲用具、揉搓用品如海绵、手刷等，应放到指定的容器中；揉搓用品应每人使用后消毒或者一次性使用；清洁指甲用品应每日清洁与消毒。

（三）隔离技术

1. 概述

1）隔离：采用各种方法、技术，防止病原体从患者及携带者传播给他人的措施。

2）清洁区：进行呼吸道传染病诊治的病区中不易受到患者血液、体液和病原微生物等物质污染及传染病患者不应进入的区域。包括医务人员的值班室、卫生间、男女更衣室、浴室及储物间、配餐间等。

3）潜在污染区：进行呼吸道传染病诊治的病区中位于清洁区与污染区之间，有可能被患者血液、体液和病原微生物等物质污染的区域，包括医务人员的办公室、治疗室、护士站、患者用后的物品、医疗器械等的处理室、内走廊等。

4）污染区：进行呼吸道传染病诊治的病区中传染病患者和疑似传染病患者接受诊疗的区域，包括被其血液、体液、分泌物、排泄物污染物品暂存和处理的场所。包括病室、处置室、污物间以及患者入院、出院处理室等。

5）空气传播：带有病原微生物的微粒子（≤5 μm）通过空气流动导致的疾病传播。

6）飞沫传播：带有病原微生物的飞沫核（＞5 μm），在空气中短距离（1 m 内）移动到易感人群的口、鼻黏膜或眼结膜等导致的传播。

7）接触传播：病原体通过手、媒介物直接或间接接触导致的传播。

8）感染链：感染在医院内传播的 3 个环节，即感染源、传播途径和易感人群。

2. 不同传播途径疾病的隔离与预防

1）隔离原则：

（1）在标准预防的基础上，医院应根据疾病的传播途径（接触传播、飞沫传播、空气传播和其他途径的传播），结合本院的实际情况，制定相应的隔离与预防措施。

（2）一种疾病可能有多重传播途径时，应在标准预防的基础上，采取相应传播途径的隔离与预防。

（3）隔离病室应有隔离标志，并限制人员的出入，黄色为空气传播的隔离，粉色为飞沫传播的隔离，蓝色为接触传播的隔离。

（4）传染病患者或可疑传染病患者应安置在单人隔离房间。

（5）受条件限制的医院，同种病原体感染的患者可安置于一室。

（6）建筑布局符合 WS/T311 的规定。

2）接触传播的隔离与预防：接触经接触传播疾病如肠道感染、多重耐药菌感染、皮肤感染的患者，在标准预防的基础上，还应采用接触传播的隔离与预防。

（1）患者的隔离：①应限制患者的活动范围。②应减少转运，如需要转运时，应采取有效措施，减少对其他患者、医务人员和环境表面的污染。

（2）医务人员的防护：①接触隔离患者的血液、体液、分泌物、排泄物等物质时，应戴手套；离开隔离病室前，接触污染物品后应摘除手套，洗手和/或手消毒。手上有伤口时应戴双层手套。②进入隔离病室，从事可能污染工作服的操作时，应穿隔离衣；离开病室前，脱下隔离衣，按要求悬挂，每天更换清洗与消毒；或使用一次性隔离衣，用后按医疗废物管理要求进行处置。接触甲类传染病应按要求穿脱防护服，离开病室前，脱去防护服，防护服按医疗废物管理要求进行处置。

3）空气传播的隔离与预防：接触经空气传播的疾病，如肺结核、水痘等，在标准预防的基础上，还应采用空气传播的隔离与预防。

（1）患者的隔离：①无条件收治时，应尽快转送至有条件收治呼吸道传染病的医疗机构进行收治，并注意转运过程中医务人员的防护。②当患者病情容许时，应戴外科口罩，定期更换，并限制其活动范围。③应严格空气消毒。

（2）医务人员的防护：①应严格按照区域流程，在不同的区域，穿戴不同的防护用品，离开时按要求摘脱，并正确处理使用后物品。②进入确诊或可疑传染病患者房间时，应戴帽子、医用防护口罩；进行可能产生喷溅的诊疗操作时，应戴护目镜或防护面罩，穿防护服，当接触患者及其血液、体液、分泌物、排泄物等物质时应戴手套。③防护用品使用的具体要求，应遵循 WS/T311 的规定。

4）飞沫传播的隔离与预防：接触经飞沫传播的疾病，如百日咳、白喉、流行性感冒、病毒性腮腺炎、流行性脑脊髓膜炎等，在标准预防的基础上，还应采用飞沫传播的隔离预防。

（1）患者的隔离：①遵循 WS/T311 的要求对患者进行隔离与预防。②应减少转运，当需要转运时，医务人员应注意防护。③患者病情容许时，应戴外科口罩，并定期更换。应限制患者的活动范围。④患者之间、患者与探视者之间相隔距离在 1 m 以上，探视者应戴外科口罩。⑤加强通风，或进行空气的消毒。

（2）医务人员的防护：①应严格按照区域流程，在不同的区域，穿戴不同的防护用品，离开时按要求摘脱，并正确处理使用后物品。②与患者近距离（1m 以内）接触，应戴帽子、医用防护口罩；进行可能产生喷溅的诊疗操作时，应戴护目镜或防护面罩，穿防护服；当接触患者及其血液、体液、分泌物、排泄物等物质时应戴手套。

5）其他传播途径疾病的隔离与预防：应根据疾病的特性，采取相应的隔离与防护措施。

6）常见传染病传播途径、隔离预防要求，如表 3-1 所示。

表 3-1　常见传染病传染源、传播途径及隔离预防

疾病名称		传 染 源	传 播 途 径				隔 离 预 防						
			空气	飞沫	接触	生物媒介	口罩	帽子	手套	防护镜	隔离衣	防护服	鞋套
病毒性肝炎	甲　型戊型	潜伏期末期和急性期患者			+		±	±	+		+		
	乙　型、丙型、丁型	急性和慢性患者及病毒携带者			♯		±	±	+				
麻疹		麻疹患者	+	++	+		+	+	+		+		
流行性腮腺炎		早期患者和隐性感染者		+			+	+			+		
脊髓灰质炎		患者和病毒携带者		+	++	苍蝇蟑螂	+	+	+		+		
流行性出血热		啮齿类动物、猫、猪、狗、家兔	++		+		+	+	+	±	±		
狂犬病		患病或隐性感染的犬、猫、家畜和野兽			++		+	+	+	±	+		
伤寒、副伤寒		患者和带菌者			+		±	±	+		+		
细菌性痢疾		患者和带菌者			+			±	+		+		
霍乱		患者和带菌者			+		+	+	+		+		+
猩红热		患者和带菌者		++			+	+	+		+		
白喉		患者、恢复期或健康带菌者		++	+		+	+	+		+		
百日咳		患者		+			+	+	±		+		

续表

疾病名称		传染源	传播途径				隔离预防						
			空气	飞沫	接触	生物媒介	口罩	帽子	手套	防护镜	隔离衣	防护服	鞋套
流行性脑脊髓膜炎		流脑患者和脑膜炎双球菌携带者		++	+		+	+	+	±	+		
鼠疫	肺鼠疫	感染了鼠疫杆菌的啮齿类动物和患者		++	+	鼠蚤	+	+	+	±	+		
	腺鼠疫	感染了鼠疫杆菌的啮齿类动物和患者			+	鼠蚤	±	±	+	±	+		
炭疽		患病的食草类动物和患者			+		+	+	+	±	+		
流行性感冒		患者和隐性感染者			+	+	+	+	+	±	+		
肺结核		开放性肺结核	+	++			+	+	+	±	+		
SARS		患者		++	+		+	+	+	±	+	+	+
HIV		患者和病毒携带者							+		+		
手足口病		患者和病毒携带者			+		+	+	+	±	+		
梅毒		患者和病毒携带者											
淋病		患者和病毒携带者							+		+		
人感染高致病性禽流感		病禽、健康带毒的禽		+	+		+	+	+	±		+	+

注 1：在传播途径一列中，"＋"其中传播途径之一；"＋＋"主要传播途径。

注 2：在隔离预防一列中，"＋"应采取的防护措施；"±"工作需要可采取的防护措施。

7）常见传染病潜伏期、隔离期和观察期，如表 3-2 所示。

表 3-2 常见传染病潜伏期、隔离期和观察期

疾病名称		潜伏期		隔离时间	密切接触者观察
		常见	最短～最长		
病毒性肝炎	甲型	30 天	15～45 天	自发病日起隔离 4 周	甲、戊型，急性乙、丙型肝炎密切接触者医学观察 6 周
	乙型	70 天	30～180 天	隔离至肝功能正常，并且 HBV DNA、HCV RNA、HDV RNA 转阴	
	丙型	8 周	2～26 周		
	丁型	6～12 周	3～12 周		
	戊型	40 天	15～75 天	自发病日起隔离 4 周	

疾病名称	潜伏期		隔离时间	密切接触者观察
	常见	最短～最长		
麻疹	10 天	6～21 天	自发病日起至出疹后 5 天，伴呼吸道并发症者应延长到出诊后 10 天	医学观察 21 天
流行性腮腺炎	14～21 天	8～30 天	自发病日起至腮腺消肿为止	医学观察 21 天
脊髓灰质炎	5～14 天	3～35 天	自发病日起至少隔离 40 天，第 1 周呼吸、消化道隔离，1 周后消化道隔离至症状消失	医学观察 20 天
流行性出血热	7～14 天	4～46 天	至症状消失	—
狂犬病	1～3 月	5 天～19 年	至症状消失	—
伤寒	7～14 天	3～60 天	体温正常后 15 天或症状消失后 5 天、10 天便培养 2 次阴性	医学观察 21 天
副伤寒	8～10 天	2～15 天		
细菌性痢疾	1～4 天	数小时～7 天	症状消失后隔日一次便培养，连续 2 次阴性	医学观察 7 天
霍乱	1～3 天	数小时～7 天	症状消失后 6 天并隔日一次便培养，连续 3 次阴性	医学观察 5 天，便培养 3 次阴性并服药预防
猩红热	2～5 天	1～7 天	自治疗日起不少于 7 天，且咽拭子培养 3 次阴性	医学观察 7 天
白喉	2～4 天	1～7 天	症状消失后咽拭子培养 2 次（隔日 1 次）阴性，并至少症状消失后 7 天	医学观察 7 天
百日咳	7～10 天	2～21 天	自发病起 40 天或痉咳后 30 天	医学观察 21 天
流行性脑脊髓膜炎	2～3 天	1～10 天	症状消失后 3 天，不少于病后 7 天	医学观察 7 天
鼠疫	肺鼠疫 1～3 天	数小时～12 天	症状消失后痰培养 6 次阴性	接触者医学观察 9 天，预防接种者观察 12 天
	腺鼠疫 2～5 天	1～8 天	淋巴肿大完全消散后再观察 7 天	
炭疽	1～5 天	0.5～14 天	症状消失，溃疡愈合，分泌物或排泄物培养 2 次（间隔 5 天）阴性	医学观察 8～12 天
流行性感冒	1～3 天	数小时～4 天	体温正常 2 天或病后 7 天	医学观察 4 天

续表

疾病名称	潜伏期		隔离时间	密切接触者观察
	常见	最短~最长		
肺结核	14~70 天	隐性感染可持续终生	症状小时后连续 3 次痰培养结核菌阴性	医学观察 70 天
SARS	4~5 天	2~14 天	症状消失后 5~7 天	医学观察 14 天
HIV	2 天~10 年	数月~15 年	终身采取血液隔离	医学观察 6 个月
手足口病	2~7 天		治愈	医学观察 7 天
梅毒	2 天~3 周	10~90 天	完全治愈	医学观察 90 天，90 天内有过性接触的予以青霉素治疗
淋病	2~5 天	1~14 天	感染的新生儿、青春期前儿童隔离至有效抗生素治疗后 24 小时；成人治愈	医学观察 14 天
人感染高致病性禽流感	3~4 天	3~7 天	目前尚无传染人	医学观察 21 天

三、器械相关感染预防与控制

（一）呼吸机相关肺炎

1. 概述

呼吸机相关肺炎（ventilator-associated pneumonia，VAP）定义：气管插管或气管切开等机械通气 48 小时后或撤机拔管 48 小时内新发的肺实质感染。

2. 诊断

临床表现：①体温＞38℃或＜36℃；②外周血白细胞计数＞10×10^9/L 或＜4×10^9/L；③气管支气管内出现脓性分泌物；④胸部 X 线可见新发生的或进展性浸润阴影，需排除肺出血、急性呼吸窘迫综合征、肺不张、肺栓塞等疾病。

3. 防控措施

（1）应每天评估呼吸机及气管插管的必要性，尽早脱机或拔管。

（2）若无禁忌证应将患者头胸部抬高 30°~45°，并应协助患者翻身拍背及震动排痰。

（3）应使用有消毒作用的口腔含漱液进行口腔护理，每 6~8 小时一次。

（4）在进行与气道相关的操作时应严格遵守无菌技术操作规程。

（5）宜选择经口气管插管。

（6）应保持气管切开部位的清洁、干燥。

（7）宜使用气囊上方带侧腔的气管插管，及时清除声门下分泌物。

（8）气囊放气或拔出气管插管前应确认气囊上方的分泌物已被清除。

（9）呼吸机管路湿化液应使用无菌水。

（10）呼吸机外部管路及配件应一人一用一消毒或灭菌，长期使用者应每周更换。尽可能使用一次性管道，对可重复使用的管道必须送供应室集中清洗消毒，有效期1周；若灭菌处理，有效期半年。

（11）应每天评估镇静药使用的必要性，尽早停用。

（二）导管相关血流感染

1. 概述

导管相关血流感染（catheter related blood stream infection，CRBSI）是指带有血管内导管或者拔除血管内导管48小时内的患者出现菌血症或真菌血症，并伴有发热（＞38℃）、寒战或低血压等感染表现，除血管导管外没有其他明确的感染源。

2. 诊断

1）临床诊断：符合下述三条之一即可诊断。

（1）静脉穿刺部位有脓液排出，或有弥散性红斑（蜂窝组织炎的表现）。

（2）沿导管的皮下走行部位出现疼痛性弥散性红斑并排除理化因素所致。

（3）经血管介入性操作，发热＞38℃，局部有压痛，无其他原因可解释。

2）病原学诊断：外周静脉血培养细菌或真菌阳性；或者从导管段和外周血培养出相同种类、相同药敏结果的致病菌。

3. 感染预防要点

（1）应严格掌握中央导管留置指征，每日评估留置导管的必要性，尽早拔除导管。

（2）操作时应严格遵守无菌技术操作规程，采取最大无菌屏障。

（3）宜使用有效含量≥2 g/L 氯己定-乙醇（70％体积分数）溶液局部擦拭2～3遍进行皮肤消毒，作用时间遵循产品的使用说明。

（4）应根据患者病情尽可能使用腔数较少的导管。

（5）置管部位不宜选择股静脉。

（6）应保持穿刺点干燥，密切观察穿刺部位有无感染征象。

（7）如无感染征象时，不宜常规更换导管；不宜定期对穿刺点涂抹送微生物检测。

（8）当怀疑中央导管相关性血流感染时，如无禁忌，应立即拔管，导管尖端送微生物检测，同时送静脉血进行微生物检测。

（三）导尿管相关泌尿系统感染

1. 概述

导尿管相关泌尿系统感染（urinary tract infection of the catheter，UTI）定义：是指患者留置导尿管后，或者拔除导尿管48小时内发生的泌尿系统感染。泌尿道感染占医院感染总数的40％以上，每年约有60万例，仅次于呼吸道感染、消化道感染，居医院感染第三位，约10.9％。

2. 诊断

1) 临床诊断：患者出现尿频、尿急、尿痛等尿路刺激症状，或者有下腹触痛、肾区叩痛，伴有或不伴有发热，并且尿检白细胞男性≥5 个/高倍视野，女性≥10 个/高倍视野，插导尿管者应当结合尿培养。

2) 病原学诊断：在临床诊断的基础上，符合以下条件之一。

(1) 清洁中段尿或者导尿留取尿液（非留置导尿）培养革兰阳性球菌菌落数≥10 cfu/mL，革兰阴性杆菌菌落数≥10 cfu/mL。

(2) 耻骨联合上膀胱穿刺留取尿液培养的细菌菌落数≥10 cfu/mL。

(3) 新鲜尿液标本经离心应用相差显微镜检查，在每 30 个视野中有半数视野见到细菌。

(4) 经手术、病理学或者影像学检查，有尿路感染证据的。

患者虽然没有症状，但在 1 周内有内镜检查或导尿管置入，尿液培养革兰阳性球菌菌落数≥10 cfu/mL，革兰阴性杆菌菌落数≥10 cfu/mL，应当诊断为无症状性菌尿症。

3. 感染预防要点

(1) 应严格掌握留置导尿指征，每日评估留置导尿管的必要性，尽早拔除导尿管。

(2) 操作时应严格遵守无菌技术操作规程。

(3) 置管时间大于 3 天者，宜持续夹闭，定时开放。

(4) 应保持尿液引流系统的密闭性，不应常规进行膀胱冲洗。

(5) 应做好导尿管的日常维护，防止滑脱，保持尿道口及会阴部清洁。

(6) 应保持集尿袋低于膀胱水平，防止回流。

(7) 长期留置导尿管宜定期更换，普通导尿管 7～10 天更换，特殊类型导尿管按说明书更换。

(8) 更换导尿管时应将集尿袋同时更换。.

(9) 采集尿标本做微生物检测时应在导尿管侧面以无菌操作方法针刺抽取尿液，其他目的采集尿标本时应从集尿袋开口采集。

(四) 内镜相关感染

1. 概述

1) 病原学：由于内镜操作导致的感染，根据其病原菌来源不同分内源性感染和外源性感染。内源性感染的发生，是由于内镜操作使正常菌群进入血流或其他无菌部位所致。引起内源性感染的病原菌主要为肠球菌、表皮葡萄球菌及大肠埃希菌等。外源性感染的发生，主要由于内镜及附件被污染，造成病原体传播所致。如由于清洗、消毒灭菌失败，导致内镜及附件细菌生物膜形成，是内镜相关感染发生的重要因素。引起外源性感染的病原菌主要为铜绿假单胞菌及其他 G⁻菌、分枝杆菌、真菌、病毒等。

2) 易感因素：

(1) 内镜及附件清洗、消毒灭菌不规范由于对污染的内镜及附件清洗、消毒灭菌不规范，导致病原体传播。主要表现为清洗不彻底，残留的有机物及无机盐干扰消毒灭菌效果，细菌生物膜形成，导致消毒灭菌失败；消毒灭菌方法选择不正确或消毒剂使用方法不规范，达不到消毒灭菌效果；消毒后冲洗用水水质不合格或干燥不彻底造成内镜再污染；

自动清洗消毒机设计或使用不当等。

（2）内镜操作：当内镜操作时，易使正常菌群移位，造成正常菌群定位改变，引起内镜相关感染，腔镜手术或进行内镜治疗操作使受检部位受损，移行的正常定植菌或内镜及附件的污染病原体侵入，均可导致血流感染的发生。腔镜手术时，由于手术操作不良，则易发生手术部位感染。

（3）宿主因素：当受检者合并恶性肿瘤、糖尿病、尿毒症、肝硬化、营养不良等，机体免疫功能下降，易发生内镜相关感染。

2. 防控措施

（1）凡进入内镜室的操作人员必须穿工作服、戴工作帽及一次性手套，清洗人员还需穿防渗透围裙。操作室安装感应水龙头及干手设施，操作后脱手套，清洗双手。

（2）内镜室保持清洁卫生、空气流通，每日一次紫外线照射消毒（>30分钟/次）。

（3）内镜检查前患者须做乙肝标志物检查，乙肝、丙肝等患者需安排单独内镜检查。上、下消化道内镜检查分室进行。不同部位内镜的诊疗工作应当分室进行，上、下消化道内镜诊疗工作不能分室进行的，应当分时间段进行，不同部位内镜的清洗消毒工作的设备应当分开。

（4）操作程序严格按照《内镜清洗消毒技术操作规范》进行。

凡进入人体无菌组织、器官或经外科切口进入人体无菌腔室的内镜及附件，如腹腔镜、关节镜、脑室镜、膀胱镜、宫腔镜等，必须灭菌。适于耐受高温的内镜或部件采取压力蒸汽灭菌。不适于耐受高温的各种内镜及附件采取过氧化氢低温灭菌。

凡进入人体消化道、呼吸道等与黏膜接触的内镜，如喉镜、气管镜、支气管镜、胃镜、肠镜、乙状结肠镜、直肠镜，应当按照《消毒技术规范》的要求进行高水平消毒。2%碱性戊二醛浸泡消毒时间：胃镜、肠镜、十二指肠镜浸泡不少于10分钟；支气管镜浸泡不少于20分钟；结核杆菌、其他分枝杆菌等特殊感染患者使用后的内镜须浸泡不少于45分钟。

（5）消毒内镜每天首次使用前需在消毒液中浸泡20分钟。对每位患者检查前操作者必须更换清洁手套，实行一人一口垫一治疗巾。

（6）每日诊疗工作结束，用75%乙醇对消毒后的内镜各管道进行冲洗、干燥，储存于专用洁净柜内，镜体应悬挂，弯角固定钮应置于自由位。储柜内表面应光滑、无缝隙、便于清洁，每周用有效氯500 mg/L消毒液抹布擦拭消毒一次。

（7）每日诊疗结束后必须对吸引瓶、吸引管、清洗槽、酶洗槽、冲洗槽进行清洗消毒。对清洗机的贮罐及酒精罐，酶注洗管道及酒精注洗管每周进行清洗及消毒。

（8）建立内镜质量追溯制度，健全登记本。内镜清洗消毒登记内容应该包括就诊患者姓名、使用内镜的编号、清洗时间、消毒时间及操作人员姓名等事项。

四、多重耐药菌感染预防与控制

（一）概述

多重耐药菌（multi-drug resistent-organisms，MDROs）感染增多是抗菌药物选择压

力、耐药基因水平传播和耐药克隆菌株传播共同作用的结果，MDROs 感染患者往往病情复杂，治愈困难，需要用较高级抗菌药物进行治疗，易形成定植菌，给患者造成沉重的经济负担。而 MDROs 可通过污染的手、物品等方式进行接触传播，易造成患者之间交叉感染，影响极大。

（二）定义与传播

1. 定义与临床常见类型

多重耐药菌（multi-drug resistant organism，MDROs），主要是指对临床使用的三类或三类以上抗菌药物同时呈现耐药的细菌。多重耐药也包括泛耐药（extensive-drug resistant，XDR）和全耐药（pan-drug resistant，PDR）不是天然耐药，而是后天获得性耐药。临床常见多重耐药菌包括耐甲氧西林金黄色葡萄球菌（MRSA）、耐万古霉素肠球菌（VRE）、产超广谱 β-内酰胺酶（ESBLs）细菌、耐碳青霉烯类抗菌药物肠杆菌科细菌（CRE）〔如产Ⅰ型新德里金属 β-内酰胺酶（NDM-1）或产碳青霉烯酶（KPC）的肠杆菌科细菌〕、耐碳青霉烯类抗菌药物鲍曼不动杆菌（CR-AB）、多重耐药/泛耐药铜绿假单胞菌（MDR/PDR-PA）和多重耐药结核分枝杆菌等。

2. 细菌耐药及传播机制

细菌对抗菌药物的耐药机制：药物作用靶位改变；产生抗菌药物灭活酶，如氨基糖苷修饰酶；药物到达作用靶位量的减少，包括外膜孔蛋白通透性下降及外排泵的过度表达等。如 MASA 的耐药机制主要为携带 mecA 基因编码的青霉素结合蛋白 2a 与 β-内酰胺类抗生素的亲和力极低，而青霉素结合蛋白具有促进细菌细胞壁合成的作用，使 β-内酰胺类抗生素不能阻碍细胞壁肽聚糖层合成，从而产生耐药。VRE 对万古霉素的耐药性多数是由位于染色体或质粒上的耐药基因簇引起的。产 ESBLs 是肠杆菌科细菌对 β-内酰胺类抗生素耐药的主要机制。细菌的耐药基因在细菌间传播造成的耐药，如携带多重耐药基因的质粒在肠杆菌科细菌间传播的耐药。

医院内 MDROs 的传播源包括生物性和非生物性传播源。MDROs 感染患者及携带者是主要的生物性传播源。被 MDROs 污染的医疗器械、环境等构成非生物性传播源。传播途径呈多种形式，其中接触（包括媒介）传播是 MDROs 医院内传播的最重要途径；咳嗽能使口咽部及呼吸道的 MDROs 通过飞沫传播；空调出风口被 MDROs 污染时可发生空气传播；其他产生飞沫或气溶胶的操作也可导致 MDROs 传播风险增加。

（三）MDROs 医院感染预防与控制

目前还不能明确某单一控制措施或某特定干预措施的组合非常有效并属于所有医疗机构，这需要用更加严格的随机对照试验进行核实验证。目前使用多种干预措施成功地控制MDROs，有效的措施如下：

1. 手卫生管理

手卫生能有效切断主要接触传播途径之一的经手传播病原体，降低患者医院感染发病率。按世界卫生组织（WHO）提出的实施手卫生的 5 个时刻，医务人员在接触患者前、实施清洁/无菌操作前、接触患者后、接触患者血液/体液后及接触患者环境后均应进行手卫生。手卫生方式包括洗手和手消毒。当手部有肉眼可见的污染物时，应立即使用洗手液和流动水洗手，无可见污染物时推荐使用含醇类的速干手消毒剂进行擦手。洗手或擦手时应采用六步揉搓法，擦手时双手搓揉时间不少于 15 秒，腕部有污染时搓揉腕部，用洗手液和流动水洗手时间为 40～60 秒。同时，强调戴手套不能替代手卫生，在戴手套前和脱手套后应进行手卫生。

2. 隔离预防措施的实施

接触隔离预防措施能有效阻断 MDROs 的传播。医疗机构应按《医院隔离技术规范》要求做好接触隔离。

MDROs 感染/定植患者安置应尽量单间安置 MDROs 感染/定植患者。无单间时，可将相同 MDROs 感染/定植患者安置在同一房间。不应将 MDROs 感染/定植患者与留置各种管道、有开放伤口或免疫功能低下的患者安置在同一房间。主动筛查发现的 MDROs 定植患者也应采取有效隔离措施。隔离房间或隔离区域应有隔离标识，并有注意事项提示。

隔离预防措施隔离房间诊疗用品应专人专用。医务人员对患者实施诊疗护理操作时应采取标准预防，进出隔离房间、接触患者前后应执行手卫生。当执行有产生飞沫的操作时，在有烧伤创面污染的环境工作时，或接触分泌物、压疮、引流伤口、粪便等排泄物及造瘘管、造瘘袋时，应使用手套和隔离衣。MDROs 感染患者、定植者的隔离期限尚不确定，原则上应隔离至 MDROs 感染临床症状好转或治愈，如为耐万古霉素金黄色葡萄球菌感染，还需连续两次培养阴性。

3. 环境和设备清洁消毒的落实

环境和设备清洁消毒原则：医疗机构应按《医疗机构消毒技术规范》要求加强 MDROs 感染/定植患者诊疗环境的清洁、消毒工作，尤其是高频接触的物体表面。遵循先清洁，再消毒原则；当受到患者的血液、体液等污染时，应先去除污染物，再清洁与消毒。感染/定植 MDROs 患者使用的低度危险医疗器械尽量专用，并及时消毒处理。轮椅、车床、担架、床旁心电图机等不能专人专用的医疗器械、器具及物品，须在每次使用后擦拭消毒。擦拭布巾、拖把、地巾宜集中处理；不能集中处置的，也应每天进行清洗消毒，干燥保存。MDROs 感染/定植患者诊疗过程中产生的医疗废物，应按照医疗废物管理有关规定进行处置；患者出院或转往其他科室后，应执行终末消毒。环境表面检出 MDROs 时，应增加清洁和消毒频率。

暴发医院感染控制：对于 MDROs 导致的医院感染，医疗机构或其科室的患者中，短时间内分离到 3 株及以上的同种 MDROs，且药敏试验结果完全相同，可认为是疑似 MDROs 感染暴发；3 例及以上患者分离的 MDROs，经分子生物学检测基因型相同，可认为暴发。

暴发调查：初步调查步骤包括初步评价、初步调查。在暴发原因尚未明确之前，可根据临床诊断及初步评价的结果，凭经验针对可能的传播途径采取措施。在暴发原因及传播方式的假设提出后，应采取有针对性的措施，评价其效果，并据此直接检验初步假设是否正确。深入调查的方法有病例对照研究、队列研究、干预试验、实验室检测等。医院感染暴发原因的假设最后均须通过干预措施的效果进行验证。

暴发处置：识别感染和定植者至关重要。除常规临床标本检测发现 MDROs 感染者外，主动筛查是防范 MDROs 医院内传播、降低易感人群医院感染风险和改善预后的重要预防措施之一。防止医务人员传播 MDROs 的措施包括手卫生及穿戴隔离衣、手套和面罩等措施的应用。减少环境污染，可选择终末清洁、消毒，使用专用设备和分组医疗护理等。在 ICU，建议将相同 MDROs 感染/定植患者安置在一个相对独立的空间，与其他患者分开；护理人员也应独立轮班，实施分组护理。当 MDROs 感染暴发且采取常规措施仍难以控制时，可以考虑暂时关闭病房（区）。只有将病房（区）彻底关闭后才能对仪器、设备彻底消毒；同时对环境进行清洁消毒，对所有可能有 MDROs 污染的设备进行全面清洗、维护。发生 MDROs 医院感染暴发或疑似医院感染暴发时，按《医院感染暴发报告及处理管理规范》的要求及时、准确报告。

特殊防控措施：其他特殊防控措施包括去定植，可采用含氯己定的制剂进行擦浴；若鼻腔定植 MRSA，可使用黏膜用莫匹罗星去定植；对于其他部位，目前尚无有效去定植措施。去定植常在主动筛查之后进行。有报道，使用过氧化氢蒸汽发生器进行熏蒸，能有效阻断耐碳青霉烯类不动杆菌属细菌在环境中的传播。

4. 抗菌药物合理应用与管理

抗菌药物选择性压力是细菌产生耐药性的主要原因，合理、谨慎地使用抗菌药物可以减轻抗菌药物选择性压力，延缓和减少 MDROs 的产生。

（1）严格掌握应用指征。根据患者的症状、体征及血/尿常规等实验室检查结果，初步诊断为细菌性感染者；以及经病原学检查，确诊为细菌性感染者，方有指征应用抗菌药物。由真菌、结核分枝杆菌、非结核分枝杆菌、支原体、衣原体、螺旋体、立克次体及部分原虫等病原微生物所致的感染亦有指征应用抗菌药物。缺乏细菌及上述病原微生物感染的证据、诊断不能成立者及病毒性感染者均无指征应用抗菌药物。

（2）尽早实施目标性治疗。尽量在抗菌治疗前及时留取相应合格标本送病原学检测，尽早查明感染源，争取目标性抗菌治疗。在获知病原学检测结果前或无法获取标本时，可根据患者个体情况、病情严重程度、抗菌药物用药史等分析可能的病原体，并结合当地细菌耐药性监测数据，及时开始经验性抗菌治疗。获知病原学检测结果后，结合临床情况和患者治疗反应，调整给药方案，进行目标性治疗。

（3）正确解读临床微生物检查结果。对于细菌培养结果，须综合标本采集部位和采集方法、菌种及其耐药性，以及抗菌治疗反应等鉴别感染菌和定植菌。由于细菌耐药监测数据可能高于临床实际情况，须遵循以循证医学证据为基础的感染诊治指南，结合患者实际情况做出客观分析，合理选择抗菌药物治疗方案，减少广谱抗菌药物的应用或联合使用抗菌药物。

（4）结合药物 PK/PD 特点选择合适的抗菌药物。根据抗菌谱、抗菌活性、药物经济学及药物 PK/PD 特点等，合理选择抗菌药物品种、剂量、给药间隔、给药途径及疗程。优先选择窄谱、高效、价廉的抗菌药物，避免无指征联合用药和局部用药，尽量减少不必要的静脉输注抗菌药物。

（5）规范预防用药。严格掌握预防性使用抗菌药物指征和围手术期预防应用抗菌药物的指征。

五、手术部位感染和术后肺炎的预防与控制

(一) 手术部位感染的预防与控制

1. 概述

外科手术切口感染是医院内常见的感染。切口感染又分为切口浅部组织感染、切口深部组织感染和器官/腔隙感染。

2. 诊断

1) 切口浅部组织感染。手术后 30 天以内发生的仅累及切口皮肤或者皮下组织的感染，并符合下列条件之一：

(1) 切口浅部组织有化脓性液体。

(2) 从切口浅部组织的液体或者组织中培养出病原体。

(3) 具有感染的症状或体征，包括局部发红、肿胀、发热、疼痛和触痛，外科医师开放的切口浅层组织。

下列情形不属于切口浅部组织感染：

(1) 针眼处脓点 (仅限于缝线通过处的轻微炎症和少许分泌物)。

(2) 外阴切开术或包皮环切术部位或肛门周围手术部位感染。

(3) 感染的烧伤创面，以及溶痂的 Ⅱ、Ⅲ 度烧伤创面。

2) 切口深部组织感染。无植入物者手术后 30 天以内、有植入物者手术后 1 年以内发生的累及深部软组织 (如筋膜和肌层) 的感染，并符合下列条件之一：

(1) 从切口深部引流或穿刺出脓液，但脓液不是来自器官/腔隙部分。

(2) 切口深部组织自行裂开或者由外科医师开放的切口。同时，患者具有感染的症状或体征，包括局部发热、肿胀及疼痛。

(3) 经直接检查、再次手术探查、病理学或者影像学检查，发现切口深部组织脓肿或其他感染证据。

同时累及切口浅部组织和深部组织的感染归为切口深部组织感染；经切口引流所致器官/腔隙感染，无须再次手术归为深部组织感染。

3) 器官/腔隙感染。无植入物者手术后 30 天以内、有植入物者手术后 1 年以内发生的累及术中解剖部位 (如器官或者腔隙) 的感染，并符合下列条件之一：

(1) 器官或者腔隙穿刺引流或穿刺出脓液。

(2) 从器官或者腔隙的分泌物或组织中培养分离出致病菌。

(3) 经直接检查、再次手术、病理学或者影像学检查，发现器官或腔隙脓肿或其他器官或腔隙感染的证据。

3. 预防

1) 手术前的预防：

(1) 尽量缩短患者术前住院时间。

(2) 有效控制糖尿病患者的血糖水平。

（3）正确准备手术部位皮肤，彻底清除手术切口部位和周围皮肤的污染。

（4）消毒前要彻底清除手术切口和周围皮肤的污染，采用卫生行政部门批准的合适的消毒剂以适当的方式消毒手术部位皮肤，皮肤消毒范围应当符合手术要求，如需延长切口、做新切口或放置引流时，应当扩大消毒范围。

（5）如需预防用抗菌药物时，手术患者皮肤切开前30～120分钟内或麻醉诱导期给予合理种类和合理剂量的抗菌药物。需要做肠道准备的患者，还需术前一天分次、足剂量给予非吸收性口服抗菌药物。

（6）有明显皮肤感染或者患感冒、流感等呼吸道疾病，以及携带或感染多重耐药菌的医务人员，在未治愈前不应参加手术。

（7）手术人员要严格按照《医务人员手卫生规范》进行外科手消毒。

（8）重视术前患者的抵抗力，纠正水电解质的不平衡、贫血、低蛋白血症等。

2）手术中的预防：

（1）保证手术室门关闭，尽量保持手术室正压通气，环境表面清洁，最大限度地减少人员数量和流动。

（2）保证使用的手术器械、器具及物品等达到灭菌水平。

（3）手术中医务人员要严格遵循无菌技术原则和手卫生规范。

（4）若手术时间超过3小时，或者手术时间长于所用抗菌药物半衰期的，或者失血量大于1 500 mL的，手术中应当对患者追加合理剂量的抗菌药物。

（5）手术人员尽量轻柔地接触组织，保持有效地止血，最大限度地减少组织损伤，彻底去除手术部位的坏死组织，避免形成空腔。

（6）术中保持患者体温正常，防止低体温。需要局部降温的特殊手术执行具体专业要求。

（7）冲洗手术部位时，应当使用温度为37℃的无菌生理盐水等液体。

（8）对于需要引流的手术切口，术中应当首选密闭负压引流，并尽量选择远离手术切口、位置合适的部位进行置管引流，确保引流充分。

3）手术后的预防：

（1）医务人员接触患者手术部位或更换手术切口敷料前后应进行手卫生。

（2）为患者更换切口敷料时，要严格遵守无菌技术操作原则及换药流程。

（3）术后保持引流通畅，根据病情尽早为患者拔除引流管。

（4）外科医师、护士要定时观察患者手术部位切口情况，出现分泌物时应当进行微生物培养，结合微生物报告及患者手术情况，对外科手术部位感染及时诊断、治疗和监测。

（二）术后肺炎的预防与控制

1. 概述

手术后肺炎（post operative pneumonia，POP）是医院获得性肺炎的重要组成部分，是外科手术后常见的并发症之一。

2. 诊断

POP是指住院患者在手术24小时以后至术后2周内由细菌、真菌等病原体引起的各种类型的肺实质性炎症。术后先出现呼吸衰竭等并发症而予气管插管，然后才发生肺炎者，不属于 POP。在临床工作中，考虑到可操作性和业界应用的广泛程度，我们建议采用美国疾病预防和控制中心的 POP 定义，符合下列两项标准之一的术后患者可以诊断为 POP：

（1）胸部体检发现啰音或叩诊浊音，且具备下列任何一项者：①新近出现脓痰或痰液性质发生改变；②血液培养分离出微生物；③从气管内吸出液、支气管刷检或活检标本中分离出病原体。

（2）胸部 X 线检查提示有新近出现的或者呈进行性发展的肺浸润、实变、空洞、胸腔积液，且具备下列任何一项者：①新近出现脓痰或痰液性质发生改变；②血液培养分离出微生物；③从气管内吸出液、支气管刷检或活检标本中分离出病原体；④分离到病毒或呼吸道分泌物中检测到病毒抗原；⑤病原体的单抗滴度（IgM）达到诊断级水平或配对血清样本（IgG）增高 4 倍；⑥肺炎的组织病理学证据。

3. 预防

总的原则：降低患者的易感性，消灭或控制感染来源，尽可能切断感染途径。

（1）术前准备：积极改善基础疾病状况。

（2）术后器械与环境消毒：术后使用的器械应有效消毒。并注意术后病房尤其是 ICU 病房空气、地面等的消毒。

（3）防止口咽部及胃腔病菌定植与误吸。

（4）促进排痰。

（5）积极控制影响患者全身抵抗力的基础疾病。

（6）术后严格按照抗生素指征用药，既要有效控制感染，又要防止滥用。

六、医务人员的职业暴露与防护

（一）医务人员职业防护的基本原则

1. 标准预防

由于"普遍预防"和"体内物质隔离法"不能预防经飞沫传播性疾病，而且"普遍预防"也不能防止非血源性传播疾病，1996 年 1 月，美国医院感染控制行动指导委员会推出"标准预防"。标准预防（standard precaution）着重强调了医务人员医院感染的职业防护。

1）标准预防的概念：

（1）将所有患者的血液、体液、分泌物、排泄物均视为有传染性，须进行隔离预防。

（2）强调防止疾病从患者传染至医务人员，也强调防止疾病从医务人员传染至患者和从患者传至医务人员再传至患者的双向防护。

（3）降低医务人员与患者、患者与患者之间交叉感染的危险性。

2）标准预防的措施：进行有可能接触患者血液、体液的诊疗、护理、清洁等工作时应戴手套，操作完毕，脱去手套后立即洗手或进行卫生手消毒。

在诊疗、护理操作过程中，有可能发生血液、体液飞溅到面部时，应戴医用外科口罩、防护眼镜或防护面罩；有可能发生血液、体液大面积飞溅或污染身体时，应穿戴具有防渗透性能的隔离衣或围裙。

在进行侵袭性诊疗、护理操作过程中，如在置入导管、经椎管穿刺等时，应戴医用外科口罩等医用防护用品，并保证光线充足。

接触患者黏膜或破损的皮肤时应戴无菌手套。

使用后针头不应回套针帽，确需回帽应单手操作或使用器械辅助；不应用手直接接触污染的针头、刀片等锐器。废弃的锐器应直接放入耐刺、防渗漏的专用锐器盒中；重复使用的锐器，应放在防刺的容器内密闭运输和处理。

有呼吸道症状（如咳嗽、鼻塞、流涕等）的患者、探视者、医务人员等应采取呼吸道卫生（咳嗽礼仪）相关感染控制措施。

被上述物质污染的医疗用品和仪器设备应及时进行处理，以防止病原微生物在医务人员、患者、探视者与环境之间传播。对于需重复使用的医疗仪器设备应确保在下一患者使用之前清洁干净和消毒灭菌。

医务人员在进行各项医疗操作、清洁及环境表面消毒时，应严格遵守各项操作规程。

污染的物品应及时处理，避免接触患者的皮肤与黏膜，以防污染其他物品，引起微生物传播。

2. 额外（基于传播途径）预防

在确保标准预防的同时，应采取额外预防的措施，额外预防措施包括经空气传播疾病的预防、经飞沫传播疾病的预防、经接触传播疾病的预防。

1）经空气传播疾病的预防：空气传播是指病原微生物经由悬浮在空气中的微粒（≤5 μm时），在空气中播散，此时可发生空气传播。这种微粒能在空气中悬浮较长时间，并可随气流漂浮到较远处。通过这种方式传播的疾病包括开放性/活动性肺结核病、水痘等。

接触空气传播疾病，如肺结核、水痘、麻疹等，医务人员对经空气传播疾病的预防除标准预防外，还应使用呼吸道保护装置，同时应实施空气隔离与预防，包括：①无条件收治患者时，应尽快转送至有条件收治传染病的医院，转送过程中应注意医务人员的防护；②设立隔离室，隔离室应有隔离标志，限制患者离开隔离室，只有在十分必要下才允许离开隔离室，患者离开隔离室时，接送的医务人员需佩戴医用防护口罩；③患者或可疑传染病患者应安置在单人隔离间；④严格空气消毒；⑤医务人员严格按照区域流程，在不同区域穿戴不同的防护用品；⑥医务人员进入已诊断或怀疑为开放性肺结核或水痘等传染病隔离房间时均应采取二级防护或三级防护。

2）经飞沫传播疾病的预防：通过飞沫传播的疾病包括百日咳、白喉、流行性感冒、病毒性腮腺炎、流行性脑脊髓膜炎等。通常情况下，当医务人员的鼻和口腔黏膜或球结膜与大的飞沫颗粒（>5 μm）充分接触时易发生飞沫传播。飞沫传播多发生于医务人员与被感染的患者近距离接触（谈话、咳嗽、打喷嚏）或进行雾化吸入、吸痰等操作时。

经飞沫传播疾病的防护除实施标准预防外，同时应实施飞沫隔离预防措施，包括：①建立隔离室，将患者置于单独的房间或同一房间内安置相同疾病感染的患者。限制患者的活动范围；②尽量减少转运，若必须转运时，医务人员应注意自我防护；③加强通风或室内空气消毒；④加强医务人员的防护，严格按照区域流程，穿戴不同的防护用品；⑤医务人员与患者近距离（1 m内）进行诊疗操作时，应戴帽子、医用防护口罩，进行可能产生喷溅的诊断操作时，应戴护目镜或防护面罩，穿隔离衣/防护服，当接触患者血液、体液、分泌物和排泄物等物质时，应戴手套。

3）经接触传播疾病的预防：接触传播指通过接触而传播的疾病，如肠道感染、多重耐药菌感染、皮肤感染等。接触传播是医院感染主要而常见的传播途径，一般包括直接接触传播和间接接触传播。预防措施除了实施标准预防外，还应实施接触隔离预防。具体措施包括：①建立隔离室；②严格实施手卫生；③医务人员进入隔离病房从事可能污染工作服的操作时，应穿隔离衣或使用一次性隔离衣；④限制患者离开隔离室，尽量减少转运，若必须转运患者时，患者及运送人员都要采取相应的措施，以防传染和扩散；⑤被患者血液、体液、分泌物、排泄物污染的复用器械，应及时清洗干净和消毒灭菌；⑥接触患者的血液、体液、分泌物、排泄物等，医务人员应戴手套，离开隔离病房前，接触传染病物品后应摘手套、洗手和手消毒，若手上有伤口时，应戴双层手套；⑦接触甲类传染病应按要求穿脱防护服，离开病室前，脱去防护服，防护服按照医疗废物管理要求进行处置。

（二）医务人员的一般预防措施

1. 预防接种

人工免疫能提高人体的免疫水平，预防感染性疾病的发生与流行。医务人员因工作的特殊性，如常因注射被针头刺伤皮肤、吸入具有感染性的气溶胶或直接接触了传染物质等而被感染。从临床角度看，增强医务人员的免疫力是十分重要的，进行免疫接种预防是解决这一问题的重要手段。

（1）人工主动免疫：是指以免疫原物质接种人体，使人体产生特异性免疫。免疫原物质包括处理过的病原体或提炼成分及类毒素。其制剂可分为活菌（疫）苗、死菌（疫）苗、类毒素。①活菌（疫）苗由免疫原性强而毒力弱的活菌（病毒或立克次体）株制成，如结核、鼠疫、布鲁菌活菌苗、脊髓灰质炎、流感、麻疹活疫苗。②死菌（疫）苗：将免疫性强的活细菌（病毒）灭活制成。如流行性脑膜炎奈瑟菌多糖体菌苗，其免疫效果较一般菌苗好。③类毒素：是将细菌毒素加甲醛去毒，成为无毒而又保留免疫原性的制剂，如白喉、破伤风类毒素等。

（2）人工被动免疫：以含抗体的血清或其制剂接种人体，使人体获得现成的抗体而受到保护。①免疫血清：用毒素免疫动物取得的含特异性抗体的血清称抗毒素。提出的丙种球蛋白有效免疫成分称精制抗毒素，含异种蛋白少，可减少人体的过敏反应，免疫血清主要用于治疗，也可以用于预防。②免疫球蛋白（丙种球蛋白及胎盘球蛋白）：由人血液或胎盘提取的丙种球蛋白制成。可作为麻疹、甲型肝炎易感者接触的预防，但不能预防所有传染病。

（3）被动自动免疫：只是在有疫情时用于保护婴幼儿及体弱接触者的一种免疫方法，但只能用于少数传染病如白喉。

2. 计划免疫

是根据传染病疫情监测的结果和人群免疫水平的分析，按照科学的免疫程序，有计划地使用疫苗对特定人群进行预防接种，最终达到控制和消灭传染病的目的。目前除传统的减毒活疫苗、灭活全菌苗外，可利用基因重组技术发展重组蛋白、复合疫苗等。

3. 医务人员免疫接种方案

医务人员免疫接种包括应接种和特殊情况下的免疫接种方案，常见的免疫接种疫苗有：乙型肝炎重组型疫苗、麻疹活疫苗、流感疫苗、流行性腮腺炎活疫苗、风疹病毒活疫苗、水痘-带状疱疹活疫苗等。

（三）不同传播途径疾病医务人员的防护

医务人员由于职业的关系，经常接触各类患者，包括传染性疾病和其他感染的患者，在进行侵入性操作过程中，也很难完全避免造成伤害。因此说医务人员是医院感染的易感人群，同时也会把感染传播给患者和其他医务人员，起到媒介作用。做好医务人员医院感染的预防与控制工作，对医务人员和患者具有双重的保护作用，无论经何种传播途径传播的疾病，医务人员的防护必须坚持和遵循标准预防原则。下面就医务人员应如何防护经呼吸道传播、经消化道传播、经接触传播、经血源性传播的疾病予以介绍。

1. 经呼吸道传播疾病的预防

经呼吸道传播的疾病有肺结核、SARS、支原体肺炎、衣原体肺炎、嗜肺军团菌肺炎、流感、肺炭疽、麻疹、呼吸道合胞病毒、流行性脑脊髓膜炎、白喉、百日咳、流行性腮腺炎、风疹等。

接触经空气传播的疾病，如肺结核、水痘等，在标准预防的基础上，还应采用空气传播的隔离与预防。具体预防控制措施如前述经空气传播疾病的预防。

接触经飞沫传播的疾病，如百日咳、白喉、流行性感冒、病毒性腮腺炎、流行性脑脊髓膜炎等，在标准预防的基础上，还应采用如前述飞沫传播的隔离预防。

2. 经消化道传播疾病的预防

经消化道传播的疾病有甲型肝炎（hepatitis A virus，HAV）、戊型肝炎（hepatitis E virus，HEV）、幽门螺杆菌、霍乱弧菌、志贺菌、沙门菌、轮状病毒及大肠埃希菌感染等。其传播途径：①经水传播；②经食物传播；③经接触传播；④经昆虫传播。

医务人员预防控制措施：①早期发现患者和病原携带者，及时进行隔离（单间隔离或同种病原体感染同住一室）治疗；②对与肠道传染病密切接触者，可采取医学观察、留验、检疫、给予预防接种和药物预防；③注意手卫生，接触患者的血液、体液、分泌物、排泄物等物质时，应戴手套，摘手套后洗手和手消毒；④进入隔离病室，从事可能污染工作服的操作时，应穿隔离衣，按要求悬挂，每天更换清洗与消毒；或使用一次性隔离衣，用后按照医疗废物管理要求进行处置；⑤接触甲类传染病应按要求穿脱防护服，离开病室前，脱去防护服，防护服按照医疗废物管理要求进行处置；⑥医务人员保护性措施包括应加强锻炼、增强体质，有良好的生活习惯，增强抗病防病的能力；进行主动免疫（接种疫苗、菌苗等），使机体产生特异性免疫；或进行被动免疫（如注射人血丙种球蛋白），使机体获得免疫力。

如果患者的血液、体液等不慎溅洒于皮肤或黏膜，处理方法同以上所述：经呼吸道传播疾病的预防。

3. 经接触传播疾病的预防

经接触传播的疾病有巨细胞病毒感染、疱疹病毒感染、多重耐药细菌如耐甲氧西林金黄色葡萄球菌感染等。医务人员预防控制措施如前述经接触传播疾病的预防。

4. 经血源性传播疾病的预防

经血源性传播的疾病主要有乙型肝炎病毒（HBV）、丙型肝炎病毒（HCV）、艾滋病病毒（HIV）、丁型肝炎病毒（hepatitis D virus，HDV）、庚型肝炎病毒（hepatitis G virus/GB virus C，HGV）、EB 病毒感染和传染性单核细胞增多症等。其中最危险的 3 种病原体为 HIV、HBV 和 HCV。感染途径主要为：①医务人员通过医疗操作，经血与血的接触传给患者或患者传给医务人员；②医务人员被污染的针头或锐器刺伤，病原体进入血液而感染，临床多见于医护人员，尤以护士为多。血源性感染的高危人群为血液透析、器官移植、外科手术、口腔科、内镜、实验室等医务人员。

1) 医务人员保护措施：①当皮肤与血液、体液、组织液、黏膜、血制品等直接接触时，应戴手套；②当存在血液和体液飞溅、泼溅和喷溅至眼、口和其他黏膜时，应戴防护性眼罩和口罩；③在接触患者前后应洗手；④正确处理锐器；⑤不要将针头重新戴帽、折断或进行其他人工操作；⑥禁止在可能存在血液暴露的工作场所进食及吸烟或其他；⑦不得将食物和饮料存放在放置感染性材料的冰箱内；⑧凡与血液或感染性物质接触后的所有设备、环境和物体表面均应消毒；⑨离心或处理血液时如存在溅泼、飞溅或产生气溶胶危险时，应在有防护的区域内进行；⑩个人防护设施在离开工作场所时应立即除去，将所有的污染物放在特定的区域进行清洗、去污和其他处理。

2) 医务人员发生职业暴露后处理流程：发生血源性传播疾病职业暴露后，应立即实施以下局部处理措施（在发生科室完成）：①用肥皂液和流动水清洗被污染的皮肤，用生理盐水冲洗被污染的黏膜；②如有伤口，应当由近心段向远心段轻轻挤压，避免挤压伤口局部，尽可能挤出损伤处的血液，再用肥皂水和流动水进行冲洗；③受伤部位的伤口冲洗后，应当用消毒液，如用 70%乙醇溶液或 0.5%聚维酮碘溶液进行消毒，并包扎伤口，被接触的黏膜，应当反复用生理盐水冲洗干净；④追踪血清学病毒抗原、抗体检测；⑤立即向科室医院感染管理小组报告→填写医务人员职业暴露卡、医务人员职业暴露情况登记表→报告相关部门→到感染性疾病科就诊、随访和咨询。

3) 医务人员中 3 种最危险病原体职业暴露与职业防护。

(1) HIV 的暴露与防护：2000 年美国 CDC 资料显示，已有 57 名医务人员被确诊感染了 HIV，其中护士 24 名，由皮肤刺伤造成的感染 48 名，占 84.2%，职业性暴露通过表皮损伤引起血液传播 HIV 的危险性为 0.2%～0.5%。我国虽无职业暴露感染 HIV 的报道，但暴露屡有发生。由于从 HIV 抗体检测到报告需要一定的时间，所以在明确诊断前，可能医务人员已与患者的血液、分泌物等接触。若医务人员在工作中，不重视标准预防和自身防护，执行不规范的医疗操作行为和不良个人习惯是造成职业暴露感染 HIV 的危险行为。感染大多与医务人员被沾染了 AIDS 患者血的空心针头刺伤皮肤有关，其次为被沾染患者血液的设备所刺伤。被利器刺伤后获得 HIV 的风险通常＜0.5%。对可能暴露于 HIV 患者血液、体液的医务人员，为了降低 HIV 传播的风险，必须接受相关预防知识与预防措施的培训，最主要的是坚持标准预防，安全使用器械，减少利器的暴露。对已发生暴露的医务人员，其局部处理措施应按照《血源性病原体职业接触防护导则》（中华人民共和国国家职业卫生标准 GBZ/T213－2008）实施，及时进行血清学监测和预防性用药。现已证实使用抗病毒转录暴露后预防措施（post-exposure prophylaxis，PEP），可降低沾染 HIV 针头刺伤后感染 HIV 的危险性。一项来自多国病例对照研究表明，PEP 使用齐多夫定（zidovudine，ZDV）可降低感染危险性超过 80％。

（2）HBV 的暴露与防护：HBV 有很高的传染性，能够传播 HBV 的机体物质有血液和血液制品、唾液、脑脊液、腹腔积液、胸腔积液、心包液、滑膜液、羊水、精液、阴道分泌物和其他含有血液的体液等。医务人员被 HBsAg 阳性患者用过的针刺伤皮肤后，在缺乏暴露后预防措施的情况下，HBV 感染的危险性为 30％，发展成急性乙型肝炎的危险性为 5％。大量的研究表明，实验室、血库和透析的工作人员中 HBV 感染率较高，其次为护士、口腔科医师、外科医师和急诊抢救人员等。

接种乙肝疫苗是预防 HBV 感染最有效的预防措施，有效率为 90％～99％，该疫苗同时亦对丁肝有保护作用。建议乙肝表面抗原阴性的所有医务人员都要全程接种乙肝疫苗。如果已知暴露来源于 HBsAg 阳性的患者，应在 24 小时内给予乙型肝炎免疫球蛋白（HBIg）注射。同时首次接种乙肝疫苗。随后在 1 个月和 6 个月后再次接种疫苗。

（3）HCV 的暴露与防护：职业性血液暴露后 HCV 的平均感染率介于 HIV 和 HBV 之间，HCV 主要经血液传播，也可经性传播，但不常发生。国际上一项对感染职业性危险因素调查发现，以前的刺伤史是唯一与感染有关的独立因素。对丙型肝炎的暴露，目前尚未建立有效的预防措施。医务人员应于暴露后 4～6 个月进行抗 HCV、谷丙转氨酶（alanine aminotransferase，ALT）检查，也可适当延长期限或追踪检查的次数。至于暴露后是否早期应用干扰素，目前尚无科学证据证实有益。

（四）针刺伤、锐器伤的预防与处理

针刺伤与锐器伤是一种皮肤深部的足以使受害者出血的意外伤害。与锐器刺伤、针刺伤有关的操作：①将用过的锐器或注射器进行分离、浸泡和清洗时；②将针套套回针头时；③将血液或体液从一个容器转到另一个容器时；④将针头遗弃在不耐刺的容器中；⑤用注射器后未及时处理针头。

锐器伤与针刺伤的预防原则：①无论使用与否均按损伤性废物处理；②禁止手持针等锐器随意走动；③禁止将针等锐器物徒手传递；④禁止针等锐器物回帽；⑤使用者必须将用后的针等锐器物放入防水耐刺的专用利器收集盒内。

锐器伤与针刺伤的处理措施：①被血液、体液污染的针头刺伤后，如有伤口，应当由近心段向远心段轻轻挤压，避免挤压伤口局部，尽可能挤出损伤处的血液，再用肥皂水和流动水进行冲洗。②受伤部位的伤口冲洗后，应当用消毒液，如用 70％乙醇溶液或者 0.5％聚维酮碘溶液进行消毒，并包扎伤口，被接触的黏膜，应当反复用生理盐水冲洗干净。③可疑暴露于 HBV 感染的血液、体液时，视伤者的情况采取注射乙肝高价免疫球蛋白和/或乙肝疫苗。④可疑暴露于 HCV 感染的血液、体液时，尽快于暴露后做 HCV 抗体检查，有些专家建议暴露 4～6 周后检测 HCV 的 RNA。⑤可疑暴露于 HIV 感染的血液、体液时，短时间内口服抗病毒药，尽快于暴露后检测 HIV 抗体，然后行周期性复查（如 6 周、12 周、6 个月等）。在跟踪期间，特别是在最初的 6～12 周，绝大部分感染者会出现

症状，因此在此期间必须注意不要献血、捐赠器官及母乳喂养，过性生活时要用避孕套。⑥立即向科室医院感染管理小组报告→填写医务人员职业暴露卡、医务人员职业暴露情况登记表→报告相关部门→到感染性疾病科就诊、随访和咨询。

第七节　新形势下医疗纠纷与防范

一、医疗风险的预警和处置

（一）医疗风险点的认定

（1）告病危患者、疑难患者、住院时间超过 30 天患者、高额住院费及欠费患者等特殊患者。

（2）发生医疗安全不良事件、非正常二次手术及重大手术（事项）报备的住院患者。

（3）申请全院大会诊的住院患者。

（4）开展高风险的医疗技术项目或新技术新业务的科室，医疗纠纷及医疗缺陷明显增多的科室。

（5）容易发生医疗差错、纠纷的重点诊疗流程和环节。

（二）风险预警及处置流程

科室医疗质量控制小组应在科主任和医疗副主任的领导下全面负责住院患者医疗风险预防、评估、处置、缺陷整改等工作。科主任及医疗副主任是本科室医疗风险预警与处置的第一责任人，本科室的医疗风险预警与处置工作情况将纳入科主任及医疗副主任的绩效考核。

临床科室应积极主动上报医疗安全不良事件，对主动上报医疗安全不良医疗事件的，不扣科室每月绩效考核分；对主动上报医疗安全不良事件且能够有效化解医疗纠纷的，可予以奖励；对主动上报医疗安全不良事件，且虽经努力仍未能避免医疗纠纷发生的，可申请减少或免除因该医疗纠纷产生的绩效考核、文明优质服务、晋升考核等扣分及医疗责任赔偿扣款。

医务处医疗安全科全面负责医疗风险预警与处置工作，应切实做好医疗风险认定、信息采集，并及时做出反应；对医疗风险预警处置情况定期总结及评价，结果向医院领导报告，并反馈至相关科室。

二、医疗纠纷处理

（1）医疗纠纷发生后，当事医师应立即向所在科室负责人报告，科室负责人了解情况后，应在 24 小时内口头向医务处医疗安全科汇报。

（2）发生医疗纠纷后，科室积极采取救治措施，必要时由医务处组织院内大会诊，尽可能减轻由此给患者造成的损害。

（3）科室在救治的同时，向患者及其家属做说明、解释，做好安抚工作。力争在科室层面处理好纠纷工作，并将处理情况及时报告医务处医疗安全科。必要时医务处医疗安全科组织相关科室及责任科室科主任、当事人与患者或其家属商谈，临床科室应积极配合医务处工作。

（4）科室应积极配合医务处妥善保管各种原始资料，严禁涂改、伪造、隐匿、销毁。病历复印和封存按有关规定执行。因输液、输血、注射、用药等造成的不良事件，应对实物暂时封存保留，以备查验。

（5）若患者死亡，医患双方不能确定死因或对死因有异议或有纠纷苗头的，应当在患者死亡后 48 小时内进行尸检；具备尸体冻存条件的，可以延长至 7 日。科室应主动向患者家属宣传尸检意义，并将家属意见记录在病案中，由家属签字。家属如果要求尸检，应由医患双方填写尸检同意书，并签署书面意见。

（6）医务处将情况分类汇总后，根据纠纷情况向上级领导及主管部门汇报。如存在下列情况，应当立即，或者在 12 小时内上报分管院领导：①存在医疗缺陷，可能构成医疗事故的；②虽然不存在医疗缺陷，但医患双方分歧严重，影响重大或严重扰乱工作秩序的。发生下列情况的，应当在 12 小时内向卫生行政部门报告：①患者死亡或者可能为二级以上医疗事故；②导致 3 人以上人为损害后果；③卫生行政部门规定的其他情形。

（7）如果出现扰乱科室及医院医疗工作秩序的纠纷时，科室应及时报告保卫处。保卫处必须及时介入纠纷处理，进行全程保卫工作，确保事件处理人员及科室医务人员安全。如发生重大医疗争议，保卫处负责人和保安人员必须迅速到场维持现场秩序。必要时，由保卫处报公安机关处理并负责与公安机关的联系。

（8）对有医疗缺陷的医疗纠纷，科室应当 24 小时内组织讨论，科室负责人及相关人员应当在 3 天内做出口头答复，并指定专人耐心做好解释工作。如患者或家属书面申诉，应当由科室负责在 1 周内准备书面答复材料并上交医务处医疗安全科，医务处医疗安全科审定后答复并存档。

（9）纠纷事件处理后，责任科室必须在 1 周内进行认真讨论，总结经验教训，制定整改措施，书面上报医务处医疗安全科。

第四章　基本临床技能

第一节　心肺复苏和电除颤

心肺复苏（cardiopulmonary resuscitation，CPR）：是针对心搏骤停所采取的抢救措施，即使用胸外按压、人工呼吸、电除颤及抢救药物等方法，达到恢复自主循环和挽救生命的目的。心肺复苏抢救包括：快速识别心搏骤停并及时启动应急系统、着重胸外按压的心肺复苏、迅速判断并及时电除颤及高级生命支持和复苏后的综合性治疗。本章节中主要介绍心搏骤停时进行心肺复苏时的初级生命支持抢救。

一、快速识别心搏骤停并及时启动应急系统

（1）大声呼喊，患者无反应。

（2）快速观察患者呼吸，无呼吸或仅仅是喘息。

（3）10秒内判断无脉搏。一般用右手的中指和食指从气管正中环状软骨划向近侧颈动脉搏动处快速检查大动脉搏动。

（4）快速识别心搏骤停后，立即启动急救系统并紧急开始心肺复苏抢救。

二、着重胸外按压的心肺复苏

（1）确认正确体位：仰卧在坚固的平面床上，在患者一侧行心肺复苏。

（2）先开始胸外按压，一只手掌根部放在胸骨中下段，另一只手平行重叠压在手背上，保证手掌根部横轴与胸骨长方向一致，肘关节伸直，依靠肩部和背部的力量垂直向下按压。按压频率为100～120次/分钟，按压深度为5～6 cm。应避免在按压间隙倚靠在患者胸上，以便保证每次胸外按压后使胸廓充分回弹。

（3）胸外按压30次以后开放气道。清理呼吸道，使头尽量后仰，让口、咽、喉三轴线接近重叠，使下颌尖、耳垂的连线与地面呈垂直状态，保证呼吸道通畅。如果怀疑患者存在颈椎损伤时，使用前推下颌法，避免拉伸头部而损伤脊髓。

（4）人工呼吸包括了以下几种方式。①口对口人工呼吸：一手捏住患者鼻子，口对口封闭，每次吹气超过1秒，胸外按压与人工呼吸次数的比例是30：2。②应用简易呼吸器：一手以"CE"手法固定，一手挤压简易呼吸器，每次送气400～600 mL，频率为10次/分钟。③如果患者已经建立了高级气道进行机械通气时，每6秒进行一次通气（10次/分钟），机械通气时不要中断胸外按压，潮气量限制在6～8 mL/kg，避免过度通气。

（5）不要中断心肺复苏抢救，特别是缩短胸外按压中断的次数和时间。每 2 分钟检查一次脉搏和心率，判断是否恢复自主循环。

（6）心肺复苏过程中建立静脉通道，尽早开始静脉推注肾上腺素，每 3～5 分钟一次肾上腺素 1 mg 静脉用药。

三、电除颤

（1）当可以立即取得除颤仪时，对于有目击的成人心搏骤停，应尽快识别室颤或室扑，3 分钟内快速使用除颤仪进行除颤。患者心电波形显示心电静止或电机械分离则不是电除颤的适应证，这时应该进行高质量的心肺复苏，而不是电除颤。

（2）根据手柄上标识，一电极板贴于胸骨右缘第 2、3 肋间（心底部），另一电极板置于心尖部。选择合适的能量（双相波 120～200 J，单相波 360 J），电击完成后立即继续进行高质量的心肺复苏，每 2 分钟检查一次脉搏和心率，判断是否恢复自主循环。

第二节　休克的处理

一、休克的分类与鉴别诊断

（一）休克的定义

多种病因导致的有效循环血量不足，组织器官微循环灌注急剧减少为基本原因的急性循环功能衰竭综合征。

（二）分类

如表 4-1 所示。

表 4-1　各种不同类型的休克的发病机制、常见病因及血流动力学特点

类别		低血容量性休克	心源性休克	分布性休克	梗阻性休克
基本机制		循环容量丢失	泵功能衰竭	血管收缩舒张调节障碍	血流主要通道受阻
常见病因		失血、烧伤、感染、血管通透性增高如中毒、过敏	心肌梗死、心力衰竭、心律失常	神经性损伤、麻醉药物过量、感染	腔静脉/肺动脉梗阻、心包缩窄或填塞、瓣膜狭窄
血流动力学因素	前负荷	↓↓	↑	↓	↑或↓或→
	心排量	↓	↓↓	↑	→或↓
	后负荷	↑	↑	↓↓	↑↑

（三）休克的临床表现与诊断

诊断条件：①有休克发生的病因；②有意识改变；③脉搏快、细，超过 100 次/分钟

或不能触及；④四肢湿冷，胸骨部位皮肤指压阳性，黏膜发绀或苍白；⑤收缩压小于80 mmHg；⑥脉压小于20 mmHg；⑦原有高血压者收缩压较前下降30%以上；凡符合①，以及②③④中的两项和⑤⑥⑦中的一项即可诊断。如表4-2所示。

表4-2　休克的临床表现与程度

分期	程度	意识	口渴	皮肤色泽	皮肤温度	脉搏	血压	体表血管	尿量
代偿期	轻度	清楚，表情痛苦	口渴	开始苍白	发凉	>100 次/分钟	SBP 正常或略升高，脉压差缩小	正常	正常
抑制期	中度	尚清，表情淡漠	很口渴	苍白	发冷	100～200 次/分钟	SBP 70～90 mmHg，脉压小	表浅静脉塌陷，毛细血管充盈迟缓	尿少
抑制期	重度	意识模糊，呈昏迷状态	非常口渴，可能无主诉	显著苍白，肢体青紫	厥冷	速而弱，或摸不清	SBP<70 mmHg 或测不到	毛细血管充盈非常迟缓	尿少或无尿

（四）鉴别流程

如图4-1所示。

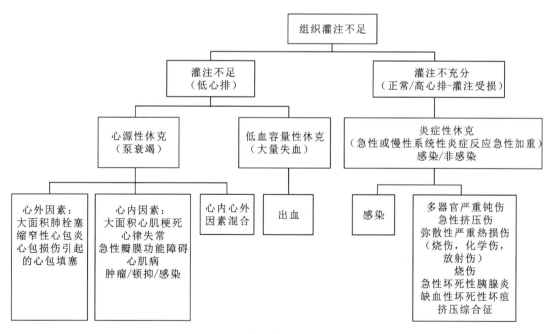

图4-1　不同类型的休克的鉴别流程图

（五）处理的基本流程

如图 4-2 所示。

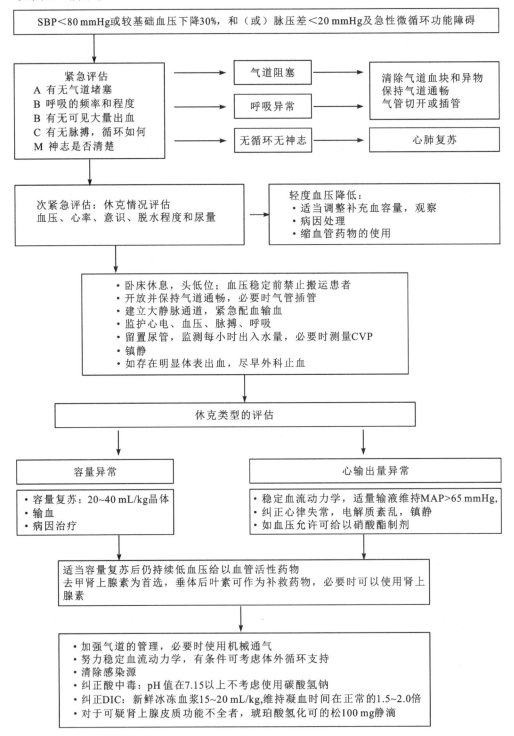

图 4-2　休克的一般处理流程图

休克属于一种不同原因导致又有共同临床表现的临床综合征。其治疗应当针对引起休克的原因和休克的不同发展阶段的重要生理紊乱采取相应的治疗。

治疗的重点是恢复灌注，保证组织的氧供。治疗包括：

（1）一般紧急治疗。

（2）补充血容量。

（3）积极处理原发病。

（4）纠正酸碱平衡紊乱。

（5）血管活性药物的使用。

（6）治疗 DIC 及微循环障碍。

（7）皮质醇及其他药物的应用。

二、脓毒症休克

脓毒症定义：脓毒症是指针对感染失调的宿主反应引起的危及生命的器官功能障碍综合征。脓毒症休克是指脓毒症患者在经过充分的液体复苏后仍存在持续低血压，需要升压药物维持平均动脉压 65 mmHg，血乳酸 2.0 mmol/L 以上的临床综合征。

（一）脓毒症的识别

如图 4-3 所示。

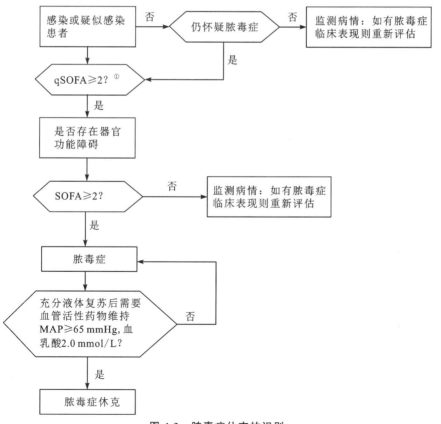

图 4-3 脓毒症休克的识别

①qSOFA 评分：以下三项指标每项一分：①呼吸频率≥22 bpm；②意识状态改变；③收缩压≤100 mmHg。≥2分需考虑脓毒症。

表 4-3 SOFA 评分（序贯性器官功能衰竭评分）

器官系统	序贯性器官功能衰竭评分	
	指标	得分
呼吸系统 PaO_2/FiO_2 mmHg	＜400	1
	＜300	2
	＜200＋机械通气	3
	＜100＋机械通气	4
神经系统评分 Glasgow 昏迷评分	13～14	1
	10～12	2
	6～9	3
	＜6	4
心血管系统 药物剂量 μg/（kg·min）	MAP＜70 mmHg	1
	多巴酚丁胺（任何计量）OR 多巴胺≤5	2
	多巴胺＞5 OR（去甲）肾上腺素≤0.1	3
	多巴胺＞15 OR（去甲）肾上腺素＞0.1	4
肝脏系统 胆红素 mg/dL（μmol/L）	1.2～1.9（20～32）	1
	2.0～5.9（33～101）	2
	6.0～11.9（102～204）	3
	＞12（＞204）	4
凝血系统 血小板（×10^9/L）	＜150	1
	＜100	2
	＜50	3
	＜20	4
肾脏 肌酐 mg/dL（μmol/L）或尿量 mL/d	1.2～1.9（110～170）	1
	2.0～3.4（171～299）	2
	3.5～4.9（300～440）OR＜500 mL/d	3
	＞5（＞440）OR＜200 mL/d	4

（二）早期复苏目标

对于脓毒症导致组织低灌注的患者（开始液体治疗后仍然存在低血压的患者或者血乳酸浓度≥4 mmol/L）进行规范、定量的复苏。

1. 6 小时目标

（1）中心静脉压 8～12 mmHg。

（2）平均动脉压≥65 mmHg。

（3）尿量≥0.5 mL/（kg·h）。

（4）中心静脉（上腔静脉）或混合静脉血氧饱和度分别为 70% 或 65%。

血乳酸浓度升高的患者复苏目标为血乳酸浓度降至正常。

2. 3 小时及 6 小时

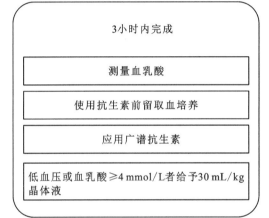

图 4-4　3 小时和 6 小时 bundle

（三）评估及液体复苏流程

如图 4-5 所示。

（四）抗菌药物的使用及感染源的控制

1 小时内要给予经验性的抗生素，如果必要须结合多种覆盖可能的致病菌，包括抗真菌药物。但只要有明确的微生物报告或临床有足够的改善，应尽快降级或停药。需要注意的是联合抗生素和多重抗生素是有差别的。前者在于联合不同机制的抗生素对特定的细菌进行针对性的治疗，后者则是结合不同类型的抗生素，目标是扩大抗菌谱。最新的指南只支持对脓毒症休克的患者使用联合抗生素治疗。

除了免疫妥协状态的患者，无法引流的局部化脓，或是金黄色葡萄球菌菌血症，建议 7～10 天的抗生素治疗。

停药过程中，降钙素原是有效的参考指标，标准为 0.25～0.1 ng/mL。

对于有明确感染源的患者，如局部积脓应给以外科排脓引流，不能仅单靠抗生素治疗。怀疑血流感染的患者应尽早移除血流导管。

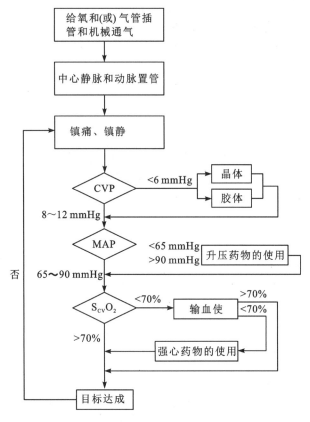

图 4-5　脓毒症休克液体复苏流程图

（五）输血与输液

复苏液体仍建议以晶体液为主要的复苏液体，对于需要大量输液而有肺水肿可能的患者，唯一可选择的胶体是白蛋白。最新的指南及研究结果均不建议使用羟乙基淀粉或动物性蛋白胶体溶液，因其可以导致较高比例的肾损伤及死亡。

（六）升压药物和类固醇

脓毒症休克的患者首先的药物依旧是去甲肾上腺素，第二线的升压药物为垂体后叶素和肾上腺素。多巴胺只有对少数心率低、没有心律不齐风险的患者才建议谨慎使用。多巴酚丁胺适用于血容量与血压正常却仍有低灌注现象的患者。

不建议常规使用类固醇。最新的指南仅建议对于升压药无效的脓毒症患者使用 200 mg/d 的氢化可的松。

（七）血糖的控制

严格的血糖控制对脓毒症患者的存活没有帮助，反而增加了低血糖的并发症的发生。建议对血糖连续 2 次测量在 180 mg/dL 以上的患者使用连续型胰岛素，控制在 180 mg/dL 左右即可。此外需要意识到的是对危重患者采用床旁毛细血管血糖浓度检测可能存在误差，建议对有动脉导管的患者从动脉导管取血液标本测量血糖。

（八）血液净化治疗和内环境稳定

血液净化治疗建议使用于脓毒症合并肾损伤、符合透析适应证的患者，不建议用于单纯肌酐上升或尿少但无透析治疗相关适应证的患者。如果患者存在液体控制困难，可以考虑持续肾替代治疗。

脓毒症休克的患者可以出现明显的高乳酸血症，但随着血流动力学的改善，乳酸酸血症也会随之改善，除非酸血症严重至 pH 值低于 7.15，否则不建议使用碳酸氢钠。

（九）机械通气

对于脓毒症引发急性呼吸窘迫综合征的患者，使用低潮期量（6 mL/kg）、限制性高吸入压（30 cmH$_2$O）、高呼气末正压（PEEP）的策略，同时控制输液，头部抬高 30°～45°避免吸入性肺炎。严重的患者（PaO$_2$/FiO$_2$＜150）可以使用俯卧位通气，但不建议使用高频通气。

三、失血性休克

主要发生在创伤引起的大血管损伤和肝脾破裂，股骨干、骨盆骨折，以及胃十二指肠溃疡、门脉高压食道静脉曲张、宫外孕破裂等引起的大出血。通常迅速失血超过全身血容量的 20%，即出现休克。

（一）失血严重程度

如表 4-4 所示。

表 4-4　失血严重程度分级

评价指标	分级级别			
	Ⅰ	Ⅱ	Ⅲ	Ⅳ
出血量（mL/kg）	≤10	10～20	20～30	＞30
出血量/全身循环血量（%）	＜15%	15%～30%	30%～45%	＞45%
脉搏（次/分钟）	＜100	＞100	＞120	＞140
血压	正常	随体位改变	显著降低	极度降低
呼吸频率（次/分钟）	14～20	20～30	30～40	＞35
尿量（mL/kg/h）	正常	0.5～1	0.25～0.5	无尿
神经系统症状	正常	焦虑	焦虑混乱	昏睡
液体复苏	正常	晶体	晶体血制品	晶体血制品
状况	非休克状态	代偿良好	心肺功能失代偿	

简单的液体复苏　　　　　立刻进行抢救

（二）复苏流程

如图 4-6 所示。

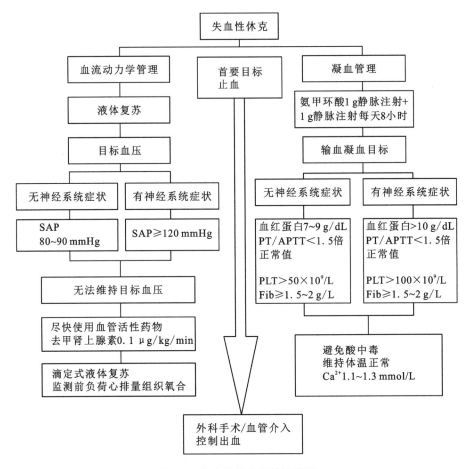

图 4-6　失血性休克复苏流程图

（三）复苏终点

如表 4-5 所示。

表 4-5　失血性休克复苏终点

目标	终点
改善心排	1. CI>3 L/min/m²
	2. MAP≥65 mmHg，或者若能耐受，<65 mmHg 直到出血停止
	3. 尿量>0.5 mL/kg/h
改善氧输送	1. DO₂>500 mL/（min·m²）
	2. Hb >7～9 g/dL
	3. SaO₂>90%

目标	终点
改善氧代谢	1. $VO_2 > 100$ mL/min/m² 2. $SvO_2 > 70\%$ 3. 24 小时内乳酸 < 2 mmol/L
改善凝血	1. INR < 1.5 2. aPTT $< 1.5 \times$ 对照 3. PLT $> 50 \times 10^9$/L

（四）梗阻性休克

梗阻性休克中心包的填塞或缩窄多由慢性疾病恶化所致，多伴有心包积液的病史，或者与胸壁的穿透性损伤有关。

张力性气胸患者多有胸闷、呼吸困难的症状，胸部叩诊为鼓音，听诊患侧呼吸音消失，纵隔向健侧移位，临床上不难判断。

肺动脉的栓塞可有胸痛、咯血等病史，另有专门章节论述。

总而言之，梗阻性休克的患者有梗阻性病因和相应的临床表现，符合休克的标准即可诊断为梗阻性休克。其治疗以解除病变区梗阻为主。

（五）心源性休克

心源性休克指的是由于心肌泵功能障碍，导致组织灌注不足的状态。表现为：①SBP < 90 mmHg，或 MAP < 65 mmHg 持续 1 小时以上，补液治疗无效；②心脏指数 < 2.2 min/m²；③舒张末期充盈压升高，肺水肿。

1. 导致心源性休克的因素

1）心肌疾病，如心肌缺血或梗死、心肌病、心肌炎。

2）心律失常。

3）瓣膜疾病：其中最常见的病因是急性心肌梗死。梗死相关性心源性休克（infarction-related cardiogenic shock，ICS）通常是由左心室功能衰竭造成的。死亡率高达 30%~80%，是心肌梗死导致死亡最常见的原因。值得注意的是 25% 的 ICS 患者首次评估时可无肺充血和低血压的状态，但也不能完全排除心源性休克的诊断。这类患者的诊断主要依靠组织器官低灌注的临床表现如皮肤湿冷、无尿、神经精神状态的改变如易激等。此外缺血可以导致舒张性心力衰竭伴舒张末期压力升高和每搏输出量减低，但射血分数正常。因此左室射血分数正常的患者不能完全排除心力衰竭。

对于 ICS 而言，无论距离胸痛开始的时间有多长，均需要进行冠脉造影，然后通过血管成形术或者特殊的冠脉搭桥术进行再灌注。所有的心源性休克的患者都应该在重症监护室进行治疗和抢救。建议：

（1）留置动脉导管，进行血压监测。

（2）动态监测乳酸水平，判断是否还存在休克。

（3）反复评估肝肾功能也是必需的。

（4）常规的超声心动图，寻找病因，动态评估，检测及治疗并发症。

（5）对于常规治疗不能纠正的顽固性休克的患者，建议连续性监测 CO 及混合动脉氧饱和度。

（6）MAP≥65 mmHg，如果既往有高血压病史，建议维持更高水平的 MAP，升压药首选去甲肾上腺素。

（7）肾上腺素可以作为多巴酚丁胺及去甲肾上腺素的替代药物，但需警惕高乳酸血症和心律失常的出现。

（8）对于心排量低的患者应使用多巴酚丁胺，磷酸二酯酶抑制剂和左西孟旦不能作为一线药物，但对于冠脉搭桥术患者左西孟旦可以作为一线药物。

具体流程参见图 4-7。

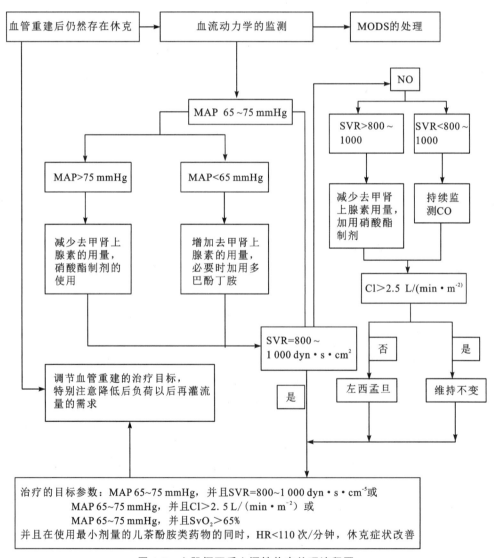

图 4-7　心肌梗死后心源性休克处理流程图

另外，需要强调的是对于可以通过血管成形术有效处理的心梗后心源性休克，不建议使用主动脉球囊反搏，如果需要暂时的循环支持，倾向使用体外膜肺氧合。

2. 心源性休克治疗过程中需要注意的问题

1）一般治疗：

（1）心源性休克合并心房颤动时，建议恢复心律或控制心室律。

（2）心源性休克的患者，如有指征，可以使用抗栓药物，但是要注意出血的风险。

（3）心源性休克的患者停用硝酸酯制剂；并发肺水肿时，可以使用利尿剂。

（4）心源性休克的患者尽量避免使用β受体阻滞剂。

（5）缺血性心源性休克的患者，急性期血红蛋白（Hb）应维持在 10 g/dL，非缺血性的患者，维持在 8 g/dL。

2）外科介入指征：

（1）导致心源性休克的原因如果是严重的主动脉狭窄，必要时在 ECMO 辅助下处理主动脉瓣；如果病因起源于二尖瓣或主动脉关闭不全，应立即进行置换。

（2）起源于二尖瓣关闭不全的患者，可以使用主动脉球囊反搏或血管活性药物/强心药稳定循环的再进行手术，但要在 12 小时内。

3）其他病因导致的心源性休克的特殊处理：

（1）心肌炎导致的心力衰竭和心源性休克，可以考虑使用 ECMO 进行循环支持。

（2）围生期心肌病，可以考虑使用溴隐亭。

（3）治疗严重的应激性心肌病，应以治疗诱发因素为主，目的是恢复心肌的能量代谢平衡；如果血流量可以通过主动脉球囊反搏或 ECMO 维持，就要降低或停用强心剂。

（4）终末期心脏病患者出现心源性休克需要评估进行心脏移植的可能性；如具备指征，应立即执行。

4）休克后的管理：

如果心源性休克急性期已经度过，在停用血管活性药物的超早期，应该使用β受体阻滞剂、ACEI、ARB 等药物，减少心律失常及心力衰竭的发生，改善生存率。

第三节　急性中毒

一、中毒总论

（一）急性中毒的概念

某种物质进入机体后，能损害机体的组织与器官，通过生物化学或生物物理学作用，使组织细胞的代谢或功能遭受损害，引起机体发生病理变化的现象称为中毒。在一定剂量内能引起中毒的各种物质，就称为毒物。

毒物的概念是相对的，剂量在划分毒物与非毒物界线起着至关重要的作用。人们习惯把那些小剂量就能严重危害机体，甚至威胁生命物质的称为毒物。反之，那些需要很大剂量才危害健康的物质如病毒、细菌、机械及物理因子等均不包含在此概念内。

急性中毒是指某种物质进入人体，达到中毒量，在短时期内机体发生功能性和器质性改变后出现疾病状态甚至死亡。少量毒物多次逐渐进入体内经过一个时期的积蓄，达到中毒浓度而出现中毒症状者，称为慢性中毒，亚急性中毒介于急性中毒与慢性中毒之间。

（二）常见中毒症状（中毒综合征）

如表 4-6 所示。

表 4-6　常见中毒症状

综合征	症状	常见原因
抗胆碱能样	心动过速、体温过高、瞳孔放大、皮肤干热、尿潴留、肠梗阻、谵妄	阿托品、颠茄碱、曼陀罗某些蘑菇、东莨菪碱、抗组胺剂、三环类抗抑郁药
胆碱能药，毒蕈碱样的	SLGDGE 综合征（流涎、流泪、二便失禁、胃肠痉挛、呕吐）、瞳孔缩小、支气管黏液溢、喘鸣、心动过缓	氨基甲酸酯、某些蘑菇、有机磷酸酯、毒扁豆碱、毛果芸香碱、溴吡斯的明
胆碱能药，烟碱样的	心动过速、高血压、肌束震颤轻瘫、腹痛、轻度偏瘫	黑寡妇蜘蛛咬伤、氨基甲酸酯、烟碱、某些有机磷酸酯
阿片样物质	通气不足、低血压、瞳孔缩小、镇静或体温过低	阿片样物质：地芬诺酯、芬太尼、海洛因、美沙酮、吗啡、喷他佐辛、右丙氧芬
拟交感神经药	心动过速、高血压、瞳孔放大、激惹、抽搐、出汗、高热、精神错乱（长期用药后）	苯丙胺、咖啡因、可卡因、麻黄碱、摇头丸（二亚甲基双氧苯丙胺）、苯丙醇胺、茶碱
戒断综合征	心动过速、高血压、瞳孔放大、出汗、激惹、烦躁、抽搐、反射亢进、竖毛、哈欠、腹部痛性痉挛、流泪、幻觉	停用下面的任何物质：酒精、巴比妥类药物、苯二氮䓬类药、肌松剂（如巴氯芬）、阿片类药物、镇静药、5-羟色胺再摄取抑制剂、三环类抗抑郁药

（三）急性中毒的急救处理

1. 急性中毒的急救原则

（1）立即终止接触毒物，阻止毒物吸收。

（2）清除体内毒物。

（3）使用特效解毒剂。

（4）对症及支持治疗。

2. 阻止毒物吸收

1）气体中毒：离开现场移至新鲜的环境；吸氧，保持呼吸道通畅。

2）接触性中毒：

（1）皮肤污染，脱去污染的衣服，彻底清洗皮肤。

注意：毒物种类明确者可使用特殊清洗液，不明确者常规使用大量微温清水冲洗，禁用热水，以防血管扩张而加重毒物吸收。

（2）眼睛染毒：清水冲洗，滴抗生素眼药水和涂眼膏，防止继发感染。注意：眼球冲洗时间应不少于5分钟。

（3）伤口污染或毒蛇咬伤：清水冲洗眼球伤口上方结扎止血带（定时放松）；彻底清创。

3）口服中毒：催吐、洗胃、导泻、灌肠。

（1）催吐：是排空胃内容物最简单、最有效的方法。适用于神志清楚且能够配合的患者。

常用方法：①先饮清水300～500 mL。②机械催吐：作为首选。可用手指、筷子、压舌板等任何物品机械刺激咽后壁和舌后根，以兴奋迷走神经产生呕吐。③药物催吐：首选吐根糖浆15～20 mL口服，30分钟内可重复。

（2）洗胃：是彻底清除胃内容物的有效方法，对于神志不清或不能配合的患者或是口服大量毒物或毒性大的物质的患者应给予洗胃处理。常规在服毒后6小时内给予催吐和洗胃，超过6小时，因胃的排空，催吐和洗胃的意义不大，但在饱食后服毒或胃肠蠕动减弱或服用大量剧毒物质时，即使超过6小时，仍有洗胃必要。

常用的洗胃方法：目前一般医院急诊科均配备有洗胃机，注意每次灌入洗胃液200～250 mL，最多不超过500 mL，要求灌入后迅速抽出，以尽量减少毒物进入肠内。洗胃要彻底，洗至回收液无色无味为止，洗液总量至少5～10 L，多达20～50 L。

催吐与洗胃的禁忌证：①食入腐蚀性毒物（如强酸强碱类毒物）。②食入石油蒸馏物如汽油、煤油、柴油等。③休克、严重心脏病、肺水肿、主动脉瘤。④最近有上消化道出血或食管胃底静脉曲张。

（3）吸附剂：活性炭是强有力的吸附剂，可在表面吸附多种水溶性或脂溶性毒物（氟化物除外），以阻止毒物在消化道内吸收。目前认为活性炭应用越早越好，特别是对有症状且毒物能重新排入肠道（如巴比妥类、氨茶碱等）的患者效果明显。

使用注意事项：①用药量及方法：成人常用50～100 g（5岁以下儿童用10～20 g）用100～200 mL水稀释成泥浆，在洗胃后胃管注入。②主要副作用：部分患者可发生肠梗阻，可与硫酸镁或山梨醇合用预防。

（4）导泻及灌肠：帮助排出进入肠道尚未被吸收的毒物。可反复多次使用。常用盐类泻药如50%硫酸镁40～50 mL或25%硫酸钠30～60 mL，也可使用20%甘露醇100～200 mL。

注意事项：①中枢抑制剂（如巴比妥类）中毒者禁用硫酸镁，以免加深对呼吸中枢和呼吸肌的抑制作用。②一般不用油类泻药，以免促进脂溶性毒物的吸附。③严重脱水及腐蚀性毒物中毒禁用泻药。④服毒超过6小时或服泻药2小时仍未排便，可用生理盐水或肥皂水灌肠。

3. 清除体内毒物

1）强化利尿：许多毒物经肾脏排泄，强化利尿是加速毒物排泄的重要方法。

（1）补液：大量补液一方面可稀释毒物在血液中的浓度，另一方面可增加尿量而促进毒物从肾脏排泄。

（2）利尿：在补液的基础上给予呋塞米 20～40 mg 静脉推注，加快毒物的排泄。

（3）调节尿液的酸碱度：碱化尿液可促使酸性毒物从尿中排出，如巴比妥酸盐、水杨酸中毒等，常选用碳酸氢钠；用大剂量维生素 C 等酸化尿液，也可促进苯丙胺等毒物的排出。

2）血液净化治疗：血液净化主要包括血液灌流、血液透析和血浆置换。

（1）血液灌流：原理是通过建立体外循环，将患者动脉血液引流到含有活性炭或合成树脂的灌流器，通过吸附剂的吸附作用而清除血中毒物，再将清除毒物后的血液输回患者体内，以达到净化血液的目的。血液灌流可吸附分子量大、脂溶性、与血浆蛋白牢固结合的毒物，临床证实对巴比妥类、安定类、抗抑制药、洋地黄类、茶碱类、酚类、有机氯农药、有机磷农药等毒物均有较高清除率。血液灌流应尽早进行，在中毒后 6～16 小时效果最佳，因吸附棒很容易饱和而降低毒物的清除率，因此血液灌流应该多次进行，一般中毒后第一天进行 2～3 次，其后每天 1～2 次，持续 3～5 天。

（2）血液透析：能清除体内毒物或其代谢产物，并纠正水、电解质及酸碱平衡失调，故对严重中毒患者应考虑血液透析治疗，对于水溶性、分子量在 1 500 以下、与血浆蛋白结合力弱的毒物，血液透析效果较好，如巴比妥类、安定、磺胺类、海洛因、水杨酸类、甲醇、乙醇、乙二醇、锂盐等。

（3）血浆置换：一般用于毒物与血浆蛋白结合率高、血液灌流和血液透析治疗效果差、服毒量较大、病情较重的患者。

（四）特殊解毒剂的应用

诊断明确的急性中毒应尽早使用特殊解毒剂（表 4-7），以降低死亡率。

表 4-7　常用特效解毒药

毒物	解毒药
对乙酰氨基酚	N-乙酰半胱氨酸
抗胆碱能药	毒扁豆碱 *
苯二氮䓬类药物	氟马西尼
β-阻滞剂	高血糖素
钙通道阻滞剂	钙剂
氨基甲酸酯	阿托品、解磷定
氰化物	氰化物解毒包（有亚硝酸戊酯、亚硝酸钠、硫代硫酸钠）
洋地黄糖苷（地高辛、洋地黄毒苷、夹竹桃、洋地黄）	地高辛特殊抗原结合片段
乙二醇	乙醇

续表

毒物	解毒药
重金属	螯合剂
铁	去铁胺
异烟肼	吡哆醇（维生素 B_6）
甲醇	乙醇
高铁血红蛋白型药剂（如：苯胺、某些局部麻药、硝酸盐类、亚硝酸盐、乙醚、磺胺类药物）	亚甲蓝
阿片样物质	纳洛酮
有机磷酸盐	阿托品、长托宁、解磷定
三环类抗抑郁药（阿米替林，丙咪嗪，多塞平）	复苏平
氟乙酰胺	乙酰胺（解氟灵）
敌鼠钠、溴敌隆	维生素 K_1
肝素	鱼精蛋白
箭毒	新思的明＋阿托品
酒精	纳洛酮
铅	钙剂

（五）对症支持治疗

许多急性中毒至今无特效的治疗方法和药物，对症支持治疗则成为抢救成功的关键。抢救流程如图 4-8 所示。

任何系统中毒的治疗都要从气道、呼吸和循环稳定着手。

如果患者有呼吸暂停或气道损伤（如口咽部的异物、咽反射减弱），应进行气管插管。如果患者有呼吸窘迫或缺氧，应供氧或进行机械通气。

低血压需进行静脉液体治疗。如果液体治疗无效，需要进行侵入性的血流动力学监测来指导液体和升压药的使用。可选用去甲肾上腺素、多巴胺或血管升压素。必要时可给予主动脉内气囊反搏术，甚至体外循环支持。

对于难治性心律失常，可考虑临时心脏起搏器的使用。尖端扭转型室性心动过速通常可予硫酸镁 2～4 g 静脉注射，超速起搏或滴注异丙肾上腺素。

惊厥发作时，首先予地西泮治疗；也可选用苯巴比妥和苯妥英。必须控制严重的兴奋躁动，可用大剂量地西泮及其他强效的镇静剂（如异丙酚）；在极端病例中，甚至需要诱导麻醉和机械通气。

治疗高热用积极的镇静和物理降温疗法比退热药更可取。

根据毒物所导致的器官功能损伤进行相应的器官保护治疗。

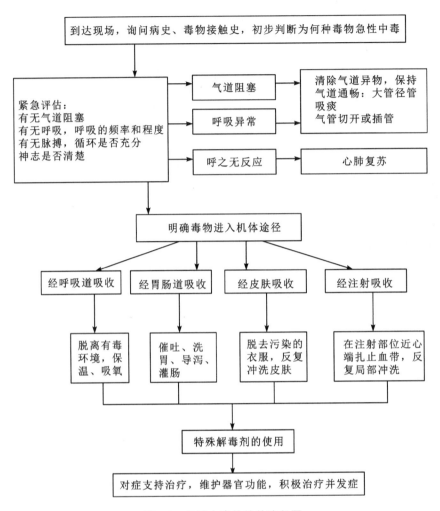

图 4-8　急性中毒的抢救流程图

二、有机磷农药中毒

有机磷农药大多数属磷酸酯类或硫代磷酸酯类化合物，是目前应用最广泛的农药，有机磷农药可经胃肠道、呼吸道、皮肤和黏膜吸收，有机磷农药可抑制体内多种酶的活性，中毒的主要机制是对胆碱酯酶的抑制作用。

（一）临床表现

有机磷农药中毒的症状和体征，按出现时间可分为 3 种临床表现，即中毒后即刻出现的急性胆碱能危象、中毒后 1～4 天出现的中间综合征和中毒 2 周后出现的迟发性多发神经病。

1. 急性胆碱能危象

1）中枢神经系统 M 受体和 N 受体受到过度激动可表现为先兴奋后抑制，出现头痛、头晕、共济失调，烦躁不安、抽搐和昏迷，严重时呼吸、循环中枢衰竭。

2）外周性神经毒性表现为毒蕈碱样（M 样）和烟碱样（N 样）症状。

（1）M样症状主要是腺体和绝大多数平滑肌兴奋所表现的腺体分泌增加和平滑肌收缩（膀胱括约肌松弛），如大汗、流涎、缩瞳、视力模糊、恶心、呕吐、腹痛、腹泻、胸闷气短、呼吸困难、肺部湿啰音、大小便失禁和心率减慢、血压下降。

（2）N样症状主要表现为横纹肌的先兴奋后衰竭，全身横纹肌发生肌纤维颤动，甚至全身肌肉强直性痉挛，患者常有全身紧束和压迫感，而后发生肌力减退和瘫痪，呼吸肌麻痹引起周围性呼吸衰竭。

2. 中间综合征

部分患者在中毒后1～4天可出现中间综合征，其主要特点为肌无力，轻者主要累及肢体近端肌肉或屈颈肌和第Ⅲ～Ⅶ对脑神经支配的肌肉，重者第Ⅸ～Ⅻ对脑神经支配的肌肉及呼吸肌也可受累。可表现为：意识清楚、肩外展和屈颈困难、抬头无力、睁眼及眼球活动受限、复视、面肌呆板、声音嘶哑和吞咽困难、呼吸肌无力和麻痹，严重者昏迷和呼吸停止。神经肌电图检查发现，高频率持续性刺激周围神经，可引起肌肉诱发电位波幅递减，类似重症肌无力表现，也称为中间期肌无力综合征，可能与早期胆碱酯酶复能剂用量不足有关。

3. 迟发性多发性神经病

多见于重度有机磷农药中毒，一般在急性临床症状消失2～4周后出现，严重病例也可在1周内出现，表现为感觉和运动障碍，感觉障碍以肢体麻木多见，运动障碍以肢体无力多见，可见肌肉塌陷、行走困难、站立不稳，严重者肢体弛缓性瘫痪，肌电图呈失神经样表现。病理改变为神经脱髓鞘变性。

（二）诊断

1. 确切的有机磷农药接触史

询问包括有机磷农药的品种、浓度、接触方式、接触时间及有无其他农药成分，还应注意有无误服或摄入被有机磷污染饮食的可能。

2. 典型的症状和体征

有机磷农药中毒后，缩瞳、大汗流涎和肌颤是三项相对特异的体征。常伴有的消化道症状、呼吸困难和意识改变是三项非特异的症状、体征。如前三项中有任意二项同时发生，加上后三项中任一项伴发，则应当考虑有机磷中毒可能。

3. 实验室检查

（1）全血胆碱酯酶活力测定。

（2）血、胃内容物及可疑污染物的有机磷测定。

（3）尿中有机磷代谢产物的测定：如接触敌百虫时，尿中三氯乙醇含量增高；对硫磷等其他含有对位硝基苯的毒物中毒时，尿中可排出对位硝基酚。

（三）中毒程度分级

中毒程度分级：①轻度中毒，以M样症状为主，胆碱酯酶活力为50%～70%；②中度中毒，M样症状加重，出现N样症状，胆碱酯酶活力为30%～50%；③重度中毒，除M、N样症状外，还合并脑水肿、肺水肿、呼吸衰竭、抽搐、昏迷等，胆碱酯酶活力在

30％以下。

（四）救治

1. 清除毒物，防止继续吸收

立即使患者脱离现场，脱去污染衣物，污染部位（皮肤头发、指甲）彻底清洗，水不宜太热，以免促进毒物吸收。眼部污染也应迅速用清水或 2％$NaHCO_3$ 液（敌百虫禁用）冲洗 20 分钟，口服中毒者立即催吐洗胃，昏迷患者更应彻底洗胃，同时要稳定生命体征，必要时可行气管插管以防误吸。洗胃后可注入活性炭吸附毒物，并给予硫酸钠 30 g 或 20％甘露醇 250 mL 导泻。

2. 特效解毒剂的应用

特效解毒药的使用原则：早期、足量、联合、重复用药。

1）胆碱酯酶复能剂：有机磷进入体内后能够与胆碱酯酶结合形成磷酸化胆碱酯酶，从而使胆碱酯酶失去活性，而肟类化合物可与磷酸化胆碱酯酶中的磷形成结合物，使其与胆碱酯酶的酯解部位分离，从而恢复乙酰胆碱酯酶的活力，可直接对抗中毒后引起的肌颤、肌无力和肌麻痹等烟碱样症状，也有较弱的阿托品样作用。常用药物有碘解磷定、氯解磷定和双复磷。

复能剂的用药原则：①及早用药，超过 48 小时中毒酶老化不易重新活化。②首剂足量。一般复能剂使用 3 天，重度患者可延长至 5～7 天。

2）M 受体阻断剂：

（1）阿托品：阿托品的使用遵循"早期、足量、个体化、反复、持续和快速阿托品化"的原则。应该尽量在 2 小时内达到阿托品化。阿托品化即临床出现口干、皮肤黏膜干燥和心率 90～100 次/分钟。

（2）长托宁：其作用比阿托品强，毒副作用小，无加快心率的副作用，对中毒酶和外周 N 受体无作用，要与复能剂配伍用。其足量的标准：口干，皮肤干燥，分泌物消失。一般对心率的影响很小。

解毒药的用法如表 4-8 所示。

表 4-8　有机磷中毒解毒药的用法

解毒药用量		轻度中毒	中度中毒	重度中毒
阿托品	开始	2～4 mg 皮下注射，1～2 小时一次	5～10 mg 静脉注射（静推），1～2 mg 半小时一次	10～20 mg 静推，2～5 mg 半小时一次
	阿托品化后	0.5 mg 皮下注射 4～6 小时一次	0.5～1 mg 静推，4～6 小时一次	0.5～1 mg 静推，2～4 小时一次
长托宁		1～2 mg 肌内注射（肌注），1 mg 6～12 小时一次	2～4 mg 肌注，1～2 mg 6～12 小时一次	4～6 mg 肌注，2～3 mg 6～12 小时一次
氯解磷定		0.5～1 g 肌注，1 g 肌注 Q 1 h×1 d→Q 6 h×2 d	1～2 g 肌注，1 g 肌注 Q 1 h×2 d→Q4 h×2 d	2～3 g 肌注，1 g 肌注 Q 1 h×3 d→Q 4 h×3 d

3. 对症及支持治疗

（1）血液净化支持治疗。早期足量的血液灌流能够清除进入到血液中的有毒物质，缓解临床症状，一般给予每天 2～3 次，连续 3 天。对于危重患者或合并有肾功能不全的患者，可给予持续血液透析及滤过治疗。

（2）积极防治并发症。有机磷中毒最常见的并发症有呼吸衰竭、脑水肿、中毒性心肌损害、上消化道出血等，应积极预防治疗。

三、百草枯中毒

（一）概述

百草枯化学名为 1，1-二甲基-4，4′-联吡啶阳离子盐，遇碱水解，酸性条件下稳定，进入泥土很快失活，是目前使用最广泛的除草剂之一。百草枯经呼吸道、皮肤、消化道及腹腔均可吸收，人经口服致死量为 1～3 g。

（二）临床表现

（1）经口中毒者服药后出现口腔烧灼感，口腔、食管黏膜糜烂，溃疡，恶心，呕吐等消化系统症状。

（2）中毒后数小时出现肝肾功能损伤，包括上腹部不适、黄疸、肾区叩痛、尿蛋白阳性、肝肾功能不全，严重者出现急性肝肾功能衰竭。

（3）肺脏表现为其特征性改变，非大量摄入者服药后有一个相对无症状期，于 3～5天出现胸闷、憋气，2～3 周呼吸困难达高峰，患者往往在此期死于肺功能衰竭。少数患者可发生气胸、纵隔气肿等并发症。胸部 X 线表现：中毒早期（3～7 天），主要为肺纹理增多，肺野呈毛玻璃样改变；中毒中期（1～2 周），肺大片实变，肺泡结节，同时出现部分肺纤维化；中毒后期（2 周后）呈局限或弥漫性网状纤维化。动脉血气分析呈低氧血症。大量摄入者 24 小时内可出现肺水肿、出血，常在 1～3 天内因 ARDS 而死亡。

（4）其他表现有心肌损害、中枢神经系统症状等，无特异性。

（三）诊断要点

（1）确切的百草枯接触史及临床表现。

（2）尿定性、定量测定和血浆百草枯浓度测定可明确诊断。

（四）治疗方案及原则

（1）阻止毒物继续吸收。皮肤污染者，立即脱去衣服，用肥皂水彻底清洗。眼睛污染者立即用流动清水冲洗，时间不应少于 15 分钟。经口中毒者，立即催吐，尽早彻底洗胃，可用清水或 2％碳酸氢钠溶液，洗毕可口服或经洗胃管给吸附剂，如 15％漂白土或 7％的皂土溶液 1 L，活性炭悬液也为可行选择，恶心呕吐明显可适量频服并给予胃动力药物，然后用硫酸镁、硫酸钠或甘露醇导泻。

（2）清除已吸收的毒物。血液灌流、血液透析能清除血液中的百草枯，前者对百草枯的清除率为后者的 5～7 倍，一般二者联合应用，越早效果越好。在肾功能允许的情况下，适量补液，使用利尿剂，加速排出。

（3）竞争剂。普萘洛尔可能与结合于肺组织的毒物竞争，使其释放出来，用量为每天 10～30 mg。

（4）防止毒物损伤及早应用自由基清除剂，如维生素 C、维生素 E、维生素 A、还原型谷胱甘肽等。早期应用糖皮质激素和免疫抑制剂对部分中、重型患者有效，可选用甲泼尼龙、地塞米松、硫唑嘌呤、环磷酰胺。

（5）一般不主张氧疗，以免加重肺损伤，除非 $PaO_2 < 5.3$ kPa（40 mmHg）吸入 $> 21\%$ 氧气或给予机械通气。

（6）其他保护胃黏膜，防止感染，对症支持治疗。

（五）预后

百草枯目前尚无特效治疗，病死率通常达 70％ 以上，预后与摄入百草枯的量有关。

（1）轻型：百草枯摄入量 < 20 mg/kg，患者除胃肠道症状外，其他症状不明显，多数患者能够完全恢复。

（2）中到重型：百草枯摄入量 20～40 mg/kg，患者除胃肠道症状外可出现多系统受累表现，1～4 天内出现肾功能、肝功能损伤，数天至 2 周内出现肺部损伤，多数在 2～3 周内死于肺功能衰竭。

（3）暴发型：百草枯摄入量 > 40 mg/kg，患者出现严重的胃肠道症状，1～4 天内死于多器官功能衰竭，极少存活。

四、常见毒品中毒

毒品是指鸦片、海洛因、吗啡、大麻、可卡因及国务院规定管制的其他能够使人形成瘾癖的麻醉品和精神药品，它具有以下的共同特征：①有一种不可抗拒的力量强制性地使吸食者连续使用该药，并且不择手段地去获得它；②连续使用有加大剂量的趋势；③对该药产生精神依赖及躯体依赖性，断药后产生戒断症状；④对个人、家庭、社会都会产生危害性结果。

（一）阿片类

阿片类药物属于麻醉药品，这类药物包括吗啡、可待因、美沙酮、芬太尼等，应用较广，过量使用可致中毒。

1）中毒症状：阿片类药物急性中毒有短暂的欣快感和兴奋表现。轻者头痛、头昏、恶心、呕吐、兴奋或抑郁，重者常出现特征性"三联征"，即昏迷、针尖样瞳孔、呼吸抑制；当脊髓反射增强时，常有惊厥、牙关紧闭和角弓反张，出现肺水肿、发绀、颅压增高等表现，发生横纹肌溶解、肌红蛋白尿及急性肾功能衰竭者亦不少见。

2）治疗：有呼吸抑制时应气管插管，呼吸机辅助通气；尽早应用阿片受体拮抗药，其化学结构与吗啡相似，拮抗阿片受体。这类药物有纳洛酮和烯丙吗啡。

（1）纳洛酮：阿片类中毒首选，肌注或静注 0.4～0.8 mg，可重复给药 3～4 次，必要时可以 0.8～1.2 mg 静脉滴注维持。如反复注射纳洛酮至 20 mg 仍无效，则应考虑合并有缺氧、缺血性脑损伤，或合并其他药品、毒品中毒。

（2）烯丙吗啡：烯丙吗啡每次 5～10 mg 静注，必要时间隔 10～15 分钟重复注射，总量不超过 40 mg。

（二）可卡因类

从植物中提取，常见的有古柯叶、可卡膏、可卡因等，可卡因可明显兴奋中枢神经系统，静脉用药者可立即产生一种"电击"般的感受。

1）中毒症状：患者表现为焦虑不安、言语增多、面色苍白、反射增强、头痛、出汗、心悸、胸闷，而后可发生寒战、恶心、呕吐、腹痛、排尿困难、瞳孔散大、眼球突出、震颤甚至肌肉强直性抽搐，心率增快，血压先升高后下降；严重者可出现心肌损害、心力衰竭、呼吸抑制、颅内出血、脑栓塞、横纹肌溶解、急性肾功能衰竭、急性肝功能不全、弥漫性血管内凝血等表现，常可因休克、呼吸骤停而死亡。过量可卡因还会作用于体温调节中枢使体温升高，并使血管收缩、散热减少以致出现高热，是可卡因中毒的重要指征。

2）治疗：急性可卡因中毒无特殊解毒治疗方法，主要为对症支持措施，能防治癫痫样发作、维持呼吸、保护各重要脏器功能，并注意降温。可静脉使用短效巴比妥类药物，反复惊厥者可静脉使用安定；高热时可物理降温；明显烦躁者可用少量氟哌啶醇。普萘诺尔等 β 受体阻滞剂可作为可卡因的拟交感胺效应的拮抗剂使用。

（三）大麻类

大麻的活性成分是四氢大麻酚，属于植物提取，吸食后出现安适、舒缓和宁静的感觉，大麻的危险性在毒品中较低。

1）中毒症状：吸食量过大时会引起"中毒性谵妄"，患者意识不清、烦躁不安，并伴发错觉、幻觉及思维障碍，有时可陷入抑郁状态，悲观失望，伴灾难感或濒死感，有的可发生"中毒性精神病"产生焦虑、恐惧、被害妄想，但很少因中毒或过量造成死亡。

2）治疗：无特殊解毒治疗方法。对中毒性谵妄患者，可在安慰解释基础上给予安定口服或静脉注射；对中毒性精神病患者，可置单人房间，专人守护，并适当使用抗精神病药物，如氯丙嗪或氟哌啶醇。

（四）苯丙胺类

本品为拟交感胺类药物，具有明显的精神兴奋作用。静脉注射可获得像可卡因一样的快速效应，为吸毒者最常选用的方式。用药者常沉醉于特殊的欢愉和幻想状态中，不思饮食，忘却烦恼，易产生强烈的精神依赖性。常见的有冰毒和摇头丸。

1）中毒症状：表现精神兴奋、动作多、焦虑、紧张、幻觉和意识混乱等；严重者，表现出汗、颜面潮红、瞳孔扩大、血压升高、心动过速或室性心律失常、呼吸增强、高热、震颤、肌肉抽搐、惊厥或昏迷，也可发生高血压伴颅内出血，常见死亡原因为弥散性血管内凝血（DIC）、循环或肝肾衰竭。

2）治疗：本品中毒无特殊解毒治疗方法，主要采用对症支持治疗。如急性大量口服者应立即给予充分洗胃，而后灌服活性炭；注意维持呼吸道通畅，必要时给予辅助通气；有条件者可应用血液净化治疗。

（五）氯胺酮类

属于致幻类毒品，会产生各种视错觉和视幻觉，但意识一般不受影响。常见的毒品为K粉。

1）中毒症状：表现神经精神症状，如精神错乱、语言含糊不清、幻觉、高热及谵妄、肌颤和木僵等，剂量过大时会出现恐怖幻境，可导致"中毒性精神病"，并产生被害妄想，患者极度紧张、恐惧、焦虑、抑郁，出现攻击或自杀行为。

2）治疗：无特殊解毒治疗方法，以对症支持治疗为主。可用苯并二氮䓬类（如安定）或氟哌啶醇治疗，有条件者可应用血液净化治疗。

第四节　过敏性休克

全身性过敏反应（systemic anaphylaxis）是一种速发型超敏反应，当肥大细胞和可能的嗜碱性粒细胞被激活时分泌具有强效的血管活性和平滑肌收缩活性的介质引全身反应。全身性过敏反应可能涉及任何器官系统的肥大细胞，依赖于引发刺激的分布，由于心血管系统、皮肤、呼吸和胃肠系统的肥大细胞最为丰富，因此临床表现为与这些部位相应的症状与体征。当肥大细胞被结合 IgE 的过敏原，或经典速发型超敏反应，和通过旁路途径激活时，引发全身性反应。过敏性休克（anaphylactic shock）是严重过敏反应时快速发生的低血压，致流至生命器官的血流不能满足机体代谢的需要的情形。

一、病因

引起全身性过敏反应的最常见的病因包括药物、昆虫毒液、食物、放射对比介质、过敏原免疫治疗注射剂和乳胶（表 4-9）。大多数过敏原是典型的蛋白质或作为完全抗原的糖蛋白，至少有两个表位供不同 IgE 抗体识别，因此能够引起速发型超敏反应。另外，大多数触发非 IgE 依赖性过敏反应的外来药物不需要抗原加工并且能诱发肥大细胞首次接触反应，这些药物包括放射对比剂、麻醉剂如可待因和吗啡、万古霉素。

表 4-9　全身性过敏反应的病因

IgE 介导的	非 IgE 介导的
昆虫蜇伤	阿司匹林
食物	放射对比介质
药物	运动

IgE 介导的	非 IgE 介导的
乳胶	麻醉剂、万古霉素
过敏原疫苗	自身免疫、特发性

二、临床特征

过敏反应是一种多系统疾病，产生的临床症状和体征集中在皮肤、呼吸系统、心血管系统、胃肠道和神经系统（表 4-10），症状快速发作可能在几分钟内发生死亡。重要的是高达 20% 过敏反应患者不表现为特征性的皮肤症状和体征（如荨麻疹、血管性水肿），食物过敏反应的患者常常缺乏皮肤表现，胃肠道症状与严重反应相关。过敏原暴露的途径常常决定症状出现的时间。在一系列案例中，静脉内药物在 5 分钟内引起症状，昆虫蜇伤在 15 分钟内引起症状，在 30 分钟内引起症状。与致命性过敏反应相关的危险因素包括婴儿期、老年和伴随疾病，如哮喘、慢性呼吸系统疾病、心血管疾病、肥大细胞增多症和严重特异性反应。

表 4-10 过敏反应的临床症状和体征

皮肤、皮下组织和黏膜（80%～90%）	心血管系统（45%）
荨麻疹	胸痛
血管性水肿	心动过速
脸红	心动过缓
瘙痒	低血压
眶周	心律失常
嘴唇、舌头、上颚	心搏骤停
外耳道	胃肠道（45%）
外阴部	腹痛
手掌、脚底	恶心、呕吐
麻疹样皮疹	腹泻
呼吸系统（70%）	中枢神经系统（15%）
流鼻涕、鼻塞、打喷嚏	
喘鸣	
发声困难、声音沙哑	
气促	
胸部紧束感	
支气管痉挛	
发绀	

三、临床诊断

过敏反应是一个临床诊断。2011 年，世界变态反应组织《过敏反应评估和管理指南》中提出过敏反应的诊断标准，现列表如下（表 4-11）。

表 4-11　过敏反应的诊断标准

满足以下 3 个标准中的任何一个极有可能是过敏反应：

1. 疾病急性发作（几分钟至几小时），涉及皮肤、黏膜组织，或两者均有和至少以下情况中的一种：

（1）呼吸功能受损（即呼吸困难、支气管痉挛、喘鸣、低氧血症）

（2）血压下降或终末器官功能障碍的相关症状（如肌张力减退、晕厥）

2. 在暴露于很可能的过敏原之后快速发生的（几分钟至几小时）患者有两种或两种以上的如下表现：

（1）涉及皮肤黏膜组织（如荨麻疹、血管性水肿、皮肤瘙痒）

（2）呼吸功能受损（即呼吸困难、支气管痉挛、喘鸣、低氧血症）

（3）血压下降或终末器官功能障碍的相关症状（如肌张力减退、晕厥）

（4）持续的胃肠道症状（如腹痛、呕吐）

3. 暴露于已知的过敏原之后患者血压下降（几分钟至几小时）

（1）婴儿和儿童：低收缩压（分年龄）或收缩压下降 > 30%

（2）成人：收缩压 < 90 mmHg 或在患者基础血压上下降 > 30%

在证实过敏反应方面血清类胰蛋白酶值有助于诊断。类胰蛋白酶在肥大细胞和嗜碱性粒细胞中发现，在肥大细胞激活之后释放。在肥大细胞脱颗粒之后 60～90 分钟内达峰值，大约在 5 小时后仍能检测到。另一种可能的过敏反应标志物是血清组胺，组胺水平在症状发生后 15～60 分钟内升高。

诊断流程如图 4-9 所示。

四、初始治疗

（一）仔细监测和评估气道、呼吸和循环

由于疾病的快速发展，呼吸窘迫、精神状态改变或进展为上气道梗阻患者应降低插管的门槛。对于试图通过体位和肌肉控制来克服上气道水肿的患者，用快速顺序插管（RSI）药物来消除这些补偿行为可能导致的完全气道梗阻。在这种情况下，RSI 有其内在危险，应规定审慎地做好困难气道处理的准备。作为营救措施，应考虑床边纤支镜引导下清醒气管插管。另外，环甲膜切开术也要降低门槛。

如果没有明确的气道损伤存在，应吸氧和连续监测脉搏血氧饱和度，因为低氧血症是气道损害的晚期后果。如果有条件，推荐使用连续呼气末 CO_2 浓度检测，以发现早期气道损伤。

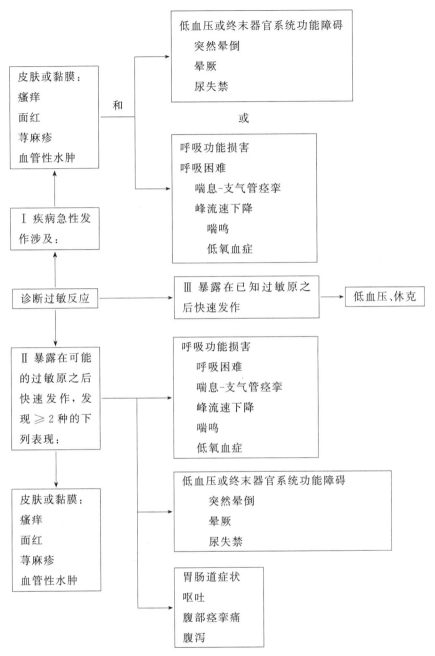

图 4-9 过敏反应和过敏性休克的诊断流程图

过敏性休克的病理生理学是复杂的，包括低血容量性、分布性和心源性休克成分。心血管监测和评估应该包括连续心脏监测、高频率测量血压和再灌注征象（如精神、尿量、毛细血管再充盈）。应放置中心静脉导管，监测中心静脉压（CVP），必要时在开始数分钟内注射等渗晶体液（5～10 mL/kg），即液体冲击试验，观察患者反应。即使是患者生命体征正常也要强调容量补充的必要性，有报道205例全身麻醉过敏性休克患者，高达35%的循环血容量渗出到间质组织。在过敏反应发生后的 10 分钟内，为避免一些患者直立体位之后几分钟内发生心血管衰竭，对这些过敏反应患者应采取简单而重要的步骤，即仰卧位、抬高下肢，以改善患者的心脏前负荷。

初始治疗流程如图 4-10 所示。

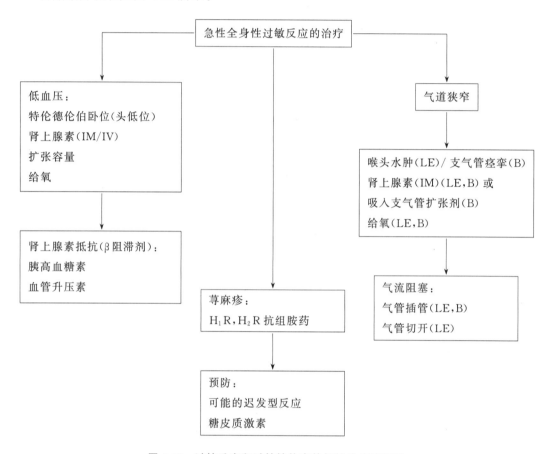

图 4-10 过敏反应和过敏性休克的初始治疗流程图

(二) 药物治疗

1. 首选药物

肾上腺素是过敏反应首选的治疗药物，一旦诊断疑为过敏反应应立即给予。

肾上腺素通过其 α 或 β_1 激动作用逆转病理性血管扩张，减少血管性水肿，提供正变时性和收缩性支持效应，逆转支气管痉挛。另外，肾上腺素能抑制肥大细胞进一步的介质释放，减轻过敏反应症状的严重性。对于过敏反应肾上腺素的应用没有绝对禁忌证。不幸的是在过敏反应中肾上腺素仍然未充分使用，过敏反应引起的死亡大多数因缺乏或延迟给予肾上腺素。

2014 年指南推荐剂量为 0.01 mg/kg，1∶1 000 溶液（成人最高达 0.5 mg，儿童 0.3 mg）肌肉注射（股前外侧中部），每 5～15 分钟根据需要重复使用。通常过敏反应患者对肌注肾上腺素 1 个或 2 个剂量有反应，对于 2 个剂量肾上腺素肌注无反应的患者或那些休克的患者应该给予静脉注射肾上腺素。静脉注射肾上腺素报告的不良反应几乎只发生在间歇性静脉弹丸注射剂量或给予错误的肾上腺素浓度患者，我们应选择连续肾上腺素输注而不是间歇注射。肾上腺素输注应该以 $1\,\mu g/min$ 开始，$5\sim10$ 分钟增加 $1\,\mu g/min$，最大为 $10\,\mu g/min$。对于临床医师不能开始肾上腺素输注时则以 $0.1\,mg$ $1:10\,000$ 的溶液每 5 分钟静脉注射给药。

虽然有肾上腺素诱导心肌缺血的报告，但肾上腺素在已知或怀疑 CHD 患者中不是禁忌证，临床医师应该毫不犹豫地用肾上腺素治疗任何过敏反应的患者。

2. 二线药物

（1）H_1 和 H_2 抗组胺药物：H_1 和 H_2 抗组胺药物能缓解过敏反应的皮肤症状，是过敏反应中广泛使用的抗组胺药物，但也没有证据支持或推翻使用该种药物。如果皮肤症状存在，许多专家推荐苯海拉明 $25\sim50\,mg$ 静脉注射。

重要的是抗组胺药物不能逆转心血管、肺或胃肠道过敏反应的表现，不应该代替肾上腺素，应该考虑作为过敏反应的二线药物。

（2）皮质类固醇：皮质类固醇像抗组胺药物一样常常用于过敏反应的患者，但在疾病的最初几小时不能救命。在过敏反应中没有发现有证据证明糖皮质激素的有效性，处方糖皮质激素的常见目的是为了减轻双相或长期症状。据推测是源自哮喘急性加重期的使用，但并不表明减少双相症状的发生率。尽管缺乏已证明的受益，但糖皮质激素有最小的短期效应，在选择的患者中可能是有益的。推荐甲基泼尼松龙（$1\sim2\,mg/kg$）或氢化可的松（$200\,mg$）。

（3）β_2 激动剂：对伴有哮喘、气促或咳嗽的患者可给予 β_2 激动剂，但仅仅有很少的报道支持其在过敏反应中的使用。

（三）难治性过敏反应的治疗

难治性过敏反应是指对一小部分患者，尽管早期使用肾上腺素、适当的液体复苏、患者的体位、补充氧和二线药物使用，过敏反应仍将进展。对于这些罕见患者，进一步治疗选择有限，可气管插管，添加血管加压药物（多巴胺、去甲肾上腺素、血管升压素、异丙肾上腺素），阿托品 $0.02\,mg/kg$，经皮起搏（低血压、心动过缓）。如果口服有 β 受体拮抗剂，给予胰高血糖素直接增强心肌收缩力和慢性收缩反应，恢复血流动力学稳定性。对过敏反应成人，胰高血糖素的推荐剂量为 $1\sim5\,mg$ 静脉注射（>5 分钟），随后 $5\sim15\,\mu g/min$ 输注。

第五节　发热待查的临床诊治

由多种不同原因致人体发热大于散热，使体温超出正常范围称为发热。临床上按热度高低将发热分为低热（$37.3\sim38\,℃$）、中等度热（$38.1\sim39\,℃$）、高热（$39.1\sim41\,℃$）及超高热（$41\,℃$ 以上）。有些发热原因易查，有些发热原因一时难以查明。当体温超过 $38.5\,℃$，发热时间超过 $2\sim3$ 周，经完整的病史询问、全面体格检查及常规实验室检查仍不能明确诊断者，称为发热原因待查（FOU）。

表 4-12　发热待查的常见病因

发热性质	病因	疾病
感染性发热	各种病原体（细菌、病毒、支原体、衣原体、螺旋体、立克次体和寄生虫等）	急性、慢性感染 全身、局灶感染（呼吸、泌尿、胃肠道）
非感染性 发热	血液病	淋巴瘤、恶性组织细胞病、噬血细胞综合征、白血病等
	变态反应及结缔组织病	药物热、SLE、皮肌炎、多肌炎、结节性多动脉炎、结节性脂膜炎、成人 Still 病等
	实体肿瘤	肾癌、肾上腺癌、肝癌、肺癌等
	内分泌与代谢疾病	甲亢、亚甲炎、嗜铬细胞瘤、痛风
	组织坏死和血液吸收	内脏血管梗死、急性胰腺炎、体腔积血、血肿、急性溶血
	神经源性发热	脑出血、脑干损伤、自主神经功能紊乱等
	理化损伤	热射病、铸工热等

一、临床诊治的必要前提

（一）病史询问要点

1. 诱因

发热前 2～3 周内有无皮肤外伤及疖肿史，现已愈合的皮肤切割伤或疖肿一般不引起患者注意，但常作为细菌入侵门户，是诊断败血症，尤其是葡萄球菌败血症的重要线索；近 1～3 周内有无传染病疫区逗留史，如蚊虫叮咬可引起乙型脑炎、疟疾等；1 个月内有血吸虫病疫水接触史，可引起急性血吸虫病。

2. 热度及热型

患者是否测量过体温，每天最高和最低体温是多少，有助于判断患者是否为高热及对热型的判断。

3. 体温升降方式

骤升型发热见于疟疾、急性肾盂肾炎、大叶性肺炎、败血症、输液反应等；缓升型发热见于伤寒初期、结核病、布氏菌病等；骤降型见于疟疾、急性肾盂肾炎、大叶性肺炎、输液反应及服退热药者；渐降型见于伤寒缓解期、风湿热及感染性疾病经抗生素治疗有效时；双峰热多见于革兰阴性杆菌败血症。

4. 是否伴有寒战

高热前先有怕冷、恶寒及寒战者，多见于败血症、大叶性肺炎、急性胆囊炎、急性肾盂肾炎、流行性脑脊髓膜炎、疟疾、药物热、急性溶血及输液反应等。传染病过程中每次寒战都是病原体入侵血流的信号。

5. 发热的伴随症状

发热伴明显中毒表现见于严重感染，尤其是败血症；发热伴进行性消瘦见于消耗性疾病，如重症结核、恶性肿瘤。若长期发热而一般情况尚好，见于早期淋巴瘤、变应性亚败血症。

（二）体格检查重点

1. 一般状况及全身皮肤黏膜检查

注意全身营养状况。恶病质提示重症结核、恶性肿瘤。注意有无皮疹及皮疹类型：斑疹见于丹毒、斑疹伤寒，面部蝶形红斑、指端及甲周红斑提示为系统性红斑狼疮（SLE）；环形红斑见于风湿热；丘疹和斑丘疹见猩红热、药物疹；玫瑰疹见于伤寒和副伤寒；睑结膜及皮肤少许瘀点，指端、足趾、大小鱼际肌有压痛的 Osier 小结见于感染性心内膜炎；软腭、腋下条索状或抓痕样出血点见于流行性出血热；耳郭、跖趾、掌指关节等处结节为尿酸盐沉积形成的痛风石，见于痛风患者；皮肤散在瘀点、瘀斑、紫癜见于再生障碍性贫血、急性白血病及恶性组织细胞病；大片瘀斑提示为弥散性血管内凝血；有皮肤疖肿者要考虑为败血症及脓毒血症。

2. 淋巴结检查

注意全身浅表淋巴结有无肿大。局部淋巴结肿大、质软、有压痛，要注意相应引流区有无炎症。局部淋巴结肿大、质硬、无压痛，可能为癌肿转移或淋巴瘤。全身淋巴结肿大见于淋巴瘤、急慢性白血病、传染性单核细胞增多症、系统性红斑狼疮等。

3. 头颈部检查

结膜充血多见于麻疹、出血热、斑疹伤寒；扁桃体肿大，其上有黄、白色渗出物可以拭去，为化脓性扁桃体炎；外耳道流出脓性分泌物为化脓性中耳炎；乳突红肿伴压痛为乳突炎。检查颈部时注意颈部有无阻力，阻力增加或颈项强直提示为脑膜刺激，见于脑膜炎或脑膜脑炎。

4. 心脏检查

心脏扩大和新出现的收缩期杂音提示为风湿热；原有心脏瓣膜病，随访中杂音性质改变，要考虑为感染性心内膜炎。

5. 肺部检查

一侧肺局限性叩浊，语颤增强，有湿啰音，提示为大叶性肺炎；下胸部或背部固定或反复出现湿啰音，见于支气管扩张伴继发感染；一侧肺下部叩浊、呼吸音及语颤减低，提示胸腔积液；大量积液时患侧胸廓饱满，气管移向健侧，在年轻患者中以结核性胸膜炎多见。

6. 腹部检查

胆囊点压痛、Murphy 征阳性伴皮肤、巩膜黄染，提示为胆囊炎、胆石症发热；中上腹明显压痛，胁腹部皮肤见灰紫色斑（Grey-Turner 征）或脐周皮肤青紫（Cullen 征），甚至上腹部可扪及肿块，见于出血坏死性胰腺炎；右下腹或全腹疼痛伴明显压痛，有时在右下腹或脐周扪及腹块，腹壁或会阴部有瘘管并有粪便与气体排出，全身营养状况较差，可能为克罗恩病（Crohn 病）；肝大、质硬、表面有结节或巨块，提示为肝癌发热；肝脾同时肿大，可见于白血病、淋巴瘤、恶性组织细胞病、系统性红斑狼疮等；季肋点压痛、肾区叩击痛，提示上尿路感染。

7. 四肢与神经系统检查

杵状指（趾）伴发热，可见于肺癌、肺脓肿、支气管扩张、感染性心内膜炎；关节红肿、压痛见于风湿热、红斑狼疮或类风湿性关节炎；克氏征阳性、布氏征阳性等脑膜刺激征见于中枢神经系统感染。

（三）实验室及辅助检查

建议检查项目包括血常规、尿常规、粪便常规＋隐血、肝功能、肾功能、电解质、外周血涂片、甲状腺功能、乳酸脱氢酶、肌酸激酶、血糖、血培养3套（需氧瓶＋厌氧瓶）、中段尿培养＋菌落计数、降钙素原、DIC全套、红细胞沉降率、C反应蛋白、铁蛋白、免疫固定电泳、免疫球蛋白、淋巴细胞亚群分类（T淋巴细胞、B淋巴细胞、自然杀伤细胞）、自身抗体谱、肿瘤标志物、HIV、RPR、TPPA、标准心电图、腹部B超、全身浅表淋巴结超声、胸部CT平扫。

二、临床诊治流程建议

发热待查的病因复杂，临床表现多样，临床医师如能把握三，即详细的病史询问、细致的体格检查、必要的实验室检查和辅助检查，大多数的发热病因可以查明。根据获得的诊断线索（potentially diagnostic clues，PDC），首先，进行病因诊断与鉴别诊断可显著提高诊断的准确率，即先考虑常见疾病的常见临床表现；其次，考虑常见疾病的少见临床表现；再次，考虑少见疾病的临床常见表现；最后，慎重鉴别少见疾病的临床少见表现。

诊疗流程包括三个步骤：①第一阶段初筛；②第二阶段特异性检查；③治疗（包括对症治疗及诊断性治疗）。

1）第一阶段初筛按照发热待查诊断思路，寻找诊断线索是非常重要的。诊断与鉴别诊断思路为根据PDC分析：①鉴别感染性疾病与非感染性疾病；②感染性疾病的定位，常见感染部位包括肺部感染、尿路感染、肠道感染、胆道感染等，多具有对应的局部症状，尤其不要遗漏感染性心内膜炎、结核病、局灶感染等；③非感染性疾病分为肿瘤性疾病、结缔组织病及其他类疾病，多为全身累及，少局部定位表现，需根据临床表现、实验室及辅助检查推论。肿瘤中最常见的为淋巴瘤，结缔组织病中最常见为SLE、成人Still病等，其他类疾病中包括药物热等。根据可能的诊断，进入第二阶段特异性检查。

2）第二阶段为特异性检查阶段，经过第一阶段的初筛，部分患者明确诊断；部分患者可获得诊断线索，进入第二阶段，进一步针对性选择所需特异性检查，第二阶段的检查较为复杂，部分为有创且费用较贵，建议住院期间完成。在制定检查策略时，应注意两个原则：①特异性高；②从无创到有创。

（1）PDC引导下的特异性有创检查：在发热待查伴淋巴结肿大的患者中，淋巴结活组织检查较淋巴结穿刺虽创伤范围大，但更易获得特异性结果。应尽量避免行颈前、腋窝或腹股沟淋巴结活组织检查，这些部位淋巴结病理结果常诊断价值不大。相比之下，颈后、锁骨上或滑车上淋巴结更具诊断意义，临床上体检时需特别注意；肺门、纵隔或腹膜后淋巴虽活组织检查诊断价值高，但创伤大，若病情允许可延后。当怀疑感染性心内膜炎、伤寒/肠源性发热等感染性疾病，血培养阴性时，骨髓培养可提高阳性率，仔细阅读骨髓涂片可发现巴贝虫、组织胞浆菌、利什曼原虫、疟原虫等病原体。如疑有血液系统疾病骨髓累及，骨髓涂片、骨髓活组织检查病理及骨髓流式细胞学检查均具有诊断价值，建议一次完成，减少重复创伤。

（2）正电子发射计算机 X 线断层扫描技术（PET-CT）：在发热待查诊断中的应用如下。在常规的辅助检查不能获得明确的线索时，可以考虑应用一些成本较高的全身性影像学筛查，以获得隐藏的发热病因线索。PET-CT 在发热待查中的地位也逐渐被重视。PET-CT 不仅可全身扫描，还可同时提供病灶的功能改变和形态改变，很好地弥补了 CT 的不足。发热待查应用 PET-CT 检查的诊断效率、路径、经济学价值及结果评估仍有待大样本量分析验证。阳性 PET-CT 结果具有较大的病灶指向性意义，但阴性结果未必"无用"。长期随访发现，经过前期检查无诊断依据，且 PET-CT 阴性患者多数预后良好。因为费用昂贵，对于哪一类发热待查患者采用 PET-CT 检查仍是争论焦点。目前建议将其置于发热待查诊断的第二阶段仍未获得诊断线索者。不推荐 PET-CT 作为所有发热待查的常规筛查手段。PET-CT 的意义在于指示可疑病灶部位，为下一步的检查指明方向，不能仅凭 PET-CT 的结果做出诊断。

第二阶段检查措施需注意两个原则：特异性高和从无创到有创。在诊断困难的病例中，必要时可多次重复有创检查，以获取临床线索。不推荐 PET-CT 作为所有发热待查的常规筛查手段。PET-CT 的意义在于指示可疑病灶部位，为下一步的检查指明方向，不能仅凭 PET-CT 的结果做出诊断。

3）诊断性治疗：临床怀疑一些特定的疾病但缺乏证据时，在不影响进一步检查的情况下，可进行诊断性治疗从而根据所得疗效做出临床诊断。例如，对于有流行病学史，疑为疟疾的患者，若多次血涂片或骨髓涂片中未能查见疟原虫，可试用抗疟疾药物进行治疗，治疗成功后可做出疟疾的临床诊断。对于疑为结核感染的患者，也可进行诊断性抗结核治疗。但需要指出的是对结核疑似患者进行诊断性治疗时观察时间应足够长，一般以 3～4 周以上为宜，期间需注意抗结核药物的不良反应和病情的变化。其他如阿米巴性肝脓肿等疾病也是常见的可采用诊断性治疗的病种。必须指出，诊断性治疗应选用特异性强、疗效确切及安全性大的治疗药物，剂量应充足并完成整个疗程，无特殊原因不得随便更换治疗药物。只有这样，诊断治疗有效后方可作为临床诊断的依据。

抗感染药物的使用：在经典型发热待查中，抗感染药物的使用应严格基于临床病原学证据。在不能获取病原学证据但临床高度怀疑感染的情况下，临床医师需分析可能的感染部位，并进行经验性的病原学判断，严格把握抗感染药物使用指征。可在必要的实验室检查和各种培养标本采取后，根据初步临床诊断予以经验性抗感染治疗。目前在发热待查的临床实践中，存在着抗菌药物滥用的现象。不仅造成经济上的巨大浪费、病原学检查的阳性率下降，还可以导致药物不良反应、药物热、二重感染、产生耐药菌等情况，对原发病的正确诊断造成干扰。所以，在发热待查的临床实践中，抗感染药物的应用不应作为常规诊断性治疗的手段，对于临床怀疑感染性发热的患者，应积极留取标本，完善各项必要检查，寻找病原学依据。

糖皮质激素的应用：糖皮质激素对于感染性和非感染性炎症都具有抑制作用，因而对包括感染、结缔组织病、肿瘤在内的大多数病因引起的发热待查都具有良好的退热作用。此外，激素还可扩张血管、改善微循环、增强心肌收缩力、提高机体对细菌内毒素的耐受力，可用于休克、多器官功能衰竭及严重炎症反应综合征等治疗。但由于疗效显著，基层医院在发热患者中滥用激素的现象日益严重。激素的滥用不但改变了原有的热型和临床表现，使诊断更加困难，长期应用还会使潜在的感染性疾病播散或诱发二重感染，延误必要治疗。因此，原则上不主张对病因未明的发热患者使用激素，尤其不应作为退热药物使用。

长期随访：4.7%～19.2%的患者经系统全面地评估后仍不能诊断。对部分症状轻微、经过详细检查仍不能明确病因的发热待查患者，可在专科门诊进行长期随访，观察病情变化，部分患者需要非甾体消炎药控制症状。若出现新的线索需重新入院按发热待查流程评估。

第六节　高钾血症的处理

高钾血症（hyperkalemia）是指血清钾浓度＞5.5 mmol/L 的一种病理生理状态，体内钾总量可增多、正常或缺乏。

一、病因

（1）钾过多性高钾血症：常见肾排钾减少，也可见于摄钾过多。
（2）转移性高钾血症：常由细胞内钾释放到细胞外所致。
（3）浓缩型高钾血症：常因有效循环容量减少、血液浓缩所致。
（4）假性高钾血症：如采血时操作不当，导致溶血、细胞内钾外移。

二、临床表现

临床表现易被原发病掩盖，因此应对此病保持高度警惕。主要表现为心肌收缩功能降低，心音低钝，可使心脏停搏于舒张期；出现心率减慢、室性期前收缩、房室传导阻滞、心室颤动及心跳停搏。心电图是诊断高钾血症程度的重要参考指标。血压早期升高，晚期降低，出现血管收缩等类缺血症，表现为皮肤苍白、湿冷、麻木、酸痛等。因影响神经肌肉复极过程，患者疲乏无力，四肢松弛性瘫痪，腱反射消失，也可出现动作迟钝、嗜睡等中枢神经症状。

三、诊断与鉴别诊断

有导致血钾增高和（或）肾排钾减少的基础疾病，血清钾＞5.5 mmol/L 即可确诊。临床表现仅供诊断的参考，心电图所见可作为诊断、病情判定和疗效观察的重要指标。须注意，血钾水平和体内总钾含量可不呈平行关系。确定高钾血症诊断后，还应寻找和确定导致高钾血症的原发疾病。

四、防治

对于此病预防非常关键，应早期识别和积极治疗原发病，并避免医源性高钾血症的发生。高钾血症对机体的主要威胁是心脏抑制，治疗原则是迅速降低血钾水平，保护心脏。

（一）对抗钾的心脏抑制作用

（1）碳酸氢钠液：急重症时，立即用5％碳酸氢钠100～200 mL静脉滴注，一般数分钟起作用。应注意控制输液速度，防止诱发肺水肿和高血压。

（2）钙剂：可对抗钾的心肌毒性。常用10％葡萄糖酸钙10～20 mL加等量25％葡萄糖液，缓慢静脉注射，一般数分钟起作用，但需多次应用。有心力衰竭者不能同时使用洋地黄。

（3）葡萄糖和胰岛素：使血清钾转移至细胞内。一般用25％～50％葡萄糖液，按每4 g葡萄糖给予1IU普通胰岛素持续静脉滴注。

（二）促进排钾

（1）经肾排钾：肾是排钾主要器官。可给予高钠饮食或静脉输入高钠溶液；应用呋塞米、氢氯噻嗪等排钾性利尿药，但肾衰竭时效果不佳。

（2）经肠排钾：在肠道，阳离子交换树脂与钾交换，可清除体内钾。常用聚磺苯乙烯交换树脂10～20 g，1天口服2～3次；或40 g加入25％山梨醇液100～200 mL中保留灌肠。可单独或并用25％山梨醇液口服，一次20 mL，1天2～3次。

（3）透析疗法：适用于肾衰竭伴急重症高钾血症者，以血液透析为最佳。

（三）减少钾的来源

（1）停止高钾饮食或含钾药物。

（2）供给高糖高脂饮食或采用静脉营养，以确保足够热量，减少分解代谢所释放的钾。

（3）清除体内积血或坏死组织。

（4）避免应用库存血。

（5）控制感染，减少细胞分解。

（内分泌科　刘喆隆）

第七节　窒息的抢救和气管插管处置流程

正常的呼吸过程因某种原因受阻或异常，进而导致全身器官严重缺氧的状态称为窒息（asphyxia）。广义的窒息原因可以包括但不仅限于：哮喘、喉痉挛/严重喉头水肿、溺水、烟雾/有毒气体吸入（如火灾）等。但窒息最为常见的原因为异物堵塞气道，即为狭义的窒息（smothering）。本章节主要讨论因异物等堵塞气道造成的窒息，亦称为机械性窒息。

窒息造成的气道堵塞将导致供氧不足和/或二氧化碳潴留；气道完全堵塞导致的呼吸停止将使患者在1分钟左右出现心搏骤停；而大脑缺氧5分钟以上将导致不可逆的脑损害。据报道，美国2015年约9 800 000人发生意外窒息并导致约35 600人死亡。相反，如果处置及时得当，此类患者往往能够转危为安。因此，对窒息的抢救必须争分夺秒。

一、窒息的临床表现

意外吸入异物的患者可出现呼吸困难、面色苍白、发绀，剧烈呛咳，吸气时可能出现高调哮鸣音，患者可能表现出急性痛苦面容并抓住自己的颈部，无法说话；体弱或衰竭患者可直接表现为昏迷，无呛咳反射。如为完全性气道阻塞患者，可能很快出现心搏骤停、大动脉搏动消失、心音消失、意识丧失。处于监护状态的患者其监护可能提示心率、呼吸频率加快，氧饱和度下降。应注意和重视不完全性、渐进性的气道阻塞出现的不典型症状，此类患者包括口腔、喉腔等手术后的患者，虚弱衰竭、意识障碍患者排痰无力，均可能因气道水肿、手术部位炎性肉芽组织增生、气道分泌物增多且排痰不畅等，导致气道部分堵塞；此类患者可能不表现出呼吸困难，但因二氧化碳潴留，血二氧化碳分压缓慢上升，患者初期仅表现为兴奋、烦躁不安，如不能得到纠正，二氧化碳分压进一步上升，患者出现昏迷，进而出现呼吸抑制，甚至发展到心搏骤停才被发现。对于重症患者，尤其存在以下情况的患者有较高误吸风险，应当予以重视：年龄大于75岁，留置鼻胃管，予以肠内营养，合并意识障碍，机械通气。

二、窒息的急救处置

窒息的抢救核心在于尽快解除气道梗阻及取出可能的异物（有时可能并无异物，仅只是患者舌根后坠导致窒息），同时通过适当方法恢复和保持患者的呼吸及氧合；一旦发现患者出现窒息，应立即予以抢救处置。首先应判断患者是否存在意识：对意识尚存患者，应迅速观察其是否仍具备有效自主咳嗽的能力。一般认为尚且具备自主呛咳能力的患者其呛咳的效果远高于人工干预手法，因此对该类患者提倡鼓励患者自主呛咳争取排出气道异物，并密切观察患者的基础生命体征及呛咳能力；如患者呛咳无力，但意识尚存，立即予以5次拍背和5次海姆立克（HeimLich）手法，成人予以腹部冲击法，婴儿仅予以胸部冲击法，大于1岁的儿童予以腹部冲击法和胸部冲击法交替进行。对无意识患者立即判断大动脉搏动，如已出现心搏骤停，立即予以心肺复苏，一般认为心肺复苏过程中的胸外按压亦有促进排出气道异物的作用；尚存在自主循环的患者，立即予以开放气道，对无颈椎损伤患者可用仰头抬颏法，对怀疑颈椎损伤患者应予以前推下颌法；同时以简易呼吸器（球囊-面罩）辅助呼吸，EC手法控制气道；约1/3致命性异物位于声门上，故应同时准备直接喉镜检查，可考虑直视下取出异物（钳夹或吸引器吸出）。如直接喉镜检查阴性且仍然存在气道梗阻症状体征，应考虑予以气管插管，并予以机械通气，尽快进行纤维支气管镜（纤支镜）检查并取出下气道异物；对气管插管失败的困难气道患者，可考虑紧急行环甲膜穿刺或紧急气管切开术。抢救流程可参考图4-11。

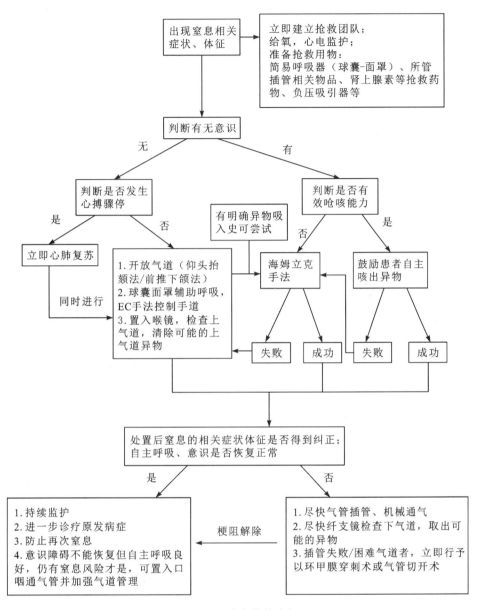

图 4-11　窒息抢救流程

注：①本流程图主要考虑处置狭义窒息（smothering），即气道异物导致的窒息，广义的窒息亦可参考处置；②对于首发症状类似于窒息，而经上述抢救处置效果不佳且并未找到气道异物或其他气道异常情况者，应充分考虑是否存在其他急危重症导致呼吸困难、呼吸衰竭，如急性心肌梗死、肺栓塞、脑血管意外、中毒、ARDS、重症肺炎、神经肌肉疾病所致呼吸衰竭、气胸、大量胸腔积液等。

三、气管插管术

气管插管是将特制的气管导管经声门置入气管的技术，是快速建立人工气道的最佳方法。其优势在于能同时开放/保护气道并达成通气，对于上述窒息患者还是进行气道内进一步检查、取出异物的基础。气管插管应由有经验的急诊/重症医师或麻醉师进行。本章节仅讨论急诊状态下的气管插管，为手术等进行的程序性麻醉诱导插管不在讨论范围。

（一）适应证

（1）呼吸停止/异常呼吸，心搏骤停。

（2）呼吸衰竭，意识清醒者经无创通气（non-invasive ventilation，NIV）30分钟不能纠正。

（3）意识障碍 GCS>8 分（如重度脑外伤、脑血管意外等）。

（4）患者无自主清除气道分泌物能力，或反流、消化道大出血、气道出血存在窒息风险者。

（5）其他情况：生命体征极不稳定，如重度休克，即可能发生呼吸、心搏骤停者。

（二）禁忌证

无绝对禁忌证，存在下述情况应谨慎：

（1）严重颌面外伤。

（2）严重喉头急性感染，因插管可致感染扩散。

（3）胸主动脉瘤/主动脉夹层，因插管可能诱发破裂。

（4）严重凝血功能异常，可能情况下应予先纠正。

（5）张力性气胸，插管后拟行机械通气者，应先解除张力性气胸。

（三）插管前准备

（1）谈话签字。

（2）器械准备：喉镜及合适的喉镜片（成人 4、5 号片）、气管导管（成人 7.0～8.0号），拟行纤支镜检查治疗者应尽可能使用 7.5 号以上导管）、塑形导芯、石蜡、吸痰管、负压吸引器、牙垫、胶布或气管导管固定器；预先检查气囊完整性，置入导芯塑性，润滑导管。

（3）移除患者口腔异物，如义齿等。

（4）插管前应予患者充分氧合。

（5）如患者已意识丧失，可不进行麻醉；如患者烦躁不能配合，可给予咪达唑仑 5～10 mg 或丙泊酚 10～20 mg；急危重症患者一般不考虑予以肌松剂。

（四）插管步骤

（1）患者仰卧，处"嗅花位"（如无颈椎损伤）。

（2）暴露声门：经患者右口角进镜，将舌推向左侧，暴露悬雍垂后将镜片移至中线，镜片顶端达会厌谷后上提喉镜间接暴露声门（弯喉镜片）。

（3）置入气管导管：直视下置入气管导管（带导芯），通过声门后拔除导芯，并继续推进导管至预定深度（成人 22～26 cm）。

（4）放置牙垫，取出喉镜，固定导管。

（5）听诊胃区及双肺，确认导管在气道内且未进入支气管。

（6）连接呼吸机机械通气。

注意：如置入气管导管失败，应控制开放气道，面罩予以患者纯氧吸入 30～45 秒后方可再次尝试，连续 3 次以上置入失败应考虑困难气道并请上级医师协助处置或尝试其他插管方式（如纤支镜引导插管）。

第八节　全科门诊 SOAP 病历书写规范

SOAP 是全科医疗健康档案的记录上广泛采用的描述方式，它以问题为导向，较为全面地反映患者的生理、心理、行为和社会各方面的情况，反映未分化疾病和慢性病的进展情况。一份完整的全科 SOAP 病历内容应包括：

（1）主观资料（subjective data）：由患者提供的主观资料，包括主诉、现病史、既往史、家族史、药物过敏史、生活习惯等。

（2）客观资料（objective data）：医生在诊疗中获得的患者资料，包括体检获得的体征（阳性体征、相关阴性体征）、实验室检查及其他辅助检查。

（3）评估（assessment）：医生根据获得的患者主观和客观资料，通过综合分析，对其健康问题做出判断，包括诊断、鉴别诊断、健康问题轻重程度及预后判断等。

（4）处理计划（plan）：医生针对患者健康问题所制订的处理计划。包括进一步诊断计划、治疗计划、健康教育计划、是否需要转诊等。

示例如下。

原始病历资料：患者，男，74 岁，退休工人。2018 年 10 月 19 日初次到某社区卫生服务中心就诊，自述口干、双下肢麻木 3 个月。患 2 型糖尿病 10 年，甲状腺功能减退 5 年，高尿酸血症 3 年。2 年前口干、多尿、乏力、双下肢疼痛，曾在某三甲医院内分泌科住院治疗，诊断为"2 型糖尿病并末梢神经炎"。口服过二甲双胍、罗格列酮，空腹血糖一般在 6.0～7.5 mmol/L，餐后 2 小时血糖在 10～12 mmol/L。近 3 个月常感到口干，想喝水，但量不多，双下肢有发麻的感觉，有时疼痛像针刺一样，自觉乏力，出汗不多，无心慌。体检：血压 148/73 mmHg，心率 67 次/分钟，身高 1.64 cm，体重 65 kg，甲状腺无肿大、无压痛，四肢肌力、肌张力正常，下肢无水肿，无视力模糊。对青霉素、磺胺过敏。平素饮食偏清淡，有吸烟史 30 余年，现平均每天 6 根，戒酒 3 年，锻炼主要为散步，每天早晚半小时左右，脾气偏急躁。遗传史不详。

SOAP 病历描述如下：

1）主观资料。主诉症状为口干、双下肢麻木，时有针刺样疼痛；乏力、饮水不多，无多尿情况。既往病史为患 2 型糖尿病 10 年，甲状腺功能减退 5 年，高尿酸血症 3 年。药物过敏史为对青霉素、磺胺过敏。个人生活习惯为平素饮食偏清淡，有吸烟史 30 余年，现平均每天 6 根左右，戒酒 3 年，锻炼每天早晚半小时、主要为散步，脾气偏急躁。遗传史不详。

2）客观资料。血压 148/73 mmHg，心率 67 次/分钟，身高 1.64 cm，体重 65 kg，甲状腺无肿大、无压痛，四肢肌力、肌张力正常，下肢无水肿，无视力模糊。

3）评估。分析患者现主诉和既往病史，应重点围绕糖尿病考虑，初步印象为2型糖尿病并末梢神经血管病变。患者自述有甲状腺功能减退和高尿酸血症，因此要行进一步相关检查明确现况。生活习惯方面有吸烟、活动偏少、脾气偏急躁、体重超标等值得关注。

4）处理计划。

（1）诊断计划：做空腹血糖、餐后2小时血糖、血脂及肾功能检查、尿液分析、眼底检查，必要时建议到上级医院进行尿微量蛋白、胰岛素＋C肽、甲状腺功能、肌电图、神经电生理及下肢血管超声检查。

（2）治疗计划：口服降糖药控制血糖，监测血压；合理控制饮食结构和总量，低脂饮食，增食膳食纤维。

（3）健康指导：糖尿病知识的相关指导，糖尿病危险因素评价；定期健康体检；生活方式和行为的指导（合理膳食、控制体重、适当增加运动时间与量，除散步外，还可做太极拳等一些和缓的运动，戒烟，保持心理平衡）；患者家属的教育，特别强调遵循医嘱的重要性。

表 4-X　SOAP 病历书写要点

名称	问题描述特点	SOAP 书写
主观资料	由患者本人陈述提供，涵盖所有个人资料	主诉、现病史中多种主要慢性疾病，可同时出现，为清晰描述，可写成"问题1：高血压……，问题2：糖尿病……" 重点询问健康行为资料，诸如运动方式、运动量、食盐量、热量摄入、心理问题、家庭资源、社区资源等
客观资料	体格检查、实验室检查、心理行为测量	体格检查包括视诊、触诊、叩诊、听诊结果，还包括辅助检查及各种量表等测试结果
评估	为诊断明确疾病，体现全科医学的生物-心理-社会医学模式	重点评价目前患者存在的健康问题，包括生理疾病、心理问题、社会问题、生活方式等
处理计划	包括诊断、治疗和健康教育计划	计划要考虑多方面因素，不仅限于药物治疗，还要写明健康教育的计划和内容、药物可能发生的副作用、生活方式指导，充分体现"以人为中心、预防为导向"全科医学模式的全方位管理

（糜　涛　肖　幸）

第九节　合理选择放射检查

近年来，随着放射科影像设备的不断发展，使放射科影像检查技术从单一的X线诊断，发展为包括计算机体层成像（CT）、磁共振成像（MRI）和数字血管造影术（DSA）

等多种成像技术的学科。每种成像技术又有多种检查方法。诚然，各种成像技术都有它的优势和不足，并非一种成像技术可以适用于人体所有器官的疾病诊断，也不是一种成像技术能完全取代另一种成像技术，而是相辅相成、互相补充的。特殊病例需综合采用几种成像技术与检查方法才能明确诊断。

放射科检查选择原则：

（1）准确把握检查适应证，减少检查中主观因素的影响。

（2）合理安排检查顺序，由简至繁、由无创至有创。

（3）仔细排查禁忌证，避免不良反应。

（4）结合放射科工作实际。

（5）与其他检查相结合。

一、神经系统疾病检查

1. 中枢神经系统疾病、周围神经

中枢神经系统疾病、周围神经（如颅神经、臂丛神经、腰骶丛神经病变及其他外周神经）病变，请首选 MRI，尤其是脑干、小脑、颅颈交界处病变，以及垂体微腺瘤、椎管脊髓病变首选 MRI。

2. 超早期脑梗死、出血

超早期脑梗死、出血（尤其微出血）、脑实质血管畸形首选 MRI（＋SWI）；怀疑超早期脑梗死者，也可首选 CT 灌注成像。

3. 血管性疾病

血管性疾病（如颈动脉粥样硬化斑块狭窄）：首选颈动脉超声，再选择颈动脉 CTA 或 MRA、DSA。怀疑颅内动脉瘤者，可首选 CTA，巨大动脉瘤并血栓形成者可首选 MRI＋动态增强 MRA。需鉴别颅内动脉单发狭窄是动脉粥样硬化还是血管炎者，请申请 MRI 血管壁成像＋增强扫描。

4. 急性脑外伤

急性脑外伤可首选 CT（部分需骨骼三维重建），诊查有无骨折、出血；弥漫性轴索损伤可首选 MRI＋SWI。

5. 新生儿疾病、胎儿

新生儿疾病、胎儿神经系统发育：首选超声或/和 MRI，一般不选 CT。

6. 急性脑血管病

急性脑血管病：可首选 CT 诊查有无急性出血（有条件者可加做 CTA＋灌注成像诊断早期脑梗死），再选或首选 MRI［MRA＋MRI＋（SWI＋灌注成像）］。

7. 代谢性脑病

糖尿病脑病、肝性脑病、低血糖脑损伤、中毒性脑病或精神异常、癫痫、脑白质病变或轻微异常者，首选 MRI。

8. 淀粉样脑血管病

怀疑淀粉样脑血管病者，首选 MRI＋SWI；怀疑静脉窦血栓形成者，首选 MRI＋

MRV＋SWI。

9. 脑肿瘤

首诊怀疑脑肿瘤、颅底病变者可首选 CT（颅底病变最好有三维重建），再做 MRI；怀疑脑肿瘤或已做过 CT 者，应选择 MRI＋增强扫描（灌注成像/＋MRS）；已做过脑肿瘤手术或放疗后患者，请选择 MRI＋灌注成像（MRS）；怀疑脑转移者，首选 MRI＋增强扫描。

10. 感染

怀疑感染性（化脓性、真菌、结核）脑膜炎、硬脊膜炎、低颅压、癌性脑膜炎，请选择 MRI＋增强。复查上述疾病者，请选择 MRI＋增强扫描。

11. 脑发育畸形者

怀疑脑发育畸形者，首选 MRI；怀疑颅骨发育畸形者，请结合头颅 DR 片。

12. 神经痛

怀疑三叉神经疼痛、舌咽神经痛、面听神经等后组颅神经病变者，请申请 MRI＋相应颅神经检查。

13. 平山病

怀疑平山病者，请申请颈椎 MRI 平扫＋过屈位增强。

14. 突然四肢瘫或下肢瘫

突然四肢瘫或下肢瘫/血性脑脊液，怀疑椎管内血管畸形者，请首选脊椎 MRI＋脊髓血管成像，可再选脊髓 DSA 或 CTA 检查协诊。

15. 意识障碍、难以长时间平卧病例

了解颅骨骨质病变或颅内钙化病变病例。应首选 CT，不宜选择 MRI。

16. 颅内存在金属植入物或金属异物

禁用 MRI；体内其他部位存在金属植入物或异物，慎用 MRI。

17. 其他

怀疑维生素缺乏神经系统损害、副肿瘤综合征、免疫系统疾病脑脊髓损伤（干燥综合征、桥本氏脑病、系统性红斑狼疮脑病等）请首选 MRI。

外院已做 CT 或 MRI 平扫发现病变不能确诊者，一般应申请 MRI 平扫＋增强扫描，而不推荐直接申请 MRI 增强（不利于定性诊断）。

二、呼吸及心血管系统疾病的影像学检查选择

1. 常规呼吸系统病变

一般性呼吸系统疾病检查或术前常规，首选 DR，最好包括正侧位（减少漏诊）。发现问题者，最好进一步行胸部 CT 检查。

2. 弥漫性肺疾病

弥漫性肺疾病（怀疑尘肺、间质纤维化/肺炎、结节病、结缔组织胶原及胶原基因变异性疾病、肺转移等）、活动性肺结核、各种肺炎、支气管扩张、原因不明咳血者、肺水肿、肺血性转移或淋巴道转移瘤，包括需观察疗效者，请首选 HRCT。

3. 肺小结节或隔期复查者

外院 CT 发现或临床拟诊肺小结节或隔期复查者（≤2 cm），请直接选择 HRCT。必要时行胸部 CT 增强。其中需多次复查肺结节（1～2 cm）又避讳射线者，可选胸部 MRI＋动态增强。

4. 转移瘤

发现转移瘤（如脑转移、骨骼转移者），寻找原发灶是否为肺癌者，请首选胸部 CT，或者 PET-CT 或全身 MRI 弥散加权成像（类 PET）。

5. 肺癌高发人群

肺癌高发人群筛查、40～45 岁以上低剂量肺癌筛查，首选胸部 CT。

6. 确诊肺癌需临床分期

确诊肺癌，需要进行临床分期者，可首选 PET-CT，也可选全身 MRI 加权成像（类 PET）；确诊肺癌，需排除脑部有无转移者，请首选头颅 MRI＋增强。

7. 确诊肺癌需排除转移

确诊肺癌，有腰背部、四肢疼痛者，首选相应胸腰椎、四肢 MRI 检查，也可选择 ECT 骨扫描或 PET-CT 了解有无转移。

8. DR/CT 发现结节需定性

DR 或一般胸部 CT 发现肺部结节难以定性者，首选肺结节 HRCT＋三维重建，必要时加扫 CT 增强或胸部 MRI＋增强（避讳射线者），最终选 CT 引导下穿刺活检病理。

9. 肺实变并大量胸腔积液

胸部 CT 发现肺实变并大量胸腔积液、难以定性者，可选 MRI＋动态增强协诊。

10. 小气道病变

怀疑小气道病变者，首选胸部 CT，最好加 HRCT（呼气末＋吸气末）。

11. 胸壁病变

DR 或 CT 发现胸壁病变不能定性者，请选择胸部 MRI＋增强扫描。

12. 胸部外伤

胸部外伤者，首选胸部 CT＋骨骼三维重建；疑胸椎/胸髓异常者，请选择胸椎 MRI 检查。

13. 急性胸痛

急性胸痛怀疑肺栓塞者，可急诊做胸部 CT 平扫＋肺动脉 CTA，或肺动脉 MRA。

14. 纵隔肿瘤

发现纵隔肿瘤不能定性者，可选胸部 CT 平扫＋增强或胸部 MRI＋增强扫描。

15. 冠脉及大血管病变

首选多排 CT 增强及三维重建，明确诊断及治疗 DSA；造影剂过敏，可选择 MRA。

16. 心脏器质性病变、功能性病变

建议平片初查，明确诊断建议 MR 平扫＋灌注。

17. 胸腺检查

首选 MRI，CT 增强为备选。

三、消化系统疾病的影像检查

1. 食道病变

疑食道病变（食道癌、炎症、静脉曲张、异物等）或患者有进食梗噎、异物感者，首选上消化道气钡双重造影检查。若拟诊食道癌者，需胃镜活检病理证实；然后，请选择胸部 CT/MRI＋增强了解有无周围侵犯、淋巴转移（评价能否手术或选择放化疗），MRI 对邻近骨骼侵犯观察效果更好。

2. 胃部病变

应首先选择胃部 CT 增强＋三维重建，也可选择上消化道气钡双重造影检查。

3. 小肠、结肠病变

怀疑小肠、结肠病变（炎症、肿瘤、急性梗阻等）者，应首先选择小肠结肠 CT 增强＋三维重建。

4. 上腹部病变

怀疑肝胆胰腺脾脏及腹膜后病变或黑便、布卡综合征者，首选超声（必要时＋超声造影、弹性成像等），然后请选择上腹部 CT/MRI＋动态增强；复杂或疑难病例或者肝硬化背景明显、血色素病者，上腹部 MRI＋动态增强（甚至肝脏特异性造影剂）对病变的检出与定性优于上腹部 CT＋动态增强。

5. 肝脏少见或不典型病变或肿瘤

肝脏少见或不典型病变或肿瘤（肝腺瘤、局灶性结节增生、少脂肪血管平滑肌脂肪瘤等），常常需要 CT/MRI＋动态增强综合诊断，MRI 略有优势。

6. 肝脏肿瘤栓塞等介入治疗后

对于肝脏肿瘤栓塞等介入治疗后疗效的复查，首选上腹部 MRI 平扫＋动态增强或超声＋造影，或者超选择性肝动脉造影；单纯观察碘油栓塞是否满意者，可选择上腹部 CT 平扫。

7. 肝脏结节需定性

对于肝硬化退变结节癌变或微小肝癌、其他检查结节性质不明、有无微小肝转移瘤者，请首选肝脏 MRI 平扫＋PWI＋DWI。

8. 血色素病

怀疑血色素病者，请直接选择上腹部 MRI 平扫＋同反相位＋SWI。

9. 胰腺病变

慢性胰腺炎、自身免疫性胰腺炎（IG4 相关性胰腺炎）与胰腺肿瘤鉴别困难者，请选择上腹部 CT 平扫＋动态增强，同时行上腹部 MRI 平扫＋动态增强（CT＋MRI 综合诊断）。

10. 胆囊胆道病变

怀疑胆囊息肉、结石、炎症或梗阻性黄疸患者，请选择胆道 MRI 平扫＋增强＋MRCP 或者胆道 CT＋增强（含胆道三维重建）；若为低位胆道梗阻（壶腹部肿瘤、炎症），建议行低张饮水胆道 CT 平扫＋增强/MRI 平扫＋PWI＋DWI。

11. 急腹症

如肠梗阻、穿孔（炎症、肿瘤、粪石、动静脉血栓）、阑尾炎或阑尾肿瘤，请直接选择全腹部 CT 平扫＋增强扫描。

12. 直肠癌

怀疑直肠癌者，首选直肠 MRI 平扫＋PWI＋DWI，做肿瘤分期评估以选择手术、放疗、化疗等治疗方法。

13. 消化道肿瘤需分期

若发现消化系统肿瘤为中晚期，需做肿瘤分期者，请选择全腹部 CT/MRI 平扫＋增强扫描，有条件者，最好选择全身 MRI 弥散成像或 PET-CT；怀疑单一部位骨转移者，可行局部 MRI 协诊，ECT 骨扫描可作参考。

14. 外伤、急腹症

可先选择腹部平片筛查，待病情稳定或病情需要，选择 CT 检查，必要时三维重建，肠套叠病变可考虑逆行空气造影。

15. 盆腔病变

首选 MRI，CT 为备选。

理由：MRI 可矢、冠、轴位及不定角度成像，及时全范围显示病变及其与周围器官解剖关系，若存在 MRI 禁忌证，可备选 CT 平扫及增强扫描，建议与超声检查相结合。

16. 直肠肛瘘

首选 MRI 平扫。

17. 腹部血管病变

首选 CT 增强及三维重建，明确诊断与治疗，选择 DSA。

四、泌尿生殖系统疾病的影像检查

1. 超声发现泌尿系结石

超声发现泌尿系结石（肾盂、肾盏、输尿管结石、膀胱结石），请选 CT＋CTU（CT 泌尿系成像），备选 MRI＋MRU（CT 增强过敏、忌讳射线者）。

2. 肾积水查因

超声发现肾积水查因者，需了解肾功能者，请选择静脉肾盂造影（IVP），或者 CTU/MRU（泌尿系成像）；重度肾积水或儿童患者，请直接做 MRU 或 CTU。

3. 肾肿瘤、炎症

双肾肿瘤、炎症（结核、黄色肉芽肿行肾盂肾炎等）或血尿查因者，选 CT/MR 平扫＋增强扫描，对于部分肿瘤（如少脂肪血管平滑肌脂肪瘤、淋巴瘤）做增强者，MRI 更有优势。

4. 输尿管、膀胱

对于输尿管、膀胱炎症或肿瘤，选 CT/MRI 平扫＋增强（部分加做 CTU 或 MRU），不同时做增强者，MRI 更有优势。

5. 生殖系统病变

拟诊睾丸、前列腺、精囊腺、子宫、卵巢炎症、肿瘤、畸形者，选 MRI 平扫＋PWI＋DWI。

6. 超声怀疑卵巢恶性者

超声怀疑卵巢恶性者，请直接选择全腹部 MRI 平扫＋PWI＋DWI。

7. 乳腺疾病

首选超声＋钼靶，需要进一步确诊的再选择 MRI 平扫＋动态增强，一般不选择 CT。

五、骨肌系统疾病的影像检查

1. 外伤

骨骼外伤，头颈部及骨盆首选 CT 平扫及三维重建。

四肢及胸腰椎首选平片，必要时 CT 平扫及三维重建。

肌肉及关节损伤，首选 MRI。

2. 肌骨肿瘤及肿瘤样病变

筛查首选平片，明确诊断首选 CT 平扫及增强，MRI 备选，可用于病变周边软组织受累状况评估。

3. 脊柱、椎间盘及脊髓病变

首选 MRI，CT 备选。

4. 关节、肌肉软组织炎性病变

明确诊断首选 MRI。

5. 骨骼先天畸形、发育迟缓

首选平片，CT 平扫及三维重建为补充。

综上所述，随着医学影像技术的不断发展，数字化、智能化的影像诊断软件的应用使诊断率大大提高，更早地发现小病灶和早期病变，根据不同的病变合理地使用影像诊断设备，充分发挥影像诊断设备在人体各系统的不同优势，真正做到影像技术的最优化选择。

第十节　心电图技能

一、心电图操作流程

获得一份质量合格的心电图，除了心电图机性能以外，受检者的配合和正确的操作方法也不容忽视。

（一）环境要求

（1）室内温度不低于 18℃，以避免因寒冷而引起肌电干扰。

（2）使用交流电源心电图机时，须接可靠的专用地线（接地电阻应＜0.5Ω）。

（3）心电图机的电源线尽可能远离诊察床和导联电缆，床旁不要摆放其他电器及穿行的电源线。

（4）检查床的宽度不应窄于 80 cm，以免肢体紧张而引起肌电干扰，如果诊察床的一侧靠墙，则墙内应无电线穿过。

(二) 操作流程

（1）临床医师根据需要提交电子申请，申请内容包括患者的一般资料、心脏活性药物的使用情况、临床初步诊断、申请理由、检测要求（如附加导联、特殊体位）等。

（2）工作开始前检查心电图机各条线缆的连接是否正常，包括电源线、网线、路由器、导联线等。

（3）认真阅读检查申请单，快速了解患者的一般情况及临床对检测心电图的要求，核对患者信息无误后再输入心电图机。

（4）用酒精清洁电极安置部位的皮肤并以沙片打磨，以减少皮肤电阻，保证心电图记录质量。

（5）红色信号灯或黄色信号灯亮时，提示有干扰，应检查相应的肢体导联或胸壁电极是否松动脱落，若为皮肤处理不好造成干扰波，则可重新处理该处皮肤或更换质量较好的电极，若仍无效，则可试将电极的位置稍微偏移一些。

（6）绿色信号灯闪亮约 5 秒后开始描记心电图标准 12 导联和（或）附加导联及特殊体位心电图。

（7）除有精神症状、婴幼儿等不能配合者需用药物镇静外，被检测者应在醒觉状态下，休息 5 分钟后仰卧接受检测，检测时要求患者全身放松、自然呼吸。

（8）心电图采集完毕后电话通知心电图值班医师。

（9）心电图医师按临床要求分析心电图并出具心电图检查报告，审核无误后审核签名并将心电图诊断报告传送至各临床病区。

（10）临床医师从医师工作站下载并打印心电图报告。

(三) 心电图导联连接方法

（1）按照国际统一标准，准确放置标准 12 导联电极，包括 6 个肢体导联（Ⅰ、Ⅱ、Ⅲ、aVR、aVL、aVF）和 6 个心前区导联（V1～V6）。

（2）女性乳房下垂者应托起乳房，将 V3、V4、V5 导联电极置于乳房下缘的胸壁上。

（3）可疑或确诊急性心肌梗死首次检查时必须做 18 导联心电图，即标准 12 导联加 V7、V8、V9、V3R、V4R、V5R 导联。

（4）记录心电图时标定标准电压为 10 mm/mV，走纸速度为 25 mm/s。

（5）心电图导联具体连接方法：红、黄、绿、黑分别夹在右腕（R）、左腕（L）、左踝及右踝（F）。

V1：胸骨右缘第四肋间。

V2：胸骨左缘第四肋间。

V3：V2 与 V4 连线的中点。

V4：左锁骨中线与第 5 肋间交点处。

V5：左腋前线与 V4 同一水平。

V6：左腋中线与 V4 同一水平。

V7：左腋后线与 V4 同一水平。

V8：左肩胛下线 V4 同一水平。

V9：左脊柱旁与 V4 同一水平。

V3R～V6R 导联，电极放置右胸部与 V3～V6 对称处。

（四）其他要求

（1）心电图机应远离电梯及其他大型电器设备。

（2）工作完毕后，应切断电源、盖好机器防尘罩，清洗、消毒电极。

（3）交直流两用心电图机应定期充电，以延长电池使用寿命。

（4）同时使用除颤器时，不具有除颤保护的普通心电图机应将导联线与主机分离。

（5）心电图机属度量医疗器械，应按规定定期接受相关部门检测。

二、临床心电学的基本知识

（一）心电图产生原理

心脏机械收缩之前，先产生电激动，心房和心室的电激动可经人体组织传到体表。心电图（electocardiogram，ECG）是利用心电图机从体表记录心脏每一心动周期所产生电活动变化的曲线图形。

心肌细胞在静息状态时，膜外排列阳离子带正电荷，膜内排列同等比例的阴离子带负电荷，保持平衡的极化状态，不产生电位变化。当细胞一端的细胞膜受到刺激（阈刺激）时，其通透性发生改变，使细胞内外正、负离子的分布发生逆转，受刺激部位的细胞膜出现除极化，使该处细胞膜外正电荷消失而其前面尚未除极的细胞膜外仍带正电荷，从而形成一对电偶（dipole）。电源（正电荷）在前，电穴（负电荷）在后，电流自电源流入电穴，并沿着一定的方向迅速扩展，直到整个心肌细胞除极完毕。此时心肌细胞膜内带正电荷，膜外带负电荷，称为除极（depolarization）状态。此后，由于细胞的代谢作用，使细胞膜又逐渐复原到极化状态，这种恢复过程称为复极（repolarization）过程，复极与除极先后程序一致，但复极化的电偶是电穴在前、电源在后，并较缓慢向前推进，直至整个细胞全部复极为止。

就单个细胞而言，在除极时，检测电极对向电源（即面对除极方向）产生向上的波形，背向电源（即背离除极方向）产生向下的波形，在细胞中部则记录出双向波形。复极过程与除极过程方向相同，但因复极化过程的电偶是电穴在前、电源在后，因此记录的复极波方向与除极波相反。

需要注意，在正常人的心电图中，记录到的复极波方向常与除极波主波方向一致，与单个心肌细胞不同。这是因为正常人心室的除极从心内膜向心外膜，而复极则从心外膜开始向心内膜方向推进，其确切机制仍未完全清楚。

由体表所采集到的心脏电位强度与下列因素有关：①与心肌细胞数量（心肌厚度）呈正比关系；②与探查电极位置和心肌细胞之间的距离呈反比关系；③与探查电极的方位和

心肌除极的方向所构成的角度有关，夹角愈大，心电位在导联上的投影愈小，电位愈弱。这种既具有强度、又具有方向性的电位幅度称为心电"向量"（vector），通常用箭头表示其方向，而其长度表示其电位强度。

心脏的电激动过程中产生许多心电向量。由于心脏的解剖结构及其电活动相当错综复杂，致使诸心电向量间的关系亦较复杂，然而一般均按下列原理合成为"心电综合向量"（resultant vector）：同一轴的两个心电向量的方向相同者，其幅度相加；方向相反者则相减。两个心电向量的方向构成一定角度者，则可应用"合力"原理将二者按其角度及幅度构成一个平行四边形，而取其对角线为综合向量。可以认为，由体表所采集到的心电变化，乃是全部参与电活动心肌细胞的电位变化按上述原理所综合的结果。

（二）心电图各波段的组成和命名

心脏的特殊传导系统由窦房结、结间束（分为前、中、后结间束）、房间束（起自前结间束，称 Bachmann 束）、房室交界区（房室结、希氏束）、束支（分为左、右束支，左束支又分为左前分支和左后分支）及普肯耶纤维（Pukinje fiber）构成。心脏的传导系统与每一心动周期顺序出现的心电变化密切相关。

正常心电活动始于窦房结，兴奋心房的同时经结间束传导至房室结（激动传导在此处延迟 0.05～0.07 秒），然后循希氏束→左、右束支→普肯耶纤维顺序传导，最后兴奋心室。这种先后有序的电激动的传播，引起一系列电位改变，形成了心电图上的相应的波段。临床心电学对这些波段规定了统一的名称（图 4-12）：①最早出现的幅度较小的 P 波，反映心房的除极过程；②PR 段（实为 PQ 段，传统称为 PR 段）反映心房复极过程及房室结、希氏束、束支的电活动；P 波与 PR 段合计为 PR 间期，反映自心房开始除极至心室开始除极的时间；③幅度最大的 QRS 波群，反映心室除极的全过程；④除极完毕后，心室的缓慢和快速复极过程分别形成了 ST 段和 T 波；⑤QT 间期为心室开始除极至心室复极完毕全过程的时间。

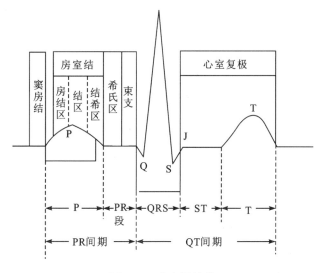

图 4-12 心电图波段

QRS波群可因检测电极的位置不同而呈多种形态，已统一命名如下：首先出现的位于参考水平线以上的正向波称为R波；R波之前的负向波称为Q波；S波是R波之后第一个负向波；R′波是继S波之后的正向波；R′波后再出现负向波称为S′波；如果QRS波只有负向波，则称为QS波。至于采用Q或q、R或r、S或s表示，应根据其幅度大小而定。

正常心室除极始于室间隔中部，自左向右方向除极；随后左右心室游离壁从心内膜朝心外膜方向除极；左室基底部与右室肺动脉圆锥部是心室最后除极部位。心室肌这种规律的除极顺序，对于理解不同电极部位QRS波形态的形成颇为重要。

(三) 心电图导联体系

在人体不同部位放置电极，并通过导联线与心电图机电流计的正负极相连，这种记录心电图的电路连接方法称为心电图导联。电极位置和连接方法不同，可组成不同的导联。在长期临床心电图实践中，已形成了一个由Einthoven创设而目前广泛采纳的国际通用导联体系（lead system），称为常规12导联体系。

1. 肢体导联 （1imb leads）

包括标准导联Ⅰ、Ⅱ、Ⅲ及加压单极肢体导联aVR、aVL、aVF。标准导联为双极导联，反映两个电极所在部位之间的电位差变化。加压单极肢体导联属单极导联，基本上代表检测部位的电位变化。肢体导联电极主要放置于右臂（R）、左臂（L）、左腿（F），连接此3点即成为所谓Einthoven三角。

在每一个标准导联正负极间均可画出一假想的直线，称为导联轴。为便于表明6个导联轴之间的方向关系，将Ⅰ、Ⅱ、Ⅲ导联的导联轴平行移动，使之与aVR、aVL、aVF的导联轴一并通过坐标图的轴中心点，便构成额面六轴系统（hexaxial system）（图4-13）。

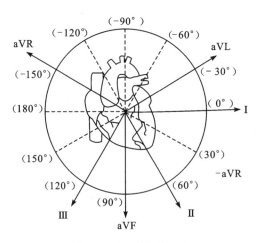

图4-13 额面六轴系统

此坐标系统采用±180°的角度标志。以左侧为0°，顺时针方向的角度为正，逆时针方向者为负。每个导联轴从中心点被分为正负两半，每个相邻导联间的夹角为30°。此对测定心脏额面心电轴颇有帮助。

2. 胸导联（chest leads）

属单极导联，包括 V1～V6 导联。检测的正电极应安放于胸壁规定的部位，另将肢体导联 3 个电极分别通过 5K 电阻与负极连接构成中心电端（central terminal），此连接方式可使该处电位接近零电位且较稳定。胸导联检测电极具体安放的位置如下：V1 位于胸骨右缘第 4 肋间；V2 位于胸骨左缘第 4 肋间；V3 位于 V2 与 V4 两点连线的中点；V4 位于左锁骨中线与第 5 肋间相交处；V5 位于左腋前线与 V4 同一水平处；V6 位于左腋中线与 V4 同一水平处。

临床上诊断后壁心肌梗死还常选用 V7～V9 导联：V7 位于左腋后线 V4 水平处；V8 位于左肩胛骨线 V4 水平处；V9 位于左脊旁线 V4 水平处。小儿心电图或诊断右心病变（如右室心肌梗死）有时需要选用 V3R～V6R 导联，电极放置右胸部与 V3～V6 对称处。

三、心电图的测量和正常数据

（一）心电图测量

心电图记录纸由纵线和横线划分成各为 1 mm² 的小方格。当走纸速度为 25 mm/s 时，每两条纵线间（1 mm）表示 0.04 秒（即 40 毫秒），当标准电压 1 mV＝10 mm 时，两条横线间（1 mm）表示 0.1 mV（图 4-14）。

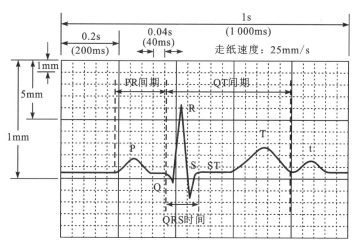

图 4-14　心电图记录纸

1. 心率的测量

测量心率时，只需测量一个 RR（或 PP）间期的秒数，然后被 60 除即可求出。例如，RR 间距为 0.8 秒，则心率为 60/0.8＝75 次/分钟。还可采用查表法或使用专门的心率尺直接读出相应的心率数。心律明显不齐时，一般采取数个心动周期的平均值来进行测算。

2. 各波段振幅的测量

P 波振幅测量的参考水平应以 P 波起始前的水平线为准。测量 QRS 波群、J 点、ST 段、T 波和 U 波振幅，统一采用 QRS 起始部水平线作为参考水平。如果 QRS 起始部为一斜段（如受心房复极波影响、预激综合征等情况），应以 QRS 波起点作为测量参考点。测量正向波形的高度时，应以参考水平线上缘垂直地测量到波的顶端；测量负向波形的深度时，应以参考水平线下缘垂直地测量到波的底端。

3. 各波段时间的测量

近年来已开始广泛使用 12 导联同步心电图仪记录心电图，各波段时间测量定义已有新的规定：测量 P 波和 QRS 波时间，应分别从 12 导联同步记录中最早的 P 波起点测量至最晚的 P 波终点及从最早 QRS 波起点测量至最晚的 QRS 波终点；PR 间期应从 12 导联同步心电图中最早的 P 波起点测量至最早的 QRS 波起点；QT 间期应是 12 导联同步心电图中最早的 QRS 波起点至最晚的 T 波终点的间距。如果采用单导联心电图仪记录，仍应采用既往的测量方法：P 波及 QRS 波时间应选择 12 个导联中最宽的 P 波及 QRS 波进行测量；PR 间期应选择 12 个导联中 P 波宽大且有 Q 波的导联进行测量；QT 间期测量应取 12 个导联中最长的 QT 间期。一般规定，测量各波时间应自波形起点的内缘测量至波形终点的内缘。

4. 平均心电轴

（1）概念：心电轴一般指的是平均 QRS 电轴（mean QRS axis），它是心室除极过程中全部瞬间向量的综合（平均 QRS 向量），借以说明心室在除极过程这一总时间内的平均电势方向和强度。它是空间性的，但心电图学中通常所指的是它投影在前额面上的心电轴。通常可用任何两个肢体导联的 QRS 波群的电压或面积计算出心电轴。一般采用心电轴与 I 导联正（左）侧段之间的角度来表示平均心电轴的偏移方向（图 4-15）。除测定 QRS 波群电轴外，还可用同样方法测定 P 波和 T 波电轴。

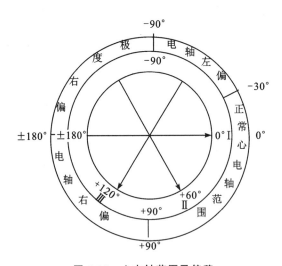

图 4-15 心电轴范围及偏移

（2）测定方法：最简单的方法是目测 I 和 III 导联 QRS 波群的主波方向，估测电轴是否发生偏移。若 I 和 III 导联的 QRS 主波均为正向波，可推断电轴不偏；若 I 导联出现较深的负向波，III 导联主波为正向波，则属电轴右偏；若 III 导联出现较深的负向波，I 导联主波为正向波，则属电轴左偏。精确的方法可采用分别测算 I 和 III 导联的 QRS 波群振幅的代数和，然后将这两个数值分别在 I 导联及 III 导联上画出垂直线，求得两垂直线的交叉点。电偶中心 0 点与该交叉点相连即为心电轴，该轴与 I 导联轴正侧的夹角即为心电轴的角度。另外，也可将 I 和 III 导联 QRS 波群振幅代数和值通过查表直接求得心电轴。

（3）临床意义：正常心电轴的范围为 $-30°\sim+90°$；电轴位于 $-30°\sim-90°$ 范围为心电轴左偏；位于 $+90°\sim+180°$ 范围为心电轴右偏；位于 $-90°\sim-180°$ 范围，传统上称为电轴极度右偏，近年主张定义为"不确定电轴"（indeterminate axis）。心电轴的偏移，一般受心脏在胸腔内的解剖位置、两侧心室的质量比例、心室内传导系统的功能、激动在室内传导状态及年龄、体型等因素影响。左心室肥大、左前分支阻滞等可使心电轴左偏；右心室肥大、左后分支阻滞等可使心电轴右偏；不确定电轴可以发生在正常人（正常变异），亦可见于某些病理情况，如肺心病、冠心病、高血压等。

5. 心脏循长轴转位

自心尖部朝心底部方向观察，设想心脏可循其本身长轴作顺钟向或逆钟向转位。正常时 V3 或 V4 导联 R/S 大致相等，为左、右心室过渡区波形。顺钟向转位（clockwise rotation）时，正常在 V3 或 V4 导联出现的波形转向左心室方向，即出现在 V5、V6 导联上。逆钟向转位（counterclockwise rotation）时，正常 V3 或 V4 导联出现的波形转向右心室方向，即出现在 V1、V2 导联上。顺钟向转位可见于右心室肥大，而逆钟向转位可见于左心室肥大。但需要指出，心电图上的这种转位图形在正常人亦常可见到，提示这种图形改变有时为心电位的变化，并非都是心脏在解剖上转位的结果。

（二）正常心电图波形特点和正常值

1. P 波

代表心房肌除极的电位变化。

（1）形态：P 波的形态在大部分导联上呈钝圆形，有时可能有轻度切迹。心脏激动起源于窦房结，因此心房除极的综合向量指向左、前、下，所以 P 波方向在 I、II、aVF、V4～V6 导联向上，aVR 导联向下，其余导联呈双向、倒置或低平均可。

（2）时间：正常人 P 波时间一般小于 0.12 秒。

（3）振幅：P 波振幅在肢体导联一般小于 0.25 mV，胸导联一般小于 0.2 mV。

2. PR 间期

从 P 波的起点至 QRS 波群的起点，代表心房开始除极至心室开始除极的时间。心率在正常范围时，PR 间期为 0.12～0.20 秒。在幼儿及心动过速的情况下，PR 间期相应缩短。在老年人及心动过缓的情况下，PR 间期可略延长，但一般不超过 0.22 秒。

3. QRS 波群

代表心室肌除极的电位变化。

（1）时间：正常成年人 QRS 时间小于 0.12 秒，多数在 0.06～0.10 秒。

（2）形态和振幅：在胸导联，正常人 V1、V2 导联多呈 rS 型，V1 的 R 波一般不超过 1.0 mV。V5、V6 导联 QRS 波群可呈 qR、qRs、Rs 或 R 型，且 R 波一般不超过 2.5 mV。正常人胸导联的 R 波自 V1 至 V6 逐渐增高，S 波逐渐变小，V1 的 R/S 小于 1，V5 的 R/S 大于 1。在 V3 或 V4 导联，R 波和 S 波的振幅大体相等。在肢体导联，I、II 导联的 QRS 波群主波一般向上，III 导联的 QRS 波群主波方向多变。aVR 导联的 QRS 波群主波向下，可呈 QS、rS、rSr′ 或 Qr 型。aVL 与 aVF 导联的 QRS 波群可呈 qR、Rs 或 R 型，也可呈 rS 型。正常人 aVR 导联的 R 波一般小于 0.5 mV，Ⅰ 导联的 R 波小于 1.5 mV，aVL 导联的 R 波小于 1.2 mV，aVF 导联的 R 波小于 2.0 mV。

6 个肢体导联的 QRS 波群振幅（正向波与负向波振幅的绝对值相加）一般不应都小于 0.5 mV，6 个胸导联的 QRS 波群振幅（正向波与负向波振幅的绝对值相加）一般不应都小于 0.8 mV，否则称为低电压。

（3）R 峰时间（R peak time）：过去称为类本位曲折时间或室壁激动时间，指 QRS 起点至 R 波顶端垂直线的间距。如有 R′ 波，则应测量至 R′ 峰；如 R 峰呈切迹，应测量至切迹第二峰。正常成人 R 峰时间在 V1、V2 导联不超过 0.04 秒，在 V5、V6 导联不超过 0.05 秒。

（4）Q 波：除 aVR 导联外，正常人的 Q 波时间小于 0.04 秒，Q 波振幅小于同导联中 R 波的 1/4。正常人 V1、V2 导联不应出现 Q 波，但偶尔可呈 QS 波。

4. J 点

QRS 波群的终末与 ST 段起始之交接点称为 J 点。

J 点大多在等电位线上，通常随 ST 段的偏移而发生移位。有时可因心室除极尚未完全结束，部分心肌已开始复极致使 J 点上移。还可由于心动过速等原因，使心室除极与心房复极并存，导致心房复极波（Ta 波）重叠于 QRS 波群的后段，从而发生 J 点下移。

5. ST 段

自 QRS 波群的终点至 T 波起点间的线段，代表心室缓慢复极过程。

正常的 ST 段多为一等电位线，有时亦可有轻微的偏移，但在任一导联，ST 段下移一般不超过 0.05 mV；ST 段上抬在 V1～V2 导联一般不超过 0.3 mV，V3 不超过 0.5 mV，在 V4～V6 导联及肢体导联不超过 0.1 mV。

6. T 波

代表心室快速复极时的电位变化。

（1）形态：在正常情况下，T 波的方向大多与 QRS 主波的方向一致。T 波方向在 Ⅰ、Ⅱ、V4～V6 导联向上，aVR 导联向下，Ⅲ、aVL、aVF、V1～V3 导联可以向上、双向或向下。若 V1 的 T 波方向向上，则 V2～V6 导联就不应再向下。

（2）振幅：除 Ⅲ、aVL、aVF、V1～V3 导联外，其他导联 T 波振幅一般不应低于同导联 R 波的 1/10。T 波在胸导联有时可高达 1.2～1.5 mV，尚属正常。

7. QT 间期

指 QRS 波群的起点至 T 波终点的间距，代表心室肌除极和复极全过程所需的时间。

QT 间期长短与心率的快慢密切相关，心率越快，QT 间期越短，反之则越长。心率在 60～100 次/分钟时，QT 间期的正常范围为 0.32～0.44 秒。由于 QT 间期受心率的影响很大，所以常用校正的 QT 间期（QTc），通常采用 Bazett 公式计算：$QTc = QT/\sqrt{RR}$。QTc 就是 RR 间期为 1 秒（心率 60 次/分钟）时的 QT 间期。传统的 QTc 的正常上限值设定为 0.44 秒，超过此时限即认为 QT 间期延长。一般女性的 QT 间期较男性略长。

QT 间期另一个特点是不同导联之间 QT 间期存在一定的差异，正常人不同导联间

QT 间期差异最大可达 50 毫秒，以 V2、V3 导联 QT 间期最长。

8. u 波

在 T 波之后 0.02～0.04 秒出现的振幅很低小的波称为 u 波，代表心室后继电位，其产生机制目前仍未完全清楚。近年认为可能与心肌中层细胞（M 细胞）长动作电位、普肯纤维的复极化或心室肌舒张的机械作用有关。u 波方向大体与 T 波相一致。u 波在胸导联较易见到，以 V3～V4 导联较为明显。u 波明显增高常见于低血钾。

（三）小儿心电图特点

为了正确评估小儿心电图，需充分认识其特点。小儿的生理发育过程迅速，其心电图变化也较大。总的趋势可概括为自起初的右室占优势型转变为左室占优势型的过程，其具体特点可归纳如下：

（1）小儿心率较成人稍快，至 10 岁以后即可大致保持为成人的心率水平（60～100 次/分钟）。小儿的 PR 间期较成人为短，7 岁以后趋于恒定（0.10～0.17 秒），小儿的 QTc 间期较成人略长。

（2）小儿的 P 波时间较成人稍短（儿童＜0.09 秒），P 波的电压于新生儿较高，以后则较成人为低。

（3）婴幼儿常呈右室占优势的 QRS 图形特征。Ⅰ 导联有深 S 波；V1（V3R）导联多呈高 R 波而 V5、V6 导联常出现深 S 波；RV1 电压随年龄增长逐渐减低，RV5 逐渐增高。小儿 Q 波较成人为深（常见于 Ⅱ、Ⅲ、aVF 导联）；3 个月以内婴儿的 QRS 初始向量向左，因而 V5、V6 常缺乏 q 波。新生儿期的心电图主要呈"悬垂型"，心电轴＞+90°，以后与成人大致相同。

（4）小儿 T 波的变异较大，于新生儿期，其肢体导联及右胸导联常出现 T 波低平、倒置。

四、心房、心室肥大

（一）心房肥大

心房肥大多表现为心房的扩大而较少表现心房肌肥厚。心房扩大引起心房肌纤维增长变粗及房间传导束牵拉和损伤，导致整个心房肌除极综合向量的振幅和方向发生变化。心电图上主要表现为 P 波振幅、除极时间及形态改变。

1. 右房肥大

正常情况下右心房先除极，左心房后除极。当右房肥大（right atrial enlargement）时，除极时间延长，往往与稍后除极的左房时间重叠，故总的心房除极时间并未延长，心电图主要表现为心房除极波振幅增高：

（1）P 波尖而高耸，其振幅≥0.25 mV，以 Ⅱ、Ⅲ、aVF 导联表现最为突出，又称"肺型 P 波"。

（2）V1 导联 P 波直立时，振幅≥0.15 mV，如 P 波呈双向时，其振幅的算术和≥0.20 mV。

（3）P 波电轴右移超过 75°。

2. 左房肥大

由于左房最后除极，当左房肥大（left atrial enlargement）时，心电图主要表现为心房除极时间延长：

（1）P 波增宽，其时限≥0.12 秒，P 波常呈双峰型，两峰间距≥0.04 秒，以 I、II、aVL 导联明显，又称"二尖瓣型 P 波"。

（2）PR 段缩短，P 波时间与 PR 段时间之比>1.6。

（3）V1 导联上 P 波常呈先正而后出现深宽的负向波。将 V1 负向 P 波的时间乘以负向 P 波振幅，称为 P 波终末电势（P-wave terminal force，Ptf）。左房肥大时，Ptf V1（绝对值）≥0.04 mm·s。

除左房肥大外，心房内传导阻滞亦可出现 P 波双峰和 P 波时间≥0.12 秒，应注意鉴别。

3. 双心房肥大

双心房肥大（biatrial enlargement）时心电图表现为：

（1）P 波增宽≥0.12 秒，其振幅≥0.25 mV。

（2）V1 导联 P 波高大双相，上下振幅均超过正常范围。

需要指出的是，上述所谓"肺型 P 波"及"二尖瓣型 P 波"，并非慢性肺心病及二尖瓣疾病所特有，故不能称为具有特异性的病因学诊断意义的心电图改变。

（二）心室肥大

心室扩大或（和）肥厚系由心室舒张期或/和收缩期负荷过重所引起，是器质性心脏病的常见后果，当心室肥大达到一定程度时可引起心电图发生变化。一般认为其心电的改变与下列因素有关：

（1）心肌纤维增粗、截面积增大，心肌除极产生的电压增高。

（2）心室壁增厚、心室腔扩大及由心肌细胞变性所致传导功能低下，使心肌激动的总时程延长。

（3）心室壁肥厚、劳损及相对供血不足引起心肌复极顺序发生改变。

上述心电变化可以作为诊断心室肥大及有关因素的重要依据。但心电图在诊断心室肥大方面存在一定局限性，不能仅凭某一项指标而做出肯定或否定的结论，主要是因为：①来自左、右心室肌相反方向的心电向量进行综合时，有可能互相抵消而失去两者各自的心电图特征，以致难于做出肯定诊断；②除心室肥大外，同样类型的心电图改变尚可由其他因素所引起。因此，做出心室肥大诊断时，需结合临床资料及其他的检查结果，通过综合分析，才能得出正确结论。

1. 左室肥大

正常左心室的位置位于心脏的左后方，且左心室壁明显厚于右心室，故正常时心室除极综合向量表现左心室占优势的特征。左室肥大（1eft ventricular hypertrophy）时，可使左室优势的情况显得更为突出，引起面向左室的导联（I、aVL、V5 和 V6）其 R 波振幅增加，而面向右室的导联（V1 和 V2）则出现较深的 S 波。左室肥大时，心电图上可出现如下改变。

（1）QRS 波群电压增高，常用的左室肥大电压标准如下：

胸导联：Rv5 或 Rv6＞2.5 mV；Rv5＋Sv1＞4.0 mV（男性）或＞3.5 mV（女性）。

肢体导联：R1＞1.5 mV；RavL＞1.2 mV；RavF＞2.0 mV；RI＋SⅢ＞2.5 mV。

Cornell 标准：RavL＋Sv3＞2.8 mV（男性）或＞2.0 mV（女性）。

（2）可出现额面 QRS 心电轴左偏。

（3）QRS 波群时间延长到 0.10～0.11 秒，但一般仍＜0.12 秒。

（4）在 R 波为主的导联，其 ST 段可呈下斜型压低达 0.05 mV 以上，T 波低平、双向或倒置。在以 S 波为主的导联（如 V1 导联）则反而可见直立的 T 波。当 QRS 波群电压增高同时伴有 ST-T 改变者，传统上称左室肥大伴劳损。此类 ST-T 变化多为继发性改变，亦可能同时伴有心肌缺血。

在符合一项或几项 QRS 电压增高标准的基础上，结合其他阳性指标之一，一般可以成立左室肥大的诊断。符合条件越多，诊断可靠性越大。如仅有 QRS 电压增高，而无其他任何阳性指标者，诊断左室肥大应慎重。

2. 右室肥大

右心室壁厚度仅有左心室壁的 1/3，只有当右心室壁的厚度达到相当程度时，才会使综合向量由左心室优势转向为右心室优势，并导致位于右室面导联（V1、aVR）的 R 波增高，而位于左室面导联（I、aVL、V5）的 S 波变深。右室肥大（right ventricular hypertrophy）可具有如下心电图表现：

（1）V1 导联 R/S≥1，呈 R 型或 Rs 型，重度右室肥大可使 V1 导联呈 qR 型（除外心肌梗死）；V5 导联 R/S≤1 或 S 波比正常加深；aVR 导联以 R 波为主，R/q 或 R/S≥1。

（2）Rv1＋Sv5＞1.05 mV（重症＞1.2 mV）；RavR＞0.5 mV。

（3）心电轴右偏≥＋90°（重症可＞＋110°）。

（4）常同时伴有右胸导联（V1、V2）ST 段压低及 T 波倒置。传统上右心室肥大伴劳损属继发性 ST-T 改变。

除了上述典型的右室肥大心电图表现外，临床上慢性阻塞性肺病的心电图特点为：V1～V6 导联呈 rS 型（R/S＜1），即所谓极度顺钟向转位；Ⅰ导联 QRS 低电压；心电轴右偏；常伴有 P 波电压增高。此类心电图表现是由于心脏在胸腔中的位置改变、肺体积增大及右室肥大等因素综合作用的结果。

诊断右室肥大，有时定性诊断（依据 V1 导联 QRS 形态及电轴右偏等）比定量诊断更有价值。一般来说，阳性指标愈多，则诊断的可靠性越高。虽然心电图对诊断明显的右心室肥大准确性较高，但敏感性较低。

3. 双侧心室肥大

与诊断双心房肥大不同，双侧心室肥大（biventricular hypertrophy）的心电图表现并不是简单地把左、右心室异常表现相加，心电图可出现下列情况：

（1）大致正常心电图。由于双侧心室电压同时增高，增加的除极向量方向相反互相抵消。

（2）单侧心室肥大心电图。只表现出一侧心室肥大，而另一侧心室肥大的图形被掩盖。

（3）双侧心室肥大心电图。既表现右室肥大的心电图特征（如 V1 导联 R 波为主，电轴右偏等），又存在左室肥大的某些征象（如 V5 导联 R/S＞1、R 波振幅增高等）。

五、心肌缺血与 ST-T 改变

心肌缺血（myocardial ischemia）通常发生在冠状动脉粥样硬化基础上。当心肌某一部分缺血时，将影响到心室复极的正常进行，并可使缺血区相关导联发生 ST-T 异常改变。心肌缺血的心电图改变类型取决于缺血的严重程度、持续时间和缺血发生部位。

（一）心肌缺血的心电图类型

1. 缺血型心电图改变

正常情况下，心外膜处的动作电位时程较心内膜短，心外膜完成复极早于心内膜，因此心室肌复极过程可看作是从心外膜开始向心内膜方向推进。发生心肌缺血时，复极过程发生改变，心电图上出现 T 波变化。

（1）若心内膜下心肌缺血，这部分心肌复极时间较正常时更加延迟，使原来存在的与心外膜复极向量相抗衡的. 心内膜复极向量减小或消失，致使 T 波向量增加，出现高大的 T 波。例如，下壁心内膜下缺血，下壁导联 Ⅱ，Ⅲ，aVF 可出现高大直立的 T 波；前壁心内膜下缺血，胸导联可出现高耸直立的 T 波。

（2）若心外膜下心肌缺血（包括透壁性心肌缺血），心外膜动作电位时程比正常时明显延长，从而引起心肌复极顺序的逆转，即心内膜开始先复极，膜外电位为正，而缺血的心外膜心肌尚未复极，膜外电位仍呈相对的负性，于是出现与正常方向相反的 T 波向量。此时面向缺血区的导联记录出倒置的 T 波。例如，下壁心外膜下缺血，下壁导联Ⅱ、Ⅲ、aVF 可出现倒置的 T 波；前壁心外膜下缺血，胸导联可出现 T 波倒置。

2. 损伤型心电图改变

心肌缺血除了可出现 T 波改变外，还可出现损伤型 ST 改变。损伤型 ST 段偏移可表现为 ST 段压低及 ST 段抬高两种类型。

心肌损伤（myocardial injury）时，ST 向量从正常心肌指向损伤心肌。心内膜下心肌损伤时，ST 向量背离心外膜面指向心内膜，使位于心外膜面的导联出现 ST 段压低；心外膜下心肌损伤时（包括透壁性心肌缺血），ST 向量指向心外膜面导联，引起 ST 段抬高。发生损伤型 ST 改变时，对侧部位的导联常可记录到相反的 ST 改变。

另外，临床上发生透壁性心肌缺血时，心电图往往表现为心外膜下缺血（T 波深倒置）或心外膜下损伤（ST 段抬高）类型。有学者把引起这种现象的原因归为：①透壁性心肌缺血时，心外膜缺血范围常大于心内膜；②由于检测电极靠近心外膜缺血区，因此透壁性心肌缺血在心电图上主要表现为心外膜缺血改变。

（二）临床意义

心肌缺血的心电图可仅仅表现为 ST 段改变或 T 波改变，也可同时出现 ST-T 改变。

临床上可发现约一半的冠心病患者未发作心绞痛时，心电图可以正常，而仅于心绞痛发作时记录到 ST-T 动态改变。约 10％的冠心病患者在心肌缺血发作时心电图可以正常或仅有轻度 ST-T 变化。典型的心肌缺血发作时，面向缺血部位的导联常显示缺血型 ST 段压低（水平型或下斜型下移≥0.1 mV）和（或）T 波倒置。有些冠心病患者心电图可呈持续性 ST 改变（水平型或下斜型下移≥0.05 mV）和（或）T 波低平、负正双向和倒置，而于心绞痛发作时出现 ST-T 改变加重或伪性改善。冠心病患者心电图上出现倒置深尖、双肢对称的 T 波（称之为冠状 T 波），反映心外膜下心肌缺血或有透壁性心肌缺血，这种 T 波改变亦见于心肌梗死患者。变异型心绞痛（冠状动脉痉挛为主要因素）多引起暂时性 ST 段抬高并常伴有高耸 T 波和对应导联的 ST 段下移，这是急性严重心肌缺血表现，如 ST 段持续的抬高，提示可能发生心肌梗死。

（三）鉴别诊断

需要强调，心电图上 ST-T 改变只是非特异性心肌复极异常的共同表现，在做出心肌缺血或"冠状动脉供血不足"的心电图诊断之前，必须结合临床资料进行鉴别诊断。

除冠心病外，其他疾病如心肌病、心肌炎、瓣膜病、心包炎、脑血管意外（尤其颅内出血）等均可出现此类 ST-T 改变。低钾、高钾等电解质紊乱，药物（洋地黄、奎尼丁等）影响及自主神经调节障碍也可引起非特异性 ST-T 改变。此外，心室肥大、束支传导阻滞、预激综合征等可引起继发性 ST-T 改变。

六、心肌梗死

绝大多数心肌梗死（myocardial infarction）是在冠状动脉粥样硬化基础上发生完全性或不完全性闭塞所致，属于冠心病的严重类型。除了临床表现外，心电图的特征性改变及其演变规律是确定心肌梗死诊断和判断病情的重要依据。

（一）基本图形及机制

冠状动脉发生闭塞后，随着时间的推移在心电图上可先后出现缺血、损伤和坏死 3 种类型的图形。各部分心肌接受不同冠状动脉分支的血液供应，因此图形改变常具有明显的区域特点（图 4-16）。心电图显示的电位变化是梗死后心肌多种心电变化综合的结果。

1. "缺血型"改变

冠状动脉急性闭塞后，最早出现的变化是缺血性 T 波改变。通常缺血最早出现在心内膜下肌层，使对向缺血区的导联出现高而直立的 T 波。若缺血发生在心外膜下肌层，则面向缺血区的导联出现 T 波倒置。缺血使心肌复极时间延长，特别是 3 位相延缓，引起 QT 间期延长。

2. "损伤型"改变

随着缺血时间延长，缺血程度进一步加重，就会出现"损伤型"图形改变，主要表现为面向损伤心肌的导联出现 ST 段抬高。关于 ST 段抬高的机制，目前有两种解释：① "损伤电流学说"。认为心肌发生严重损害时，引起该处细胞膜的极化不足，使细胞膜

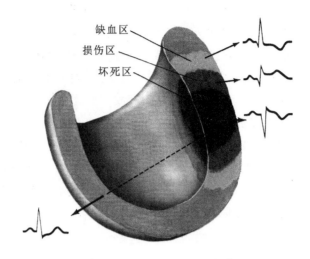

缺血区
损伤区
坏死区

图 4-16　心肌梗死心电图表现

外正电荷分布较少而呈相对负电位，而正常心肌由于充分极化使细胞膜外正电荷分布较多而呈相对正电位，二者之间因有电位差而产生"损伤电流"。如将电极放于损伤区，即描记出低电位的基线。当全部心肌除极完毕时，此区完全处于负电位而不产生电位差，于是等电位的 ST 段高于除极前低电位的基线，形成 ST 段"相对"抬高。ST 段明显抬高可形成单向曲线（mono-phasic curve）。一般地说损伤不会持久，要么恢复，要么进一步发生坏死。② "除极受阻学说"。当部分心肌受损时，产生保护性除极受阻，即大部分正常心肌除极后呈负电位时，而损伤心肌不除极，仍为正电位，结果出现电位差，产生从正常心肌指向损伤心肌的 ST 向量，使面向损伤区的导联出现 ST 段抬高。

3. "坏死型"改变

更进一步的缺血导致细胞变性、坏死。坏死的心肌细胞丧失了电活动，该部位心肌不再产生心电向量，而正常健康心肌仍照常除极，致使产生一个与梗死部位相反的综合向量。由于心肌梗死主要发生于室间隔或左室壁心肌，往往引起起始 0.03～0.04 秒除极向量背离坏死区，所以"坏死型"图形改变主要表现为面向坏死区的导联出现异常 Q 波（时间≥0.04 秒，振幅≥1/4R）或呈 QS 波。一般认为：梗死的心肌直径＞20～30 mm 或厚度＞5 mm 才可产生病理性 Q 波。

临床上，当冠状动脉某一分支发生闭塞时，则受损伤部位的心肌发生坏死，直接置于坏死区的电极记录到异常 Q 波或 QS 波；靠近坏死区周围受损心肌呈损伤型改变，记录到 ST 段抬高；而外边受损较轻的心肌呈缺血型改变，记录到 T 波倒置。体表心电图导联可同时记录到心肌缺血、损伤和坏死的图形改变。因此，若上述 3 种改变同时存在，则急性心肌梗死的诊断基本确立。

（二）心肌梗死的图形演变及分期

急性心肌梗死发生后，心电图的变化随着心肌缺血、损伤、坏死的发展和恢复而呈现一定演变规律。根据心电图图形的演变过程和演变时间可分为超急性期、急性期、近期

（亚急性期）和陈旧期（图 4-17）。

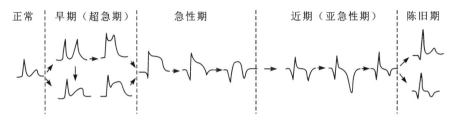

图 4-17　急性心肌梗死的图形演变与分期

1. 超急性期（亦称超急性损伤期）

急性心肌梗死发生数分钟后，首先出现短暂的心内膜下心肌缺血，心电图上产生高大的 T 波，以后迅速出现 ST 段呈斜型抬高，与高耸直立 T 波相连。由于急性损伤性阻滞，可见 QRS 振幅增高，并轻度增宽，但尚未出现异常 Q 波。这些表现仅持续数小时，临床上多因持续时间太短而不易记录到。此期若治疗及时而有效，有可能避免发展为心肌梗死或使已发生梗死的范围趋于缩小。

2. 急性期

此期开始于梗死后数小时或数日，可持续到数周，心电图呈现一个动态演变过程。ST 段呈弓背向上抬高，抬高显著者可形成单向曲线，继而逐渐下降；心肌坏死导致面向坏死区导联的 R 波振幅降低或丢失，出现异常 Q 波或 QS 波；T 波由直立开始倒置，并逐渐加深。坏死型的 Q 波、损伤型的 ST 段抬高和缺血型的 T 波倒置在此期内可同时并存。

3. 近期（亚急性期）

出现于梗死后数周至数月，此期以坏死及缺血图形为主要特征。抬高的 ST 段恢复至基线，缺血型 T 波由倒置较深逐渐变浅，坏死型 Q 波持续存在。

4. 陈旧期（愈合期）

常出现在急性心肌梗死 3～6 个月之后或更久，ST 段和 T 波恢复正常或 T 波持续倒置、低平，趋于恒定不变，残留下坏死型的 Q 波。理论上异常 Q 波将持续存在终生。但随着瘢痕组织的缩小和周围心肌的代偿性肥大，其范围在数年后有可能明显缩小。小范围梗死的图形改变有可能变得很不典型，异常 Q 波甚至消失。

需要指出：近年来，急性心肌梗死的检测水平、诊断手段及治疗技术已取得突破性进展。通过对急性心肌梗死患者早期实施有效治疗（溶栓、抗栓或介入性治疗等），已显著缩短整个病程，并可改变急性心肌梗死的心电图表现，可不再呈现上述典型的演变过程。

（三）心肌梗死的定位诊断

心肌梗死的部位主要根据心电图坏死型图形（异常 Q 波或 QS 波）出现于哪些导联而做出判断。发生心肌梗死的部位多与冠状动脉分支的供血区域相关，因此，心电图的定位基本上与病理一致（表 4-12）。

表 4-12　心肌梗死的心电图定位

心脏壁	血管	相关导联
间隔	左前降支	V1～V3
前壁	左前降支	V3～V5
广泛前壁	左前降支	V1～V5
侧壁	左前降支、左回旋支	Ⅰ、aVL、V5、V6
后壁	右冠状动脉或左回旋	V1、V2（V7～V9）
下壁	右冠状动脉或左回旋	Ⅱ、Ⅲ、aVF
右心室	右冠状动脉	V3R～V5R

前间壁梗死时，V1～V3 导联出现异常 Q 波或 QS 波；前壁心肌梗死时，异常 Q 波或 QS 波主要出现在 V3、V4（V5）导联；侧壁心肌梗死时在 Ⅰ、aVL、V5、V6 导联出现异常 Q 波；如异常 Q 波仅出现在 V5、V6 导联称为前侧壁心肌梗死，如异常 Q 波仅出现在 Ⅰ、aVL 导联称为高侧壁心肌梗死；下壁心肌梗死时，在 Ⅱ、Ⅲ、aVF 导联出现异常 Q 波或 QS 波；正后壁心肌梗死时，V7～V9 导联记录到异常 Q 波或 QS 波，而与正后壁导联相对应的 V1、V2 导联出现 R 波增高、ST 段压低及 T 波增高。如果大部分胸导联（V1～V5）都出现异常 Q 波或 QS 波，则称为广泛前壁心肌梗死。在急性心肌梗死早期，尚未出现坏死型 Q 波，可根据 ST-T 异常（ST 段抬高或压低，或 T 波异常变化）出现于哪些导联来判断梗死的部位。

（四）心肌梗死的分类和鉴别诊断

1. Q 波型和非 Q 波型心肌梗死

非 Q 波型心肌梗死过去称为"非透壁性心肌梗死或"心内膜下心肌梗死"。部分患者发生急性心肌梗死后，心电图可只表现为 ST 段抬高或压低及 T 波倒置，ST-T 改变可呈规律性演变，但不出现异常 Q 波，需要根据临床表现及其他检查指标明确诊断。近年研究发现：非 Q 波型心肌梗死既可是非透壁性，亦可是透壁性。与典型的 Q 波型心肌梗死比较，此种不典型的心肌梗死较多见于多支冠状动脉病变。此外，发生多部位梗死（不同部位的梗死向量相互作用发生抵消）、梗死范围弥漫或局限、梗死区位于心电图常规导联记录的盲区（如右心室、基底部、孤立正后壁梗死等）均可产生不典型的心肌梗死图形。

2. ST 段抬高和非 ST 段抬高心肌梗死

临床研究发现：ST 段抬高心肌梗死可以不出现 Q 波，而非 ST 段抬高心肌梗死有的可出现 Q 波，心肌梗死后是否出现 Q 波通常是回顾性诊断。为了最大限度地改善心肌梗死患者的预后，近年提出把急性心肌梗死分类为 ST 段抬高和非 ST 段抬高梗死，并且与不稳定心绞痛一起统称为急性冠脉综合征。以 ST 段改变对急性心肌梗死进行分类突出了早期干预的重要性。在 Q 波出现之前及时进行干预（溶栓、抗栓、介入治疗等），可挽救濒临坏死的心肌或减小梗死面积。另外，ST 段抬高梗死和非 ST 段抬高梗死二者的干预对策是不同的，可以根据心电图 ST 段是否抬高而选择正确和合理的治疗方案。在做出 ST

段抬高或非 ST 段抬高心肌梗死诊断时，应该结合临床病史并注意排除其他原因引起的 ST 段改变。ST 段抬高型和非 ST 段抬高型心肌梗死如不及时治疗都可演变为 Q 波型或非 Q 波型梗死。

3. 心肌梗死合并其他病变

心肌梗死合并室壁瘤时，可见升高的 ST 段持续存在达半年以上。心肌梗死合并右束支阻滞时，心室除极初始向量表现出心肌梗死特征，终末向量表现出右束支阻滞特点，一般不影响二者的诊断。心肌梗死合并左束支阻滞，梗死图形常被掩盖，按原标准进行诊断比较困难。

4. 心肌梗死的鉴别诊断

单纯的 ST 段抬高还可见于急性心包炎、变异型心绞痛、早期复极综合征等，可根据病史、是否伴有异常 Q 波及典型 ST-T 演变过程予以鉴别。异常 Q 波不一定都提示为心肌梗死，如发生感染或脑血管意外时，可出现短暂 QS 波或 Q 波，但缺乏典型演变过程，很快可以恢复正常。心脏横位可导致 Ⅲ 导联出现 Q 波，但 Ⅱ 导联通常正常。顺钟向转位、左室肥大及左束支阻滞时，V1、V2 导联可出现 QS 波，但并非前间壁心肌梗死。预激综合征心电图在某些导联上可出现 "Q" 波或 "QS" 波。此外，右室肥大、心肌病、心肌炎等也可出现异常 Q 波，结合患者的病史和临床资料一般不难鉴别。仅当异常的 Q 波、抬高的 ST 段及倒置的 T 波同时出现，并具有一定的演变规律才是急性心肌梗死的特征性改变。

七、心律失常

（一）概述

正常人的心脏起搏点位于窦房结，并按正常传导系统顺序激动心房和心室。如果心脏激动的起源异常或/和传导异常，称为心律失常（arrhythmias）。心律失常的产生可由于：①激动起源异常。可分为两类，一类为窦房结起搏点本身激动的程序与规律异常；另一类为心脏激动全部或部分起源于窦房结以外的部位，称为异位节律，异位节律又分为主动性和被动性。②激动的传导异常。最多见的一类为传导阻滞，包括传导延缓或传导中断；另一类为激动传导通过房室之间的附加异常旁路，使心肌某一部分提前激动，属传导途径异常。③激动起源异常和激动传导异常同时存在，相互作用，此可引起复杂的心律失常表现。

（二）窦性心律及窦性心律失常

凡起源于窦房结的心律，称为窦性心律（sinus rhythm）。窦性心律属于正常节律。

（1）窦性心律的心电图特征：一般心电图机描记不出窦房结激动电位，都是以窦性激动发出后引起的心房激动波 P 波特点来推测窦房结的活动。窦性心律的心电图特点：P 波规律出现，且 P 波形态表明激动来自窦房结（即 P 波在 Ⅰ、Ⅱ、aVF、V4～V5 导联直立，在 aVR 导联倒置）。正常人窦性心律的频率呈生理性波动，传统上静息心率的正常范围一般定义为 60～100 次/分钟。近年，中国内大样本健康人群调查发现：中国人男性静息心率的正常范围为 50～95 次/分钟，女性为 55～95 次/分钟。

（2）窦性心动过速（sinus tachycardia）：传统上规定成人窦性心律的频率＞100 次/分钟，称为窦性心动过速。窦性心动过速时，PR 间期及 QT 间期相应缩短，有时可伴有继发性 ST 段轻度压低和 T 波振幅降低。常见于运动、精神紧张、发热、甲状腺功能亢进、贫血、失血、心肌炎和拟肾上腺素类药物作用等情况。

（3）窦性心动过缓（sinus bradycardia）：传统上规定窦性心律的频率＜60 次/分钟时，称为窦性心动过缓。近年大样本健康人群调查发现：约 15% 的正常人静息心率可＜60 次/分钟，尤其是男性。另外，老年人及运动员心率可以相对较缓。窦房结功能障碍、颅内压增高、甲状腺功能低下、服用某些药物（如 β 受体阻滞剂）等亦可引起窦性心动过缓。

（4）窦性心律不齐（sinus arrhythmia）：窦性心律的起源未变，但节律不整，在同一导联上 PP 间期差异＞0.12 秒。窦性心律不齐常与窦性心动过缓同时存在。较常见的一类心律不齐与呼吸周期有关，称呼吸性窦性心律不齐，多见于青少年，一般无临床意义。另有一些比较少见的窦性心律不齐与呼吸无关，如与心室收缩排血有关的（室相性）窦性心律不齐及窦房结内游走性心律不齐等。

（5）窦性停搏（sinus arrest）：亦称窦性静止。在规律的窦性心律中，有时因迷走神经张力增大或窦房结功能障碍，在一段时间内窦房结停止发放激动，心电图上见规则的 PP 间距中突然出现 P 波脱落，形成长 PP 间距，且长 PP 间距与正常 PP 间距不成倍数关系。窦性停搏后常出现逸搏或逸搏心律。

（6）病态窦房结综合征（sick sinus syndrome，SSS）：近年发现，起搏传导系统退行性病变及冠心病、心肌炎（尤其是病毒性心肌炎）、心肌病等疾患，可累及窦房结及其周围组织而产生一系列缓慢性心律失常，并引起头昏、黑蒙、晕厥等临床表现，称为病态窦房结综合征。其主要的心电图表现：①持续的窦性心动过缓，心率＜50 次/分钟，且不易用阿托品等药物纠正；②窦性停搏或窦房传导阻滞；③在显著窦性心动过缓基础上，常出现上性快速心律失常（房速、房扑、房颤等），又称为慢-快综合征；④若病变同时累及房室交界区，可出现房室传导障碍，或发生窦性停搏时，长时间不出现交界性逸搏，此即称为双结病变。

（三）期前收缩

期前收缩是指起源于窦房结以外的异位起搏点提前发出的激动，又称提早搏动，是临床上最常见的心律失常。

期前收缩的产生机制包括：①折返激动；②触发活动；③异位起搏点的兴奋性增高。根据异位搏动发生的部位，可分为房性、交界性和室性期前收缩，其中以室性期前收缩最为常见，房性次之，交界性比较少见。

1）描述期前收缩心电图特征时常用到下列术语。

（1）联律间期（coupling interval）：指异位搏动与其前窦性搏动之间的时距，折返途径与激动的传导速度等可影响联律间期长短。房性期前收缩的联律间期应从异位 P 波起点测量至其前窦性 P 波起点，而室性期前收缩的联律间期应从异位搏动的 QRS 起点测量至其前窦性 QRS 起点。

（2）代偿间歇（compensatory pause）：指期前出现的异位搏动代替了一个正常窦性搏动，其后出现一个较正常心动周期为长的间歇。由于房性异位激动，常易逆转侵入窦房结，使其提前释放激动，引起窦房结节律重整，因此房性期前收缩大多为不完全性代偿间歇。而交界性和室性期前收缩，距窦房结较远，不易侵入窦房结，故往往表现为完全性代偿间歇。

（3）间位性期前收缩：又称插入性期前收缩，指夹在两个相邻正常窦性搏动之间的期前收缩，其后无代偿间歇。

（4）单源性期前收缩：指期前收缩来自同一异位起搏点或有固定的折返径路，其形态、联律间期相同。

（5）多源性期前收缩：指在同一导联中出现2种或2种以上形态及联律间期互不相同的异位搏动。如联律间期固定，而形态各异，则称为多形性期前收缩，其临床意义与多源性期前收缩相似。

（6）频发性期前收缩：依据出现的频度可人为地分为偶发和频发性期前收缩。常见的二联律（bigeminy）与三联律（trigeminy）就是一种有规律的频发性期前收缩。前者指期前收缩与窦性心搏交替出现；后者指每2个窦性心搏后出现1次期前收缩。

2）期前收缩心电图表现如下。

（1）室性期前收缩（premature ventricular contraction）心电图表现：①期前出现的QRS-T波前无P波或无相关的P波；②期前出现的QRS形态宽大畸形，时限通常＞0.12秒，T波方向多与QRS的主波方向相反；③往往为完全性代偿间歇，即期前收缩前后的两个窦性P波间距等于正常PP间距的两倍。

（2）房性期前收缩（premature atrial contraction）心电图表现：①期前出现的异位P'波，其形态与窦性P波不同；②$P'R$间期＞0.12秒；③大多为不完全性代偿间歇，即期前收缩前后两个窦性P波的间距小于正常PP间距的两倍。某些房性期前收缩的$P'R$间期可以延长；如异位P'后无QRS-T波，则称为未下传的房性期前收缩；有时P'下传心室引起QRS波群增宽变形，多呈右束支阻滞图形，称房性期前收缩伴室内差异性传导。

（3）交界性期前收缩（premature junctional contraction）心电图表现：①期前出现的QRS-T波，其前无窦性P波，QRS-T形态与窦性下传者基本相同；②出现逆行P'波（P波在Ⅱ、Ⅲ、aVF导联倒置，aVR导联直立），可发生于QRS波群之前（$P'R$间期＜0.12秒）或QRS波群之后（RP'间期＜0.20秒），或者与QRS相重叠；③大多为完全性代偿间歇。

（四）异位性心动过速

异位性心动过速是指异位节律点兴奋性增高或折返激动引起的快速异位心律（期前收缩连续出现3次或3次以上）。根据异位节律点发生的部位，可分为房性、交界性及室性心动过速。

（1）阵发性室上性心动过速（paroxysmal supraventricular tachycardia）：理应分为房性及与房室交界区相关的心动过速，但常因P'不易辨别，故统称为室上性心动过速（室上速）（图 4-18）。

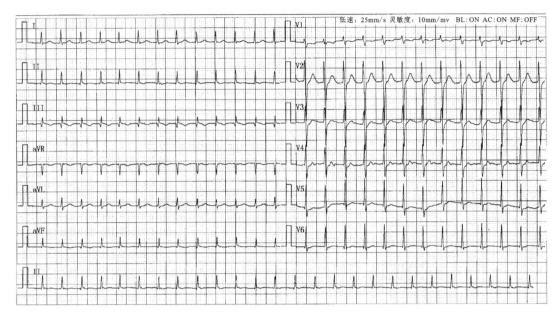

图 4-18　室上性心动过速心电图

该类心动过速发作时有突发、突止的特点，频率一般在 160～250 次/分钟，节律快而规则，QRS 形态一般正常（伴有束支阻滞或室内差异性传导时，可呈宽 QRS 波心动过速）。临床上最常见的室上速类型为预激旁路引发的房室折返性心动过速（A-Vreentry tachycardia，AVRT）及房室结双径路（dual A-V nodal pathways，AVRT）引发的房室结折返性心动过速（A-V nodal reentry tachycardia，AVNRT）。AVNRT 最常见的为经房室结慢径前传、快径逆传引起的慢快型房室结折返性心动过速，AVRT 最为常见的是经房室结前传、旁路逆传引起的顺向型房室折返性心动过速。这两类心动过速可通过经食管心脏调搏术快速鉴别。阵发性室上性心动过速患者多不具有器质性心脏病，由于解剖学定位比较明确，可通过导管射频消融术根治。房性心动过速包括自律性和房内折返性心动过速两种类型，多发生于器质性心脏病基础上。

（2）室性心动过速（ventricular tachycardia）：属于宽 QRS 波心动过速类型。心电图表现为：①频率多在 140～200 次/分钟，节律可稍不齐；②QRS 波群形态宽大畸形，时限通常＞0.12 秒；③如能发现 P 波，并且 P 波频率慢于 QRS 波频率，PR 无固定关系（房室分离），则可明确诊断；④偶尔心房激动夺获心室或发生室性融合波，也支持室性心动过速的诊断。

（3）非阵发性心动过速（nonparoxysmal tachycardia）：可发生在心房、房室交界区或心室，又称加速的房性、交界性或室性自主心律。此类心动过速发作多有渐起渐止的特点。心电图主要表现为：频率比逸搏心律快，比阵发性心动过速慢，交界性心律频率多为 70～130 次/分钟，室性心律频率多为 60～100 次/分钟。由于心动过速频率与窦性心律频率相近，易发生干扰性房室脱节，并出现各种融合波或夺获心搏。此类型心动过速的机制是异位起搏点自律性增高，多发生于器质性心脏病。

（4）扭转型室性心动过速（torsade de pointes，TDP）：此类心动过速是一种严重的室性心律失常。发作时可见一系列增宽变形的 QRS 波群，以每 3～10 个心搏围绕基线不断扭转其主波的正负方向，每次发作持续数秒到数十秒而自行终止，但极易复发或转为心室颤动。临床上表现为反复发作心源性晕厥或称为阿-斯综合征。

扭转型室性心动过速可由不同病因引起，临床上常见的原因有：①先天性长 QT 间期综合征；②严重的房室传导阻滞，逸搏心律伴有巨大的 T 波；③低钾、低镁伴有异常的 T 波及 u 波；④某些药物（如奎尼丁、胺碘酮等）所致。

（五）扑动与颤动

扑动、颤动可出现于心房或心室。主要的电生理基础为心肌的兴奋性增高，不应期缩短，同时伴有一定的传导障碍，形成环形激动及多发微折返。

1. 心房扑动（atrial flutter，AFL）

关于典型房扑的发生机制已比较清楚，属于房内大折返环路激动。房扑大多为短阵发性，少数可呈持续性。总体而言，心房扑动不如心房颤动稳定，常可转为心房颤动或窦性心律。

心电图特点：正常 P 波消失，代之连续的大锯齿状扑动波（F 波），多数在 Ⅱ、Ⅲ、aVF 导联中清晰可见；F 波间无等电位线，波幅大小一致，间隔规则，频率为 240～350 次/分钟，大多不能全部下传，常以固定房室比例（2∶1 或 4∶1）下传，故心室律规则。如果房室传导比例不恒定或伴有文氏传导现象，则心室律可以不规则。房扑时 QRS 波时间一般不增宽（图 4-19）。

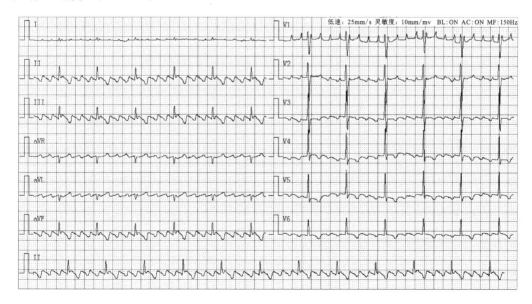

图 4-19　心房扑动心电图

心房扑动如伴 1∶1 房室传导可引起严重的血流动力学改变，应及时处理。如果 F 波的大小和间距有差异，且频率＞350 次/分钟，称不纯性房扑或称非典型房扑。

近年，对于典型的房扑通过射频消融三尖瓣环到下腔静脉口之间的峡部区域，可以阻断折返环，从而达到根治房扑的目的。

2. 心房颤动（atrial fibrillation，AF）

心房颤动是临床上很常见的心律失常。心房颤动可以是阵发性或持续性，大多发生在器质性心脏病基础上，多与心房扩大、心肌受损、心力衰竭等有关。但也有少部分房颤患者无明显器质性心脏病。发生心房颤动的机制比较复杂，至今仍未完全清楚，多数可能系多个小折返激动所致。近年的研究发现：一部分房颤可能是局灶触发机制（起源于肺静脉）。房颤时整个心房失去协调一致的收缩，心排血量降低，易形成附壁血栓。心电图特点（图 4-20）：正常 P 波消失，代以大小不等、形状各异的颤动波（f 波），通常以 V1 导联最明显；房颤波的频率为 350～600 次/分钟；RR 绝对不齐，QRS 波一般不增宽；若是前一个 RR 间距偏长而与下一个 QRS 波相距较近时，易出现一个增宽变形的 QRS 波，此可能是房颤伴有室内差异传导，并非室性期前收缩，应注意进行鉴别。心房颤动时，如果出现 RR 绝对规则且心室率缓慢，常提示发生完全性房室传导阻滞。

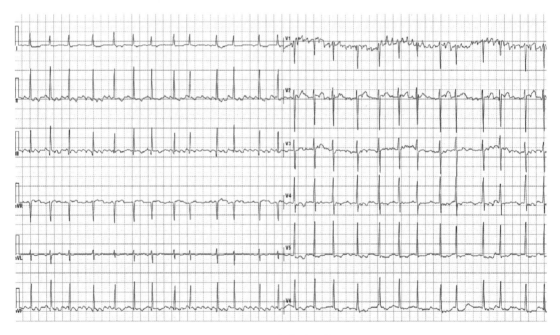

图 4-20 心房颤动心电图

3. 心室扑动与心室颤动

多数人认为心室扑动（ventricular flutter）是心室肌产生环形激动的结果。出现心室扑动一般具有两个条件：①心肌明显受损、缺氧或代谢失常；②异位激动落在易颤期。心电图特点是无正常 QRS-T 波，代之以连续快速而相对规则的大振幅波动，频率达 200～

250 次/分钟，心脏失去排血功能。室扑常不能持久，不是很快恢复，便会转为室颤而导致死亡。心室颤动（ventricular fibrillation）往往是心搏骤停前的短暂征象，也可以因急性心肌缺血或心电紊乱而发生。由于心脏出现多灶性局部兴奋，以致完全失去排血功能。心电图上 QRS-T 波完全消失，出现大小不等、极不匀齐的低小波，频率为 200～500 次/分钟。心室扑动和心室颤动均是极严重的致死性心律失常。心电图如图 4-21 所示。

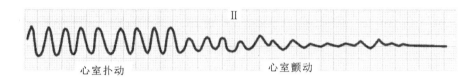

图 4-21 心室扑动与心室颤动心电图

（六）传导异常

心脏传导异常包括病理性传导阻滞、生理性干扰脱节及传导途径异常。

1. 传导阻滞

传导阻滞的病因可以是传导系统的器质性损害，也可能是迷走神经张力增高引起的功能性抑制或是药物作用及位相性影响。心脏传导阻滞（heart block）按发生的部位分为窦房传导阻滞、房内阻滞、房室传导阻滞和室内阻滞。按阻滞程度可分为一度（传导延缓）、二度（部分激动传导发生中断）和三度（传导完全中断）。按传导阻滞发生情况，可分为永久性、暂时性、交替性及渐进性。

1）窦房传导阻滞（sinoatrial block）：常规心电图不能直接描记出窦房结电位，故一度窦房传导阻滞不能观察到。三度窦房传导阻滞难与窦性停搏相鉴别。只有二度窦房传导阻滞出现心房和心室漏搏（P-QRS-T 均脱漏）时才能诊断。窦房传导逐渐延长，直至一次窦性激动不能传入心房，心电图表现为 PP 间距逐渐缩短，于出现漏搏后 PP 间距又突然延长呈文氏现象，称为二度Ⅰ型窦房传导阻滞，此应与窦性心律不齐相鉴别。在规律的窦性 PP 间距中突然出现一个长间歇，这一长间歇恰等于正常窦性 PP 间距的倍数，此称二度Ⅱ型窦房传导阻滞。

2）房内阻滞（intra-atrial block）：心房内有前、中、后三条结间束连接窦房结与房室结，同时也激动心房。连接右房与左房主要为上房间束（系前结间束的房支，又称 Bachmann 束）和下房间束。房内阻滞一般不产生心律不齐，以不完全性房内阻滞多见，主要是上房间束传导障碍。心电图表现为 P 波延长≥0.12 秒，出现双峰，切迹间距≥0.04 秒，要注意与左房肥大相鉴别。完全性房内传导阻滞少见，其产生原因是局部心房肌周围形成传入、传出阻滞，引起心房分离。心电图表现：在正常窦性 P 波之外，还可见与其无关的异位 P'波或心房颤动波或心房扑动波，自成节律。

3）房室传导阻滞（atrioventricular block，AVB）：是临床上常见的一种心脏传导阻滞。通常分析 P 波与 QRS 波的关系可以了解房室传导情况。房室传导阻滞可发生在不同水平：在房内的结间束（尤其是前结间束）传导延缓即可引起 PR 间期延长；房室结和希氏束是常见的发生传导阻滞的部位；若左、右束支或三支（右束支及左束支的前、后分支）同时出现传导阻滞，也归于房室传导阻滞。阻滞部位愈低，潜在节律点的稳定性愈差，危险性也就愈大。准确地判断房室传导阻滞发生的部位需要借助于希氏束（His bundle）电图。房室传导阻滞多数是由器质性心脏病所致，少数可见于迷走神经张力增高的正常人。

（1）一度房室传导阻滞：心电图主要表现为 PR 间期延长。在成人若 PR 间期＞0.20 秒（老年人 PR 间期＞0.22 秒），或对两次检测结果进行比较，心率没有明显改变而 PR 间期延长超过 0.04 秒，可诊断为一度房室传导阻滞。PR 间期可随年龄、心率而变化，故诊断标准需相适应。

（2）二度房室传导阻滞：心电图主要表现为部分 P 波后 QRS 波脱漏，分两种类型：①二度Ⅰ型房室传导阻滞（称 Morbiz Ⅰ型）（图 4-22）。表现为 P 波规律地出现，PR 间期逐渐延长（通常每次延长的绝对增加值多呈递减），直到 1 个 P 波后脱漏 1 个 QRS 波群，漏搏后房室传导阻滞得到一定改善，PR 间期又趋缩短，之后又复逐渐延长，如此周而复始地出现，称为文氏现象（wenckebach phenomenon）。通常以 P 波数与 P 波下传数的比例来表示房室阻滞的程度，如 4∶3 传导表示 4 个 P 波中有 3 个 P 波下传心室，而只有 1 个 P 波不能下传。②二度Ⅱ型房室传导阻滞（称 Morbiz Ⅱ型）（图 4-23）。表现为 PR 间期恒定（正常或延长），部分 P 波后无 QRS 波群。一般认为，绝对不应期延长为二度Ⅱ型房室传导阻滞的主要电生理改变，且发生阻滞部位偏低。凡连续出现 2 次或 2 次以上的 QRS 波群脱漏者，称高度房室传导阻滞，如呈 3∶1、4∶1 传导的房室传导阻滞等。

aVR

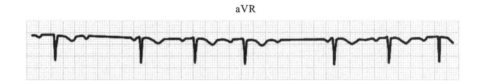

图 4-22　二度Ⅰ型房室传导阻滞心电图

Ⅱ

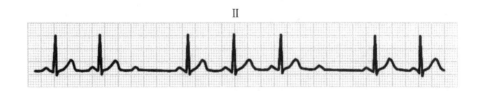

图 4-23　二度Ⅱ型房室传导阻滞心电图

二度Ⅰ型房室传导阻滞较Ⅱ型常见。前者多为功能性或病变位于房室结或希氏束的近端，预后较好。后者多属器质性损害，病变大多位于希氏束远端或束支部位，易发展为完全性房室传导阻滞，预后较差。

（3）三度房室传导阻滞：又称完全性房室传导阻滞。当来自房室交界区以上的激动完全不能通过阻滞部位时，在阻滞部位以下的潜在起搏点就会发放激动，出现交界性逸搏心律（QRS 形态正常，频率一般为 40～60 次/分钟）或室性逸搏心律（QRS 形态宽大畸形，频率一般为 20～40 次/分钟），以交界性逸搏心律为多见。如出现室性逸搏心律，往往提示发生阻滞的部位较低。由于心房与心室分别由两个不同的起搏点激动，各保持自身的节律，心电图上表现：P 波与 QRS 波毫无关系（PR 间期不固定），心房率快于心室率（图 4-24）。如果偶尔出现 P 波下传心室者，称为几乎完全性房室传导阻滞。

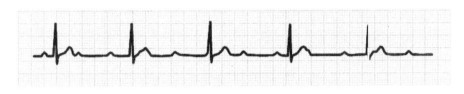

图 4-24　三度房室传导阻滞心电图

4）束支与分支阻滞：希氏束穿膜进入心室后，在室间隔上方分为右束支和左束支分别支配右室和左室。左束支又分为左前分支和左后分支。它们可以分别发生不同程度的传导障碍。一侧束支阻滞时，激动从健侧心室跨越室间隔后再缓慢地激动阻滞一侧的心室，在时间上可延长 40～60 毫秒以上。根据 QRS 波群的时限是否≥0.12 秒而分为完全性与不完全性束支阻滞。所谓完全性束支阻滞并不意味着该束支绝对不能传导，只要两侧束支的传导时间差别超过 40 毫秒以上，延迟传导一侧的心室就会被对侧传导过来的激动所激动，从而表现出完全性束支阻滞的图形改变。左、右束支及左束支分支不同程度的传导障碍，还可分别构成不同组合的双支阻滞和三支阻滞。

（1）右束支阻滞（right bundle branch block，RBBB）：右束支细长，由单侧冠状动脉分支供血，其不应期比左束支长，故传导阻滞比较多见。右束支阻滞可以发生在各种器质性心脏病患者，也可见于健康人。右束支阻滞时，心室除极仍始于室间隔中部，自左向右方向除极，接着通过普肯耶纤维正常快速激动左室，最后通过缓慢的心室肌传导激动右室。因此 QRS 波群前半部接近正常，主要表现在后半部 QRS 时间延迟、形态发生改变。

完全性右束支阻滞的心电图表现（图 4-25）：①QRS 波群时间≥0.12 秒。②V1 或 V2 导联 QRS 呈 rsR'型或 M 形，此为最具特征性的改变；Ⅰ、V5、V6 导联 S 波增宽而有切迹，其时限≥0.04 秒；aVR 导联呈 QR 型，其 R 波宽而有切迹。③V₁导联 R 峰时间＞0.05 秒。④V1、V2 导联 ST 段轻度压低，T 波倒置；Ⅰ、V5、V6 导联 T 波方向一般与终末 S 波方向相反，仍为直立。右束支阻滞时，在不合并左前分支阻滞或左后分支阻滞的情况下，QRS 电轴一般仍在正常范围。

不完全性右束支阻滞时，QRS 形态和完全性右束支阻滞相似，仅 QRS 波群时间＜0.12 秒。

右束支阻滞合并有心肌梗死时，梗死的特征性改变出现在 0.04 秒之前，而右束支阻滞的特征性改变出现在 0.06 秒之后，一般不影响二者的诊断。右束支阻滞合并右心室肥

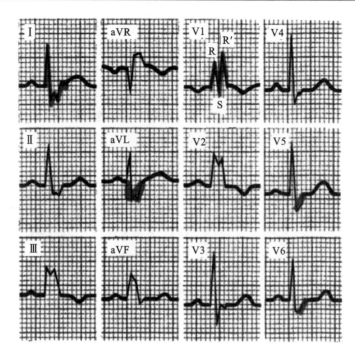

图 4-25　完全性右束支阻滞心电图

大时，心电图可表现为心电轴右偏，V5、V6 导联的 S 波明显加深（＞0.5 mV），V1 导联 R′波明显增高（＞1.5 mV），但有时诊断并不完全可靠。

（2）左束支阻滞（1eft bundle branch block，LBBB）：左束支粗而短，由双侧冠状动脉分支供血，不易发生传导阻滞。如有发生，大多为器质性病变所致。左束支阻滞时，激动沿右束支下传至右室前乳头肌根部才开始向不同方面扩布，引起心室除极顺序从开始就发生一系列改变。由于初始室间隔除极变为右向左方向除极，导致 I、V5、V6 导联正常室间隔除极波（q 波）消失；左室除极不是通过普肯耶纤维激动，而是通过心室肌缓慢传导激动，故心室除极时间明显延长；心室除极向量主要向左后，其 QRS 向量中部及终末部除极过程缓慢，使 QRS 主波（R 波或 S 波）增宽、粗钝或有切迹。

完全性左束支阻滞的心电图表现：①QRS 波群时间≥0.12 秒；②V1、V2 导联呈 rS 波（其 r 波极小，S 波明显加深增宽）或呈宽而深的 QS 波；I、aVL、V5、V6 导联 R 波增宽、顶峰粗钝或有切迹；③I、V5、V6 导联 q 波一般消失；④V5、V6 导联 R 峰时间＞0.06 秒；⑤ST-T 方向与 QRS 主波方向相反。左束支阻滞时，QRS 心电轴可有不同程度的左偏（图 4-26）。

如 QRS 波群时间＜0.12 秒，为不完全性左束支阻滞，其图形有时与左室肥大心电图表现十分相似，需要鉴别诊断。当左束支阻滞合并心肌梗死时，常掩盖梗死的图形特征，给诊断带来困难。

（3）左前分支阻滞（left anterior fascicular block，LAFB）：左前分支细长，支配左室左前上方，易发生传导障碍。左前分支阻滞时，主要变化在前额面，其初始向量朝向右下方，

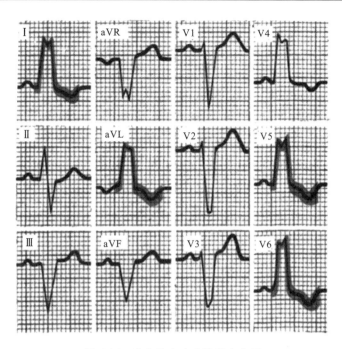

图 4-26 完全性左束支阻滞心电图

在 0.03 秒之内经左下转向左上，使此后的主向量位于左上方。其心电图表现（图 4-27）：①心电轴左偏在 $-30°\sim-90°$，以等于或超过 $-45°$ 有较肯定的诊断价值。②Ⅱ、Ⅲ、aVF 导联 QRS 波呈 rS 型，Ⅲ导联 S 波大于Ⅱ导联 S 波；Ⅰ、aVL 导联呈 qR 型，aVL 导联的 R 波大于Ⅰ导联的 R 波。③QRS 时间轻度延长，但＜0.12 秒。

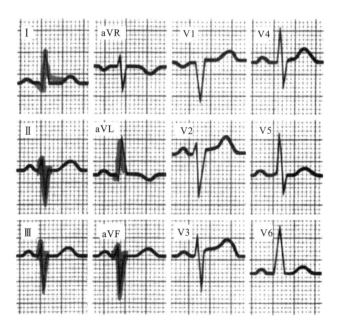

图 4-27 左前分支阻滞心电图

（4）左后分支阻滞（1eft posterior fascicular block，LPFB）：左后分支粗，向下向后散开分布于左室的隔面，具有双重血液供应，故左后分支阻滞比较少见。其心电图表现（图 4-28）：①心电轴右偏在＋90°～＋180°，以超过＋120°有较肯定的诊断价值。②Ⅰ、aVL 导联 QRS 波呈 rS 型，Ⅲ、aVF 导联呈 qR 型，且 q 波时限＜0.025 秒；Ⅲ 导联 R 波大于 Ⅱ 导联 R 波。③QRS 时间＜0.12 秒。临床上诊断左后分支阻滞时应首先排除引起心电轴右偏的其他原因。

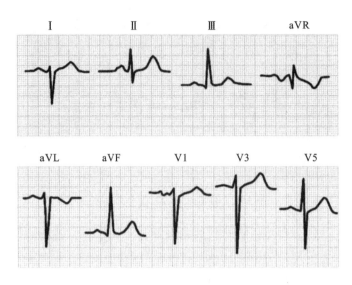

图 4-28　左后分支阻滞心电图

2. 干扰与脱节

正常的心肌细胞在一次兴奋后具有较长的不应期，因而对于两个相近的激动，前一激动产生的不应期必然影响后面激动的形成和传导，这种现象称为干扰。当心脏两个不同起搏点并行地产生激动，引起一系列干扰，称为干扰性房室脱节（interference atrioventricular dissociation）。干扰所致心电图的许多变化特征（如传导延缓、中断、房室脱节等）都与传导阻滞图形相似，必须与病理性传导阻滞相区别。干扰是一种生理现象，常可使心律失常分析变得更加复杂。干扰现象可以发生在心脏的各个部位，最常见的部位是房室交界区。房性期前收缩的代偿间歇不完全（窦房结内干扰）、房性期前收缩本身的 P'R 间期延长、间位性期前收缩或室性期前收缩后的窦性 PR 间期延长等，均属干扰现象。

3. 预激综合征

预激综合征（pre-excitation syndrome）属传导途径异常，是指在正常的房室结传导途径之外，沿房室环周围还存在附加的房室传导束（旁路）（图 4-29）。

预激综合征有以下类型：

（1）WPW 综合征（Wolff-Parkinson-While syndrome）：又称经典型预激综合征，属显性房室旁路。其解剖学基础为房室环存在直接连接心房与心室的一束纤维（Kent 束）。窦房结激动或心房激动可经传导很快的旁路纤维下传预先激动部分心室肌，同时经正常房

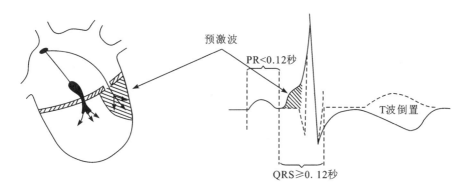

预激波

PR<0.12秒

T波倒置

QRS≥0.12秒

图 4-29　预激综合征

室结途径下传激动其他部分心室肌，形成特殊的心电图特征（图 4-30）：①PR 间期缩短＜0.12 秒；②QRS 增宽≥0.12 秒；③QRS 起始部有预激波（delta 波）；④P-J 间期正常；⑤出现继发性 ST-T 改变。需要注意：心电图 delta 波的大小、QRS 波的宽度及 ST-T 改变的程度与预激成分的多少有关，少数预激患者 QRS 波的时间可＜0.12 秒。

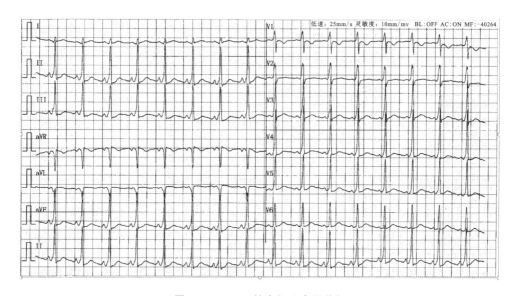

低速：25mm/s 灵敏度：10mm/mv　BL:OFF AC:ON MF:-40264

图 4-30　WPW 综合征心电图特征

根据 V1 导联 delta 波极性及 QRS 主波方向可对旁路进行初步定位。如 V1 导联 delta 波正向且以 R 波为主，则一般为左侧旁路；如 V1 导联 delta 波负向或 QRS 主波以负向波为主，则大多为右侧旁路。

部分患者的房室旁路没有前向传导功能，仅有逆向传导功能，心电图上 PR 间期正常，QRS 起始部无预激波，但可反复发作房室折返性心动过速（AVRT），此类旁路称之为隐匿性旁路。

（2）LGL 综合征（Lown-Ganong-Levine syndrome）：又称短 PR 综合征。目前 LGL

综合征的解剖生理有两种观点：①存在绕过房室结传导的旁路纤维 James 束；②房室结较小发育不全，或房室结内存在一条传导异常快的通道引起房室结加速传导。心电图上表现为 PR 间期<0.12 秒，但 QRS 起始部无预激波。

（3）Mahaim 型预激综合征：Mahaim 纤维具有类房室结样特征，传导缓慢，呈递减性传导，是一种特殊的房室旁路。此类旁路只有前传功能，没有逆传功能。心电图上表现为 PR 间期正常或长于正常值，QRS 波起始部可见预激波。Mahaim 型旁路可以引发宽 QRS 波心动过速并呈左束支阻滞图形。

预激综合征多见于健康人，其主要危害是常可引发房室折返性心动过速。WPW 综合征如合并心房颤动，还可引起快速的心室率，甚至发生室颤，属一种严重心律失常类型。近年，采用导管射频消融术已可对预激综合征进行根治。

（七）逸搏与逸搏心律

当高位节律点发生病变或受到抑制而出现停搏或节律明显减慢（如病态窦房结综合征），或者因传导障碍而不能下传（如窦房或房室传导阻滞），或者其他原因造成长的间歇时（如期前收缩后的代偿间歇等），作为一种保护性措施，低位起搏点就会发出一个或一连串的冲动，激动心房或心室。仅发生 1～2 个称为逸搏，连续 3 个以上称为逸搏心律（escape rhythm）。按发生的部位分为房性、房室交界性和室性逸搏。其 QRS 波群的形态特点与各相应的期前收缩相似，二者的差别是期前收缩属提前发生，为主动节律；而逸搏则在长间歇后出现，属被动节律。临床上以房室交界性逸搏最为多见，室性逸搏次之，房性逸搏较少见。

（1）房性逸搏心律：心房内分布着许多潜在节律点，频率多为 50～60 次/分钟，略低于窦房结。右房上部的逸搏心律产生的 P 波与窦性心律 P 波相似；节律点在右房后下部者表现为 Ⅰ 及 aVR 导联 P 波直立，aVF 导联 P 波倒置，P′R 间期>0.12 秒，有人称为冠状窦心律。节律点在左房者，称左房心律；来自左房后壁者，Ⅰ、V6 导联 P 波倒置，V1 导联 P 波直立，具有前圆顶后高尖特征；来自左房前壁时，V3～V4 导联 P 波倒置，V1 导联 P 波浅倒或双向。如果 P 形态、PR 间期，甚至心动周期有周期性变异，称为游走心律，游走的范围可达房室交界区而出现倒置的逆行 P 波。

（2）交界性逸搏心律：是最常见的逸搏心律，见于窦性停搏及三度房室传导阻滞等情况，其 QRS 波群呈交界性搏动特征，频率一般为 40～60 次/分钟，慢而规则。

（3）室性逸搏心律：多见于双结病变或发生于束支水平的三度房室传导阻滞。其 QRS 波群呈宽大畸形，频率一般为 20～40 次/分钟，慢而规则，亦可以不十分规则。

（4）反复搏动（reciprocal beat）：又称反复心律（reciprocal rhythm），其电生理基础是房室交界区存在双径路传导。有时交界性逸搏或交界性心律时，激动逆上传至心房，于 QRS 波群之后出现逆行 P 波，这个激动又可在房室结内折返，再次下传心室。当折返激动传抵心室时，如心室已脱离前一个交界性搏动引起的不应期，便可以产生一个 QRS 波群。反复搏动属于一种特殊形式的折返激动。如果两个 QRS 波之间夹有一窦性 P 波，属伪反复心律，应称为逸搏-夺获心律。

八、宽 QRS 波心动过速的鉴别诊断

宽 QRS 波心动过速是指 QRS 波群时间＞0.12 秒、频率＞100 次/分钟的心动过速。包括不同的类型，且不同类型的心动过速危害性和处理方法有很大不同，因此宽 QRS 波心动过速的鉴别诊断具有重要的临床意义。

(一) 宽 QRS 心动过速的类型

(1) 室性心动过速：为最常见原因，占 70%～80%。

(2) 室上性心动过速伴室内差异性传导。

(3) 室上性心动过速伴束支传导阻滞。

(4) 室上性心律失常（房速、房扑、房颤、房室折返性心动过速）伴旁道前传。

(二) 室性心动过速与室上性心动过速的鉴别诊断

1. 房室分离、心室夺获和室性融合波

3 种表现支持室速诊断。需要注意的是，房室分离现象在室速时的出现率仅为 20%～50%，因此未发现房室分离不能排除室速。

2. QRS 波的宽度

一般 QRS 越宽，室速的可能性越大。右束支阻滞型的宽 QRS 波＞0.14 秒，或左束支阻滞型的 QRS 波＞0.16 秒，高度提示室速。需要注意的是，束支尤其是分支型室速 QRS 波在 0.12～0.14 秒。

3. 额面电轴分析

(1) 右束支阻滞型伴任何电轴均无意义，因为 SVT 和 VT 可能性各为 50%。

(2) 左束支阻滞型伴电轴右偏几乎均为 VT。

(3) "无人区"电轴（电轴－90°～±180°，Ⅰ、aVF 主波向下，aVR 主波向上），诊断为 VT 可能性大。

4. 胸导联波形分析

(1) QRS 波的有无：若 V1～V6 导联无 RS 波则 VT 特异性达 100%，若有 RS 存在，RS 间期＞100 毫秒则为 VT。

(2) QRS 波同向性诊断：V1～V6 导联 QRS 波同向性诊断为 VT，但应排除 A 型预激征（正向同向性）。

(3) V1 和 V6 的 QRS 波形态：①呈右束支阻滞型时，若出现下列特征，应考虑 VT：V1 呈单向 R 波或双向的 qR 波；若呈 RSR′型，振幅 R＞R′即左兔耳征；V1 的 R 波宽度＞30 毫秒；V6R/S＜1，即 V6 可呈 rS、QS 型。②呈左束支阻滞型时，若出现下列特征，应考虑 VT：V1 起始 r 波宽钝，r 波＞30 毫秒；V1 呈 rS 型，rS 间期＞60 毫秒；V6 导出现 Q 波，呈 qR、QS 型。

(4) aVR 导联：如果 aVR 导联呈 R 波或 Rs 型，大多数为室速。

(5) 节律的规整性：对于节律不规整的宽 QRS 心动过速或心动过速频率超过 200 次/

分钟，要考虑预激合并心房颤动可能，多可以见到 QRS 波形态和宽度多变（图 4-31）。

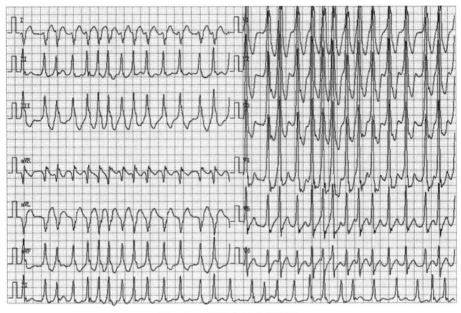

图 4-31 预激合并心房颤动

5. Brugada 阶梯诊断法

如图 4-32 所示。

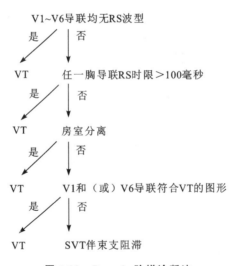

图 4-32 Brugada 阶梯诊断法

（1）V1 ～V6 导联均无 RS 型 QRS 波，诊断为 VT。特异性 100%，敏感性 21%。

（2）任一胸导联呈 RS 时，且 RS 间期＞100 毫秒，诊断为 VT。特异性 98%，敏感性 66%。

（3）有房室分离者，诊断为 VT。特异性 98%，敏感性 82%。

（4）胸导联 V1 和 V6 QRS 波同时具有 VT 形态特点，诊断为 VT。特异性 96.5%，敏感性 98.7%。

上述四步诊断法中任何一步可明确 VT（图 4-33），则可停止下一步分析，若每一步均否定 VT，则诊断为 SVT 伴室内差异传导。

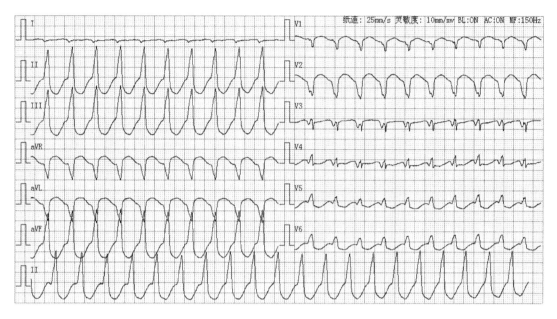

图 4-33　VT 心电图

6. 室性心动过速与旁道前传型预激征的鉴别

出现以下情况，可排除旁道前传型预激，诊断为 VT：V4～V6 QRS 主波向下；V4～V6 QRS 波呈 qR 型；"无人区"电轴；心动过速伴有房室分离。

7. 新的宽 QRS 心动过速鉴别诊断方法（Vereckei 方案）

如图 4-34 所示。

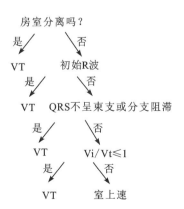

图 4-34　Vereckei 新 4 步流程图

（1）是否存在房室分离，如果存在则诊断室速。

（2）观察 aVR 导联是否初始就是大 R 波，在 aVR 导联 QRS 波呈 R 型或 RS 型诊断室速，如果呈 qR 型不能诊断室速。

（3）QRS 波是否符合束支阻滞或分支阻滞图形，如不符合则诊断为室速。

（4）测量心室初始激动速度（Vi）与终末激动速度（Vt）之比，Vi/Vt≤1 诊断为室速。Vi 是心室初始除极或激动传导 40 毫秒时的振幅（mV）值，而 Vt 是心室终末除极或激动前 40 毫秒时振幅值（mV）（图 4-35）。

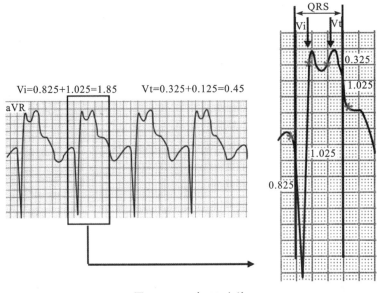

图 4-35　Vi 与 Vt 之比

此外，宽 QRS 心动过速的诊断还需要结合心电图对比分析诊断，结合临床分析、试验诊断、电生理检查。

（1）及时寻找既往心电图：①若既往发生 VT 或室性期前收缩，本次宽 QRS 波形态与前次相同，诊断 VT 可能性大；②若既往右束支传导阻滞，本次宽 QRS 波形态与前次相同，室上性心动过速伴右束支阻滞可能性大；③若既往有预激综合征，本次宽 QRS 波形与预激波形相同，则室上性心动过速合并预激可能性大。

（2）结合临床分析：临床表现和病史在鉴别 WQRST 起源中有一定作用。按压眼球、颈动脉窦按摩和眼部刺激可以终止的宽 QRS 心动过速是诊断 SVT 的有力证据。宽 QRS 心动过速发作时伴有明显的血流动力学障碍（如血压下降，甚至发生阿-斯综合征），是诊断 VT 的有力证据。

（3）电生理诊断检查：①V 波前无 H 波或 H-V 间期＜30 毫秒可确诊 VT，符合率 100％；②房室分离诊断 VT，符合率 98％，可靠性极大；③心室起搏或激动标测可明确起搏点，符合率 100％。

（4）食道心房调搏：①食道导联对明确房室分离或室房文氏传导，有助于诊断 VT，可靠性极大；②心房起搏夺获心室致 QRS 波群时限变窄，可确诊 VT。

（三）特发性室性心动过速

这类室速具有特征性的心电图表现，还可以通过射频消融术进行根治。

（1）右室流出道室性心动过速。心电图表现：①胸前导联 QRS 波呈左束支阻滞图形；②下壁导联Ⅱ、Ⅲ、aVF 呈高大 R 波，aVL 导联为负向波。

（2）左室特发性室性心动过速。常见为起源于左后分支区域的室速（图 4-36）。心电图表现：①胸前导联 QRS 波呈右束支阻滞图形；②肢体导联 QRS 波呈左前分支阻滞图形；③V5 和 V6 导联多呈 rS 型；④QRS 波时限一般在 0.12 秒左右，易误诊为室上速。

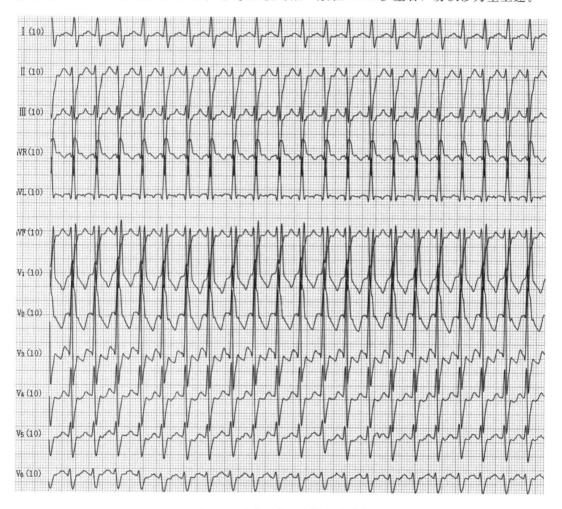

图 4-36 左室特发性室性心动过速

九、电解质紊乱和药物影响

（一）电解质紊乱

电解质紊乱（electrolytes disturbance）是指血清电解质浓度的增高与降低，无论增高或降低都会影响心肌的除极与复极及激动的传导，并可反映在心电图上。需要强调，心电图虽有助于电解质紊乱的诊断，但由于受其他因素的影响，心电图改变与血清中电解质水平并不完全一致。如同时存在各种电解质紊乱时又可互相影响，加重或抵消心电图改变。故应密切结合病史和临床表现进行判断。

1. 高血钾（heperkalemia）

细胞外血钾浓度超过 5.5 mmol/L，致使 QT 间期缩短和 T 波高尖，基底部变窄；血清钾＞6.5 mmol/L 时，QRS 波群增宽，PR 及 QT 间期延长，R 波电压降低及 S 波加深，ST 段压低。当血清钾增高＞7 mmol/L，QRS 波群进一步增宽，PR 及 QT 间期进一步延长；P 波增宽，振幅低，甚至消失，有时实际上窦房结仍在发出激动，沿 3 个结间束经房室交界区传入心室，因心房肌受抑制而无 P 波，称之为"窦室传导"（图 4-37）。高血钾的最后阶段，宽大的 QRS 波甚至与 T 波融合呈正弦波。高血钾可引起室性心动过速、心室扑动或颤动，甚至心脏停搏。

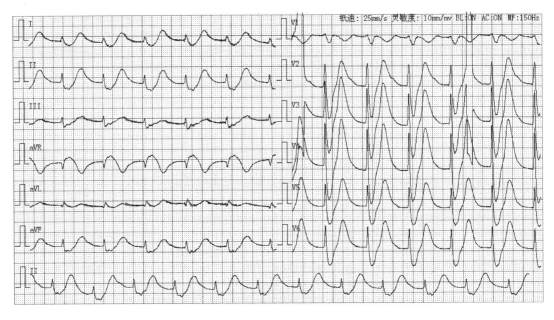

图 4-37 窦室传导

2. 低血钾（hypokalemia）

典型改变为 ST 段压低，T 波低平或倒置及 u 波增高（u 波＞0.1 mV 或 u/T＞1 或 T-u 融合、双峰），QT 间期一般正常或轻度延长，表现为 QT-u 间期延长。明显的低血钾可使 QRS 波群时间延长，P 波振幅增高（图 4-38）。低血钾可引起房性心动过速、室性异位搏动和室性心动过速、室内传导阻滞、房室传导阻滞等各种心律失常。

3. 高血钙和低血钙

高血钙的主要改变为 ST 段缩短或消失，QT 间期缩短。严重高血钙（如快速静注钙剂时），可发生窦性静止、窦房传导阻滞、室性期前收缩、阵发性室性心动过速等。低血钙的主要改变为 ST 段明显延长，QT 间期延长，直立 T 波变窄、低平或倒置，一般很少

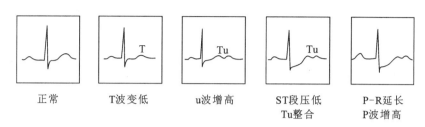

| 正常 | T波变低 | u波增高 | ST段压低
Tu整合 | P-R延长
P波增高 |

图 4-38 低血钾影响

发生心律失常。

（二）药物影响

1. 洋地黄对心电图的影响

（1）洋地黄效应（digitalis effect）：洋地黄直接作用于心室肌，使动作电位的 2 位相缩短以至消失，并减少 3 位相坡度，因而动作电位时程缩短，引起心电图特征性表现：①ST 段下垂型压低；②T 波低平、双向或倒置，双向 T 波往往是初始部分倒置，终末部分直立变窄，ST-T 呈"鱼钩型"；③QT 间期缩短。上述心电图表现常为已经接受洋地黄治疗的标志，即所谓洋地黄效应。

（2）洋地黄中毒（digitalis toxicity）：洋地黄中毒患者可以有胃肠道症状和神经系统症状，但出现各种心律失常是洋地黄中毒的主要表现。常见的心律失常有频发性（二联律或三联律）及多源性室性期前收缩，严重时可出现室性心动过速（特别是双向性心动过速），甚至室颤。交界性心动过速伴房室脱节、房性心动过速伴不同比例的房室传导阻滞也是常见的洋地黄中毒表现。洋地黄中毒还可出现房室传导阻滞，当出现二度或三度房室传导阻滞时，则是洋地黄严重中毒表现。另外也可发生窦性静止或窦房传导阻滞、心房扑动、心房颤动等。

2. 奎尼丁

奎尼丁属 I_A 类抗心律失常药物，并且对心电图有较明显作用。奎尼丁治疗剂量时的心电图表现：①QT 间期延长；②T 波低平或倒置；③u 波增高；④P 波稍宽可有切迹，PR 间期稍延长。奎尼丁中毒时的心电图表现：①QT 间期明显延长；②QRS 时间明显延长（用药过程中，QRS 时间不应超过原来的 25％，如达到 50％应立即停药）；③各种程度的房室传导阻滞，以及窦性心动过缓、窦性静止或窦房传导阻滞；④各种室性心律失常，严重时发生扭转型室性心动过速，甚至室颤引起晕厥和突然死亡。

3. 其他药物

如胺碘酮及索他洛尔等也可使心电图 QT 间期延长。

十、心电图的分析方法和临床应用

（一）心电图分析方法和步骤

必须强调：要充分发挥心电图检查在临床上的诊断作用，单纯地死记硬背某些心电图诊断标准或指标数值是远远不行的，甚至会发生误导。只有熟练掌握心电图分析的方法和技巧，并善于把心电图的各种变化与具体病例的临床情况密切结合起来，才可能对心电图做出正确的诊断和解释。

1. 结合临床资料的重要性

心电图记录的只是心肌激动的电学活动，心电图检测技术本身还存在一定的局限性，并且还受到个体差异等方面的影响。许多心脏疾病，特别是早期阶段，心电图可以正常。多种疾病可以引起同一种图形改变，如心肌病、脑血管意外等都会导致出现异常 Q 波，不可轻易诊断为心肌梗死；又如 V5 导联电压增高，在正常青年人仅能提示为高电压现象，而对长期高血压或瓣膜病患者就可作为诊断左心室肥大的依据之一。因此，在检查心电图之前应仔细阅读申请单，必要时应亲自询问病史和做必要的体格检查。对心电图的各种变化应密切结合临床资料，才能得出正确的解释。

2. 对心电图描记技术的要求

心电图机必须保证经放大后的电信号不失真。采样率、频率响应、阻尼、时间常数、走纸速度、灵敏度等各项性能指标应符合规定的标准和要求。描记时应尽量避免干扰和基线漂移。心电图检查应常规描记 12 导联的心电图，以避免遗漏某些重要的信息。描记者应了解临床资料及掌握心电图分析的基本方法。应根据临床需要及心电图变化，决定描记时间的长短和是否加作导联。如疑有右室肥大或右室心肌梗死时应加做 V3R～V5R 导联；怀疑后壁心肌梗死应加做 V7～V9 导联。对于心律失常，要取 P 波清晰的导联，描记长度最好能达到重复显示具有异常改变的周期。胸痛时描记心电图发现有 ST-T 异常改变者，一定要在短期内重复描记心电图，以便证实是否为急性心绞痛发作所致等。

3. 熟悉心电图的正常变异

分析心电图时必须熟悉心电图的正常变异。如 P 波一般偏小，常无意义；儿童 P 波偏尖；由于体位和节律点位置关系，Ⅲ、aVF 导联 P 波低平或轻度倒置时，只要Ⅰ导联 P 波直立，aVR 导联 P 波倒置，则并非异常；QRS 波群振幅随年龄增加而递减；儿童右室电位常占优势；横位时Ⅲ导联易见 Q 波；"顺钟向转位"时，V1 甚至 V2 导联可出现"QS"波形；呼吸可导致交替电压现象；青年人易见 ST 段斜形轻度抬高；有自主神经功能紊乱者可出现 ST 段压低、T 波低平或倒置，尤其在女性；体位、情绪、饮食等也常引起 T 波振幅减低；儿童和妇女 V1～V3 导联的 T 波倒置机会较多等。

4. 心电图的定性和定量分析

定性分析是基础，先将各导联大致看一遍，注意 P、QRS-T 各波的有无及其相互之间的关系，平均心电轴的大概方位，波形的大小和有无增宽变形，以及 ST-T 的形态等。通过上述分析，对大部分较单纯的心电图变化即能做出正确判断。对可疑或界限不明确的地方，可有目的地去做一些必要的测量，以获得较准确的参数帮助判断。定量分析常用的参数有 PP 间期、PR 间期、P 波时间、QRS 时间、QT 间期及 P 波和 QRS 波群的振幅等。为了不致遗漏，分析心电图至少从 4 个方面考虑：心律问题、传导问题、房室肥大问题和心肌方面的问题。分析心律问题应首先抓住基础心律是什么，有无规律 P 波，从窦房结开始，逐层下推。对较复杂的心律失常，首先在一个 P 波比较清楚的导联上找出 PP 之间的规律；然后观察 QRS 波群形态及 RR 之间的规律；最后分析 P 波与 QRS 之间的关系和规律；必要时需借助梯形图。另外，对最后结果，还要反过来看与临床是否有明显不符合的地方，并提出适当的解释。原则上能用一种道理解释的不要设想过多的可能性；应首先考虑多见的诊断，从临床角度出发，心电图诊断要顾及治疗和患者的安全。

5. 梯形图

梯形图是分析复杂心电图，尤其是复杂心律失常的常用方法。可在心电图的下方划上数条横线分别代表窦房结（S）、心房（A）、房室交界区（A-V）和心室（V），另配以适当的符号，如加黑圆点表示激动的起源、直线表示激动传导、"⊥"表示传导受阻等。梯形图常用来分析各波群之间的关系和互相影响，简明易懂。

（二）心电图的临床应用

心电图主要反映心脏激动的电学活动，因此对各种心律失常和传导障碍的诊断分析具有肯定价值，到目前为止尚没有任何其他方法能替代心电图在这方面的作用。特征性的心电图改变和演变是诊断心肌梗死可靠而实用的方法。房室肥大、心肌受损和心肌缺血、药物和电解质紊乱都可引起一定的心电图变化，有助诊断。心脏电生理检查时，常需要与体表心电图进行同步描记，帮助判断电生理现象和辅助诊断。对于瓣膜活动、心音变化、心肌功能状态等，心电图不能提供直接判断，但作为心动周期的时相标记，又是其他检查的重要辅助手段。

除了循环系统疾病之外，心电图已广泛应用于各种危重患者的抢救、手术麻醉、用药观察、航天、登山运动的心电监测等。

（樊静静　杨晓云）

第十一节 无 菌 术

无菌术（asepsis）起源于 Lister 使用苯酚预防手术伤口化脓，迄今已有百余年历史，是临床医学的一个基本操作规范。对外科而言，无菌术意义尤为重要，是各种手术、穿刺、插管、注射、换药等临床操作所必须遵循的原则。

无菌术涉及两个重要概念：灭菌和消毒。从理论上讲，灭菌是指杀灭一切活的微生物，包括芽孢。消毒是指杀灭病原体微生物和其他的有害微生物，但并不是要求清除或杀灭所有微生物。为达到临床无菌术的要求，无论是灭菌还是消毒都必须杀灭所有有害微生物。

无菌术的内容包括各种灭菌和消毒方法、无菌术相关操作规则及管理制度。医护人员在医疗护理操作过程中，需要遵循一套操作规程，保持无菌物品、无菌区域不被污染，防止病原体侵入人体。要求所有医务工作者树立无菌观念，在一切诊疗工作中严格执行无菌术的原则。

一、手术器械、物品的消毒、灭菌法

手术器械物品的消毒方法不一，包括热力、化学气体、药物浸泡等。目前对于使用量较大的辅料及器械物品，以高压蒸汽灭菌为主，为了保持器械质量及性能，像内镜、金属锐器、专用器械、心导管、导尿管及其他橡胶制品等物品，不用高热消毒法，常常运用熏蒸法、消毒剂浸泡法等其他消毒方法。

（一）热力

主要适用于耐热器械、辅料、物品及药品。热力能够使致病微生物蛋白变形、酶失活、胞膜融化以达到灭菌效果。

目前高压蒸汽灭菌法是医院内应用最多的灭菌法。高压蒸汽灭菌器分下排气式和预真空式两种。下排气式灭菌器的式样很多，有手提式、卧式及立式等。但其基本结构和作用原理相同，均由一个两层壁的耐高压的锅炉组成。蒸汽进入灭菌室内，积聚而使压力增高，室内温度也随之升高。当蒸汽压力达到 104.0～137.3 kPa，温度可达 121～126 ℃。维持 30 分钟，即能杀灭包括芽孢在内的一切微生物。预真空式蒸汽灭菌器。先抽吸灭菌器内的空气，使其呈真空状态，然后由中心供气系统将蒸汽直接输入灭菌室，保证灭菌室内的蒸汽分布均匀，整个灭菌过程所需时间可缩短，充入的蒸汽压力达到182.41～199.08 kPa，温度可达 132～134℃，灭菌时间仅需 4～6 分钟。

为保证高压蒸汽灭菌的效果，使用过程有严格的规定：①灭菌包裹体积的上限为（长）40 cm×（宽）30 cm×（高）30 cm，包扎不能过紧，不用绳扎。②灭菌室内物品不宜排得过密。下排气式蒸汽灭菌器的装载量为柜式容积的 10％～80％，预真空式蒸汽灭菌器的装载量为柜式容积的 5％～90％，以免妨碍蒸汽透入，影响灭菌效果。③预置专用的包内及包外灭菌指示纸袋，当压力及温度均达到灭菌要求时，特殊包内指示卡由无色变为黑色，包外指示带即出现黑色条纹，表示达到灭菌要求。④已灭菌的物品应注明有效日期，通常为 2 周，并由专人负责。⑤易燃和易爆物品如碘仿、苯类等，禁用高压蒸汽灭菌法。

煮沸法：此法适用于金属器械、玻璃制品及橡胶类物品。在水中煮沸至 100℃并持续15～20 分钟，一般细菌即可被杀灭，但带芽孢的细菌至少需要煮沸 1 小时才能被杀灭。该方法简单易行，效果肯定，在部分基层医疗单位或急救场合采用。为节省时间和保证灭菌质量，高原地区可采用压力锅做煮沸灭菌。压力锅内的蒸汽压力可达到 127.5 kPa，锅内最高温度为 124℃左右，10 分钟即可达到灭菌效果。为达到灭菌目的，物品必须完全浸没在沸水中，灭菌时间应从水煮沸后算起，若中途放入其他物品，则灭菌时间应重新计算，煮沸器的锅盖应盖上，以保持沸水温度。对于缝线和橡胶类的物品灭菌应在水沸腾后放入，持续煮沸 10 分钟即可取出，煮沸过久会影响物品质量，而像玻璃类物品需用纱布包裹，放入冷水中逐渐煮沸，以免其遇骤热而爆裂。

干热灭菌法：适用于耐热、不耐湿、蒸汽或气体不能穿透物品的灭菌。如玻璃、粉剂、油剂等物品的灭菌。干热温度达到 160℃，最短灭菌时间为 2 小时，170℃为 1 小时，

180℃为 30 分钟。

(二) 化学气体灭菌法

这类方法适用于不耐高温、湿热的医疗材料的灭菌，如电子仪器、光学仪器、内镜及其专用器械、心导管、导尿管及其他橡胶制品等物品。目前较常用环氧乙烷气体灭菌法、过氧化氢等离子体低温灭菌法和甲醛蒸汽灭菌法等。使用方法见表 4-13。

表 4-13 化学气体灭菌法灭菌参数

化学气体	有效浓度	温度	持续时间
环氧乙烷气体法	450～1 200 mg/L	37～63℃	1～6 小时
过氧化氢等离子体低温法	>6 mg/L	45～65℃	28～75 分钟
甲醛蒸汽法	3～11 mg/L	50～80℃	30～60 分钟

注意环氧乙烷和甲醛蒸汽法处理后残留气体的排放，不能采用自然挥发，而应设置专用的排气系统排放。

(三) 药液浸泡法

锐利手术器械、内镜等还可采用化学药液浸泡达到消毒目的。目前临床上大多采用 2％中性戊二醛作为浸泡液，30 分钟达到消毒效果，灭菌时间为 10 小时。用于消毒的其他品中浸泡液包括 10％甲醛、70％乙醇、1：1 000 的苯扎溴铵和 1：1 000 氯己定等。

(四) 电离辐射法

如 X 线或 γ 射线，属于工业化灭菌法，能破坏微生物体内的酶、核酸等，主要应用于不耐热的药品及制品，如抗生素、激素、无菌医疗耗材（如一次性注射器、丝线）。

总之，各种消毒方法均须能够在无死角地杀灭手术器械、物品中的各种致病微生物的同时，保证物品的材料、结构、性能、质量不受破坏，此外尽可能缩短消毒时间。

二、手术人员的准备及患者手术区域的消毒处理

1. 一般准备

参加手术人员进入手术间之前，应更换手术室准备的清洁鞋和衣裤，戴好口罩和帽子，摘取配饰，盖住鼻孔和头发。剪短指甲，并去除甲缘下的积垢。手臂皮肤破损或有化脓感染者及呼吸道感染者，不应参加手术。

2. 外科人员手部消毒

过去手臂消毒法有肥皂水刷洗和乙醇浸泡的方法，现已少用，现在由于新型手消毒剂的出现使得手消毒过程逐渐简化。不同消毒剂的使用要求有所不同，但强调消毒前的手臂皮肤清洗过程。先使用肥皂液或洗手液按"六步洗手法"彻底清洗自手指至肘上 10 cm 的皮肤，去除表面（包括指甲缘）各种污渍。擦干皮肤以免影响消毒剂效果，然后用消毒剂涂擦。

3. 穿、脱无菌手术衣及戴、脱手套的方法

(1) 穿无菌手术衣：要在较大的空间，最好面对无菌手术器械台穿衣。提起手术衣两肩袖口处，轻轻将手术衣抖开，稍掷起手术衣，顺势将两手插进衣袖内并向前伸，将两手自袖腕口伸出，巡回护士在身后拉紧衣带，自己戴好无菌手套后解开胸前左右衣带的结，洗手护士牵拉右侧衣带，手术者向左旋转180°，将洗手护士中的衣带与自己手中的左侧衣带在前腹部交叉系结。

(2) 脱手术衣：由巡回护士解开背带及领口带，自己双手抱肘，由巡回护士将手术衣自背部向前返折，由肩部向肘部翻转，同时使手套随之自然翻转于手上，用手术衣内侧面将手术衣包裹，放置指定地点，手术衣外面污染面不得接触手臂及洗手衣裤。

(3) 戴无菌手套：没戴手套的手只能接触手套套口的向外翻折部分，不应碰到手套的外面。用左手捏住手套的翻折部，右手先伸入手套内；再用戴好手套的右手指插入左手套的翻折内，帮助左手伸入手套内；最后将手套翻折部翻回盖住手术衣的袖腕。也可由器械护士用双手将手套翻折部拉开，医师直接将手插入手套内，再将手套戴好。

(4) 脱手套：一手捏住另一只手套腕部外面，翻转脱下；戴着手套的手握住脱下的手套，用脱下手套的手捏住另一只手套清洁面（内面）的边缘，将其翻转脱下；捏住手套的内面丢至黄色垃圾袋内。

4. 患者手术区域的消毒、铺巾

患者皮肤表面存在暂居菌和常居菌。这些细菌进入切开的组织，可能会导致感染。手术区的消毒目的是最大限度减少手术部位术后感染率。

(1) 手术患者皮肤准备。不同的手术对患者手术区域皮肤的准备不同。一般外科手术，具有自理能力的患者最好在术前一天洗浴，如皮肤上有油脂或胶布粘贴的残迹，可用松节油或汽油擦净。术前剃毛是术前准备常规，将手术区域的毛发尽量多的剃除，时间以接近手术为佳，但不应在手术室进行。现经过研究发现，只要将手术部位粗毛剃除，一般的细毛可不剃除，并不增加手术切口感染率，可采用专用粘布粘贴去毛法除毛。同时也要注意皮肤出现划痕或浅表割伤，防止增加造成细菌入侵机会。

(2) 手术区域附近的皮肤消毒。目前国内普遍使用碘附作为皮肤消毒剂。碘附属中效消毒剂，不刺激皮肤亦不损伤黏膜，在有效浓度内极少引起皮肤过敏，可直接用于皮肤、黏膜和切口消毒。注意事项：①一般以手术切口为中心向四周涂擦，如为感染伤口或会阴肛门等处手术，应从外周向感染伤口或会阴肛门处涂擦，已经接触污染部位的碘附纱布不应返擦清洁区。②手术区皮肤消毒的范围，要包括切口周围至少15 cm的区域，如可能有延长切口者，应相应扩大皮肤消毒范围。

(3) 手术区铺巾原则。主要是为了提供充分的无菌区域，同时减少术中外源性污染。铺巾原则：先铺不洁区（如下腹部、会阴部），最后铺靠近操作者的一侧，并用布巾钳将夹角夹住，防止移动，在上、下方各加盖一条中单，取大单，其开口对准切口部位，先展开头端，后展开尾端。铺巾完成后，不可随意移动，如果需要移动，只能由手术区向外移动，不能由外向内，手术切口周围必须覆盖4层或4层以上的无菌布巾，术野周边要有2

层无菌巾遮盖，头侧要盖过患者头部和麻醉架，下端遮盖过患者足部，两侧部位应下垂过手术床边 30 cm 以下，手术切口区域的皮肤上可再贴一层无菌塑料保护膜，以减少手术区域附近皮肤深层的长居菌群移位而沾染术野。

5. 术中的无菌原则

手术开始时，器械均已消毒灭菌、手术人员及患者手术区域的消毒工作已完成，为手术提供了一个无菌的环境。但手术过程中仍有可能出现外来污染物沾染而导致手术部位的感染，所以术中仍需要手术人员认真执行以下无菌操作规则：

（1）手术人员穿无菌手术衣和戴无菌手套之后，手不能接触背部、腰部以下和肩部以上部位，这些区域属于有菌地带；同样，也不要接触手术台边缘以下的布单。如发生意外污染，需要立即更换或重新消毒。

（2）不可在手术人员的背后传递手术器械及用品。坠落到无菌巾或手术台边以外的器械物品，不准拾回再用，按污染处理，对于可疑污染的物品，应按污染物处理。

（3）手术中如手套破损或接触到有菌地方，应更换无菌手套。如前臂或肘部触碰有菌地方，应更换无菌手术衣或加套无菌袖套。如无菌巾、布单等物已被湿透，其无菌隔离作用不再完整，应加盖干的无菌布单。

（4）在手术过程中，同侧手术人员如需调换位置，一人应先退后一步，背对背地转身到达另一位置。

（5）手术开始前要清点器械、敷料，手术结束时，检查胸、腹等体腔，待核对器械、敷料数无误后，才能关闭切口。

（6）切口边缘应以无菌大纱布垫或手术巾遮盖，并用巾钳或缝线固定，仅显露手术切口。术前手术区粘贴无菌塑料薄膜可达到相同目的。

（7）做皮肤切口及缝合皮肤之前，需用乙醇含量为70％的酒精或碘附再次涂擦消毒皮肤一次。

（8）切开空腔脏器前，要先用纱布垫保护周围组织，以防止或减少污染。

（9）参观手术的人员不可太多、太靠近手术人员或站得太高，应与手术人员和无菌台保持 30 cm 以上的距离，减少人员在室内随意走动。

（10）手术进行时不应开窗通风或用电扇，室内空调机风口也不能吹向手术台。

（11）所有手术人员必须严格遵守无菌制度，对无菌原则实施保持高度警惕。

三、手术室管理

手术室需要有严格的管理制度以保证其洁净环境。手术室的建筑布局应当遵循医院预防与控制的原则，做好布局合理、分区明确、标志清楚，符合功能流程合理和洁污区域分开的基本原则。手术室应设有工作人员出入通道、患者出入通道，物流做到洁污分开、流向合理。进入手术室的工作人员严格遵守手术室各项制度。比如更衣更鞋制度、参观制度、患者安全管理制度、查对制度、仪器设备使用制度等；手术过程中尽量减少手术间的开门次数，严禁开门进行手术。同一手术间进行多个手术时，安排要遵循先做无菌手术后做污染手术的原则。对于乙肝、梅毒、艾滋病等特殊传染病患者手术时应安排在无传染病患者后。手术室的工作区域，应当每 24 小时清洁消毒一次，连台手术之间，当天手术全部完毕后，应当对手术间及时进行清洁消毒处理。每周要对手术间进行彻底清扫一次，包括地面、墙面、顶部、仪器设备表面等。每月对参加手术者洗手后做手指细菌培养、手术室空气细菌培养及消毒物品的细菌培养。特殊感染的消毒：气体坏疽、铜绿假单胞菌感染者术后，用 40％甲醛＋高锰酸钾熏蒸（每 1 立方米用 40％甲醛 2 mL 及高锰酸钾 1 g），房间密封 12 小时。肝炎、铜绿假单胞菌感染、开放性结核患者，所用手术器械先在 2 000 mg/L 有效氯溶液中浸泡 60 分钟，然后清洗、高压蒸汽灭菌。引流物及引流瓶用 2 000 mg/L 有效氯溶液浸泡 60 分钟后倒入固定下水道，用过的敷料打包后集中送洗衣房专缸处理。

第十二节　外科快速康复与疼痛管理

一、外科快速康复

外科快速康复（enhanced recovery after surgery，ERAS）也叫快速康复外科。虽然此前已有"加速康复外科"（fast-track surgery）这一概念，但 ERAS 更强调外科治疗的终点是质量，而不是康复的速度。ERAS 有几个重要的构成部分：①以患者为中心的多学科小组；②多途径促进患者康复，避免并发症；③以循证医学为基础的科学的护理策略；④持续的、交互的监管与改进。

1. ERAS 小组的构成及运作

由诊疗相关部门组成的 ERAS 小组是其运作的关键。小组的领导者通常是手术医师，由麻醉医师对其进行辅助。ERAS 领导者对整个小组的医疗负责。ERAS 项目执行员通常是一位护士，负责资源调度和计划执行。ERAS 协调员在小组中起着引擎动力作用。协调员在欧洲一般由护士担任，在美国一般由医疗助理担任。协调员需要处理一些具体的文书工作，负责各个部门之间的沟通和反馈，对小组人员进行培训，以及监督 ERAS 诊疗过程。其他相关诊疗部门，如康复医师、作业治疗师、物理治疗师、营养科等，也都是小组的重要构成。

小组会议是 ERAS 实施的关键。在项目实施的起始，要保证至少每周一次的小组会议，以确保项目的实施，以及监督意见的反馈。当项目实施顺利以后，会议次数可以减少，但必须要保证小组成员出席每次会议。

2. ERAS 的流程和原理

外科患者诊疗流程中会经过许多部门，如门诊、手术室、麻醉苏醒室、病房等。各个诊疗部门常常更关注自己部门的诊疗效果，而难以从全局进行考虑，这是不利于患者术后康复的。因此，临床医师既有责任、也有条件对患者的诊疗过程进行全局统筹。ERAS 流程贯穿于患者入院前、手术前、手术中、手术后。手术医师、麻醉医师、护士等从不同的角度介入（图 4-39）。

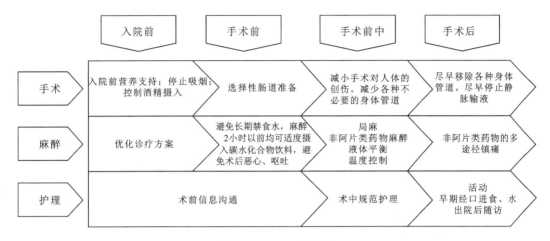

图 4-39　ERAS 流程图

在 ERAS 流程中，患者诊疗过程的最终完成需要各个部门的一致同意。例如，患者出院时能经口进食水且能满足日常所需；肠道活动良好；通过口服止痛药能够控制疼痛；活动能力能够满足自我照料；没有院内并发症等。

ERAS 的原理中，很重要的一点是强调尽量减少患者的压力。通过维持内稳态，避免分解代谢所带来的蛋白质丢失、肌力下降、细胞功能紊乱等。通过减少胰岛素抵抗，保护损伤组织内的细胞功能。根据病情采用以下手段都有助于实现这个目标：术前足够的碳水化合物摄入等营养支持，以减少术后的胰岛素抵抗；椎管内麻醉以减小内分泌应激反应；应用抗炎药物以减小炎症反应；术后早期进食以保证能量供给；正确的术后镇痛以减少压力和胰岛素抵抗。

ERAS 的原理中另外很重要的一点是强调尽早停止静脉输液。虽然正确的体液容量、心排血量、氧气供给、营养供给是保证组织细胞功能的重要因素，尤其是当组织存在损伤需要修复的时候，但目前静脉输液过多也被认为是术后肠梗阻等并发症的一个主要原因。手术 24 小时后，根据病情尽量停止不必要的静脉输液。

ERAS 的常规流程中还包括根据病情术后进水、进食、术后早期康复运动、术后当天保证睡眠等。ERAS 流程中也希望避免一些传统上很常用，但已被证明是不利于患者恢复的措施，如常规留置鼻胃管、长期留置尿管、不正确的腹腔引流等。

3. 以循证医学为指导的 ERAS 体系

ERAS 协会自 2010 年成立以来，发布了一系列的指南（表 4-14）及一系列的专业文章。这构成了整个 ERAS 体系。ERAS 指南的各个指南也处于持续的更新中，如截至 2017 年，结肠直肠手术 ERAS 指南在 10 年中已经更新了 3 次。ERAS 是以循证医学为指导的多学科合作策略。护理、营养科、康复医师和康复治疗师、外科医师、麻醉医师等多学科充分合作，利用各种手段进行围手术期处理，其最终目的是促进患者术后快速康复。

表 4-14　部分 ERAS 指南名称及发布时间

指南名称	发布时间（年）
结肠切除术	2012
直肠切除术	2012
胰十二指肠切除术	2012
胆囊切除术	2013
胃切除术	2014
麻醉方案	2015
麻醉病理生理学	2015
妇科手术（第一、第二部分）	2015
肥胖症外科手术	2016
肝脏切除术	2016
头颈肿瘤手术	2016
乳腺重建手术	2017

注：可访问 ERAS 官方网站获取更多指南名称和具体内容（http：//www. erassociety. org）

二、疼痛管理

疼痛是一种主观感觉，由多因素造成及影响，如躯体的、精神的、环境的、认知的和行为的等。国际疼痛协会 2001 年将疼痛定义为 ："一种不愉快的感觉体验和伴有实际或潜在组织损伤的情绪体验。疼痛的表达，在某种程度上可以降低个体正经受的伤害。"2016 年更新的疼痛定义为："疼痛是具有感觉、情绪、认知和社会层面的实际或潜在组织损伤所引起的痛苦体验。"

1. 临床分类

疼痛可根据不同的方法进行分类。根据病理生理学进行分类，可以分为炎性疼痛、神经病理性疼痛、癌性疼痛、痉挛性疼痛、心因性疼痛、其他疼痛。

根据疼痛持续时间，可以将疼痛分为急性和慢性疼痛。急性疼痛是短暂的，通常随着诱因的解除而消失，一般持续时间在 3 个月内。它是机体对有害事件（如急性疾病、创伤、手术等）的一种反应。慢性疼痛通常是指持续时间超过 3 个月，但也可以表现为其他的形式，如急性损伤治愈后超过 1 个月后疼痛仍持续存在；疼痛在一段时间内反复的发作；或者与慢性损伤相关。临床患者对于疼痛的情感反应、认知行为和生理之间的相互作用是非常显著的。

2. 疼痛的评定

疼痛是一种主观感觉，可由多因素造成，有必要从多方面进行评定，评定内容包括疼痛的部位、程度、性质，对治疗的反应，是否存在精神痛苦，患者对疼痛的感受程度等。

目前用于疼痛测评的工具大致可以分为主观、客观及心理状态的评定。因疼痛的干扰因素比较多，在进行测评的过程中需注意：认知功能有明显障碍的患者不适合进行疼痛评定；评定应在疼痛较为稳定的时候进行，不应在疼痛剧烈时进行；不应该采用可能导致患者疼痛加重的方法进行评定；评定时环境需适宜，尽量安静，温度舒适，以免对疼痛的程度造成影响；需经由专业培训过的评定者进行评定，避免出现技术误差；评定最好采取一对一的形式，避免干扰。以下是常用的疼痛评定方法。

（1）视觉模拟评定（visual analogue scale，VAS）：是目前临床上最常用的评定方法之一。它采用一条 10 cm 长的直尺，称为 VAS 尺。尺面标明 0～10 完整的数字刻度，0 端代表无痛，10 端代表最剧烈的疼痛。患者将自己感受的疼痛强度以"1"标记在这条直线上，即为该患者的疼痛强度。一般 VAS 方法用于 8 岁以上的，能够准确表达自己感受的患者。此方法简单易行，在临床上广泛使用。

（2）数字评分法（numerical rating scale，NRS）：临床上可用于测定日常疼痛强度。以 11 点数字评分法为例，要求患者用 0～10 这 11 个点数来描述疼痛的程度，0 表示无痛，疼痛增强时增加点数，10 表示最剧烈的疼痛。此法是临床上最简便的测量主动疼痛方法，容易被患者接受，可以口述也可以记录，结果较可靠。

（3）口述描述评分（verbal rating scales，VRS）：是另一种评价疼痛强度和变化的方法。该方法是采用形容词来描述疼痛的强度。以 4 级评分法为例，简单的形容疼痛的字词组成 1～4 级：①无痛；②轻微疼痛；③中等度疼痛；④剧烈的疼痛。此方法适用于临床简单的评测疼痛强度及观察疗效。

（4）六点行为评分法（the 6-point behavioral rating scale，BRS-6）：临床上多用于测定头痛和其他疼痛，也用于对疼痛患者的对比性研究。该方法将疼痛分为 6 级：①无疼痛；②有疼痛，但易被忽视；③有疼痛，无法忽视，不干扰日常生活；④有疼痛，无法忽视，干扰注意力；⑤有疼痛，无法忽视，所有日常活动均受影响，但能完成基本生理需求，如进食和排便等；⑥存在剧烈疼痛，无法忽视，需休息或卧床休息。此方法的特点在于将行为改变列入了评分范围，患者的回答贴近个人的生活。每级定为 1 分，从 0 分（无疼痛）到 5 分（剧烈疼痛，无法从事正常工作和生活），都容易与患者的描述相关联，便于患者理解。此方法也用于患者出院后随访。

（5）疼痛日记评分法（pain diary scale，PDS）：也是临床上较常用的测定疼痛的方法。由患者、患者亲属或护士记录每天各时间段（如每 4 小时或每 2 小时）与疼痛有关的活动，其活动方式为坐、立、行、卧等。在疼痛日记表内注明某时间段内某种活动方式，使用的药物名称和剂量。疼痛强度用 0～10 的数字量级来表示，睡眠过程按无疼痛记分（0分）。此方法比较真实可靠，便于发现患者的行为与疼痛、疼痛与药物用量之间的关系。

（6）其他疼痛评定方法：如疼痛问卷表、痛阈测定等。疼痛问卷表是根据疼痛的生理感受、情感因素和认知成分等多方面设计而成的，因此能较准确评价疼痛强度与性质，如麦吉尔疼痛问卷（McGill pain questionnaire，MPQ）等。痛阈测定包括热辐射法、电刺激法、机械刺激法、冷或热刺激法及药物刺激法等。

3. 疼痛的治疗

疼痛常常是某些疾病的警戒信号，对于保护机体有积极的作用，因此需尽早明确疼痛的病因及治疗原发灶，在此基础上进行药物或非药物缓解疼痛。

（1）镇痛药物治疗。镇痛药物临床应用有五项基本原则：按阶梯、按时、个体化给药、尽可能口服给药并注意具体细节。目前，临床上用于治疗的镇痛药物种类十分繁多，常用的有麻醉性镇痛药、非甾体抗炎药、抗抑郁药、抗焦虑与镇静催眠药等。选用的方法如下：①对疼痛的性质和原因做出正确的评估后，应根据疼痛的程度和性质给药，如轻度疼痛应选用非阿片类药物，以阿司匹林为代表，其他如吲哚美辛控释片、对乙酰氨基酚、布洛芬等；中度疼痛选用弱阿片类药物，如盐酸曲马朵缓释片；重度疼痛选用强阿片类药，以吗啡为代表。给药途径首选经口给药，次选直肠内给药或经皮肤给药，再次为皮下、静脉与椎管内给药。②根据疼痛的发病机理给药，如以伤害性疼痛成分为主，则首选对乙酰氨基酚或非甾体类抗炎镇痛药；以神经病理性疼痛成分为主，则一线药物包括钙离子通道调节剂（如普瑞巴林、加巴喷丁）、三环类抗抑郁药和 5-羟色胺、去甲肾上腺素再摄取抑制药。此外，局部利多卡因可作为带状疱疹后神经痛的一线治疗用药，卡马西平可作为三叉神经痛的一线用药。二线药物包括阿片类镇痛药和曲马朵。其他药物包括其他抗癫痫药（如拉莫三嗪、托吡酯）、NMDA 受体拮抗剂及局部辣椒素等；如果患者有明显的心理压力及情绪改变，则加用抗抑郁药和镇静药物。

（2）电疗法。主要通过两方面起作用：①电流通过脊髓和大脑的中枢神经系统对痛觉的调节及神经-体液对痛觉的调节作用，从而产生镇痛作用。临床上可应用的电疗法包括经皮神经电刺激、脊髓电刺激、经颅微电流刺激。②通过电流刺激神经肌肉，从而松解痉挛的肌肉，恢复正常肌肉运动，回归正常关节活动，达到止痛的目的。临床上可应用的电刺激包括功能性电刺激、干扰电疗法、调制中频电疗法。另外，还有其他刺激治疗，根据不同病情选用神经干刺激、运动皮层刺激、脑深部电刺激等。

（3）激光疗法。结合了生物刺激和光学机制刺激，促进组织愈合的同时提供强大且非致癌性的疼痛管理。临床可用于肩痛、脑卒中后肩手综合征等。

（4）热疗和冷疗。热疗可以提高痛阈，也可使肌梭兴奋性下降，导致肌肉放松，而减少肌肉痉挛；热可使血管扩张，增加血液循环，降低患部充血，促进炎症吸收。深部透热、超声可作用于机体深部组织，如关节-韧带和骨骼。肌肉、关节和软组织病变所致的疼痛，热疗可以产生很好的治疗反应。退行性关节病变或椎间盘病变所致腰痛、痛性关节炎和肌筋膜炎等骨骼肌肉疾患，热疗都有效；胃肠道和泌尿道平滑肌痉挛，行深部热疗非常有效。冷疗可以降低肌张力，减慢肌肉内神经传导速度，从而减轻原发骨关节病变所致的肌肉痉挛。损伤（不严重的）初期（48 小时内）使用冷疗能减轻疼痛，预防和减少出血与肿胀。手术后，尤其是骨科手术后应用冷疗有助于止痛。头痛、牙痛、轻度烫伤、早期肱骨外上髁炎都可以应用冷疗。有一些严重疼痛病症，热疗和冷疗可交替使用，比单用一种治疗效果更好。另一些病症可能只对一种疗法有特殊的治疗反应，如类风湿性关节炎对冷疗效果很好，而用热疗却会使病情加重；相反，大多数其他的疼痛僵硬性关节炎用热疗可以使症状改善，但用冷疗却会使症状加重。

（5）针灸、推拿和按摩治疗。针灸可减轻或缓解疼痛。针灸可以激活神经元的活动，从而释放出 5-羟色胺等神经递质，加强了镇痛作用。推拿、按摩治疗有助于肌肉的放松，改善异常收缩，纠正关节的紊乱，减轻活动时的疼痛。

（6）神经阻滞疗法。通过化学或物理的方法阻断疼痛的传导通路，阻断疼痛的恶性循环，改善局部血运，消炎止痛。神经阻滞疗法适用于具有确切神经支配的疼痛区域或疼痛直接与所支配神经相关的疼痛治疗。不能配合穿刺体位，疼痛范围广泛或具有出血倾向或凝血功能异常的创伤患者禁用。

（7）姿势矫正和支具的应用。保持身体的正常对位、对线可以减缓疼痛。除让患者自身矫正、注意姿势外，可以采用支具，如腕部支具、脊柱支具等，可以稳定和支持关节，减少肢体的压力和应力。要注意合理使用支具和佩戴支具的时间。

（8）超过一半的慢性疼痛患者均伴有认知行为和精神心理的改变，从而进一步加重疼痛，不进行干预，易形成恶性循环。认知行为疗法（cognitive behaviour therapy，CBT）是针对慢性疼痛患者的综合性、多方面的治疗。其目的是鼓励和教育患者积极参与，从而帮助患者学习自我控制和处理问题的能力，改善与疼痛相关的认知结构与过程及功能状态。采取的方法可包括忽略想象、疼痛想象转移、注意力训练等。

（王熠钊）

第十三节　腹痛的筛查与诊治思路

一、概念

腹痛是指由各种原因引起的腹腔内外脏器的病变，而表现为腹部的疼痛，可分为急性和慢性。

急性腹痛是临床上最常见的症状之一，病因很多，涉及病种广泛，包括内、外、妇、产、儿等多门学科，临床鉴别诊断困难、复杂，极易误诊，延误治疗。因而，本节着重对急性腹痛的讲解。

二、发生机制

1. 内脏性腹痛

腹内某一脏器受到刺激，信号经交感神经通路传入脊髓。

特点：①伴痛部位不确定，接近腹中线。②疼痛感觉模糊，多为痉挛不适、钝痛、灼痛。③常伴恶心、呕吐、出汗等其他自主神经兴奋症状。

2. 躯体性腹痛

来自腹膜壁层及腹壁的痛觉信号，经体神经传至背部神经根，反映相应脊髓节段所支配的皮肤。

特点：①定位准确，可在腹部一侧。②程度剧烈而持续。③可有局部腹肌强直。④腹痛可因咳嗽、体位变化而加重。

3. 牵涉痛

腹部脏器引起的疼痛刺激经内脏神经传入，影响相应的脊髓节段，而定位于体表，更多具有体神经传导特点。

特点：疼痛程度剧烈，部位明确，局部有压痛、肌紧张及感觉过敏等。

三、病史采集

1. 腹痛发生的缓急

突然发生的腹痛，常见于急性胃肠穿孔、急性胰腺炎、阑尾炎、尿道结石、内脏出血等。缓慢起病者见于溃疡病、慢性肝胆疾病、肠寄生虫病等。

2. 腹痛的性质与程度

突然发生刀割样痛多见于内脏穿孔；阵发性绞痛多为空腔脏器痉挛或梗阻，如胆绞痛、肾绞痛、肠绞痛（具体鉴别见表4-15）及胆道、输尿管结石、机械性肠梗阻等；持续性剧痛多见于炎症性病变，如肝脓肿、腹膜炎，其次为癌肿晚期如肝癌、胰腺癌等；持续性钝痛多见于实质性脏器肿胀，如肝瘀血及肠寄生虫症；慢性隐痛或烧灼痛多见于消化性质溃疡。

3. 腹痛的部位

腹痛的部位常为病变所在，如右上腹痛多为肝、胆、十二指肠疾病；剑突下痛见于胃、胰腺疾患；右下腹痛考虑为回盲部、阑尾、右侧附件等疾患，但应注意腹外脏器的放散痛，如心肌梗死、大叶肺炎、胸膜炎也可引起上腹部疼痛。

4. 诱发、加剧或缓解疼痛的因素

急性腹膜炎腹痛静卧时减轻，腹壁加压或改变体位时加重。十二指肠淤滞症或胰体癌患者仰卧时疼痛出现或加剧，而前倾坐位时消失或缓解。胆绞痛可因脂肪餐而诱发。急性出血性坏死性肠炎多与饮食不洁有关。

5. 腹痛的伴随症状

黄疸：可见于肝及胆道炎症、胆石症、胰头癌、急性溶血等。

发热：如有高热或弛张热，常提示腹内脏器急性炎症或化脓性病变；低热或不规则热，常提示结核或肿瘤等。

呕吐：常见于食物中毒、肠梗阻、急性胰腺炎等。

腹泻：常见于肠炎、过敏性疾病、肠结核、结肠肿瘤等。

血便：如阿米巴痢疾、肠癌、肠套叠、急性出血坏死性肠炎等。

血尿：如泌尿道结石等。

腹部包块：炎症性肿块见于阑尾脓肿、腹腔结核，非炎症性肿块见于蛔虫性肠梗阻、肠扭转、腹腔内肿瘤等。

休克：见于急性内出血（内脏破裂宫外孕等）、中毒性痢疾、急性心肌梗死等。

表 4-15 三种绞痛的鉴别表

疼痛类别	疼痛的部位	其他特点
肠绞痛	多位于脐周、下腹部	常伴有恶性、呕吐、腹泻或便秘、肠鸣音亢进等
胆绞痛	位于右上腹，放射至右背及右肩胛	常有黄疸、发热或 Murphy 征阳性等
肾绞痛	位于腰部，并从胁腹部向下放射，达于腹股沟、外生殖器及大腿内侧	常有尿频、尿急，小便含蛋白质、红细胞等

四、体格检查

1. 一般检查

生命体征，体温、脉搏、呼吸、血压、意识、面容、体位等。

2. 腹部体检

视诊：腹壁切口瘢痕、腹股沟嵌顿疝、肠型及肠蠕动波。

听诊：主要检查肠鸣音存在、亢进或消失。

（1）肠鸣音减弱或消失——腹膜炎、肠麻痹。

（2）肠鸣音亢进——肠梗阻。

叩诊：重点是声音和痛感。

（1）移动性浊音——内脏出血。

（2）肝浊音界消失和缩小——胃肠穿孔或高度肠胀气。

（3）全腹叩诊鼓音——肠梗阻。

（4）肾区叩击痛——结石。

触诊：检查的重点是压痛、反跳痛、腹肌紧张的部位和程度。

（1）急性胃肠穿孔——压痛、反跳痛、腹肌紧张呈板状腹。

（2）局限性腹膜炎——局部肌紧张。

（3）弥漫性腹膜炎——板状腹。

（4）结核性腹膜炎——腹壁柔韧，揉面感。

五、辅助检查

1) 血、尿、粪的常规检查：血白细胞总数及中性粒细胞增高提示炎症病变，几乎是每个腹痛患者皆需检查的项目。尿中出现大量红细胞提示泌尿系统结石、肿瘤或外伤。有蛋白尿和白细胞则提示泌尿系统感染。脓血便提示肠道感染，血便提示狭窄性肠梗阻、肠系膜血栓栓塞、出血性肠炎等。

2) 血液生化检查：血清淀粉酶增高提示为胰腺炎，是腹痛鉴别诊断中最常用的血生化检查。血糖与血酮的测定可用于排查糖尿病酮症引起的腹痛。血清胆红素增高提示胆疲乏疾病。肝、肾功能及电解质的检查对判断病情亦有帮助。

3）腹腔穿刺液的常规及生化检查：腹痛诊断未明而发现腹腔积液时，必须做腹腔穿刺检查。穿刺所得液体应送常规及生化检查，必要时还需做细菌培养。不过通常取得穿刺液后肉眼观察已有助于腹腔内出血、感染的诊断。

4）X线检查：腹部X线平片检查在腹痛的诊断中应用最广。膈下发现游离气体的，胃肠道穿孔即可确定。肠腔积气扩张、肠中多数液平则可诊断肠梗阻。输尿管部位的钙化影可提示输尿管结石。腰大肌影模糊或消失的提示后腹膜炎症或出血。X线钡餐造影或钡灌肠检查可以发现胃十二指肠溃疡、肿瘤等。唯在疑有肠梗阻时应禁忌钡餐造影。胆囊、胆管造影，内镜下的逆行胰胆管造影，以及经皮穿刺胆管造影对胆系及胰腺疾病的鉴别诊断有帮助。

5）B超检查：主要用于检查胆道和泌尿系结石、胆管扩张、胰腺及肝脾肿大等。对腹腔少量积液、腹内囊肿及炎性肿物也有较好的诊断价值，必要时依超声检查引导定位穿刺。

6）CT检查：主要用于实质脏器外伤、脓肿、肿瘤、胆道疾病等。胰腺肿大及坏死、胰周渗出等可提示急性胰腺炎。输尿管下端钙化影可以提示输尿管结石。腹部大血管CTA可以用来排查主动脉夹层和肠系膜动脉血栓。急性下消化道出血活动期可以通过急诊增强CT寻找出血点。

7）MRI检查：各类弥漫性肝病、肝脓肿、血管瘤和囊肿、胆石症及胆囊肿瘤和胰腺肿瘤等实质性脏器病变。

8）心电图检查：对年龄较大者，应做心电图检查，以了解心肌供血情况，排除心肌梗死和心绞痛。

9）急诊胃镜的检查指征：

（1）确定有上消化道出血，有明确呕血、黑便，及头晕、面色苍白、心率增快、血压降低等周围循环衰竭征象者，对可疑患者可做胃液、呕吐物或粪便隐血试验。

（2）肝硬化门静脉曲张的慎做急诊胃镜，急性冠脉综合征或疑是穿孔患者禁忌。

（3）心率>120次/分钟，收缩压<90 mmHg或较基础收缩压降低>30 mmHg、血红蛋白<50 g/L等；应先迅速纠正循环衰竭，血红蛋白上升至70 g/L后再行检查。

（4）入院评估，低危患者可暂缓胃镜继续观察，中高危患者如有活动性出血可行急诊胃镜。

六、分类及诊断

1. 炎症性腹痛

临床基本特点：腹痛＋发热＋压痛或腹肌紧张。

常见病种：急性阑尾炎、急性胆囊炎、急性胰腺炎、急性坏死性肠炎和急性盆腔炎。

2. 脏器穿孔性腹痛

临床基本特点：突发持续性腹痛＋腹膜刺激征＋气腹。

常见病种：胃十二指肠溃疡穿孔、伤寒肠穿孔。

3. 梗阻性腹痛

临床基本特点：阵发性腹痛＋呕吐＋腹胀＋排泄障碍。

常见病种：肝内外胆管结石、胆绞痛、胆管蛔虫症、肠梗阻、肠套叠、嵌顿性腹股沟疝或股疝、肾输尿管结石。

4. 出血性腹痛

临床基本特点：腹痛＋隐性或显性出血（呕血、便血或血尿）＋失血性休克。

常见病种：胆管出血、肝癌破裂出血、腹主动脉瘤破裂出血、异位妊娠破裂。

5. 缺血性腹痛

临床基本特点：持续腹痛＋随缺血坏死而出现的腹膜刺激征。

常见病种：肠系膜动脉栓塞症、缺血性肠病、卵巢囊肿蒂扭转。

6. 功能紊乱性或其他疾病所致腹痛

临床基本特点：腹痛无明确定位＋精神因素＋全身性疾病史。

常见病种：肠易激综合征、胆管运行功能障碍、腹型癫痫等。

七、具有手术指征的腹痛

急诊遇见下列情况时，应立即请相关临床科医师会诊解决，特别是具有手术指征的，应及时手术治疗，不能盲目保守。

（1）急性腹痛局限于一处，压痛固定，定位明显，并伴有腹膜刺激征者。

（2）腹部外伤后出现的急性腹痛，特别是疑有内出血者。

（3）伴有急性胃肠穿孔、绞窄性肠梗阻或急性腹腔脏器扭转征象的急性腹痛。

（4）妇女患者发生急性下腹痛，伴有月经失常、白带或白带增多或阴道出血者。

（5）患者发病前健康状态相当良好，而突然发生腹痛，诊断未明，且经内科处理并无好转者。

八、治疗

1. 一般治疗

严密观察患者生命体征，禁食水，胃肠减压，纠正水、电解质及酸碱平衡失调，预防及抢救休克，控制感染等。

2. 减轻患者痛苦

在诊断未确定前，一般禁用吗啡、盐酸哌替啶等麻醉药物，以免影响诊断，延误及时的治疗，可应用解痉挛药物如阿托品、山莨菪碱等药物。一经确诊，可根据情况采用盐酸哌替啶等止痛药物。有明显的精神紧张者可酌情应用镇静药。

3. 急诊手术

有手术指征的急腹症应尽早行手术治疗。抢救流程如图 4-40 所示。

急腹症抢救流程

询问病史

1.腹痛开始时间；2.部位；3.是阵发性还是持续性；4.有无恶心、呕吐；5.有无腹泻或肛门停止排气、排便，6.有无发热；7.腹痛时腹腔内有无气体窜动或嘟嘟声响；8.既往史：手术史、胆道结石史、肾绞痛史、胃溃疡史、慢性疾病史、吸烟饮酒史9.女：月经、白带情况

体格检查

1.视：一般情况、体位、腹式呼吸和有无腹胀、胃肠型、有无手术疤痕等
2.听：有无肠鸣音
3.叩：移动性浊音
4.触：有无压痛、反跳痛、肌紧张
5.生命体征：体温、血压、脉搏、呼吸

如有休克等危及生命情况，则先急救处理（抗炎、补液、解痉、纠正休克等），不能搬动

辅助检查、验证印象
血尿常规、血尿淀粉酶、尿HCG、肝肾功能电解质、血糖X线（腹部立卧位片、胸片）、超声、CT、ECG，腹腔穿刺等

与印象不相符，诊断不明确时
· 密切观察病情变化，重复以上步骤，与内科，妇科及泌尿系疾病鉴别诊断；
· 观察中的必要处理：按具体病情，采取禁食，胃肠减压，观测T、P、BP，纠正水、电解质失调，防治休克；
· 未明确诊断前，慎用以下措施：不可轻率应用吗啡类止痛剂，如不能排除肠坏死和肠穿孔，应禁用泻药和灌肠；
· 非手术治疗指征：
1.症状及体征已稳定或好转者
2.起病已超过3日以上而病情无变化者
3.腹膜刺激征不明显或已局限化者
· 剖腹探查指征：
1.疑有腹腔内出血不止者
2.疑有肠坏死或肠穿孔而有腹膜炎征者
3.观察或治疗几小时后，疼痛不缓解，腹部体征不减轻，一般情况不好转，或反而加重等

辅助检查与印象相符
定性诊断为炎症性，梗阻性，穿孔性，内脏破裂性及缺血性疾病

（一）需要立即手术
· 腹部贯通伤
· 腹部闭合伤并血腹和休克或弥漫性腹膜炎
· 特殊类型急性阑尾炎
· 绞窄性肠梗阻
· 重症胆管炎
· 急性胆囊炎、胆管炎并穿孔
· 消化道穿孔并弥漫性腹膜炎
· 急性重症胰腺炎出现高热、腹肌
· 紧张或低血压等并发症

（二）可在严密观察下行非手术治疗或充分术
· 腹部闭合伤，B超确诊治为肝、脾、肾轻度裂伤且无明显腹腔积血或腹膜炎表现
· 一般类型急性阑尾炎
· 急性单纯性机械性肠梗阻
· 急性胆囊炎、胆管炎
· 消化性溃疡空腹穿孔或小穿孔已闭合，腹膜炎局限
· 术后吻合口、缝合口漏，腹膜炎局限且引流通畅
· 原发性腹膜炎
· 腹腔、肝脏单个脓肿，急性胰腺炎未发生严重并发症
· 大肠癌所致的慢性肠梗阻

（三）一般不需要手术的外科急腹症
· 麻痹性肠梗一般不宜手术，但高度肠胀气有可能造成肠壁坏死、穿孔者应手术减压
· 蛔虫、粪块所致的急性肠梗阻
· 腹膜后血肿无进行性失血表现

图 4-40　急腹症抢救流程图

第十四节 胸腔穿刺术

一、适应证

（1）诊断性穿刺：抽取胸腔积液送实验室及细胞学检查，以确定积液的性质和病因。

（2）治疗性穿刺：抽出胸腔内液体（或气体），促进肺复张；胸腔内给药以达到治疗作用。

二、禁忌证

（1）病情危重，呼吸循环不稳定者。

（2）有严重出血倾向。

（3）大咯血。

（4）穿刺部位有感染病灶。

（5）对麻醉药过敏。

三、器械准备

胸腔穿刺包、棉签、纱布、标本留置瓶、5 mL 注射器、50 mL 注射器、碘附、2%利多卡因注射液、无菌手套 2 副、胶带、抢救车等。详细审查各种医疗物品均处于有效期内。如需进行胸腔内注射则准备相应药品。

四、操作步骤

（1）戴口罩、帽子，与患者交流，核对患者信息，解释操作目的。测量生命体征（心率、血压、呼吸），体力状况评价。告知相关风险及需要配合事项，签署知情同意书。

（2）摆好体位，充分暴露穿刺部位。为患者演示骑跨位，面向椅背，两前臂置于椅背上，前额伏于前臂，再帮助其掀起衣服，暴露背部皮肤。不能起床者可取半卧位，患者穿刺侧前臂上举抱于枕部。

（3）再次核对患者，核对左右侧。确定穿刺部位，进行标记。以胸部叩诊实音最明显处（或超声定位处）为穿刺点，多于肩胛线或腋后线第 7 或第 8 肋间隙进行（亦可选腋中线第 6 或第 7 肋间或腋前线第 5 肋间穿刺）。如于肩胛线，自上而下叩诊，寻找实音最显著地方，画线标记。如为气胸，以叩诊鼓音为穿刺点，多在患侧锁骨中线第 2 肋间。

（4）穿刺部位皮肤常规消毒，以标记处为中心，由内向外进行消毒 3 次，消毒直径大于 15 cm。

（5）打开穿刺包，戴无菌手套，铺洞巾（注意对好孔巾洞与穿刺点的位置）。

（6）取 5 mL 空针，抽取 2%利多卡因约 4 mL（抽之前，双人核对麻醉剂是否有误），左手食指和中指固定穿刺点皮肤，右手持麻醉针在下一肋骨上缘的穿刺点进针（如果为气胸，则在第2肋间隙中间进针），刺破表皮后首先皮内注射一皮丘，再垂直进针，回抽无血后推注麻药，直至壁层胸膜。

如有液体抽出，则提示进入胸膜腔，记录进针长度。

如有鲜血抽出且体外凝集，则提示损伤血管，应拔针，压迫，平稳后，更换穿刺部位或方向再次穿刺。

拔除麻醉针并以无菌纱布压迫穿刺点片刻以利于麻药充分吸收。

（7）取出穿刺针，检查穿刺针情况（有无破损毛刺等），关闭穿刺针活塞，根据麻醉时进针深度，估量穿刺针进针长度。左手食指和中指固定穿刺点皮肤，右手紧握穿刺针（食指抵在距针尖1 cm左右，掌根部抵住针后部）靠近肋骨上缘垂直进入，直至突破感出现，打开活塞，积液流出，进行抽液。抽液（抽气）过程中穿刺针需被固定，以防刺入过深损伤肺组织。

（8）穿刺结束后，嘱患者在呼气末屏住气，拔出穿刺针，消毒穿刺点，无菌纱布覆盖压迫后，胶布固定，送检标本。再次检查患者生命体征，嘱患者平卧休息。

（9）过程及术后观察患者症状（气促、胸痛、头晕、心悸）和体征（面色苍白、呼吸音减弱、血压下降）有无变化，注意有无并发症。

（10）收拾穿刺操作用品，清理现场。

五、注意事项

（1）术前应向患者阐明穿刺的目的和大致过程，以消除其顾虑，取得配合。

（2）穿刺针应沿肋骨上缘垂直进针，不可斜向上方，以免损伤肋骨下缘处的神经和血管。

（3）抽液不可过多过快，以防复张性肺水肿发生。以诊断为目的者抽液50～100 mL，以减压为目的者，第一次不超过600 mL，以后每次不超过1 000 mL。如为脓胸，每次尽量抽尽。

（4）穿刺中患者应避免咳嗽及转动，术中如发生连续咳嗽或出现头晕、胸闷、面色苍白、出汗，甚至昏厥等胸膜反应，应即停止抽液，拔出穿刺针，让患者平卧，吸氧及检查生命体征，必要时皮下注射1∶1 000肾上腺素0.3～0.5 mL。

（5）严格无菌操作，防止空气进入胸腔，始终保持胸腔负压。

（6）严重肺气肿、广泛肺大泡者，或病变邻近心脏、大血管者及胸腔积液量甚少者，胸腔穿刺宜慎重。

（7）避免在第9肋间以下穿刺，以免穿透膈肌损伤腹腔脏器。

（8）对于恶性胸腔积液患者，可在胸腔内注入抗肿瘤药或硬化剂诱发化学性胸膜炎，促使脏层与壁层胸膜粘连，闭合胸腔。

六、并发症

胸膜反应；复张性肺水肿；血胸；气胸；猝死；周围脏器损伤；麻药过敏；穿刺处出血；胸壁蜂窝组织炎；脓胸；空气栓塞等。

第十五节 腹腔穿刺术

一、适应证

诊断或治疗性穿刺。

二、禁忌证

(1) 肝性脑病先兆。

(2) 广泛腹膜粘连。

(3) 棘球蚴病性囊性包块。

(4) 巨大卵巢囊肿等。

三、并发症

(1) 腹膜反应。

(2) 肝性脑病。

(3) 电解质紊乱。

(4) 可能刺破漂浮的肠管或充盈的膀胱。

四、物品准备

消毒棉球、镊子、洞巾、无菌手套、50 mL 和 10 mL 注射器、腹穿针、储液袋（引流袋）、（腹穿包）2％利多卡因、胶布等，另备腹带。

五、患者准备

排空尿液，以防穿刺损伤膀胱。取半卧或平卧位，少量腹腔积液者可取患侧侧卧位。

六、操作流程

1）定位：

(1) 左下腹脐与髂前上棘连线中、外 1/3 交点，此处不易损伤腹壁动脉。

(2) 脐与耻骨联合连线中点上方 1 cm 偏左或偏右 5 cm 处，此处无重要器官且易愈合。

(3) 侧卧位，在脐水平线与腋前线或腋中线之延长线相交处，此处常用于诊断性穿刺。

(4) 少量积液，尤其有包裹性分隔时，须在 B 超引导下定位穿刺。

2）麻醉自穿刺点自内向外常规消毒（消毒 3 次，消毒范围直径达 15 cm），戴无菌手套铺消毒洞巾，助手协助下用 10 mL 注射器抽取 2% 利多卡因 2～4 mL，于穿刺点自皮肤至腹膜层进行局部浸润麻醉（边注射边回抽，避免将利多卡因注入血管，有落空感回抽见腹腔积液时停止穿刺）。

3）穿刺：左手固定穿刺部皮肤，右手持穿刺针经麻醉处垂直刺入皮肤后，以 45°斜刺入腹肌，再垂直刺入腹腔，待针锋抵抗感突然消失，示针尖已穿过壁腹膜，即可抽取腹腔积液，并留样送检。（大量腹腔积液时，采用先垂直在斜行最后垂直的 Z 型进针方式）

（1）诊断性穿刺，可直接用 20 mL 或 50 mL 注射器及适当针头进行穿刺。

（2）大量放液时，可用 8 号或 9 号针头，并于针座接一橡皮管，助手用消毒止血钳固定针头，并夹持胶管，以输液夹子调整速度，将腹腔积液引入容器中计量并送检。

4）加压固定：

（1）放液后拔出穿刺针，覆盖消毒纱布，以手指压迫数分钟后，胶布固定。

（2）大量放液后，需束以多头腹带，以防腹压骤降、内脏血管扩张引起血压下降或休克。

（3）如遇穿刺孔仍有腹腔积液渗漏时，可用蝶形胶布或涂上火棉胶封闭。

5）术后处理：嘱患者平卧（2～4 小时），并使穿刺针孔位于上方以免腹腔积液漏出。

七、技术要领

（1）放液不宜过快、过多，肝硬化患者 1 次放液一般 ≤3 000 mL。但在维持大量输入白蛋白基础上，也可大量放液。如为血性腹腔积液，仅留取样本送检，不宜放液。

（2）腹腔积液量较多者，为防止漏出，穿刺时勿使自皮肤至壁腹膜的针眼位于一条直线上。当针尖通过皮肤到达皮下组织后，即在另一只手协助下，稍向周围横行移动 0.5～1 cm，再向腹腔刺入。

八、提示

（1）放液前后均应测量脉搏、血压、腹围，检查腹部体征，观察病情变化。

（2）放腹腔积液时若流出不畅，可将穿刺针稍做移动或稍变换体位。

（3）密切观察患者，如有头晕、心悸、恶心、气短、脉搏增快、面色白等症状，立即停止操作并做适当处理。

第十六节　腰椎穿刺术

腰椎穿刺术（lumbar puncture）常用于检查脑脊液的性质，对诊断脑膜炎、脑炎、脑血管病变、脑瘤等神经系统疾病有重要意义。也可测定颅内压力和了解蛛网膜下腔是否阻塞等，有时也用于鞘内注射药物。

一、方法

（1）患者侧卧于硬板床上，背部与床面垂直，头部尽量向前胸屈曲，两手抱膝紧贴腹部，使躯干尽可能弯曲呈弓形；或由助手在术者对面用一手挽患者头部，另一手挽双下肢腘窝处并用力抱紧，使脊柱尽量后凸以增宽椎间隙，便于进针。

（2）确定穿刺点，通常以双侧髂嵴最高点连线与后正中线的交会处为穿刺点，此处，相当于第3～4腰椎棘突间隙，有时也可在上一或下一腰椎间隙进行。

（3）常规消毒皮肤后戴无菌手套、盖洞巾，用2%利多卡因自皮肤到椎间韧带做逐层局部麻醉。

（4）术者用左手固定穿刺点皮肤，右手持穿刺针以垂直背部、针尖稍斜向头部的方向缓慢刺入，成人进针深度为4～6 cm，儿童为2～4 cm。当针头穿过韧带与硬脑膜时，有阻力突然消失落空感。此时可将针芯慢慢抽出（以防脑脊液迅速流出，造成脑疝），可见脑脊液流出。

（5）放液前先接上测压管测量压力。正常侧卧位脑脊液压力为70～180 mmH$_2$O（0.68～1.76 kPa）或40～50滴/分钟。若继续做Queckenstedt试验，可了解蛛网膜下腔有无阻塞。即在测初压后，由助手先压迫一侧颈静脉约10秒，再压另一侧，最后同时按压双侧颈静脉。正常时压迫颈静脉后，脑脊液压力立即迅速升高一倍左右，解除压迫后10～20秒，迅速降至原来水平，称为梗阻试验阴性，示蛛网膜下腔通畅；若压迫颈静脉后，不能使脑脊液压升高，则为梗阻试验阳性，示蛛网膜下腔完全阻塞；若施压后压力缓慢上升，放松后又缓慢下降，示有不完全阻塞。但是，颅内压增高者，禁做此试验。

（6）撤去测压管，收集脑脊液2～5 mL送检；如需做培养时，应用无菌试管留标本。

（7）术毕，将针芯插入后一起拔出穿刺针，覆盖消毒纱布，用胶布固定。

（8）去枕平卧4～6小时，以免引起术后低颅压头痛。

二、注意事项

（1）严格掌握禁忌证，凡疑有颅内压升高者必须先做眼底检查，如有明显视盘水肿或有脑疝先兆者，禁忌穿刺。凡患者处于休克、衰竭或濒危状态及局部皮肤有炎症、颅后窝有占位性病变者均列为禁忌。

（2）穿刺时患者如出现呼吸、脉搏、面色异常等症状时，立即停止操作，并做相应处理。

（3）鞘内给药时，应先放出等量脑脊液，然后再使等量置换性药液注入。

第十七节　骨髓穿刺术及骨髓活体组织检查术

一、骨髓穿刺术

骨髓穿刺术（bone marrow puncture）是采集骨髓液的一种常用诊断技术。临床上骨髓穿刺液常用于红细胞形态学检查，也可用于造血干细胞培养、细胞遗传学分析及病原生物学检查等，以协助临床诊断、观察疗效和判断预后等。

(一) 方法

(1) 选择穿刺部位。①髂前上棘穿刺点：髂前上棘后1～2 cm处，该处骨面平坦，易于固定，操作方便，危险性极小。②髂后上棘穿刺点：骶椎两侧、臀部上方突出的部位。③胸骨穿刺点：胸骨柄、胸骨体相当于第1、2肋间隙的部位。此处胸骨较薄，且其后有大血管和心房，穿刺时务必小心，以防穿透胸骨而发生意外。但由于胸骨的骨髓液丰富，当其他部位穿刺失败时，仍需要进行胸骨穿刺。④腰椎棘突穿刺点：腰椎棘突突出的部位。

(2) 体位。采用髂前上棘和胸骨穿刺时，患者取仰卧位；采用髂后上棘穿刺时，患者取侧卧位；采用腰椎棘突穿刺时，患者取坐位或侧卧位。

(3) 麻醉。常规消毒局部皮肤，操作者戴无菌手套，铺无菌洞巾。然后用2％利多卡因做局部皮肤、皮下和骨膜麻醉。

(4) 固定穿刺针长度。将骨髓穿刺针的固定器固定在适当的长度上。髂骨穿刺约1.5 cm，胸骨穿刺约1.0 cm。

(5) 穿刺。操作者左手拇指和示指固定穿刺部位，右手持骨髓穿刺针与骨面垂直刺入，若为胸骨穿刺则应与骨面成30°～40°刺入。当穿刺针针尖接触骨质后，沿穿刺针的针体长轴左右旋转穿刺针，并向前推进，缓缓刺入骨质。当突然感到穿刺阻力消失，且穿刺针已固定在骨内时，表明穿刺针已进入骨髓腔。如果穿刺针尚未固定，则应继续刺入少许以达到固定为止。

(6) 抽取骨髓液。拔出穿刺针针芯，接上干燥的注射器（10 mL或20 mL），用适当的力量抽取骨髓液。当穿刺针在骨髓腔时，抽吸时患者感到有尖锐酸痛，随即便有红色骨髓液进入注射器。抽取的骨髓液一般为0.1～0.2 mL，若用力过猛或抽吸过多，会使骨髓液稀释。如果需要做骨髓液细菌培养，应在留取骨髓液计数和涂片标本后，再抽取1～2 mL，以用于细菌培养。其他检测项目，根据检测需要抽血适量骨髓液。

若未能抽取骨髓液，则可能是针腔被组织块堵塞或"干抽"（dry tap），此时应重新插上针芯，稍加旋转穿刺针或再刺入少许。拔出针芯，如果针芯带有血迹，再次抽取即可取得红色骨髓液。

(7) 涂片。将第一次抽取的少量骨髓液滴在载玻片上，立即做有核细胞计数和制备骨髓液涂片数张。

(8) 加压固定。骨髓液抽取完毕，重新插入针芯。左手取无菌纱布置于穿刺处，右手将穿刺针拔出，并将无菌纱布敷于针孔上，按压1～2分钟后，再用胶布加压固定。

(二) 注意事项

(1) 骨髓穿刺前应检查出血时间和凝血时间，有出血倾向者应特别注意，血友病患者禁止骨髓穿刺检查。

(2) 骨髓穿刺针和注射器必须干燥，以免发生溶血。

（3）穿刺针针头进入骨质后要避免过大摆动，以免折断穿刺针。胸骨穿刺时不可用力过猛、穿刺过深，以防穿透内侧骨板而发生意外。

（4）穿刺过程中，如果感到骨质坚硬、难以进入骨髓腔时，不可强行进针，以免断针。应考虑为大理石骨病的可能，及时行骨骼 X 线检查，以明确诊断。

（5）做骨髓细胞形态学检查时，抽取的骨髓液不可过多，以免影响骨髓增生程度的判断、细胞计数和分类结果。

（6）行骨髓液细菌培养时，需要在骨髓液涂片后，再抽取 1～2 mL 骨髓液用于培养。

（7）由于骨髓液中含有大量的幼稚细胞，极易发生凝固。因此，穿刺抽取骨髓液后应立即涂片。

（8）送检骨髓液涂片时，应同时附送 2～3 张血涂片。

（9）麻醉前需做普鲁卡因皮试。

二、骨髓活组织检查术

骨髓活组织检查术（bone marrow biopsy）是临床常用的诊断技术，对诊断骨髓增生异常综合征、原发性或继发性骨髓纤维化症、增生低下型白血病、骨髓转移癌、再生障碍性贫血、多发性骨髓瘤等有重要意义。

（一）方法

（1）选择检查部位．骨髓活组织检查多选择髂前上棘或髂后上棘。

（2）体位。采用髂前上棘检查时，患者取仰卧位；采用髂后上棘检查时，患者取侧卧位。

（3）麻醉。常规消毒局部皮肤，操作者戴无菌手套，铺无菌洞巾，然后行皮肤、皮下和骨膜麻醉。

（4）穿刺。将骨髓活组织检查穿刺针的针管套在手柄上。操作者左手拇指和示指将穿刺部位皮肤压紧固定，右手持穿刺针手柄以顺时针方向进针至骨质一定的深度后，拔出针芯，在针座后端连接上接柱（接柱可为 1.5 cm 或 2.0 cm），再插入针芯，继续按顺时针方向进针，其深度达 1.0 cm 左右，再转动针管 360°，针管前端的沟槽即可将骨髓组织离断。

（5）取材。按顺时针方向退出穿刺针，取出骨髓组织，立即置于 95％乙醇或 10％甲醛中固定，并及时送检。

（6）加压固定。以 2％碘酊棉球涂布轻压穿刺部位后，再用干棉球压迫创口，敷以消毒纱布并固定。

（二）注意事项

（1）开始进针不要太深，否则不易取得骨髓组织。

（2）由于骨髓活组织检查穿刺针的内径较大，抽取骨髓液的量不易控制。因此，一般不用于吸取骨髓液做涂片检查。

（3）穿刺前应检查出血时间和凝血时间。有出血倾向者穿刺时应特别注意，血友病患者禁止骨髓活组织检查。

第十八节　胫骨穿刺术

一、目的

除用于采集脊髓液来协助临床诊断和治疗外，还可为危重患儿抢救时，如外周静脉通路建立困难，可作为暂时性静脉通道。

二、操作步骤

1. 体位

患儿取仰卧位，穿刺侧小腿稍外展，腘窝处稍垫高。

2. 穿刺点选择（图 4-41）

（1）操作前再次核对患者姓名、住院号。

（2）穿刺点取胫骨粗隆下 1 cm 之前内侧胫骨平坦处（胫骨上 1/3、胫骨粗隆稍内下侧，紧邻胫骨粗隆下方的胫骨内侧面近端的平面三角形区域），做好标记。胫骨穿刺适合 1 岁以下小儿。

（3）确定后用龙胆紫标记穿刺点。

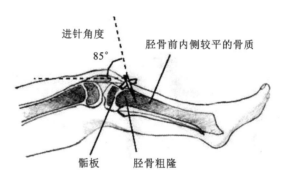

图 4-41　穿刺点选择

3. 麻醉

常规消毒局部皮肤，操作者戴无菌手套，铺无菌洞布。然后用 2% 利多卡因做局部皮肤、皮下和骨膜麻醉。

4. 穿刺

（1）骨穿针检查：调整骨穿针固定器的位置并固定好，估计患儿软组织厚度，根据麻醉时进针的深度调整，距针尖 1～1.5 cm。

（2）穿刺：左手拇指和食指将穿刺部位皮肤拉紧，右手持骨穿针于穿刺点垂直于骨的长轴，或者与垂直面成 5°～15° 角，针尖向足端倾斜刺入（针头指向后外侧，以免损伤骺板），下达骨膜后可适度用力缓慢旋转，针头安全进入骨中，骨髓穿刺针固定，就可以尝试抽吸（不一定有阻力消失感）。

5. 抽取骨髓液

拔出穿刺针针芯，接上干燥的注射器（10 mL 或 20 mL），用适当的力量抽取骨髓液。当穿刺针在骨髓腔时，抽吸时患者感到有尖锐酸痛，随即便有红色骨髓液进入注射器。抽取的骨髓液一般为 0.1～0.2 mL，若用力过猛或抽吸过多，会使骨髓液稀释。如果需要做骨髓液细菌培养，应在留取骨髓液计数和涂片标本后，再抽取 1～2 mL，以用于细菌培养。其他检测项目，根据检测需要抽血适量骨髓液。

若未能抽取骨髓液，则可能是针腔被组织块堵塞或"干抽"，此时应重新插上针芯，稍加旋转穿刺针或再刺入少许。拔出针芯，如果针芯带有血迹，再次抽取即可取得红色骨髓液。

6. 涂片

将第一次抽取的少量骨髓液滴在载玻片上，立即做有核细胞计数和制备骨髓液涂片数张。

7. 加压固定

骨髓液抽取完毕，重新插入针芯。左手取无菌纱布置于穿刺处，右手将穿刺针拔出，并将无菌纱布敷于针孔上，按压 1～2 分钟后，再用胶布加压固定。

三、注意事项

（1）骨髓穿刺前应检查出血时间和凝血时间，有出血倾向者应特别注意，血友病患者禁止骨髓穿刺检查。

（2）骨髓穿刺针和注射器必须干燥，以免发生溶血。

（3）穿刺针针头进入骨质后要避免过大摆动，以免折断穿刺针。胸骨穿刺时不可用力过猛、穿刺过深，以防穿透内侧骨板而发生意外。

第十九节　肝组织活检术

目前肝活检（liver biopsy）的方法：经皮穿刺肝活检、经颈静脉肝活检、腹腔镜肝活检。目前临床常用经皮穿刺肝活检方法，使用 16 G（直径 1.6 mm）或 18 G（直径 1.2 mm）穿刺针，要求取得的肝组织标本长度在 1.5 cm 以上，直径 1.2～2 mm，占整个肝组织的 1/50 000，标本中包含 6～8 个完整肝小叶结构才足以诊断弥漫性肝病。

一、适应证

（1）慢性病毒性肝炎、药物性肝炎、酒精性肝病、非酒精性脂肪性肝病等慢性肝病肝组织炎症和纤维化程度的确定．

（2）不明原因黄疸或肝功能异常的诊断。

（3）脾大或门脉高压病因不明。

（4）肝脏肉芽肿性病变。

（5）肝脏占位性病变性质不明。

（6）不明原因的腹腔积液。

（7）不明原因发热的诊断，尤其是肝大伴发热病因不明。

（8）肝移植患者移植肝脏状态的评估。

（9）也可用于诊断累及肝脏的系统性疾病，如结节病、AIDS、淋巴瘤及淀粉样变性。

二、禁忌证

（一）绝对禁忌证

（1）有出血倾向（PT>正常对照 3～5 秒，PLT<$60×10^9$/L）和原因不明的出血病史。

（2）肝硬化肝脏明显缩小，通过超声不能确定活检的合适部位。

（3）大量的肝前间隙腹腔积液或有腹腔感染。

（4）右侧胸腔有急性炎症者。

（5）肝淤血或多发性/肝海绵状血管瘤。

（6）肝包虫病，肝脏囊性病变性质不明。

（7）一般情况差者、年老体弱者，患者不合作或昏迷患者。

（二）相对禁忌证

（1）肥胖导致肝区皮下脂肪过厚者。

（2）血友病，穿刺前需输注凝血因子纠正凝血功能障碍。

（3）肝区局部皮肤感染。

三、术前准备

（1）检查出血时间、凝血时间、凝血酶原时间、血小板、血型。

（2）术前停用抗凝药至少 72 小时。

（3）频繁咳嗽者，术前 1 小时给以可待因止咳。

（4）超声下肝穿刺定位，可实时定位下穿刺，安全性较高，多用于肝内占位病变的穿刺，也可超声定位标记于体表，测量好穿刺深度，回病房再行穿刺。

（5）教会患者做深呼气后屏气动作。

（6）签署知情同意书。

四、操作要点

（1）体位：仰卧位、身体右侧稍靠近床边，右手臂上抬弯曲置于头上。

（2）选择穿刺点：经 B 超定位选择右侧腋前线至锁骨中线第 7、8、9 肋间肝脏切面较大处，避开胆囊、大血管及肝脏上下缘；对于明显肿大的肝脏可在肋缘下穿刺，选择肿大或有结节的部位穿刺。

（3）消毒：局部常规消毒，戴无菌手套、铺无菌孔巾，以 2% 利多卡因局部逐层浸润麻醉穿刺点皮肤、肋间肌、膈肌，嘱患者深呼气后屏气并麻醉至肝包膜。

（4）准备穿刺：将穿刺针安装到穿刺枪上，回拉至待激发状态，依据超声定位结果设定可穿刺深度为 15 mm 或 22 mm。

（5）经皮穿刺：持"枪式切割式穿刺针"于选定的穿刺点穿透皮肤、肌层进至肝包膜前，令患者深呼气后屏气，激发弹射开关，快速推动切割式针芯进入肝实质，同时套管针自动前行切割肝组织并快速拔针，整个过程只需1～2秒。

（6）退出套管针，将针槽中的肝组织移入装有组织固定液的小瓶中。

（7）根据患者情况可重复经皮穿刺步骤1～2次，取得更多肝组织。

（8）穿刺后压迫穿刺点10～15分钟，消毒后无菌纱布包扎，24小时内绝对卧床，一周内禁止剧烈活动。

五、并发症及处理

（1）腹腔内出血是肝穿最严重并发症，通常在术后2～3小时内逐渐明显，可因肝表面划伤或刺破肝动脉、肝静脉所致，出血的危险因素有高龄、反复进针3次以上、肝硬化、肝癌、穿刺时患者剧烈咳嗽或不配合；如怀疑出血，立即输新鲜血浆、冷沉淀、血小板等，同时准备血管造影和外科处理，失血性休克患者经积极复苏处理后仍不稳定，应行血管造影下栓塞治疗或外科手术。

（2）肝内或肝包膜血肿，可无症状，较小者可自行吸收，较大者可引起疼痛伴发心动过速、低血压和迟发性的HCT下降；血肿一般行保守治疗即可。

（3）迷走神经反射，表现为暂时性低血压、心率减慢、冷汗，部分严重患者需用阿托品0.5 mg肌注。

（4）损伤肋间神经，如损伤肋间动脉可引起胸壁内出血。

（5）术后轻微局部疼痛，约1/4患者出现右上腹或右肩疼痛，严重者可使用少量止痛药。

（6）右侧气胸、血胸、皮下气肿、胆汁性腹膜炎、气腹、膈下脓肿、败血症、麻醉意外、肝内动静脉瘘、穿刺针折断等均少见。

六、注意事项

（1）穿刺动作要准确迅速。

（2）穿刺的深度以超声定位为准，不能过深，避免刺伤门静脉或胆管。

（3）半盲穿时穿刺的方向与肝表面垂直。

（4）术后患者必须绝对卧床休息24小时。

（5）术后检测血压、脉搏，有无腹痛，每30分钟测血压脉搏一次，观察2小时，并做记录，如果没有变化即改为1小时一次，再观察6小时。

第二十节　鼻胃管插管术

一、适应证

（1）胃分泌功能和排空异常。

（2）组织细胞学检查。

（3）胃灌洗和胃肠减压、营养支持与给药。

二、禁忌证

（1）绝对禁忌证：疑有颅底骨折、面部外伤疑有骨折、鼻咽部有肿瘤或急性炎症、食管静脉曲张、上消化道出血、心力衰竭、重度高血压。

（2）相对禁忌证：吞食腐蚀性毒物（强酸、强碱）或药物。

三、并发症

（1）抽吸性黏膜损伤。

（2）胃管通过瘘道口进入气管。

（3）胃管卷曲于后咽部。

四、物品准备

治疗盘，胃管（长 70～75 cm，或一次性胃管长约 100 cm，无标记线，用前需测距标记），50 mL、20 mL 注射器，石蜡棉球，五肽胃泌素（胃液采集时用），弯盘，手电筒，别针。必要时备压舌板（胶布）。

五、患者准备

（1）检查前 48 小时停用制酸药。如 H_2 受体拮抗剂、质子泵抑制剂与糖皮质激素。

（2）检测前晚餐后不再进食，次晨不刷牙，取下义齿，空腹进行。

六、操作流程

（1）洗手，备齐用物，携至床旁，核对患者，协助患者取仰卧或半坐位。

（2）戴口罩、手套，铺治疗巾，置弯盘于口角，检查鼻腔通气，清洁鼻腔。

（3）测量胃管插入长度。成人插入长度为 45～55 cm。2 种测量方法：①前额发际至胸骨剑突；②鼻尖至耳垂再到胸骨剑突。

（4）插管。术者立于右侧，润滑剂（石蜡）润洗胃管前端，沿选定的鼻腔插入胃管。先稍向上然后平行再向后下缓缓插入咽喉部（14～16 cm）时，嘱做吞咽动作，顺势将胃管向前推进，直至预定长度。初步固定胃管，检查胃管是否盘区在口中（使用一次性胃管时注意测距标记，如测鼻腔至耳垂再至胸骨下端与脐的中点距离）。

（5）确定胃管插入胃内。通常有 3 种方法：①抽取胃液法：注入生理盐水 20 mL 后，再回抽，能得到 16 mL 以上液体时，示导管已达胃内。②听气过水声法：快速经胃管向胃内注入 10 mL 空气，听诊器置于患者胃区听到有明显气过水声。③将胃管末端置于盛水碗内，无气体溢出。

（6）固定。用纱布拭去口角分泌物，撤弯盘，脱手套，胶布固定胃管于面颊部；反折胃管末端，用纱布包好，撤治疗巾，用曲别针固定胃管于枕胖或患者已领处；连接引流装置。

（7）协助患者取舒适卧位，询问患者感受。处理用物。

七、技术要领

（1）插管动作要轻、稳，特别是在通过咽喉食管的 3 个狭窄处时，以避免损伤食管黏膜，操作时强调是"咽"而不是"插"。

（2）插管过程中患者出现恶心时应暂停片刻，嘱深呼吸，分散患者注意力，缓解紧张，减轻胃肌收缩；如出现呛咳、呼吸困难提示导管误入喉内，应立即拔管重插；如果插入不畅时，切忌硬性插入，应检查胃管是否盘在口咽部，可将胃管拔出少许后再插入。

（3）昏迷患者插管时，应将头向后仰，当胃管插入会咽部时约 15 cm，左手托起头部，使下颌靠近胸骨柄，加大咽部通道弧度，使管端沿后壁滑行，插至所需长度。

（4）胃扩张或幽门梗阻者，宜用较粗胃管接负压吸引，以防堵塞。

第二十一节　换　　药

一、伤口换药的目的

换药又称更换敷料，包括检查伤口，除去脓液、渗出液或分泌物，清洁伤口，伤口引流及覆盖敷料，是预防和控制伤口感染、消除影响伤口愈合因素、促进伤口愈合的一项重要外科操作。伤口换药的目的包括：

（1）了解和观察伤口情况，及时提出适当的处理方法。

（2）改善伤口局部环境，控制局部感染。清除创口异物、坏死组织、分泌物和保持伤口引流通畅，减少细菌繁殖。

（3）减少毒性分解产物的吸收，减少分泌物的刺激。

（4）直接湿敷有效药物，使炎症局限，促进新生上皮和肉芽组织生长及伤口愈合。

（5）包扎、固定和保护伤口，防止进一步的损伤和污染。

二、换药用物

（一）常用换药器械

持物钳、无齿和有齿镊、换药碗、弯盘、血管钳、手术剪、探针、刮匙、手术刀、持针器、缝线等。

（二）换药常用敷料

棉球、纱布、纱条、棉垫、美敷，其他尚应备有胶布、绷带、棉签、胸腹带、治疗单、松节油、普通剪刀及污物桶等。

三、换药的一般操作

换药前应事先了解伤口情况，以便按伤口情况准备应用的器械、敷料及药品等，避免浪费和临时忙乱。换药者穿戴好衣、帽和口罩，洗手后准备换药物品。一般常规换药物品包括换药碗两个，一个盛放无菌纱布及油纱布条等干敷料，另一个盛放活力碘棉球、酒精棉球或湿纱布等湿敷料；弯盘一个，盛放从创面上取下的敷料、引流物和换药时用过的棉球、敷料等污秽物。换药镊两把（有齿、无齿各一把），有时根据伤口创面的具体情况，还要准备引流条（管）、无菌剪刀、探针和必需的外用药、绷带、腹带或宽胶布等。

（一）一般换药法

1. 去除敷料

（1）先用手取下伤口外层绷带及敷料。撕胶布时应自伤口由外向里，可用手指轻轻推揉贴在皮肤上的胶布边沿，待翘起后用一只手轻压局部皮肤，另一只手牵拉翘起的胶布，紧贴皮面（即与皮肤表面平行）向相反的方向慢慢取下，切不可垂直地向上拉掉，以免产生疼痛或将表皮撕脱。还可用一只手指伸至敷料边缘与皮肤之间，轻柔地用手指向外推压皮肤或分离胶布与皮肤的黏合部分。若遇胶布粘着毛发时，可剪去毛发或用汽油、乙醚、松节油等漫润后揭去。

（2）伤口内层敷料及引流物，应用无菌镊取下，揭起时应沿伤口长轴方向进行。若内层敷料与创面干结成痂，则可将未干结成痂的敷料剪去，留下已干结成痂的敷料使其愈合；若创面内层敷料被脓液浸透，可用过氧化氢或生理盐水浸湿，待敷料与创面分离后再轻轻地顺创口长轴揭去。在换药过程中两把换药镊要保持其中一把始终处于相对的无菌状态，不可污净不分，随意乱用。

（3）取下的污秽敷料均放在弯盘内，不得随意丢弃，以防污染环境或交叉感染。

2. 创周皮肤处理

去除敷料后，1％活力碘或用70％酒精棉球在创口周围由内向外消毒，注意勿使消毒液流入伤口内。若创周皮肤粘有较多胶布痕迹及污垢，则用松节油或汽油棉棒擦去，以减少对皮肤的刺激。

3. 创面处理

（1）用0.1％新洁尔灭或等渗盐水棉球自内向外轻柔地拭去创面分泌物，擦洗创周皮肤的棉球不得再洗创口内面。在拭去创面分泌物时切忌反复用力擦拭，以免损伤创面肉芽或上皮组织；擦拭创面所用棉球不应太湿，否则不但不易清除分泌物，反而使脓液外流污染皮肤和被褥，可用换药镊将棉球中过多的药液挤掉。

（2）脓腔深大者，棉球擦洗时应防止脱落在创口内。

（3）创面拭净后，应彻底移除伤口内线头、死骨、腐肉等异物。

（4）最后用酒精棉球消毒创周皮肤。根据伤口情况选择凡士林纱布、药物或盐水纱布覆盖，或放入引流管、纱布引流条等。

4. 包扎固定

创面处理完毕，覆盖无菌干纱布，胶布粘贴固定。创面大，渗液多的创口，可加用棉垫，若胶布不易固定时须用绷带包扎。

5. 换药后注意

换药毕，整理好患者床单，并将污秽敷料到入污物桶内，换药用过的盘和器械放入洗涤池中洗净，消毒后备用。一次性使用的器械、敷料等不能重复使用。

（二）术后伤口的换药

1. 一期缝合伤口

多为无菌伤口，常于术后 3 天左右检查伤口，注意观察有无缝线反应、针眼脓疱、皮下或深部化脓；有无积液、积血，必要时试行穿刺抽液。

（1）无菌缝合伤口：用 1％活力碘或 70％酒精棉球消毒缝合之切口及周围皮肤，消毒范围略大于纱布覆盖范围，然后覆盖 4～6 层无菌纱布。

（2）切口缝线反应：术后 2～3 天，创口一般均有轻度水肿，针眼周围及缝线下稍有红肿，但范围不大，这是一种生理反应。其处理为伤口常规消毒后用 70％酒精纱布湿敷即可。

（3）针眼脓肿：为缝线反应的进一步发展，针眼处有脓液，针眼周围暗红肿胀。对较小的脓肿，可先用。无菌镊子弄破并用无菌干棉球挤压出脓液，然后涂以碘酊和酒精即可；脓肿较大或感染较深者，应提前拆除此针缝线。

（4）伤口感染或化脓：局部肿胀，皮肤明显水肿并有压痛，伤口周围暗红，范围超过两侧针眼，甚至有波动感出现。可先用针头试穿抽脓，或用探针由缝线处插入检查。确诊为伤口化脓后，应即尽早部分或全部拆除缝线；有脓液时将伤口敞开，清除脓液和伤口内异物（如线头等）；清洗后放置合适的引流物，若伤口扩开后分泌物不多或仅有血性分泌物，则于清洗或清除异物后，用蝶形胶布拉拢创口即可，以后酌情换药；伴有全身症状者，可适当使用抗生素，配合局部理疗或热敷。

（5）疑有创口积血、积液时，可用针头由周围正常皮肤处穿刺，针尖潜入积血、积液处抽吸；或用探针、镊子由创口缝合处插入，稍加分离而引流，并置入引流条，换药至创口愈合。

2. 放置引流的缝合伤口

手术后缝合伤口放置的引流物多为橡皮片或橡皮管，前者多在术后 24～48 小时取出，可在拔除橡皮片时换药；后者可按常规换药，在覆盖纱布的一侧剪一个"Y"形或弧形缺口，包绕引流管的根部。若在此之前有过多渗出液，应随时更换湿透的外层敷料。

第二十二节 导 尿 术

导尿术（catheterization）是一种不仅具有诊断功能，还可同时进行治疗的常用临床操作。

一、适 应 证

（1）解除各种原因引起的尿潴留。

（2）留取膀胱腔内尿标本做细菌培养。

（3）危重病患者尿量监测及了解肾功能。

（4）测定膀胱容量、压力、残余尿量。

（5）了解是否存在尿道狭窄及其程度。

（6）探测有无尿道损伤、断裂及膀胱破裂。

（7）进行尿道或膀胱造影。

（8）膀胱内药物灌注或膀胱冲洗。

（9）各种手术术前常规留置导尿，减少盆腔手术术中膀胱损伤。

（10）膀胱、尿道手术术后留置导尿引流尿液，促进创面愈合。

（11）前列腺手术后行三腔导尿管压迫止血及膀胱冲洗。

二、导尿管种类

导尿管种类很多，主要差别在于尿管的尺寸、形状、材料、管腔型号及保留方式的不同。

导尿管型号，按照外径的周长分 6～30F 共 13 个规格型号（0.33 mm＝1French［F］）。主要以硅胶、天然橡胶或聚氯乙烯（PVC）为材质。一般根据患者情况和使用目的来选择导尿管型号，常用的成人导尿管有 12F、14F、16F、18F 四种型号；管腔较粗的尿管常常用来排空膀胱中的血凝块，三腔（气囊腔、流入腔、流出腔）导尿管用于膀胱及前列腺增生手术术后膀胱冲洗，较大气囊作为牵引装置压迫膀胱颈而阻止前列腺窝的出血；普通导尿管主要用于一次性非留置性导尿，因无气囊，常常需要固定于会阴部皮肤上。

临床常用的导尿管有双腔或三腔 Foley 尿管（气囊导尿管）、Pezzer 尿管（蕈状头）、Robinson 尿管、Councill 尿管等。

三、物品准备及操作步骤

（一）物品准备

目前大多数医院使用一次性无菌导尿包。无菌导尿包组成：导尿管、引流袋、检查手套、导管夹、塑料镊、注射器（内装无菌水，非注射用）、碘附、消毒棉球、塑料试管、孔巾、铺巾、润滑剂、纱布块、止水器。（图 4-42）

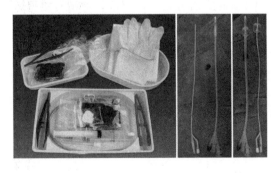

图 4-42　一次性导尿包内物品及双腔、三腔气囊导尿管

（二）操作步骤

（1）患者取仰卧体位，两腿屈膝外展，臀下垫中单，男患者包皮过长者需翻开包皮。准备无菌导尿包，戴口罩、帽子并洗手。

（2）核对患者信息，向患者交代操作目的以取得患者配合。

（3）打开一次性导尿包上层，消毒盘放置于外阴旁，将碘附挤入消毒盘内，左手戴手套，右手夹取碘附棉球，自上而下、由外向内消毒阴阜、阴茎、阴囊，然后左手以无菌纱布裹住阴茎，右手自尿道口向外旋转消毒尿道口、龟头、冠状沟（女性患者：打开一次性导尿包上层，消毒盘放置于外阴旁，将碘附挤入消毒盘内，左手戴手套，右手夹取碘附棉球，自上而下、由外向内消毒阴阜及大阴唇，然后左手分开大阴唇，消毒小阴唇和尿道外口，自尿道外口消毒至肛门部），移除消毒盘及污物，脱去手套。

（4）打开一次性导尿包下层，戴无菌手套。

（5）将碘附棉球挤入消毒盘，再次消毒外阴（由上到下、由内向外，最后再次消毒尿道口），铺无菌洞巾。

（6）取出导尿管，检查导尿管是否通畅及气囊是否漏气。

（7）以石蜡棉球润滑导尿管，以止水夹夹闭导尿管末端并植入消毒盘内。

（8）左手提起阴茎（以拇指、示指分开大、小阴唇暴露尿道外口），右手以导管夹夹持尿管前端，缓慢插入尿道（男性为 15～20 cm，女性为 6～8 cm），松开尿管后端的止水夹，见尿液流出后再插入 7～10 cm 以保证气囊段全部进入膀胱内。

（9）向导尿管球囊内注入生理盐水 10～20 mL，向外牵拉尿管有阻力确定气囊正确位置。下翻复原包皮。

（10）尿管妥善连接集尿袋，关闭尿袋排出开关。按分类正确处置医疗垃圾。

四、导尿术注意事项

（1）严格无菌操作，预防医源性尿路感染。

（2）对膀胱过度充盈者，排尿宜缓慢以免骤然减压引起膀胱内出血或晕厥。

（3）留置导尿时，应经常检查尿管固定情况，检查气囊是否消退及尿管是否脱出。每天行留置导尿护理，鼓励患者多饮水，根据引流尿液情况决定是否给予抗感染治疗。

（4）插入尿管困难时，如遇到前列腺增生者，可在导尿管管腔内以钢丝做成前端弯曲的内芯以引导尿管进入膀胱，如尿道狭窄者，可先行尿道扩张后再次导尿，如果此过程仍然操作困难，需停止操作改尿道膀胱镜检，直视下置管，或采取膀胱造瘘术。

（5）拔尿管时应先将气囊彻底抽干后拔出，如遇到困难，切忌勉强拖出尿管，以免造成尿道损伤。

第二十三节 肛门与阴道检查法

一、检查目的

了解骨盆腔大小、宫颈软硬度、宫颈消失程度、宫口扩张程度、是否破膜，以及确定胎先露、胎方位及先露下降程度。

二、适应证

1）肛门检查适应证：孕中、晚期孕妇。

2）阴道检查适应证：

（1）肛门检查不清、宫口扩张及胎头下降程度不明。

（2）疑有脐带先露或脐带脱垂。

（3）轻度头盆不称经试产4小时产程进展缓慢者。

（4）产程中出现异常，须排除头盆不称者。

三、禁忌证

（1）肛门查禁忌证：产前出血、可疑前置胎盘。

（2）阴道检查无绝对禁忌证，其相对禁忌证：阴道流血不能排除前置胎盘时，要在开放静脉并做好配血前提下进行阴道检查。

四、物品准备

（1）肛门检查操作前需准备：一次性检查手套、消毒纱布、无菌液状石蜡、小棉签、一次性臀巾。

（2）阴道检查前需准备：无菌手套，无菌大棉签及小棉签、肥皂液、温开水及消毒液（0.5％碘附）、无菌液状石蜡、阴检包（窥阴器、臀巾、孔巾、弯盘、消毒杯、无菌卵圆钳、消毒纱布等）、一次性臀巾。

五、患者准备

孕妇仰卧于检查床上，垫一次性臀巾，脱掉一侧裤子，双腿屈曲分开，检查者站立于孕妇两腿间或孕妇右侧。

六、操作流程

1. 肛门检查

（1）洗手，戴手套，用消毒纱布覆盖阴道口避免粪便污染。

（2）示指蘸润滑剂伸入直肠内，拇指伸直，其余各指屈曲。

（3）示指向后触及尾骨尖端，了解尾骨活动度，再触摸两侧坐骨棘是否突出并确定胎头高低，然后用指端掌侧探查宫口，摸清其四周边缘，估计宫颈管消退情况和宫口扩张厘米数。未破膜者在胎头前方可触到有弹性的胎胞；已破膜者能直接触到胎头，根据颅缝及囟门位置确定胎位。

2. 阴道检查

（1）清洁双手，打开阴道检查包，戴手套。

（2）外阴消毒：顺序是小阴唇、大阴唇、阴阜、大腿内上1/3，会阴及肛门周围，铺巾。

（3）检查者双手戴无菌手套，左手拇指和示指将阴唇分开，充分暴露阴道口；右手持窥阴器，斜行沿阴道侧后壁缓慢插入阴道内，边推进边将窥阴器两叶转正并逐渐张开，检查宫颈、阴道壁情况。

（4）右手中指、示指深入阴道，示指向后触及尾骨尖端，了解尾骨活动度，再触摸两侧坐骨棘是否突出并确定胎头高低，然后用指端掌侧探查宫口，摸清其四周边缘，估计宫颈管消退情况和宫口扩张厘米数。未破膜者在胎头前方可触到有弹性的胎胞；已破膜者能直接触到胎头，可了解羊水性状。

七、注意事项

（1）阴道检查时动作轻柔，避免接触肛周，并减少手指进出次数。
（2）根据胎先露前方是否有血管搏动感排除是否有脐带先露和脱垂的可能。
（3）根据胎先露前是否有其他如同海绵样的组织，排除前置或低置胎盘的可能。
（4）男医师对患者进行检查时必须有一名女医务人员在场，以消除患者的紧张情绪，减少不必要的误会。

第二十四节　妇科检查

一、检查目的

通过妇科检查可以了解患者外阴、阴道、宫颈、子宫、附件及其他宫旁组织的情况，达到协助诊断女性生殖系统疾病及鉴别与之相关的其他器官、系统疾病的目的。

二、适应证

（1）对怀疑有妇产科疾病或需要排除妇产科疾病的患者。
（2）进行常规妇科查体的人员需做盆腔检查。
（3）白带异常的患者，应进行相应的病原体检查或培养。
（4）需要了解卵巢功能者及判断月经周期中的不同阶段者，应行阴道脱落细胞内分泌检查及宫颈黏液结晶检查。
（5）一般人群的宫颈癌筛查及高危人群的复查。
（6）有接触性出血、不规则阴道流血或有阴道排液者、临床检查宫颈异常的妇女。

三、禁忌证

（1）没有性生活史的患者。
（2）对有高度怀疑恶性病变者，需要征得患者或家属同意并签字后再行阴道检查。

四、物品准备

（1）一次性臀部垫单。

（2）无菌手套、一次性检查手套。

（3）一次性窥阴器、宫颈刷、长棉签、小棉签、液状石蜡、生理盐水等。

（4）如需进行宫颈防癌涂片，应同时准备好制片物品，如 TCT 标本瓶、宫颈取材毛刷等。

五、患者准备

（1）检查前应排空膀胱。有排尿困难者，必要时导尿后检查。对于长期便秘者，也可灌肠后检查。

（2）为避免交叉感染，每位患者应在臀部下放置一块一次性消毒垫单，用后将其放入医疗垃圾桶内。

（3）患者取膀胱截石位，臀部紧邻检查床沿，头部稍高，双手臂自然放置床两侧，腹部放松。

（4）检查者面向患者，站立在其两腿之间。对怀疑有盆腔内病变的腹壁肥厚、高度紧张不合作或未婚患者，必要时可麻醉下行盆腔检查。

六、操作流程

1. 外阴检查

（1）观察：外阴发育、阴毛的分布和多少、有无畸形，观察外阴皮肤颜色、有无溃疡、肿物、增厚、变薄或萎缩、有无手术瘢痕。

（2）戴无菌手套或一次性检查手套后，用一只手分开大小阴唇，暴露尿道口及阴道口，观察大小阴唇的颜色，黏膜是否光滑，有无新生物，尿道口及阴道口有无畸形和新生物，处女膜是否完整、有无闭锁或突出。

（3）对老年患者或可疑有子宫脱垂的患者，应嘱患者屏气后观察阴道前后壁有无膨出、子宫有无脱垂，令患者咳嗽或屏气时观察有无尿液流出，了解有无压力性尿失禁。

（4）以一手的拇指与示指及中指触摸一侧前庭大腺部位，了解有无前庭大腺囊肿及其大小、质地、有无触痛，并挤压观察腺体开口是否有异常分泌物溢出，检查一侧后再查另一侧；同时触摸其他外阴部皮肤及黏膜的质地、有无触痛，了解视诊时发现的肿物大小、质地、边界是否清晰、是否活动、有无压痛。

2. 窥阴器检查

根据患者年龄及阴道的松紧度选择合适大小的窥阴器。

（1）左手分开大小阴唇，暴露好阴道口，右手持窥阴器，先将其前后两叶闭合，避开尿道周围的敏感区，斜行 45°沿阴道侧后壁缓缓插入阴道，边推进边顺时针旋转 45°，放正窥阴器并打开前后两叶，旋转时观察阴道前、侧、后壁黏膜，暴露宫颈。检查者应注意阴道黏膜颜色、皱襞情况、有无赘生物、瘢痕、溃疡及有无畸形、穹隆有无变浅、是否饱满。

（2）注意阴道分泌物的量、颜色及气味，根据检查要求进行阴道分泌物的留取。

（3）检查宫颈：暴露好宫颈后，应注意观察宫颈的大小、颜色、外口形状。注意有无糜烂样改变、出血、裂伤、颈管黏膜外翻、潴留囊肿、溃疡及新生物。进行宫颈防癌检查或有可疑宫颈病变者，用宫颈刷伸入宫颈管约 1 cm，以宫颈外口为中心，旋转 1～3 圈后取出并将毛刷头浸泡至保存液体中备检。

（4）检查完毕后，稍退出窥阴器至宫颈下方后，再使两叶闭合，旋转 90° 后轻轻取出。

3. 双合诊

检查者一手戴好无菌手套，示指、中指涂润滑剂后缓慢插入阴道，另一手在腹部随患者呼吸配合检查。如患者年龄较大或有阴道狭窄，可用单指进行检查。

（1）检查阴道：了解阴道松紧度、通畅度和深度，注意有无先天畸形、瘢痕、结节或肿块和触痛。如有结节或赘生物应注意其位置、颜色、质地、活动度及与周围组织的关系。手指触及后穹隆时患者感觉疼痛为后穹隆触痛。

（2）检查宫颈：了解宫颈大小、形状、硬度及宫颈外口情况，注意宫颈位置、有无子宫脱垂、接触性出血。如有阴道畸形者注意有无双宫颈等畸形。当向上或两侧活动宫颈，患者感觉疼痛时为宫颈举痛及摇摆痛。

（3）检查子宫：检查时需戴无菌手套。检查者的阴道内手指放在宫颈后方向上向前方抬举宫颈，另一手以四指指腹自腹部平脐处向下向后随患者呼吸按压腹壁，并逐渐向耻骨联合部移动，通过内、外手指同时分别抬举和按压，相互协调，扪清子宫的位置、大小、形状、硬度、活动度、表面情况及有无压痛。

（4）检查附件：阴道内手指由宫颈后方移至一侧穹隆部，尽可能往上向盆腔深部扪触；同时另一手从同侧脐旁开始，由上向下逐渐移动按压腹壁，与阴道内手指相互对合，以触摸该侧子宫附件处有无增厚、肿块或压痛。

4. 三合诊

指腹部、阴道、直肠联合检查，是双合诊检查的补充。以一手示指放入阴道，中指放入直肠以替代双合诊时阴道内的两指，其余检查步骤与双合诊检查时相同。三合诊的目的在于弥补双合诊的不足，通过三合诊可更进一步了解后倾或后屈子宫的大小，发现子宫后壁、子宫直肠陷凹、宫骶韧带和双侧盆腔后部病变及其与邻近器官的关系，扪清主韧带及宫旁情况以估计盆腔内病变范围，特别是癌肿与盆壁间的关系等。

5. 肛腹指诊（肛诊）

未婚或阴道闭锁、阴道狭窄等不能进行阴道检查者，行直肠-腹部检查即肛查。

检查者戴一次性检查手套后示指蘸取润滑剂，轻轻按摩肛门周围，嘱患者像解大便样屏气的同时轻轻进入直肠，配合患者呼吸以直肠内的示指与腹部上的手配合检查，了解子宫及附件的情况（方法同双合诊）。

七、注意事项

（1）对于无性生活的女性禁作双合诊、三合诊及阴道窥器检查，如病情所致确需进行如上检查时，须经患者及其家属同意，并签署知情同意书后进行。

（2）对于病情危重患者，除非必须立即进行妇科检查以确定诊断，应待病情稳定后再进行妇科检查。

（3）男医师对患者进行妇科检查时必须有一名女医务人员在场，以消除患者的紧张情绪，减少不必要的误会。

（4）对于有阴道流血的患者，如确需妇科检查，应行外阴消毒后进行，以减少感染的发生。

第二十五节　经阴道后穹隆穿刺术

一、检查目的

经阴道后穹隆穿刺可以了解盆腹腔内液体的性状，进行相应理化检查、病理检查及病原学检查，并对相应疾病进行诊断和治疗。

二、适应证

（1）对疑有腹腔内出血的患者，如异位妊娠、卵巢滤泡破裂、黄体破裂等的辅助诊断。

（2）怀疑腹腔内积液或积脓时，了解积液性质，协助明确诊断；如为腹腔积脓，可以穿刺做病原学检查、穿刺引流及局部药物治疗。

（3）对于可疑恶性肿瘤的患者，可以通过穿刺留取腹腔积液进行细胞学检查，也可以对后穹隆肿物进行细针穿刺病理检查。

（4）超声引导下行卵巢子宫内膜异位囊肿穿刺治疗、包裹性积液穿刺治疗、输卵管妊娠部位药物注射。

（5）超声引导下经阴道后穹隆穿刺取卵，用于各种助孕技术。

三、禁忌证

（1）严重的盆腔粘连，疑有肠管与子宫后壁粘连。

（2）子宫直肠陷凹完全被巨大肿物占据。

（3）异位妊娠拟用非手术治疗时，无须进行后穹隆穿刺，以免引起感染。

（4）对于高度怀疑恶性肿瘤的患者，避免经阴道后穹隆穿刺，以免肿瘤细胞种植。

（5）合并严重的阴道炎症。

四、物品准备

穿刺包（含窥阴器、宫颈钳、9号长针头）、无菌手套、消毒液（安尔碘或碘附、2.5％碘酊和75％酒精）、10ml或20ml注射器、纱布数块等。

五、患者准备

（1）向患者讲明手术的必要性，充分了解患者的既往史，签署知情同意书。

（2）测量血压、脉搏，必要时开放静脉。

（3）术前化验检查，包括血常规、凝血功能检查等。

（4）患者排空小便后取膀胱截石位，必要时导尿。

六、操作者准备

（1）充分了解患者既往史及内科合并症及盆腹腔手术史。

（2）术前肥皂水洗手，戴好口罩、帽子。

（3）核对患者，检查知情同意书是否已经签署。

（4）行盆腔检查了解阴道分泌物性状，确认无急性生殖道炎症；了解子宫大小、位置及双侧宫旁情况。

七、操作流程

（1）洗手，戴无菌手套，打开穿刺包，整理器械。

（2）外阴、阴道常规消毒，铺巾。（消毒顺序：小阴唇，大阴唇→阴阜→大腿内上 1/3→会阴、肛门。前三步由内向外，后一步由外向内）

（3）阴道检查了解子宫、附件情况，注意阴道后穹隆是否膨隆饱满。

（4）润滑窥器，上阴道窥器，暴露宫颈，消毒宫颈、阴道。

（5）宫颈钳钳夹宫颈后唇，向前提拉，充分暴露阴道后穹隆，再次消毒。

（6）用 9 号长针头接 10 mL 注射器，检查针头有无堵塞。于阴道后壁与宫颈后唇交界处稍向下方平行宫颈管刺入，当针穿过阴道壁，有落空感（进针深约 2 cm）后立即抽吸，必要时适当改变方向或深浅度，如无液体抽出，可边退边抽吸，针头拔出后，穿刺点如有活动性出血，可用棉球压迫片刻，血止后，取出阴道窥器。

（7）观察抽出的液体的颜色、性状等，必要时将标本送检。

八、注意事项

（1）应严格按无菌规则进行操作，阴道炎症患者应治疗后进行穿刺，必要时同时应用抗生素。

（2）男医师对患者进行妇科检查时必须有一名女医务人员在场，以消除患者的紧张情绪，减少不必要的误会。

（3）抽出血液静置后如凝固要小心有无血肿发生。出现穿刺后腹痛、肛门坠胀，甚至血压下降，应及时进行盆腔检查，必要时进行超声检查，了解有无血肿发生。

（4）对盆腔轻度粘连，需穿刺时可以超声引导下进行。进针方向过于靠后时，可以伤及直肠。

第二十六节　妊娠腹部四步触诊检查法

一、检查目的

四步触诊是孕中、晚期产科腹部检查方法，检查子宫大小、胎产式、胎先露、胎方位及胎先露是否衔接。

二、适应证

孕中、晚期孕妇（通常在 24 周后）。

三、禁忌证

无绝对禁忌证。

四、物品准备

皮尺、洗手液、一次性臀巾。

五、患者准备

孕妇排尿后仰卧在检查床上，头部稍垫高，暴露腹部，双腿自然略屈曲，稍分开，使腹部放松。

六、操作流程

检查者清洁双手。检查时站在孕妇的右侧，在做前三步手法时，检查者面向孕妇头端，做第四步手法时，检查者面向孕妇足端。

第一步：检查者将左手置于宫底部，描述宫底距离脐或剑突的指数，估计胎儿大小与妊娠月份是否相符；两手置于宫底部，以两手指腹相对交替轻推，判断在宫底部的胎儿部分，若为胎头则硬而圆且有浮球感，若为胎臀则柔软而宽且形态不规则。

第二步：确定胎产式后，检查者两手掌分别置于腹部左右侧，轻轻深按进行检查。触到平坦饱满部分为胎背，触到可变形的高低不平部分为胎儿肢体。

第三步：检查者右手拇指与其他 4 指分开，置于骨盆入口上方握住胎先露部，进一步检查是胎头或胎臀，左右推动以确定是否衔接。若胎先露部仍可以左右移动，表示尚未衔接入盆；若不能被推动，则表示已衔接。

第四步：检查者左右手分别置于胎先露部的两侧，沿骨盆入口向下深按，进一步核实胎先露部的诊断是否正确，并确定胎先露部的入盆程度。

七、注意事项

（1）对子宫敏感、晚期先兆流产或先兆早产者，需轻柔检查，避开宫缩时间，减少检查的时间和次数。

（2）对足月已经有宫缩者，应在宫缩间歇期检查。

（3）男医师对患者进行检查时必须有一名女医务人员在场，以消除患者的紧张情绪，减少不必要的误会。

第二十七节 胎心监测

一、检查目的

利用超声波的原理对胎儿在宫内的情况进行监测，通过信号描记瞬间的胎心变化所形成的监护图形的曲线，正确评估胎儿宫内的状况测宫内胎儿有无缺氧。

二、适应证

孕晚期孕妇。

三、禁忌证

无。

四、物品准备

帽子，口罩，无菌手套，检查床，卫生纸，胎心监护仪，耦合剂，等等。

五、患者准备

患者取平卧位，两腿稍微弯曲，四部触诊手法了解胎产式、胎先露及胎方位。然后取平卧位，平双腿伸直。

六、操作流程

（1）胎心监护仪连接电源，将两条固定带绕在孕妇腹部。

（2）打开胎心监护仪，胎心探头涂抹耦合剂，将胎心探头固定于胎心最响处。

（3）将宫缩探头固定于宫底。

（4）将胎动指示器交予患者，嘱患者胎动时按压胎动记录器。

（5）调整胎心记录的走纸速度，开始记录，交代患者检查的大约时间（20分钟）。

（6）20分钟后关闭胎心监护仪，松开固定探头绑带。

（7）依次取下胎心探头和宫缩探头，用干净纸擦拭胎心探头上的耦合剂，协助患者擦拭腹部耦合剂，协助患者起身，清理用物。

（8）完成检查，做相关记录，取下胎心记录纸，记录时间、患者姓名，判读胎心监护结果，与患者沟通检查结果。

七、注意事项

男医师对患者进行检查时必须有一名女医务人员在场，以消除患者的紧张情绪，减少不必要的误会。

第二十八节　体格生长指标的测量

临床上通过对儿童体格生长指标的测量（physical measurements），了解儿童体格生长水平，判断儿童健康状态，便于发现生长异常，监测营养状态，跟踪医学或者营养干预效果。常用的形态指标有体重、身高（长）、坐高（顶臀长）、头围、胸围、上臂围、皮下脂肪等。

一、方法

（一）体重测量

（1）3岁以下小儿测量：10 kg以下的婴儿先进行环境准备，使室温保持在22～24℃。测体重之前注意体重计的调零，脱去小儿衣帽及纸尿裤（婴儿可以穿着干净的一次性纸尿裤测量），左手托住婴儿的头部，右手托住臀部，放于体重秤中心，进行测量。婴儿最好采用载重10～15 kg盘式杠杆秤或盘式电子秤测量，准确读数至10 g。1～3岁幼儿亦可采用载重50 kg体重计蹲位测量，准确读数至50 g。需注意让小儿蹲于秤台中央。测量婴儿体重最好由两人参与，其中一位测量者称量婴儿体重，并保护婴儿不受伤害（如跌落等），读取测量结果，另外一位测量者立刻记录婴儿测量结果。一次测量完成后，应重新调整婴儿位置并且重复测量体重，测量后比较两个结果，它们的差值应该在0.1 kg以内，如果差距较大，超过0.1 kg，应第三次测量婴儿体重，最终记录两个最接近的体重值的平均值。如果婴儿过于活跃或有痛苦表现，无法精确测量体重，可以尝试：①推迟至下一次体检时再测量，婴幼儿的接受度可能会有提高；②如果测量设备是较为精确的电子秤，可以尝试让孩子父母站在体重秤上，然后将体重秤调零，再将婴幼儿交予父母，计算两次差值，作为测量结果。

（2）3岁以上小儿测量：体重测量应在晨起空腹、排空膀胱，脱去衣裤鞋袜后进行（对于儿童或者青少年可以穿着轻便的内衣测量）。平时以进食后2小时称量为佳。3～7岁儿童用载重50 kg体重计测量，准确读数至50 g；7岁以上用载重100 kg体重计测量，准确读数至100 g。测量时让儿童站立于踏板中央，两手自然下垂。测量后读取测量结果后记录，然后请小儿重新调整位置后再次测量，两次检查结果的差值应该在0.1 kg以内，如果超过这一范围，应注意请小儿重新调整位置后，再进行第三次测量，最终记录两次最接近的测量值的平均值。

（二）身长（高）测量

（1）卧位测量（2岁以下）：左手托住小儿的头部，右手托住臀部，将小儿仰卧位放在量床底板中线上。两人配合，助手将头扶正，使头顶接触头板，同时小儿双眼直视上方，最佳头部位置是使法兰克福平面（耳眼平面）处于垂直位，即使左右两侧外耳门上缘点与左侧眶下缘点三点处于同一垂直面，固定小儿头部。检查者位于小儿右侧，左手按住双膝，使双腿伸直并拢，孩子的父母可以帮助固定婴儿，测量者将小儿的身体、臀部及膝盖伸直，将小儿的足部保持在垂直位置（脚的长轴与腿的长轴垂直），右手移动足板使其接触两侧足跟，然后读刻度，注意使量床两侧读数一致。误差不超过 0.1 cm。建议测量两次，取两次读数的平均值作为最终测量值，以减少误差。

（2）立位测量（2 岁以上）：先检查身高计是否放置平稳，滑侧板与立柱之间是否成直角。2 岁以上小儿脱去鞋子，站于身高计的底板上，要求小儿立正姿势，两眼正视前方，两侧耳廓上缘连线及眼眶下缘连线呈水平位，法兰克福平面呈水平位，胸稍挺，腹微收，两臂自然下垂，膝盖伸直，手指并拢，脚跟靠拢脚尖分开约 60°，背靠身高计的立柱，使两足后跟、臀部及两肩胛角几点同时都接触立柱，头部保持正直位置。测量者轻轻滑动水平板直至与小儿头顶接触，水平板垂直于墙壁，平行于地板，读数前应再次观察被测量者姿势是否保持正确，待符合要求后再读取水平板呈水平位时其底面立柱上的数字，记录至小数点后一位，误差不超过 0.1 cm。建议测量两次，取两次读数的平均值作为最终测量值，以减少误差。

（三）顶臀长测量

头顶至坐骨结节的长度，称为顶臀长，多用于 3 岁以下小儿。测量时小儿取仰卧位，由助手固定小儿头部及身体，使其头顶贴于测量板顶端，测量者位于小儿右侧，左手提起小儿小腿使其膝关节屈曲，大腿与底板垂直，骶骨紧贴底板，右手移动足板，使其紧贴小儿臀部，精确至 0.1 cm。建议测量两次，取两次读数的平均值作为最终测量值，以减少误差。

（四）坐高测量

多用于 3 岁以上小儿。小儿取坐位，两大腿伸直并拢，与躯干成直角，令小儿挺身坐直，双眼平视前方，臀部紧靠立柱，双肩自然下垂，双足平放地面上，足尖向前。移动头顶板与头顶接触，精确至 0.1 cm。建议测量两次，取两次读数的平均值作为最终测量值，以减少误差。

（五）上、下部量测量

取仰卧位或立位，用软尺或硬尺测量自耻骨联合上缘至足底的垂直距离，为下部量，精确至 0.1 cm。身长（高）减去下部量即为上部量。0～3 岁婴幼儿取仰卧位测量，3 岁以上儿童取立位测量，要求同身长（高）测量。建议测量两次，取两次读数的平均值作为最终测量值，以减少误差。

（六）头围测量

3 岁以内婴幼儿需测量头围。被测者取立位或坐位，测量者位于被测者前方或一侧，用拇指将软尺零点固定于一侧眉弓上缘处，软尺经过耳上方，经过枕部最突出的部位，即枕骨粗隆最高点，两侧对称，从另一侧眉弓上缘回至零点，皮尺应紧贴皮肤，压紧头发及皮下组织，读数误差不超过 0.1 cm。重新调整皮尺，再次测量头围。两次测量结果差距应在 0.2 cm 范围内。如果测量的差异超过 0.2 cm，则应重新定位，进行第三次测量。最终记录两次最接近的测量值的平均值。

（七）胸围测量

3 岁以下小儿取卧位或立位，3 岁以上儿童取立位。测量者位于被测者前方或一侧，用手指将软尺零点固定于一侧乳头的下缘，手拉软尺，绕经小儿后背，以两肩胛骨下角下缘为准，注意前后左右对称，经另一侧回到起点。然后读数。取平静呼、吸气时的中间数，误差不超过 0.1 cm。量时软尺应紧贴皮肤，注意软尺不要打折。重新调整皮尺，再次测量胸围。两次测量结果差距应在 0.2 cm 范围内。如果测量的差异超过 0.2 cm，则应重新定位，进行第三次测量。最终记录两次最接近的测量值的平均值。

（八）腹围测量

取卧位，测量婴儿时将软尺零点固定在剑突与脐连线的中点，经同水平位绕背一周回到零点；儿童可平脐经同水平位绕背一周后进行读数，精确至 0.1 cm。重新调整皮尺，再次测量腹围。两次测量结果差距应在 0.2 cm 范围内。如果测量的差异超过 0.2 cm，则应重新定位，进行第三次测量。最终记录两次最接近的测量值的平均值。

（九）上臂围

取立位、坐位或者仰卧位，两手自然平放或下垂，一般测量左上臂。将软尺零点固定于上臂外侧肩峰至鹰嘴连线中点，沿该点水平位将软尺紧贴皮肤绕上臂一周，回至零点，读数记录至小数点后一位数。重新调整皮尺，再次测量上臂围。两次测量结果差距应在 0.2 cm 范围内。如果测量的差异超过 0.2 cm，则应重新定位，进行第三次测量。最终记录两次最接近的测量值的平均值。

二、注意事项

（1）体温低或病重的患儿测量体重时，可先将衣服、尿裤和小毛毯称重，给患儿穿上后再测量。

（2）某些疾病时身体各部分比例失常，此时需要分开测量上部量及下部量以进行比较。

（3）测量头、胸、腹、上臂围时，软尺应紧贴皮肤，左右对称，注意软尺不要打折。

（4）坐高测量时，注意坐凳高度，如脚悬空，可在脚下填木板，使大腿的伸直面与地面平行。

第二十九节　多重耐药菌抗生素的使用策略

多重耐药菌（multi-drugresistance bacteria/organism，MDRO），指对通常敏感的常用的 3 类或 3 类以上抗菌药物同时呈现耐药的细菌/微生物，多重耐药也包括泛耐药（extensive drug resistance，XDR）和全耐药（pan-extensive drug resistance，PDR）。临床常见多重耐药菌有耐甲氧西林金黄色葡萄球菌（MRSA）、耐万古霉素肠球菌（VER）、产超广谱β内酰胺酶（ESBL）肠杆菌科细菌（如大肠埃希菌和肺炎克雷伯菌）、耐碳青霉烯类肠杆菌科细菌、多重耐药铜绿假单胞菌（MDR-PA）、多重耐药鲍曼不动杆菌（MDR-AB）等。

多重耐药菌的治疗，是根据药敏结果及抗菌药物在感染组织的聚集浓度，决定用药方案。下文中所建议的方案均为非妊娠期成人、在肝肾功能正常的情况下的经验性治疗方案，临床中应根据具体的药敏结果、基础病情况等决定用药方案。

一、耐甲氧西林金黄色葡萄球菌（MRSA）

MRSA 是指对苯唑西林和（或）头孢西丁耐药的金黄色葡萄球菌。MRSA 对几乎所有临床使用的 β-内酰胺类抗生素（包括青霉素类、头孢菌素类、碳青霉烯类以 β-内酰胺酶/β-内酰胺酶抑制剂合剂类的复合抗生素等）均耐药；对氨基糖苷类、喹诺酮类、大环内酯类等也存在耐药。

2010 年耐甲氧西林金黄色葡萄球菌感染防治专家委员会专家共识中，对 MRSA 的治疗做了如下推荐。

（一）皮肤软组织感染

轻症感染建议应用多西环素和克林霉素治疗。多西环素和克林霉素耐药菌株的感染，应选择糖肽类如万古霉素、替考拉宁或利奈唑胺；对于较严重的感染或有菌血症高度风险的患者，建议应用静脉输注糖肽类、利奈唑胺或达托霉素治疗。如果考虑存在混合感染（如糖尿病足感染），且 MRSA 为主要病原体，可以考虑单独应用替加环素治疗。有关联合治疗的临床试验极少，且联合治疗有增加药物毒性的风险，不建议任何联合治疗方案。利福平联合夫西地酸治疗皮肤软组织感染的不良反应明显，不建议这种联合。

（二）插管部位的感染

对伴有明显硬结、蜂窝组织炎或菌血症的静脉输注部位的严重感染，推荐静脉应用糖肽类或利奈唑胺治疗，轻症感染可以口服药物治疗。

（三）泌尿系统感染

对于复杂的泌尿系统感染，建议应用糖肽类或达托霉素治疗。

（四）骨、关节感染

MRSA 骨和关节感染应以外科综合治疗为基础。建议静脉应用糖肽类单独治疗或联合经静脉应用利福平或夫西地酸钠作为首选方案。急性假体 MRSA 感染，早期（症状出现 2 天内）手术对保存假体很重要。对于慢性假体感染，应进行外科清创、取出假体。没有证据表明任何单药或联合用药更具优势。

（五）菌血症和心内膜炎

建议应用糖肽类或利奈唑胺治疗 MRSA 菌血症，疗程至少 14 天。并发感染性心内膜炎或具有发生感染性心内膜炎高危因素者应延长疗程至 6 周。经食道超声心动图检查对于评估病情有重要意义。利奈唑胺疗程一般不超过 4 周，如需延长疗程需注意其不良反应。达托霉素可以作为万古霉素的替代选择。

（六）呼吸道感染

建议应用糖肽类或利奈唑胺治疗 MRSA 引起的肺部感染。不伴肺炎的慢性化脓性肺病或支气管扩张症患者，抗 MRSA 治疗的临床意义尚不明确；利奈唑胺有良好肺组织穿透力，可用于此类患者的治疗。

需要注意的是糖肽类在痰液的渗透性较差，替加环素尚未批准用于呼吸道感染。而达托霉素可被肺表面活性物质灭活，不建议应用于呼吸道感染。

（七）眼部及中枢神经系统感染

对 MRSA 引起的深部眼睛感染和中枢神经系统感染，建议应用万古霉素单独或联合利福平治疗，根据药敏也可选用利奈唑胺或复方新诺明。对静脉治疗无效的 MRSA 脑膜炎，可以考虑万古霉素鞘内注射。庆大霉素、夫西地酸钠或氯霉素可以用于敏感细菌引起的眼睛浅部感染。

（八）外科手术感染的预防性用药

对有 MRSA 定植史或感染史且未清除者，或有 MRSA 带菌的高危风险者，在接受外科手术时需接受糖肽类预防感染。如估计患者有重新出现 MRSA 带菌的可能或患者来自 MRSA 高流行的机构，建议使用糖肽类治疗。对无 MRSA 定植的患者，建议应用氨基糖苷类预防葡萄球菌感染。

二、耐万古霉素肠球菌

肠球菌广泛分布在自然界，常栖居人、动物的肠道和女性泌尿生殖系统，是人类的正常菌群之一。近年来由于抗菌药物的广泛应用使原本就对 β-内酰胺类、氨基糖苷类抗菌药物具有内在抗药性的肠球菌耐药性进一步扩大，逐渐形成了多重耐药菌。耐万古霉素肠球菌（vancomycin resistant enterococci，VRE）是指肠球菌在使用糖肽类抗菌药物（万古霉素）治疗过程中，其自身代谢和结构发生改变，使细菌对糖肽类（万古霉素）抗菌药物敏感性下降，甚至出现敏感性完全丧失，即为临床的 VRE 感染。

对 VRE 感染的患者，抗生素的使用策略是：根据细菌药敏结果，以及体外试验中敏感的抗生素在病灶部位的聚集浓度，决定使用何种抗感染药物。具体方案可参考 2010 年耐万古霉素肠球菌感染防治专家共识（有删节）。

（一）腹腔感染

1）对万古霉素和替考拉宁均耐药（VanA 基因型）：

（1）若菌株对青霉素类敏感：大剂量氨苄西林/他唑巴坦（8～12 g/d，间隔 4～6 小时）。

（2）利奈唑胺 600 mg，1 次/天或间隔 12 小时。

（3）替加环素首剂 100 mg，其后 50 mg，间隔 12 小时。

2）对万古霉素耐药而对替考拉宁敏感或部分敏感（VanB 基因型）：

（1）替考拉宁 0.4 g/d，给药 2 次/天。

（2）联合用药：替考拉宁 0.4 g/d＋庆大霉素（1～1.7）mg/kg；替考拉宁 0.4 g/d＋环丙沙星（或其他喹诺酮类抗菌药物）每次（200～400）mg 间隔 12 小时。

（3）利奈唑胺每次 600 mg，1 次/天或间隔 12 小时。

（4）替加环素，首剂 100 mg，其后 50 mg，间隔 12 小时。

对于器官移植的患者，出现 VRE 腹腔感染时，在使用抗 VRE 抗菌药物治疗的同时，往往建议使用抗真菌药物（氟康唑 400 mg/d）预防真菌。

在使用抗菌药物治疗时，具体停药时间尚无明确循证医学报道，建议根据细菌学转阴情况决定不同患者疗程。

（二）泌尿系 VRE 感染

由于氨苄西林在尿道组织呈高浓度，因而对于 VRE 所致尿路感染可单独用氨苄西林治疗，亦可使用药物联合治疗。

（1）氨苄西林/他唑巴坦 3 g/次，间隔 6 小时。

（2）氨苄西林/他唑巴坦 3 g/次，间隔 6 小时＋庆大霉素（1～1.7）mg/kg。

（3）对替考拉宁敏感可考虑替考拉宁 0.4 g/d＋庆大霉素/环丙沙星。

（4）利奈唑胺 600 mg，1 次/天或间隔 12 小时。

在泌尿系抗感染治疗中，应根据具体感染部位而决定抗感染疗程，建议根据细菌学（尿培养）结果决定治疗时间。

（三）菌血症和心内膜炎

目前国内推荐的治疗总原则是根据药敏结果选用敏感抗菌药物、及时、足量、足疗程。

（1）替考拉宁 400 mg/d，间隔 12 小时，联合庆大霉素（1～1.5）mg/kg 间隔 8 小时，疗程 4～6 周。在这个联合治疗方案中，庆大霉素起协同作用，因此应将其控制在低血浆浓度，以防止所带来的不良反应（峰浓度不超过 4 μg/mL）。

（2）利奈唑胺 600 mg，间隔 12 小时，疗程原则上小于 4 周。

（3）达托霉素 6 mg/（kg·d）。

在留有深静脉导管的患者中，肠球菌往往容易在导管尖端定植，而出现导管相关性感染或导管相关性脓毒症。因此，对于此类患者在考虑抗菌药物治疗的同时，必须首先考虑尽早拔除导管，消除感染源。

（四）医院获得性肺炎的治疗

对于肺部感染的患者，痰培养见到 VRE，是否予以抗感染治疗，目前意见尚未统一。部分专家认为 VRE 在呼吸系统中仅仅为定植，而并非真正意义的感染。因此，在培养出这些细菌时，要综合考虑细菌的致病力和宿主的免疫状态。当患者的临床症状体征不支持感染时，应不考虑选用或立即停用不必要的广谱抗菌药物。如确切考虑 VRE 与致病有关，可考虑予以利奈唑胺（VanA 型）和替考拉宁（VanB 型）治疗。

三、产超广谱 β 内酰胺酶（ESBL）肠杆菌科细菌

肠杆菌科细菌是临床细菌感染性疾病中最重要的致病菌，β-内酰胺酶是指细菌产生的能水解 β-内酰胺类抗菌药物的灭活酶，是细菌对 β-内酰胺类抗菌药物耐药的主要机制。肠杆菌科细菌最重要的耐药是产生超广谱 β-内酰胺酶（extended-spectrum beta-lactamases，ESBLs），临床常见的是产 ESBLs 大肠埃希菌和产 ESBLs 肺炎克雷白杆菌。

对产 ESBLs 细菌，青霉素类和头孢菌素均耐药。即使体外试验对某些青霉素类、头孢菌素敏感，临床上也应视为耐药，原则上不选用。治疗上应综合考虑感染的肠杆菌科细菌的耐药性、感染部位及严重程度、患者病理生理状况和抗菌药物的作用特点。

根据 2010 年中国产超广谱 β_2 内酰胺酶细菌感染防治专家共识推荐：

（1）对于重症感染如产 ESBLs 细菌所致血流感染或腹腔、泌尿道等感染继发感染性休克的患者宜选用碳青霉烯类抗生素（如美罗培南、亚胺培南、比阿培南等）。

（2）产 ESBLs 细菌所致轻中度感染（包括尿路感染、肝脓肿、胆道感染、腹膜炎等局部感染）可结合当地药敏情况或药敏结果选用 β-内酰胺/β-内酰胺酶抑制合剂（如头孢哌酮/舒巴坦、哌拉西林/他唑巴坦）等，疗效不佳时可改为碳青霉烯类抗生素。

（3）喹诺酮类抗菌药物可用于治疗产 ESBLs 细菌引起的轻、中度感染（如尿路感染），但产 ESBLs 细菌对喹诺酮类的耐药性不断增加，限制了喹诺酮类药物在产 ESBLs 细菌感染中的应用。

大多数产 ESBLs 细菌感染的治疗仅需单药治疗，仅少数严重感染患者尤其是存在合并非发酵菌感染危险因素的患者可联合用药如碳青霉烯类抗生素、头孢哌酮/舒巴坦、哌拉西林/他唑巴坦联合喹诺酮类或氨基糖苷类抗生素。

四、多重耐药铜绿假单胞菌（MDR-PA）

铜绿假单胞菌（pseudomonas aeruginosa，PA）属于条件致病菌，定植于人体口腔、消化道、呼吸道及会阴等部位。当机体免疫功能下降时可导致 PA 感染。临床多见于长期应用激素免疫抑制剂、机械通气、长期使用多种广谱抗菌药物等情况，是医院内感染的重要病原菌之一。

MDR-PA 的治疗总体原则：①争取区分定植 PA 和感染 PA；②根据当地药敏特点及细菌药敏结果选用抗生素，通常需要联合治疗；③使用正确的给药剂量和用药方式，足量足疗程用药；④消除相关危险因素，加强支持对症治疗。

MDR-PA 可首选头孢哌酮/舒巴坦与阿米卡星或环丙沙星联用，如果效果不佳可采取三联用药，在头孢哌酮/舒巴坦与阿米卡星联用基础上再加用哌拉西林或头孢他啶，或头孢哌酮/舒巴坦与环丙沙星联用基础上再加用派拉西林/他唑巴坦；其次阿米卡星分别与头孢他啶、美罗培南、哌拉西林、哌拉西林/他唑巴坦联用，环丙沙星与哌拉西林/他唑巴坦联用。而对碳青霉烯类耐药尤其是 PDR-PA 肺部感染，国外推荐在上述联合的基础上再加多黏菌素。

五、多重耐药鲍曼不动杆菌（MDR-AB）

鲍曼不动杆菌已成为我国院内感染的主要致病菌之一，可引起医院获得性肺炎、血流感染、腹腔感染、中枢神经系统感染、泌尿系统感染、皮肤软组织感染等。鲍曼不动杆菌院内感染最常见的部位是肺部，是医院获得性肺炎尤其是呼吸机相关肺炎（VAP）重要的致病菌。多重耐药鲍曼不动杆菌（multidrug-resistant acinetobacter baumannii，MDRAB）是指对下列五类抗菌药物中至少三类抗菌药物耐药的菌株，包括抗假单胞菌头孢菌素、抗假单胞菌碳青霉烯类抗生素、含有 β 内酰胺酶抑制剂的复合制剂（包括哌拉西林/他唑巴坦、头孢哌酮/舒巴坦、氨苄西林/舒巴坦）、氟喹诺酮类抗菌药物、氨基糖苷类抗生素。广泛耐药鲍曼不动杆菌（extensively drug resistant a. baumannii，XDRAB）是指仅对1～2种潜在有抗不动杆菌活性的药物（主要指替加环素和/或多黏菌素）敏感的菌株。全耐药鲍曼不动杆菌（pan drug resistant a. baumannii，PDRAB）则指对目前所能获得的潜在有抗不动杆菌活性的抗菌药物（包括多黏菌素、替加环素）均耐药的菌株。

鲍曼不动杆菌的治疗应综合考虑感染病原菌的敏感性、感染部位及严重程度、患者病理生理状况和抗菌药物的作用特点。主要原则：①根据药敏试验结果选用抗菌药物，鲍曼不动杆菌对多数抗菌药物耐药率达50％或以上，经验选用抗菌药物困难，故应尽量根据药敏结果选用敏感药物；②联合用药，特别是对于 XDRAB 或 PDRAB 感染常需联合用药；③通常需用较大剂量；④疗程常需较长；⑤根据不同感染部位选择组织浓度高的药物，并根据 PK/PD 理论制定合适的给药方案；⑥肝、肾功能异常者，老年人，抗菌药物的剂量应根据血清肌酐清除率及肝功能情况做适当调整；⑦混合感染比例高，常需结合临床覆盖其他感染菌；⑧常需结合临床给予支持治疗和良好的护理。

根据 2012 年中国鲍曼不动杆菌感染诊治与防控专家共识推荐：

1) 多重耐药鲍曼不动杆菌（MDRAB）感染的治疗根据药敏选用头孢哌酮/舒巴坦、氨苄西林/舒巴坦或碳青霉烯类抗生素，可联合应用氨基糖苷类抗生素或氟喹诺酮类抗菌药物等。

2) 广泛耐药鲍曼不动杆菌（XDRAB）感染常采用两药联合方案，甚至三药联合方案。两药联合用药方案如下：

（1）以舒巴坦或含舒巴坦的复合制剂为基础的联合，联合以下一种：米诺环素（或多西环素）、多黏菌素 E、氨基糖苷类抗生素、碳青霉烯类抗生素等。

（2）以多黏菌素 E 为基础的联合，联合以下一种：含舒巴坦的复合制剂（或舒巴坦）、碳青霉烯类抗生素。

（3）以替加环素为基础的联合，联合以下一种：含舒巴坦的复合制剂（或舒巴坦）、碳青霉烯类抗生素、多黏菌素 E、喹诺酮类抗菌药物、氨基糖苷类抗生素。

（4）三药联合方案有：含舒巴坦的复合制剂（或舒巴坦）＋多西环素＋碳青霉烯类抗生素、亚胺培南＋利福平＋多黏菌素或妥布霉素等。

上述方案中，国内目前较多采用以头孢哌酮/舒巴坦为基础的联合方案如头孢哌酮/舒巴坦＋多西环素（静滴）/米诺环素（口服），临床有治疗成功病例，但缺乏大规模临床研究；另外含碳青霉烯类抗生素的联合方案主要用于同时合并多重耐药肠杆菌科细菌感染的患者。

3）全耐药鲍曼不动杆菌 PDRAB 感染：常需通过联合药敏试验筛选有效的抗菌药物联合治疗方案，多黏菌素联合 β-内酰胺类抗生素或替加环素是可供选择的方案，也可结合抗菌药物 PK/PD 参数要求，尝试通过增加给药剂量、增加给药次数、延长给药时间等方法设计给药方案。

第三十节　深静脉血栓的诊疗和预防

深静脉血栓形成（deep venous thrombosis，DVT）是血液在深静脉内不正常凝结引起的静脉回流障碍性疾病，多发生于下肢。血栓脱落可造成肺动脉栓塞（pulmonary embolism，PE）。此两者是同一疾病在不同阶段的表现，合称静脉血栓栓塞症（venous thromboembolism，VTE）。VTE 的诊断、病因筛查、治疗、预防和出血并发症的防治需要强调全程管理和综合处置。任何从单一技术角度来处理 VTE 病例的医疗实践都需要重新审视。

VTE 可防可治，可以明显降低住院患者 VTE 死亡率，是各级卫生健康委员会降低住院患者死亡率的防控重点之一，相关工作已经纳入医院等级评审标准中。此外，VTE 可发生在不同的科室，VTE 防治工作中的缺陷将会带来很大的医疗纠纷隐患。因此，VTE 防治应引起各科、各级医师的重视。

一、流行病学

在普通人群，DVT 的发生率在 5～9 人/（万人·年），而合并 DVT 与 PE（VTE）的发生率大约是 14 人/（万人·年）。在美国，VTE 实际每年新增病例可能超过 275 000 人。

国外文献表明，在未采取预防措施的情况下，住院患者的 VTE 发生率为：脊髓损伤 60%～80%，严重创伤 40%～80%，髋关节置换和髋部骨折手术 40%～60%，脑卒中 20%～50%，神经外科 15%～40%，大型妇科、泌尿生殖道手术 15%～40%，内科患者 10%～20%，普通外科 23%～26%。中国高危人群 VTE 发生率与国外相近：重度瘫痪患者 40%，急性脑卒中住院患者 21.7%，老年急症内科住院患者 9.7%，膝关节置换术后 58.2%，髋关节置换术后 20.6%。

最新资料表明，VTE 是第三位常见的心脑血管系统疾病，发病率接近缺血性脑卒中。

VTE 主要危害是发生急性 PE 危及患者生命，VTE 不仅直接威胁生命，还因最终导致静脉功能不全而造成长期损害。患 DVT 后患者发生静脉淤滞和静脉性溃疡的 20 年累积发生率分别为 26.8% 和 3.7%。

二、危险因素

德国病理学家 Rudolf Virchow 首先提出，静脉血栓形成有 3 个重要因素（1862 年），即血流淤滞、内皮损伤和血液高凝状态，称为 Virchow 三特征（Virchow's Triad）。相对来说，血液高凝状态是原发性 DVT 最重要的因素，而血流淤滞和内皮损伤在继发性 DVT 中扮演更重要的角色。已知的 VTE 危险因素均与 Virchow 三特征相关，往往受到多因素影响。

VTE 的危险因素可以分为获得性危险因素和遗传性危险因素，见表 4-16。明确危险因素可以指导临床实践，如确定抗凝治疗的疗程、预防 VTE 的复发等。早期发现有些危险因素对患者的预后有重要的临床意义，是否常规筛查尚有待更多循证医学证据：①肿瘤筛查；②风湿免疫筛查；③抗凝血酶、蛋白 C、蛋白 S 筛查。

此外，多个遗传性和获得性危险因素在同一患者身上并存时，可产生协同效应。

表 4-16 静脉血栓栓塞的危险因素

获得性因子	遗传性因子
高龄	Leiden V 因子
住院及制动	凝血酶原 20210A
激素替代治疗和口服避孕药	抗凝血酶缺乏症
妊娠期及产褥期	蛋白 C 缺乏症
静脉血栓栓塞病史	蛋白 S 缺乏症
恶性肿瘤	凝血因子 XI 水平升高
大手术	异常纤维蛋白原血症
肥胖	混合性因子
肾病综合征	同型半胱氨酸血症
外伤及脊髓损伤	凝血因子 VII、VIII、IX、XI 水平升高
远程旅行（超过 6 小时）	高纤维蛋白原血症
静脉曲张	Leiden V 因子缺乏情况下活化蛋白 C 抵抗
抗磷脂抗体综合征	
骨髓增生性疾病	

三、临床表现

DVT 好发于下肢。根据解剖，发生在腘静脉及其以上深静脉（股静脉、髂静脉）及其分支者，称为近端 DVT。发生在腘静脉以下小腿静脉（胫前静脉、胫后静脉、腓静脉、肌间静脉）者，称为远端 DVT。多数近端 DVT 由远端 DVT 扩展而来。在 VTE 高危人群中，远端 DVT 发生率为 20%～40%，近端 DVT 发生率为 4%～8%。

由于左侧髂总静脉与右侧髂总动脉和骶骨的解剖关系，左侧髂静脉易受压，大约 90% 的 DVT 发生在左侧下肢。

远端 DVT 常表现为小腿水肿，腓肠肌肿胀、压痛，踝关节跖屈时腓肠肌疼痛。近端 DVT 表现为整个下肢增粗、水肿、胀痛，皮肤颜色发红或发紫，皮肤温度升高。发病时间较长的下肢 DVT 可见浅静脉扩张。

当大量 DVT 广泛、迅速地阻塞肢体深静脉，同时侧支循环缺乏，肢体高度肿胀，继而造成动脉灌注不足或室间隔综合征，形成股白肿或股青肿，随之可发生静脉性坏疽，并导致截肢。随着 DVT 早期诊断率升高，及时使用抗凝药物，股白肿和股青肿在临床上已经罕见。

当下肢 DVT 脱落，栓子移动到肺动脉，造成肺栓塞，可以出现胸闷、咳嗽、咳血、呼吸困难等症状。严重者可造成呼吸衰竭、急性心功能不全、心搏骤停。

VTE 的临床表现不具有特异性，单纯凭借病史和体检进行诊断并不可靠。需要采取实验室检查和影像学检查辅助诊断（图 4-43）。

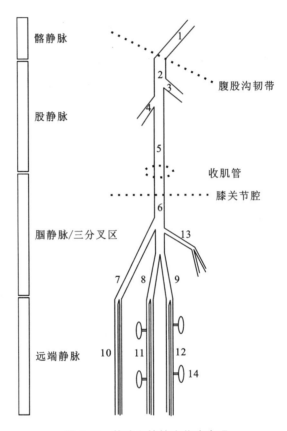

图 4-43　静脉血栓栓塞临床表现

四、影像学检查

多普勒超声为首选检查方法。该检查对髂股静脉 DVT 诊断敏感性和特异性都超过95%。超声检查 DVT 的特征性表现是，当探头压迫时静脉无法压缩。正常情况下，通过横断面可见静脉壁会随着挤压合拢。静脉壁没有合拢则提示存在血栓。超声诊断远端DVT 的敏感性只有 64%，临床上容易造成漏诊。必要时可采取称之为"医学监测"的措施，动态复查以提高诊断率。

静脉造影术曾经是诊断 DVT 的权威性检查方法，是其他检查方法要加以比较的金标准。近来随着彩色多普勒、CT、MRI 诊断技术的进步，静脉造影检查已不常见。进行静脉造影时，先在足背置入一根细导管，注射造影剂。阳性结果为：深静脉系统无造影剂充填，造影剂流入浅静脉系统，或者呈不连续的充盈缺损。

阻抗体积描记术和^{125}I标记纤维蛋白原摄取试验因其诊断下肢DVT的敏感性和特异性均不足，目前已不采用。

肺栓塞的辅助检查包括胸片、心电图、心脏彩超、肺动脉CTA等，确认仍需选择肺动脉CTA。

五、实验室检查

D-二聚体是血栓重要成分——交联纤维蛋白的分解片段之一，理化性质较稳定，被用作血栓标志物。不同实验室采取不同检测方法的正常值范围会有所不同。一般采取ELISA法检测，超过0.5 mg/L为阳性。D-二聚体阴性可以排除急性VTE。

血常规可见白细胞升高，但无特异性。血小板计数检查有助于发现病因，或权衡抗凝治疗出血风险。肝素类药物治疗过程中在合适的节点检测血小板计数可助于诊断或排除HIT（肝素诱导的血小板减少症）。

六、治疗

一旦静脉血栓栓塞症（VTE）的诊断成立，就应迅速开始抗血栓治疗。如果临床高度怀疑VTE，而且为VTE高危患者，在最终确诊结果出来之前，情况紧急者可谨慎地开始治疗。VTE的治疗目标：救治症状性肺栓塞（PE），降低死亡率，预防DVT发生致死性PE，减轻下肢DVT症状，预防远期深静脉血栓后综合征。

然而，抗凝治疗DVT唯一经证实的益处是预防致死性PE。治疗计划可包括抗栓治疗、腔静脉阻断、经导管引导溶栓或全身溶栓治疗及手术取栓。

（一）抗凝治疗

抗凝治疗是VTE的基础治疗。抗凝治疗的作用是阻止血栓扩展，降低PE发生率，防止VTE复发，利于血栓溶解、血管机化再通（图4-44）。

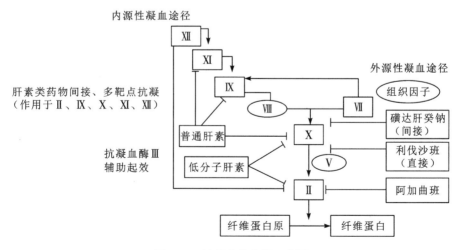

图4-44 抗凝药物作用示意图

初始期给予治疗剂量抗凝治疗 7 天，根据病情变化可酌情延长。后续延长期在医师指导下规范抗凝至少 3 个月。根据不同的病因判断 VTE 复发的风险，由专科医师定期评估，有的病例需要延长抗凝治疗至 6～9 个月。明确诊断遗传性易栓症的患者，必要时终身抗凝治疗。

传统的抗凝治疗是采取普通肝素或低分子肝素治疗 7 天左右后，桥接口服华法林进行长期抗凝治疗。美国胸内科医师学会关于对深静脉血栓形成（DVT）长期抗栓疗程的推荐方案摘要如表 4-17 所示。

表 4-17　美国胸内科医师学会关于对深静脉血栓形成（DVT）长期抗栓疗程的推荐方案摘要

临床亚组	抗栓治疗疗程
首次发生 DVT/一过性风险	VKA 治疗 3 个月
首次发生 DVT/非诱发性的	VKA 治疗至少 3 个月
	发现下列情况时考虑长期治疗：
	近端 DVT
	出血风险非常小
	稳定的凝血状况监测
远端 DVT/非诱发性	VKA 治疗 3 个月
继发性 DVT/非诱发性	VKA 长期治疗
DVT 和癌症	LMWH 治疗 3～6 个月
	不确定使用 VKA 或 LMWH，直到癌症缓解

LMWH=低分子量肝素；VKA=维生素 K 拮抗剂。

（1）普通肝素可以静脉滴注或皮下注射，起始剂量 80～100 U/kg 静脉推注，维持剂量 10～20 U/（kg·h）静脉泵入。每 4～6 小时检测一次活化部分凝血激酶时间（APTT），目标是控制 APTT 在 1.5～2.5 倍范围（一般 60～80 秒，不超过 120 秒）。

（2）低分子肝素（LWMH）的治疗剂量是 4 100～5 000 单位/次，皮下注射，每 12 小时一次。不同品牌的 LWMH 成分构成和推荐剂量不尽相同，需要参考各自的药物说明书。LWMH 出血风险较小，无须常规监测凝血功能。LWMH 经肾脏代谢，少数经肝肾双途径代谢，严重肝肾功能不全的患者不宜使用。

（3）华法林口服给药，初始剂量在不同文献缺乏一致性标准，一般为 7.5～10 mg/d，维持剂量 5 mg/d，用药 3 天后查 PT、INR。华法林治疗强度是维持 INR 在 2～3 之间。低强度华法林治疗（INR 1.5～2.0）VTE 复发率增加，而出血风险并未明显减少。高强度华法林治疗（INR 3.5 以上）出血风险明显增加。根据基因型检测判断华法林初始剂量的方法尚未广泛开展。

（4）直接凝血酶抑制剂（DTIs）包括重组水蛭素、阿加曲班和比伐卢定。阿加曲班半衰期短，半衰期为 39～51 分钟，停药后迅速清除，此点对抗凝药物出血并发症患者的处理和预后较为有利，对血小板减少及存在 HIT（肝素诱导的血小板减少症）风险的患者更为有利。阿加曲班治疗剂量为 30～60 mg/d，采用 24 小时持续静脉给药的方式，或者以每分钟静脉输注 2 μg/kg 给药。第一天至第三天酌情每 6 小时监测 APTT，调整用药剂量使

aPTT 维持在正常值的 1.5～3 倍（60～80 秒，不超过 120 秒）。

（5）新型口服抗凝药物（NOAs）包括利伐沙班、阿哌沙班、依度沙班、达比加群。这类药无须注射给药，药代动力学和药效动力学稳定，无须常规监测凝血功能。利伐沙班初始期抗凝治疗剂量为 30 mg/d，后续维持剂量为 20 mg/d，预防性剂量为 10 mg/d。

抗凝治疗的主要并发症是出血。不同抗凝药物应用后大出血的发生率如图 4-45 所示。相关大出血的处理：①立即停用抗凝药物及其他抗栓药物；②监测凝血功能；③针对抗凝药物使用相应拮抗剂；④必要时输注凝血酶原复合物，输血。

UFH 可以采取鱼精蛋白中和，用量为 1∶1（如 30 mg UFH∶30 mg 鱼精蛋白，其中 100 mgUFH 为 12 500 单位）。用药时间超过 6 小时则无须对抗。LMWH 可采用鱼精蛋白部分中和。第一个 8 小时，鱼精蛋白 1 mg∶LWMH 100 Units anti-Xa。如果出血继续，则再使用一次 0.5 mg∶100 Units anti-Xa。华法林对抗可口服或注射维生素 K，20 mg 一次，可重复使用。新型口服抗凝药目前国内缺乏特异性拮抗剂，可输注冰冻血浆（FFP）、凝血酶原复合物（PCC）。

UFH

  大出血发生率 1%～10%

LMWH

  骨科 DVT 预防，大出血发生率 0.1%～1.9%

  VTE 治疗，大出血发生率 1.1%

WKA

  大出血发生率 1.3%～7.2%，颅内出血 0.38%～0.7%

新型口服抗凝药

  利伐沙班：大出血 0.1%～3.6%，颅内出血 0.5%

  达比加群：大出血 0.3%～4.7%，颅内出血 0.10%～0.12%

  阿哌沙班：大出血 0.9%～2.13%，颅内出血 0.24%

图 4-45 不同药物抗凝治疗大出血发生率

（二）溶栓治疗

全身溶栓治疗并未降低远期深静脉血栓后综合征发生率，且增加出血风险，不主张常规使用。近端 DVT 可从导管引导溶栓治疗中获益，比单用抗凝治疗更快地减轻 DVT 的急性症状，快速消除血栓，减少远期深静脉血栓后综合征发生率。在导管引导溶栓治疗时，静脉入路可采取经皮穿刺将导管置入同侧腘静脉，经对侧股静脉逆行插管，或者经颈内静脉逆行插管。常用的溶栓药物为尿激酶，也可选择链激酶、阿替普酶（重组组织型纤溶酶原激活剂）、瑞替普酶和替奈普酶。

肺栓塞一般采取全身溶栓，常用药物为尿激酶和阿替普酶。经股静脉入路置入导管溶栓和吸栓治疗 PE 不常用，术中需要加强监护，警惕恶性心律失常的发生。

（三）下腔静脉滤器植入

下腔静脉滤器（IVCF）可以阻止血栓栓塞，降低肺栓塞发生率，同时容许血液在下腔静脉内继续流通。理想的滤器应该是：置入方便，栓子捕获能力强，较少阻碍下腔静脉血流，材质稳定，不移位，不倾斜，不断裂，不损伤血管壁，方便回收或转换，回收或转换时间窗长，可行 MRI 检查，X 线可视性好，等等。IVCF 分为可回收、可转换、永久、临时等几类。当可回收滤器置入后在体内留置时间超过回收时间窗时，可作为永久滤器使用。此外，还有可降解滤器在研发中。

一般皇冠状、纺锤状滤器较稳定，血栓拦截能力较强，且血管损伤发生率小。伞状滤器需要警惕滤器倾斜，且下腔静脉穿透率较高，强调及时回收。前述所提及"可转换"是一种新概念。可转换滤器为皇冠状，性能稳定，损伤血管概率小。当 VTE 风险下降后，可将滤器中心部由多个柱状结构围绕的伞状部分的顶端解脱钩回收，中间伞状部分打开，各分支贴壁形成类似"支架"形状，下腔静脉恢复完全通畅。可转换时间窗最长 391 天，理论上可以更长。可回收 IVCF 的可回收时间窗一般在 2～12 周。

（1）VTE 患者 IVCF 的置入指征是：①有抗凝禁忌；②抗凝治疗过程中发生出血；③抗凝治疗过程中发生肺栓塞；④下肢 DVT 不稳定，向上发展或者呈漂浮状；⑤合并下腔静脉血栓；⑥下肢 DVT 患者需要接受腹部、盆腔、下肢手术；⑦下肢 DVT 需要进行取栓、吸栓、经导管溶栓等操作。反对常规置入 IVCF。美国 IVCF 置入率一般为 9% 左右，国内则普遍偏高。

滤器植入常用路径是股静脉、颈内静脉。也可经此路径回收或转换。

（2）IVCF 置入并发症主要有：①穿刺相关损伤；②下腔静脉血栓；③同侧下肢 DVT 复发率和对侧下肢 DVT 发生率升高；④滤器断裂、移位、倾斜；⑤损伤下腔静脉壁及其周围组织。IVCF 造成副损伤而需开放手术的病例少于 0.2%，部分品牌 IVCF 穿透下腔静脉壁的发生率较高，选择时需要权衡利弊。

植入 IVCF 后远期下腔静脉血栓和下肢深静脉血栓发生率较未植入者高 8% 左右。

（四）开放手术取栓

开放手术限于抗凝治疗过程中病情恶化，以及那些出现股青肿和股白肿的病例。一般在取栓后会建立动、静脉瘘。术后应给予充分抗凝治疗。远期抗凝同非手术治疗病例。

髂股静脉取栓手术并未改善远期静脉功能，并发 PE 可高达 20%，但死亡病例小于 1%，所以不常规使用。

开放的肺动脉取栓死亡率在 20%～40%。仅考虑用于致死性大块肺栓塞、溶栓治疗失败或有溶栓治疗的禁忌证的患者。部分病例被经皮穿刺导管吸栓手术所取代。

七、预防

在未采取血栓预防措施的情况下，普外科、妇产科、泌尿外科及神经外科等大手术患者，围手术期 DVT 发生率为 15%～40%。严重创伤患者 DVT 发生率可高达 40%～60%，髋关节和膝关节置换手术可达 40%～60%。VTE 首发临床表现可为致死性肺栓塞。

VTE 预防目标是：减少症状性 VTE 发生率，降低 VTE 相关病死率和并发症发生率。

预防 VTE 措施包括单用或联合使用物理预防和药物预防。常用的物理方法包括间歇性充气压力治疗（IPC）和下肢循序加压袜（医用弹力袜）。常用的药物有普通肝素、低分子肝素、利伐沙班等。阿司匹林等抗血小板药物不推荐作为 VTE 的预防和治疗。手术患者 VTE 防治推荐，如表 4-18 所示。

表 4-18　手术患者静脉血栓栓塞危险度及血栓预防推荐

风险水平	未采取血栓预防措施时发生 DVT 风险	建议的血栓预防措施
低度风险 小手术，患者可活动	<10%	无须特殊的血栓预防措施
中度风险 绝大多数普外科手术、开放性妇产科手术或泌外科手术 中度 VTE 风险并高度出血风险	10%~40%	早期和积极的离床活动 低分子肝素（推荐剂量）、低剂量普通肝素 bid 或 tid、黄达肝素 机械性血栓预防措施
高度风险 髋关节或膝关节成形术、骨盆骨折手术、严重创伤、脊髓损伤 高度 VTE 风险并高度出血风险	40%~80%	低分子肝素（推荐剂量）、黄达肝素、口服维生素 K 拮抗剂（INR 2~3） 机械性血栓预防措施

DVT，深静脉血栓形成；INR，国际标准化比值。

VTE 预防时间：①一般手术预防 7~14 天，或直至出院；②腹腔和盆腔恶性肿瘤等 VTE 高危患者，低分子肝素预防 4 周；③骨科髋关节置换、膝关节置换手术，术后 35 天；④妇科患者出院后持续存在 VTE 危险因素时，术后使用药物预防持续到术后 4~5 周。

第三十一节　正确解读微生物学报告

病原学诊断是感染性疾病诊断和治疗的基础，为临床提供准确快速的病原学结果是临床微生物学实验室最重要的工作之一。随着技术的进步，临床微生物实验室在感染性疾病诊治、医院感染监控及细菌耐药监测等方面发挥重要作用，并由以往的单纯辅助临床诊断扩展到直接指导临床合理用药。尽管实验室自动化不断发展，微生物学也已经整合了基因组学、蛋白质组学，但其结果的解释仍然有赖于所送检标本的质量。采集标本应在抗生素使用前，一旦启动抗生素治疗，菌群会发生变化导致结果会有偏差。药物敏感性试验只适用于有临床意义的分离株。

一、规范微生物学标本采集

微生物学标本的采集应在启动抗生素治疗之前，根据患者可能的感染部位和临床症状，严格无菌操作采集相应的标本及时送检。人体很多部位有正常菌群定植，因此除患者的基本信息和临床诊断外，还必须注明样本的解剖来源，对结果的解释至关重要。常见标本类型的采集及临床意义如下。

咽拭：压舌板压下舌头，用拭子用力擦拭咽部、扁桃体感染部位，尽可能多的留取标本，注意不要碰触舌或咽颊表面。立即将拭子置于运送培养基，常温送检。

临床意义：口咽部有大量正常菌群定植，咽拭标本不宜行涂片镜检。咽拭培养仅适用于急性咽炎扁桃体炎的诊断。疑诊下呼吸感染的患者不应送检咽拭培养。化脓链球菌（A群β溶血链球菌）是细菌性咽炎最常见的病原体，如果诊断不明确或治疗不充分，该菌会导致患者尤其是儿童患者出现严重后果。其次 C、G 群 β 溶血链球菌、溶血隐秘杆菌也会引起咽炎。

1. 脓液、伤口分泌物

首选标本为闭合性脓肿，先局部皮肤消毒后，以无菌注射器抽取脓液，密封立即送检。对大多数开放性病变和脓肿，在采集来自边缘或基部的标本之前，必须先消毒去除表面正常定植菌群。

临床意义：由创伤、手术、侵入性器械操作等外科治疗引起的感染最为常见，以化脓性炎症改变为主。拭子标本容易被定植的微生物污染，3 种或 3 种以上细菌同时生长，或考虑为皮肤正常菌群的，实验室只报告菌名不做药敏。

2. 穿刺液

包括胸腹腔积液、心包液、关节液及鞘膜液、引流液、透析液。

通过无菌操作采集相应感染部位的标本＞10 mL，置于无菌容器中，应考虑厌氧菌感染，采集过程尽量避免接触空气，立即送检。引流袋内的引流液及引流管不宜做细菌培养。

临床意义：有感染的情况下，严格无菌操作采集的穿刺液只要检出细菌，通常都可视为病原菌。但此类标本容易受皮肤正常菌群及引流管定植菌的污染，若检出皮肤正常菌群、3 种或 3 种以上细菌同时生长，应考虑为采样污染或定植，只报告菌名不做药敏。

3. 脑脊液

通常采用腰椎穿刺，较小儿童也可采用小脑延髓池穿刺。穿刺采集脑脊液的过程要严格无菌操作，收集的第 1 管被皮肤正常菌群污染的概率最高，不应进行微生物学检查。第 1、2 管脑脊液可送生化检查和细胞学检查，注射器针头在酒精灯火焰上烧灼后再将剩余脑脊液标本（1～3 mL）注入无菌试管中做微生物学检验，尽可能多的采集样本以提高敏感性。厌氧菌一般不引起脑膜炎，通常不应做脑脊液的厌氧菌培养。采集标本后必须立即送检，送检时要注意保温（25～37℃），切忌冷藏。

临床意义：在病理情况下，血脑屏障受到破坏，病原微生物及其产物进入脑脊液，引起中枢神经系统损害。此时在脑脊液中可检出病原微生物。急性脑膜炎通常由化脓性细菌，如脑膜炎奈瑟菌、流感嗜血杆菌、肺炎链球菌、产单核细胞李斯特菌引起，慢性脑膜炎的病原体包括结核分枝杆菌、梅毒螺旋体、布鲁菌、钩端螺旋体等，症状至少持续 4 周。脑部外伤、神经外科手术和脊髓麻醉等引起的脑膜炎，病原菌通常为大肠埃希菌、变形杆菌、克雷伯菌、枸橼酸杆菌、不动杆菌和肠球菌。脑脊髓分流术所致脑膜炎约有 75%

为表皮葡萄球菌感染。免疫功能低下患者应进行分枝杆菌和新型隐球菌检测。

4. 组织

取样后加几滴无菌生理盐水保持湿润,采样尽可能多。

临床意义:任何病原微生物均可见于组织标本中,包括细菌、真菌、病毒、支原体、衣原体等,慢性组织损伤的标本,除常见病原菌外,还要考虑放线菌、布鲁氏菌、分枝杆菌和真菌感染的可能。其中一些难于培养的病原体,如布鲁氏菌、可引起播散性感染的真菌和分枝杆菌、军团菌、李斯特菌、支原体、病毒等均需特殊的培养基及较长的分离培养过程。

5. 导管

无菌操作剪下体内段(近心端)静脉导管 5 cm 送检。引流管、导尿管等不能作为导管,不宜行普通细菌培养。

临床意义:导管相关性血流感染是体内留置的动静脉插管被体表细菌定植并入侵血液导致感染。怀疑导管相关性血流感染的患者应同时送检导管尖端和外周血培养(不能以导管血代替)。仅导管尖端培养阳性,外周静脉血培养阴性,提示为导管定植菌。小于 15 个菌落只报告菌名,不做药敏。

6. 尿培养

清洁中段尿,尽量留取晨尿。标本收集前应严格注意无菌操作,先用肥皂和水彻底清洗,干净毛巾擦干。女性患者撑开阴唇,彻底清洁外阴及阴唇,无菌纱布擦干。保持阴唇分开,手指不碰触清洁区域。男性患者应翻转包皮冲洗。弃去前段尿,收集中段尿 10~20 mL 盛于无菌广口杯中,加盖后立即送检。尿液标本置于室温不要超过 30 分钟,否则应冷藏保存。

导管尿:导管尿不应做细菌培养,如患者不能拔除尿管,则应更换新的导尿管同时留取尿标本,置于无菌容器中立即送检。

膀胱穿刺尿:耻骨上穿刺尿为严格无菌标本,是诊断的"金标准",并可进行厌氧菌培养。

临床意义:尿液通常是无菌的,但尿道或尿道周围表面的菌群会污染尿标本,从而影响尿培养结果;在环境温度下放 30 分钟以上的尿液会有病原体和污染菌群的生长,导致菌落计数不准确;从床边的导尿管和 Foley 导管尖端获得的尿是不能用于尿培养的。

疑诊尿路感染的患者,在送检尿培养的同时应进行尿常规检查,常规筛查脓尿阳性的患者报告培养生长的微生物。尿标本的定量培养一般将 10^5 cfu/mL 作为诊断尿路感染的阈值,对于妊娠女性和泌尿外科患者,较低的菌落计数也可能有临床意义。尿液标本有 3 种或 3 种以上细菌同时生长时通常为采集时的污染,不做报告。

7. 大便培养

住院前 3 天,抗生素使用前,取脓或黏液部分粪便。

临床意义:引起消化道感染的病原体种类繁多,很多菌种要求特殊的培养条件才能生长,本实验室选用的大便培养基,仅针对致病菌"沙门氏菌、志贺氏菌、气单胞、邻单胞、弧菌和致病性大肠埃希菌",阴性报告并不能排除其他病原体的感染。因此,如怀疑其他病原体感染应与微生物实验室联系行特殊培养。使用广谱抗生素之后出现的腹泻应考虑菌群失调或艰难梭菌感染，可行艰难梭菌培养及毒素检测。普通大便培养基通常对住院3天以上的患者无效，因为来自这些患者的标本检出率非常低，鉴定以前未检测到的病原体的概率也非常低。

8. 血培养

标本采集：彻底消毒，严格无菌操作，避免污染。

（1）采集规范：尽可能在使用抗菌药物之前采血，寒战后发热前（初起时）采血最佳；成人血培养一个静脉穿刺点为1套，包括1瓶需氧瓶和1瓶厌氧瓶，每套需采集20 mL血液，分别注入需氧瓶和厌氧瓶中各10 mL，诊断初期应同时或间隔短时间（1小时）内在不同部位（左侧手臂和右侧手臂）连续采集2套或2套以上血培养。疑似导管相关性血流感染的患者，须同时送检导管血和外周静脉血培养，并注明标本来源；如送检导管尖端培养时也须同时送检外周静脉血培养，以排除导管定植菌。

（2）消毒：弃去瓶顶塑料帽，用70%乙醇消毒瓶顶塑料塞，自然待干。皮肤消毒：使用氯己定或碘附消毒皮肤，在穿刺点由内向外划圈，均匀涂擦消毒区域2遍，消毒面积不小于5 cm×5 cm，作用1.5～2分钟，自然干燥后再行穿刺采血，如果没有佩戴无菌手套，不允许按压消毒后的静脉；氯己定不可用于年龄<2个月的婴儿；氯己定消毒作用优于碘附，推荐年龄>2个月的患者使用氯己定。

（3）如果用负压血液采集装置，先接种需氧瓶，以免装置里的空气进入厌氧瓶；如果用注射器及针，首先接种厌氧瓶；如果采血量少于推荐采血量，应首先满足需氧瓶的需要。

（4）血培养瓶常温保存，不得冷藏或冷冻；标本采集后立即送至实验室。

临床意义：血流感染是一种危重的全身感染，血培养是诊断菌血症和真菌血症的金标准，及早准确报告血培养的病原菌和药敏结果，对患者的诊断治疗和预后判断具有非常重要的意义。对于凝固酶阴性葡萄球菌、棒状杆菌、草绿色链球菌、芽孢杆菌、丙酸杆菌、类白喉杆菌、微球菌等常见的皮肤定植菌，仅单瓶或单套分离时一般认为是污染菌，实验室不报告鉴定及药敏结果，建议重新送检。因此强调不同部位多套采血不仅可以提高病原菌的分离率，也有助于判断培养结果是否为污染菌。血培养的阳性报告为3级报告：1级报告是通过电话报告危急值涂片镜检结果"革兰染色特性和形态"，应在报告阳性2小时内完成；2级报告为阳性血培养转种后生长的菌落的质谱鉴定结果，初步报告给医师病原菌的菌名；3级报告为正式报告，包括鉴定细菌的名称和体外药敏结果。

9. 痰培养

标本采集：晨起刷牙后，用清水或生理盐水反复漱口3遍（如有牙托或假牙须摘去）；深呼吸3次后用力咳出深部痰，直接吐入无菌容器中，盖好盖子，尽快送检，以防培养菌死亡。

临床意义：痰标本容易被上呼吸道正常定植菌群污染，因此采集下呼吸道的合格痰标本对培养结果至关重要。痰涂片"上皮细胞>10个/LP"为不合格标本，仅报告"正常口腔菌群"和涂片细胞学结果，提示医师重新送检。合格痰标本报告有意义的致病菌，培养生长的优势菌且涂片提示形态与感染相关时才报告。对于一些导致下呼吸道感染的病原体（如分枝杆菌、军团菌、肺炎支原体），该方法并不适用，如果培养阴性，临床医师应考虑其他特殊病原体（病毒、真菌、支原体等）；结果必须结合临床和以前的培养结果一起解释。

10. 分枝杆菌培养（固体及液体）

标本类型：疑诊肺结核的患者应收集晨痰或纤支镜冲洗液行结核培养；疑诊肺外结核的患者可收集除血液之外的各类标本，根据感染部位送检尽可能多的标本量，包括胃液、无菌体液（脑脊液、胸腹腔积液等）、组织等。

临床意义：分枝杆菌培养为诊断分枝杆菌感染的"金标准"。分枝杆菌生长缓慢，因此培养耗时较长，可联合 geneXpert 核酸检测的方法诊断结核病。培养阳性的菌落行抗酸染色确认，并通过胶体金法快速鉴别结核分枝杆菌和非结核分枝杆菌，如为非结核分枝杆菌可通过测序鉴定到种属，以指导临床抗 NTM 治疗。

11. 产前 B 群链球菌（GBS）筛查

标本采集：用拭子取阴道分泌物或直肠标本，放入运送培养基中立即送检。

临床意义：该试验只适用于孕妇无乳链球菌（B 族链球菌）的定植检测。筛选 35～37 周妊娠期无乳链球菌的母体定植，指导产前抗生素应用，以降低婴儿无乳链球菌感染的风险。

二、抗菌药物敏感试验

抗菌药物敏感试验的意义：可预测抗菌治疗的效果；指导抗菌药物的临床应用；发现或提示耐药机制的存在；监测细菌耐药性。临床使用抗菌药物的疗效会受到人体内药物吸收、渗透、体内失活和其他因素的影响，同时还要考虑给药途径和患者状况（肝肾功能和免疫状态）等不同。因此应加强微生物实验室与临床的沟通，避免盲目使用抗菌药物和单纯依据体外药敏试验结果选择药物和剂量，使患者得到合理有效的抗感染治疗。

1. 药敏试验的抗菌药物和方法选择

临床标本分离出的病原体，必须选择合适的抗菌药物和合适的方法进行药物敏感试验。我国主要参照美国临床和实验室标准协会（clinical and laboratory standards institute，CLSI）制定的抗菌药物选择原则。药敏试验的折点遵照每年最新公布的 CLSI 标准进行。临床微生物实验室应常用的药敏方法包括纸片扩散法（又称 K-B 法）、微量肉汤稀释法（MIC 法）、E-test 法和自动化仪器法。

2. 药敏结果判读

敏感（susceptible，S）指使用常规剂量的抗菌药物进行治疗时，该药物在患者感染部位通常所能达到的浓度可以抑制分离菌株的生长。

中介（intermediate，I）有以下几种含义：

（1）抗菌药物的 MIC 接近血液和组织中通常可达到的浓度，分离株的临床应答率可能低于敏感菌株。

（2）根据药代动力学资料分析，若某药在某些感染部位被生理性浓缩（如喹诺酮类和

β-内酰胺类药物通常在尿中浓度较高），则中介意味着该药常规剂量治疗该部位的感染可能有效；若某药在高剂量使用时是安全的（如β-内酰胺类药物），则中介意味着高于常规剂量给药可能有效。

（3）在判断药敏试验结果时，中介意味着一个缓冲区，以防止一些小的、不能控制的技术因素导致的结果解释偏差，特别对某些毒性范围较窄的药物。

耐药（resistant，R）指使用常规推荐剂量的抗菌药物治疗时，患者感染部位通常所能达到的药物浓度不能抑制菌株的生长，以及证明 MIC 或抑菌圈直径可能处于特殊的微生物耐药机制范围（如β-内酰胺酶），抗菌药物的疗效尚未得到临床治疗研究的可靠证实。

第三十二节　常见检验项目

一、临床血液学和体液学常规检验项目

1. 血常规及红细胞形态学检查

临床意义：血液细胞成分包括红细胞、白细胞及血小板。细胞成分会随机体的生理或病理的变化而改变，检查各类细胞的数量及形态，可以对血液系统及其他系统疾病的辅助诊断、药物治疗的监测、健康人群体检的筛查等提供重要的信息。

结果解释：血常规结果异常提示感染性疾病、血液性疾病、出血性疾病及其他类型疾病的存在。

2. 网织红细胞计数

临床意义：网织红细胞是晚幼红细胞脱核后到完全成熟红细胞间的过渡细胞，胞质中残存嗜碱性物质核糖核酸。该类细胞属于尚未完全成熟的红细胞。检查其数量可反映骨髓的造血功能，用于贫血类型的判断和疗效观察。

结果解释：增高提示各种原因引起的骨髓造血功能活跃或旺盛。减低提示骨髓造血功能抑制或衰竭，以及造血刺激因子的减低或造血原料的不足。

3. 血液疟原虫、微丝蚴检查

临床意义：疟原虫是由按蚊叮咬传播的血液寄生虫，根据其生长阶段分为环状体、大滋养体、裂殖体和配子体。临床表现为周期性的寒战、发热和出汗退热 3 个连续阶段。丝虫是由吸血节肢动物（蚊虫）传播并在组织内寄生的线虫。我国最常见寄生的有班氏丝虫和马来丝虫，其微丝蚴阶段致病性最强。外周血疟原虫和微丝蚴的检查是诊断疟疾和丝虫病的主要方法。

结果解释：当血液中检出疟原虫、微丝蚴时，则可明确诊断。

4. 尿常规检查

临床意义：尿液是一种成分十分复杂而又很不稳定的体液。尿常规检查包括尿液化学成分检查和有形成分数量及形态分析，可以对泌尿系统及其他系统疾病的辅助诊断、药物治疗的监测、健康人群体检的筛查等提供重要的信息。

结果解释：尿常规结果异常提示泌尿系统疾病、生殖系统或其他系统疾病的存在。

5. 尿 HCG 检查

临床意义：人绒毛膜促性腺激素（HCG）是由胎盘合体滋养细胞分泌的一种具有促进性腺发育的糖蛋白激素。在妊娠早期 HCG 分泌量增高极快，妊娠晚期血清 HCG 浓度仅为峰值的 10%。尿液中 HCG 浓度与血清 HCG 浓度呈平行关系。尿 HCG 主要用于早期妊娠的检查。

结果解释：在受孕 2～6 周即呈现阳性。

6. 乳糜试验检查

临床意义：淋巴管内的乳糜液主要为微粒脂肪所组成。当病理情况下（如丝虫病、肿瘤）引起淋巴管阻塞而破裂时，乳糜液进入体液，形成乳糜体液。乳糜试验检查主要用于累及淋巴循环疾病和丝虫病的辅助诊断。

结果解释：胸腔积液或尿液乳糜试验阳性即可明确乳糜胸、乳糜尿的诊断。

7. 粪常规检查

临床意义：粪便是食物在体内消化的终产物，由未消化的食物残渣、食物分解产物、消化液、胃肠道脱落的上皮细胞和白细胞、肠道正常菌群等组成。病理性粪便可以出现异常的有形成分，如红细胞、寄生虫及虫卵、病理性结晶、结石及致病菌等。粪便检测有助于了解消化系统的功能状况及消化道相关疾病的诊断。

结果解释：帮助了解消化道有无炎症、出血、寄生虫感染、恶性肿瘤等情况，并间接判断胃肠、胰腺、肝胆系统的功能状况。

8. 粪便隐血检查

临床意义：胃肠道少量出血时（每日出血量 <5 mL），粪便外观颜色可无变化。这种肉眼及显微镜均不能证实的出血称为隐血，可以用免疫学的方法测出。隐血试验对慢性消化道出血的诊断及消化道恶性肿瘤的筛选试验均有重要价值。

结果解释：阳性提示消化道出血。

9. 粪便轮状病毒检查

临床意义：轮状病毒属呼肠病毒科中轮状病毒属，共分 A～G 7 组，A 组轮状病毒是引起婴幼儿腹泻的主要病原体之一，其主要感染小肠上皮细胞，从而造成细胞损伤，引起腹泻。轮状病毒每年在夏秋冬季流行，感染途径为粪-口途径，临床表现为急性胃肠炎，呈渗透性腹泻病。粪便轮状病毒抗原检查可用于快速诊断轮状病毒感染性腹泻。

结果解释：阳性提示轮状病毒感染。

10. 白带常规检查

临床意义：阴道分泌物是女性生殖系统分泌的液体，主要由阴道黏膜、宫颈腺体、前庭大腺及子宫内膜的分泌物混合而成，俗称"白带"。正常健康妇女的阴道的 pH 值保持在 4～4.5，具有自净作用。在病理情况下，很容易受到细菌、滴虫及霉菌等病原体的入侵而导致非特异性阴道炎、霉菌性阴道炎及滴虫性阴道炎等。通过形态学检测将信息提供给临床，用于阴道炎的诊断及疗效观察

结果解释：清洁度在Ⅰ～Ⅱ度内视为正常，Ⅲ、Ⅳ度为异常，多数为阴道炎，可发现阴道真菌、阴道滴虫等病原体。单纯清洁度增高而不见滴虫、真菌者，可见于非特异性阴道炎。

11. 宫颈细胞学检查

临床意义：宫颈细胞学检查是通过脱落宫颈上皮形态的改变来诊断早期宫颈癌。癌组织的代谢较正常组织为快，同时癌组织彼此之间凝聚力低，易于脱屑。基于此特点，宫颈细胞学成为防癌普查及早期诊断宫颈癌的重要手段之一。

结果解释：此项目的重心在于防癌的筛查。根据《宫颈细胞病理学报告方式及诊断标准》采取描述性诊断方式，从标本评估、未见癌细胞/癌前病变细胞、微生物、反应性细胞改变、上皮细胞改变、恶性肿瘤细胞、宫颈上皮内瘤变、宫颈涂片中出现宫内膜细胞等8个方面对细胞进行描述性诊断。

12. 胸腹腔积液常规检查

临床意义：浆膜腔是一个密闭的腔隙，正常情况下仅有少量的（数毫升）液体。若有多量液体储留，形成积液，即为病理变化。这些积液因部位不同而分别称为胸膜积液、腹膜积液、心包积液等。临床上分为漏出液和渗出液两类，漏出液为非炎症所致，渗出液为炎症、肿瘤所致。

结果解释：根据蛋白、细胞计数及分类等结果鉴定其为漏出液还是渗出液，辅助临床对疾病进行诊疗。

13. 脑脊液常规检查

临床意义：人体的脑脊液主要是在脑室的脉络丛中产生的无色透明液体，正常人含量约为150 mL，并充满脑室系统和蛛网膜下腔。脑脊液一般通过腰椎穿刺获得。脑脊液常规检查的目的在于辅助诊断中枢神经系统的病变及疗效、预后观察。

结果解释：通过对脑脊液行理学检查、显微镜检查、化学和免疫学检查及脑脊液病原学检查，可对疾病的诊断、治疗和预后判断提供依据。

14. 引流液常规检查

临床意义：身体内的某些部位或器官发生病变时，为及时控制病变向周围扩展蔓延，必要时将采取引流措施，缓解脏器的压力。引流管在不同的器官和部位，引流液的性质就不同。通过对引流液成分的分析，了解其相应部位或器官的病理变化，辅助临床进行诊疗。

结果解释：用于相应器官和部位病变的辅助诊断。

15. 胃液常规检查

临床意义：胃液是由胃黏膜细胞分泌的液体。胃液检查对于了解胃的分泌功能，胃肠相关疾病诊断和鉴别诊断有较好的实用价值。

结果解释：结合胃液颜色、红细胞、白细胞和pH值对胃肠相关疾病诊断和鉴别诊断。

16. 粪便脂肪检查

临床意义：正常情况下，人体摄入的脂肪至少有95%被吸收，每天从粪便中排出的脂肪小于5 g。在病理情况下，凡脂肪消化或吸收能力减退，则粪便中的脂肪增加，称为脂肪泻。粪便的脂肪成分主要由游离脂肪酸、结合脂肪酸和中性脂肪等组成。通过检查中性脂肪和游离脂肪酸的比例来辅助判断胰腺、肝胆疾病。

结果解释：中性脂肪增加主要见于胰腺疾病，中性及游离脂肪酸均增加主要见于小肠疾病，游离脂肪酸增加主要见于肝胆性疾病。

17. 嗜酸细胞检查

临床意义：取角膜涂片或尿液沉渣涂片经瑞氏-吉姆萨染色，通过查找嗜酸性粒细胞来辅助诊断过敏性角膜炎和肾脏的非特异性炎症。

结果解释：辅助诊断肾脏的非特异性炎症或过敏性角膜炎。

二、血栓与出血实验室检查

目前检验科提供的出血与血栓相关检测项目如下。

筛查项目：凝血四项、D-dimer、血小板计数等。

出血相关项目：凝血因子及 VWF 活性/基因、凝血因子抑制物、血小板聚集试验、纤溶指标、血栓弹力图等。

血栓相关项目：抗磷脂抗体、抗凝蛋白活性/基因、同型半胱氨酸、凝血因子、肝素浓度、ADAMTS13 活性、HIT 抗体、纤溶抑制物等。

（一）出血相关检验

1. 出血筛查项目简介

主要用途：评估出血风险；筛查出血原因；监测抗凝剂量。

（1）凝血酶原时间（prothrombin time，PT）：血浆中加入组织因子、磷脂和钙，激活外源凝血途径，导致血浆凝固所需的时间。

特点：试剂含高浓度磷脂及肝素拮抗剂，因此对狼疮抗凝物、肝素不敏感。

应用：筛查外源凝血途径因子缺乏、监测华法林等抗凝药。危急值：INR＞5.0。

报告形式：秒数、INR 值、活动度。

（2）活化部分凝血活酶时间（activated partial thromboplastin time，APTT）：血浆中加入接触活化物、磷脂和钙，激活内源凝血途径导致血浆凝固所需的时间。

应用：筛查内源凝血途径因子缺乏及抗凝物质（如肝素、狼疮抗凝物）等。

报告格式：秒数。

危急值：＞100 秒。

（3）纤维蛋白原（fibrinogen，Fbg）：纤维蛋白的前体，也称为凝血因子 I；Fbg 降低提示出血风险，可致 PT、APTT 延长；作为急性时相蛋白，Fbg 升高见于炎症、创伤、感染、肿瘤等。

参考值：2.0～4.0 g/L。

危急值：＜1.0 g/L。

2. 出血筛查与确证项目的应用

1）PT、APTT 均延长，Fbg 不降低。

常见临床状况：

（1）维生素 K 缺乏症（原因很多，易忽视）：应用抗凝药物华法林或误食鼠药、消化道疾病、长期应用抗生素等。

（2）感染、创伤等所致凝血因子消耗增多，而 Fbg 反应性升高。

少见临床状况：

先天/获得性凝血因子 X/V/Ⅱ 缺乏。

可选下一步检测：凝血因子Ⅱ、V、Ⅶ、X、Ⅷ、Ⅸ……

2）PT、APTT 均延长，Fbg 降低。

常见临床状况：

（1）肝脏疾病（肝炎/肝硬化）——凝血因子合成减少。

（2）DIC、脓毒症、创伤、肿瘤等——凝血因子消耗增多。

少见临床状况：

先天性低/无/异常纤维蛋白原血症。

可选进一步检查项目：

D-dimer：了解 Fbg 是否消耗增多。

Fbg（衍生法）：鉴别是否为异常纤维蛋白原血症。

其他凝血因子及总蛋白、白蛋白：了解 Fbg 是否合成减少。

3）APTT 延长，PT 正常。

常见临床状况：

（1）可有出血表现：肝素或类肝素物质；凝血酶时间（TT）、抗 Xa 活性。

（2）无出血表现：存在狼疮抗凝物；APTT 混合纠正试验、狼疮抗凝物。

少见临床状况：

（1）可有出血表现：血友病甲/乙、Ⅺ因子缺乏症、血管性血友病（VWD）。

（2）无出血表现：凝血因子Ⅻ、PK、HMWK 缺乏症。

可选下一步检查项目：

内源凝血因子Ⅷ、Ⅸ、Ⅺ、Ⅻ，因子Ⅷ抑制物、VWF 抗原/活性、基因等。

4）APTT 正常，PT 延长。

常见临床状况：

（1）应用华法林早期（凝血因子Ⅶ半衰期短，水平最先下降）。

（2）肝病、脓毒症等早期凝血因子合成减少或消耗增多，同时作为急性相反应物质的Ⅷ因子水平显著升高。

少见临床状况：

先天性凝血因子Ⅶ缺乏症。

可选进一步检查项目：

外源凝血因子Ⅱ、V、Ⅶ、X。

5）患者有出血，PT、APTT、Fbg、PLT 计数均正常，可能原因如表 4-19 所示。

表 4-19　患者有出血而 PT、APTT、Fbg、PLT 计数正常的可能因素及相关检测

可能因素	相关检测项目
血小板功能障碍	血小板聚集试验、血小板图
血管性血友病因子（VWF）缺陷	VWF 抗原、活性测定
血管损伤/通透性增加	出血时间，ALK-1、ENG 基因分析

续表

可能因素	相关检测项目
XⅢ因子缺乏症	XⅢ因子水平测定
纤溶亢进	FDP、纤溶酶原等

注：目前的实验室检查，可以解释50%的轻微出血性疾病

6）凝血时间用于抗凝剂量监测。

（1）APTT用于普通肝素的监测。

普通肝素治疗目标：1.5～2.5倍APTT基线值。

也可用于达比加群等直接凝血酶抑制药监测（不建议用凝血酶时间TT）。

不能监测低分子肝素；可应用抗Xa活性测定。肝素治疗建议抗凝血酶>60%。

（2）PT用于华法林的监测。

华法林一般治疗目标：国际标准化比值（INR）2.0～3.0。

也可用于利伐沙班等直接Xa因子抑制药监测。

不能监测各类肝素。

7）全局试验（global test）：血栓弹力图（TEG）。

用途：有助于快速评估凝血状况和指导输血治疗。

参数：

R：反应时间。反映参加凝血启动过程的凝血因子的综合作用。类似于凝血时间。

K/Angle：反映血凝块形成的速率，主要反映纤维蛋白原功能，次要反映血小板功能。

MA：反映血凝块最大强度，主要受血小板数量和质量影响，次要受纤维蛋白原影响。

EPL/LY30：反映纤溶状况。

3. 标本采集对筛查项目的影响

（1）肝素抗凝剂污染标本：APTT、TT（凝血酶时间）显著延长，PT基本正常。

（2）采集不顺利，标本中产生血凝块：APTT、PT延长或缩短，Fbg减低，D-二聚体显著升高。

（3）标本采集量不足：APTT、PT延长。

注：当凝血检查结果与临床表现不符时，建议首先考虑重采样复查。

（二）血栓相关检验

1. D-二聚体（D-dimer）

1）简介：纤溶酶水解交联纤维蛋白产生的一种特异性降解产物，升高提示存在凝血激活与继发纤溶亢进，参考值：<0.5 μg/mL。

2）主要应用：

（1）静脉血栓栓塞（VTE）的排除：对VTE敏感度接近100%，特异度低。

（2）联合其他指标用于DIC诊断。

（3）评估是否延长静脉血栓患者的抗凝治疗。

2. 其他血栓相关检验的应用

实验室检查有助于发现病因/危险因素的血栓性疾病：抗磷脂综合征；遗传性易栓症；肝素诱导血小板减少症；血栓性血小板减少症。

1）抗磷脂综合征的实验室诊断。

间隔≥12周，且≥2次检出以下至少一项抗磷脂抗体：

（1）血浆狼疮抗凝物（LA）。

（2）中→高滴度 IgG/M 类抗心磷脂抗体 ACA（≥40 单位）。

（3）IgG/M 类抗 β_2-GP1 抗体。

2）遗传性易栓症的实验室诊断。

抗凝蛋白：抗凝血酶（AT）、蛋白 C（PC）或蛋白 S（PS）活性减低（排除获得性原因）/基因检测检出致病突变。

抗磷脂抗体、抗凝蛋白检测注意事项：

（1）避免在血栓急性期、抗凝治疗期检测：PC、PS、AT 水平均下降可见于肝病、DIC、血栓急性期……；PC、PS 水平下降可见于应用华法林、激素替代治疗……；AT 水平下降可见于肾病、肝素治疗……；PS 水平下降可见于妊娠期……；LA 假阳性可见于应用低分子肝素钙、达比加群、利伐沙班……

（2）建议：VK 拮抗药停用两周后检测 PC、PS；直接口服抗凝药停用至少 2 天后检测 LA；肝素及低分子肝素停用 24 小时以上检测 AT、LA。

3）肝素诱导性血小板减少症（heparin-induced thrombocytopenia，HIT）。

机制：应用肝素抗凝时，产生特异性抗体可与肝素-血小板 4 因子（PF4）复合物结合，使血小板被激活、消耗，释放促凝物质。可致动静脉血栓形成、坏疽等。

主要实验室表现：应用肝素后 PLT 计数进行性减低；肝素-PF4 抗体检测阳性。

4）血栓性血小板减少性紫癜（thrombotic thrombocytopenic purpura，TTP）。

机制：因 VWF 裂解酶（Adamts13）遗传或获得性缺乏，高分子量 VWF 不能正常降解，致微血管中大量血小板与血管内皮黏附，造成内皮损伤和血小板激活、消耗，形成广泛微血管血栓，继而导致血管内溶血、多器官功能障碍，是一种严重的血栓性微血管病。

特异检验：

（1）Adamts13 活性测定（<10% 可确诊 TTP）。

（2）Adamts13 抑制物测定（临床上大部分病例为获得性 TTP，多存在抑制物）。

三、临床化学检验

（一）心血管疾病风险标志物

1. 超敏 C 反应蛋白（CRP）

CRP 是一种能与肺炎球菌荚膜 C 多糖物质反应的敏感的急性时相反应蛋白，是炎症的生物标志物。在感染应答中，细胞因子刺激肝脏合成 CRP。在免疫应答中 CRP 是重要的免疫调节因子，传统观点认为 CRP 是一种非特异的炎症标志物，但近年研究揭示了 CRP 直接参与了动脉粥样硬化等心血管疾病进程，并且是心血管疾病最强有力的预示因子与危险因子。

CRP< 1.0 mg/L 提示发生心血管疾病或心脏缺血性事件低风险，CRP 1~3 mg/L 提示心血管疾病中风险，CRP>3 mg/L 提示心血管疾病高风险，CRP>10 mg/L 时表明急性炎症可能性大。

2. 同型半胱氨酸（HCY）

同型半胱氨酸是一种含巯基的氨基酸，主要来源于饮食摄取的蛋氨酸，是蛋氨酸和半胱氨酸代谢过程中一个重要的中间产物，其本身并不参加蛋白质的合成。在体内约 1/2 的 HCY 和甲基四氢叶酸在蛋氨酸合成酶的作用下，生成蛋氨酸和四氢叶酸，四氢叶酸在 N_5，N_{10}-亚甲基四氢叶酸还原酶的作用下生成甲基四氢叶酸，其余约 1/2 的 HCY 通过转硫基途径，即 HCY 与丝氨酸在胱硫醚 β 合成酶作用下形成胱硫醚，一部分在胱硫醚裂解酶的作用下形成半胱氨酸，最后生成丙酮酸、硫酸和水，此过程需维生素 B_6 为辅酶及丝氨酸羟甲基转移酶的参与，另一部分则生成同型丝氨酸。任何原因引起 HCY 代谢障碍时，过多的 HCY 在肝细胞内形成硫内酯，可与 LDL 表面的载脂蛋白 B100 的游离氨基酸形成肽键，从而促进细胞摄取 LDL，加速胆固醇沉积，促进动脉粥样硬化形成。

目前认为高 HCY 血症是体内叶酸和维生素 B_{12} 缺乏的敏感指标，是心血管疾病的独立危险因素。动脉粥样硬化者中，高 HCY 血症患病率为 13%~47%。在心血管疾病高发的今天，检测 HCY 继而进行针对性的处理具有非常重要的临床意义。

3. 脂蛋白 a［LP（a）］

LP（a）由一个类似 LDL 颗粒通过二硫键和脂蛋白的载脂蛋白 a 结合组成。载脂蛋白 a 和纤溶酶原高度相似。LP（a）是富含胆固醇的脂蛋白，在肝脏合成，和甘油三酯无关；不受年龄和饮食的影响。LP（a）出现于动脉壁，能致动脉粥样化。因为它的结构和纤溶酶原相似，也能抑制纤维蛋白溶解，促进血栓形成。LP（a）浓度增高与动脉粥样硬化和中风相关。当 LP（a）浓度超过 0.30 g/L 时，冠心病危险约增大 1 倍。若同时伴有 LDL-胆固醇浓度的升高，冠心病危险约增加 6 倍，LP（a）升高考虑为冠心病进展最敏感的指标。在使用 LP（a）评估总的动脉硬化的同时，还应测定总胆固醇、高密度和低密度脂蛋白胆固醇及甘油三酯。对具有异常脂蛋白血症、糖尿病、肾衰或心脑血管问题，以及过早出现动脉硬化的患者应检测 LP（a）。

2011 年 LP（a）被国际动脉粥样硬化学会（ACC）认定为动脉粥样硬化性心血管疾病的独立危险因素。欧洲动脉粥样硬化协会 2010 年一致性推荐对中度和高度心血管风险患者进行 LP（a）筛查，包括潜伏性 CVD（有心脏病和中风病史）、家族性高胆固醇血症及 LP（a）升高家族史、有反复心脏病史及长期服用他汀类药物等患者。

4. 小而密低密度脂蛋白（sd LDL-C）

血浆脂蛋白分为乳糜微粒、极低密度脂蛋白（VLDL）、低密度脂蛋白（LDL）及高密度脂蛋白（HDL）4 类。每一类脂蛋白都是不均一的，由理化性质不尽相同的大、小颗粒组成。在 LDL 亚组中有一部分 LDL 的颗粒较小，密度较大，接近 1.06，称为小而密低密度脂蛋白（sd LDL-C）。低密度脂蛋白胆固醇（LDL-C）水平升高是独立的致动脉粥样硬化危险因素，而 sd LDL-C 作为 LDL 的主要组分，相对于大而轻低密度脂蛋白

（L-LDL）而言，由于其对血管壁的高侵入性、与 LDL 受体的低亲和性、更长的血浆半衰期且对于氧化应激的低耐受性，导致 sd LDL-C 更容易致动脉粥样硬化。

许多研究表明，低密度脂蛋白胆固醇是冠心病的独立危险因素，参与动脉粥样硬化的发生。其致动脉粥样硬化可能机制与以下几个方面有关：sd LDL-C 较正常大小的 LDL 在血浆中有更长的潴留时间；sd LDL-C 更易被氧化；sd LDL-C 颗粒较正常大小的 LDL 颗粒更易进入血管壁，启动胆固醇在动脉壁的沉积；sd LDL-C 颗粒还可以调节动脉壁细胞中的其他生化反应，包括内皮功能紊乱、PAI-1 产生增加、内皮细胞的血栓素分泌增加及平滑肌细胞内的钙离子大量增加等。

与冠心病的关系：前瞻性的研究表明 sd LDL-C 占优势的个体，冠心病发生显著增加，sd LDL-C 与各型冠心病都有较强的联系。

与糖尿病的关系：糖尿病患者血脂异常的特点是高甘油三酯、低 HDL-C、sd LDL-C 含量增加。一项 sd LDL-C 作为非胰岛素依赖型糖尿病发病因素的前瞻性研究表明 sd LDL-C占优势的个体发生非胰岛素依赖型糖尿病的危险性增加 2 倍，此种相关性独立于年龄、性别、体重指数，但不独立于空腹 TG 和胰岛素水平。

与脑卒中的关系：国内外研究表明 sLDL 与颈动脉粥样硬化有关，并且可能是脑卒中的一个重要危险因子。

（二）铁代谢检测项目

1. 血清铁

摄入人体内的铁主要以 Fe^{2+} 的形式在十二指肠及空肠上段被吸收。食物中的三价铁离子及与亚铁血红素结合的三价铁离子复合物需通过维生素 C 的作用被还原。每日大约有 1 mg 的铁被吸收。在与黏膜细胞接触前，二价铁离子需与转运物质结合。进入血浆前，二价铁离子被血浆铜蓝蛋白氧化成三价铁离子，并与转铁蛋白结合进入血浆。铁离子在血浆中的运输通过形成转铁蛋白离子复合物来完成。每一蛋白分子最多能结合转运两个三价铁离子。血清中的铁几乎全与转铁蛋白结合。人体内铁原子参与血红蛋白分子的构成，具有生理活性的铁除了以血浆的转铁蛋白形式存在外，主要以血红素的形式存在，因此缺铁会引起贫血。

血清铁病理性增高见于：①红细胞破坏增多，如溶血性贫血；②红细胞再生或成熟障碍性疾病，如再生障碍性贫血、巨幼红细胞性贫血等；③铁的利用率降低，如铅中毒或维生素 B_6 缺乏引起的造血功能减退；④贮存铁释放增加，如急性肝细胞损害、坏死性肝炎等；⑤铁的吸收率增加，如血色沉着症、含铁血黄素沉着症、反复输血治疗或肌肉注射铁剂引起急性中毒症等。

血清铁病理性降低见于：①机体摄取不足，如营养不良、胃肠道病变、消化性溃疡、慢性腹泻等；②机体失铁增加，如失血，包括大量和隐性失血，特别是肾炎、肾结核、阴道出血、溃疡病、泌尿生殖道和胃肠道的出血；③体内铁的需要增加又未及时补充，如妊娠、婴儿生长期等；④体内贮存铁释放减少，如急性和慢性感染、尿毒症等均可引起铁释出减少；⑤某些药物治疗，如肾上腺皮质激素、促肾上腺皮质激、大剂量的阿司匹林、考来烯胺等。

2. 不饱和铁结合力（UIBC）

血红蛋白的辅基是原卟啉Ⅸ（血红素）的铁复合物，其中位于中心位置上的铁原子起着稳定氧化血红蛋白的作用。大量的酶和辅酶都需要铁，如过氧化物酶、过氧化氢酶、细胞色素酶（也是亚铁血红素蛋白）、Krebs循环中的很多酶及单胺氧化酶（参与神经传递）。身体内总铁含量为3~3.5 g，其中大约2.5 g存在于红细胞或骨髓中的前体红细胞中。血浆中仅含有大约2.5 mg的铁。铁以结合到血浆中去铁转铁蛋白上的Fe^{3+}来运输。去铁转铁蛋白上Fe^{3+}复合体被称为转铁蛋白。正常情况下转铁蛋白上仅有大约1/3的铁结合位点被Fe^{3+}占据，而加入后可被结合的铁量便是不饱和（或潜在）铁结合力（UIBC）。血清铁及UIBC的总和代表了总铁结合力（TIBC）。TIBC测量的是转铁蛋白可结合的最大铁浓度。铁代谢障碍时血清TIBC会发生各种变化。检测不饱和铁结合力能间接得出总铁结合力，辅助诊断相关性疾病。缺铁性贫血时，TIBC升高而转铁蛋白饱和度降低为15％或更低。慢性疾病、恶性肿瘤和感染时贫血的特征便是与低TIBC有关的血清铁浓度降低。

血清铁及总铁结合力浓度的高低受铁的吸收、贮存及利用因素的影响，在不同疾病有相应的变化。血清铁水平代表铁进入和离开循环之间的平衡，总铁结合力于铁贮存减少时开始增高。铁代谢障碍时血清TIBC会发生各种变化。

3. 铁蛋白（FRT）

铁蛋白是铁贮存蛋白。其分子量≥440 000 D，由包括一个24个亚基组成的蛋白外壳（去铁铁蛋白）及一个铁核心构成，其中含有大约平均2 500个Fe^{3+}离子（碱性异构体中）。所有异构体的共同点是它们在结构上包括两个单独的亚基，酸性的H（重）-型亚基和弱碱性的L（轻）-型亚基。碱性的异铁蛋白主要负责长期铁贮存功能，主要见于肝脏、脾脏和骨髓。酸性异铁蛋白主要存在于心肌、胎盘、肿瘤组织及贮存器官（含量较少）。最有必要进行铁蛋白检测的情况包括铁代谢诊断、监测铁剂治疗、确认高危群组中的铁储量及各种贫血的鉴别诊断。它还用于鉴别缺铁性贫血和低色素性贫血（慢性感染和肿瘤性贫血，铁粒幼细胞性贫血或地中海贫血）。铁蛋白测定特别适用于红细胞生成素治疗期间用于监测铁利用和分布障碍存在时的肾性贫血。血液中检测到的铁蛋白与身体铁储量平衡，因此可作为铁储量水平的指示因素。

血清铁蛋白浓度和网织红细胞的储铁量直接相关，所以血清铁蛋白测定用于诊断和随访体内铁量是否不足或超量。铁不足可先于贫血表现前被检测出来，故有助于防止营养不良性贫血。以前临床上评价体内铁储存量是通过检测血清铁、总铁结合力（TIBC）和转铁蛋白饱和度或骨髓活检来进行的。但这些方法都不能鉴别铁容量不足是由于消耗过度还是疾病引起的铁释放紊乱。据最新文献报道，铁蛋白检测对于早期发现铁容量不足具有高灵敏性和可信性，此外还可用于随访口服铁剂治疗的患者以监测其血铁储量是否恢复正常。有慢性炎症、感染、肿瘤和慢性肾功能不全的患者其血清铁蛋白浓度升高，此时血清铁蛋白水平和体内铁储量比例仍然正常，但处于一个较高的水平。血清铁蛋白检测对于各种铁过量疾病（如地中海贫血和铁粒幼贫血）的鉴别诊断具有重要作用，同样可以用于口服螯合剂治疗铁过量的患者随访。病理性铁蛋白升高还见于卵巢癌、乳腺癌、白血病和淋巴瘤患者，因此铁蛋白不仅是一项铁代谢指标，还可以作为肿瘤患者用药时的监控及随访用的重要肿瘤标记物。一般来说，由于年龄、性别的不同，其血清铁蛋白浓度的正常值也会有所差别。

4. 转铁蛋白（TRF）

转铁蛋白是一种分子量为 79 570 D 的糖蛋白。由一条多肽链和两条由 N-糖苷键链接的低聚糖链组成，并以多种亚型存在。转铁蛋白为血清中的铁转运蛋白，在肝脏中的合成率随机体对铁的需求及铁的储存量的变化而改变。在机体缺铁时，转铁蛋白饱和度为提示功能性缺铁极为敏感的指标之一。当储存铁不足时，铁蛋白水平下降，如在炎症或不常见的疾病-抗坏血酸缺乏病中，若血清转铁蛋白浓度很低，可排除缺铁或铁缺乏。转铁蛋白饱和度比铁蛋白更适合筛查遗传学血色病的纯合基因型。用红细胞生成素治疗肾功能衰竭患者的贫血时只有在储存铁足够的情况下才有效。最好在治疗期间监测转铁蛋白饱和度。另外转铁蛋白浓度联合铁蛋白的检测可作为排除慢性肝病患者中铁超负荷的明确标准。

转铁蛋白在肝内的合成受铁代谢的影响：铁不足则合成增多使其血清浓度增高，而铁过量自然则引起合成减少。因此检测血清转铁蛋白可用于潜在的和明显铁不足及铁过量的诊断。转铁蛋白不是一种急性时相反应蛋白，在炎症和恶性疾病时其血清浓度不会增高。因为白蛋白和转铁蛋白大小相似但所带电荷相反，所以与白蛋白检测同时进行。

5. 可溶性转铁蛋白受体（sTfR）

转铁蛋白受体是细胞膜上内在的一种糖蛋白，分子量为 190 kD。它由两个通过二硫键连接起来的相同亚基构成。每一个单体都有一个 85 kD 的 C-端成分，可与含铁的转铁蛋白分子结合。蛋白水解作用产生了溶解状态的转铁蛋白受体（sTfR）。血浆中可溶性转铁蛋白受体与转铁蛋白构成复合体形式而存在，其分子量大约为 320 kD。sTfR 的血清浓度直接与细胞膜上的受体浓度成正比。铁缺乏症存在时，血清中 sTfR 浓度的升高甚至出现在血红蛋白浓度明显降低之前。因此，sTfR 可用于描述功能性铁状况，而转铁蛋白反应的是铁贮存状况。可通过测定 sTfR 指数（sTfR 浓度/log 转铁蛋白浓度）获得对铁状况的精确评估。

铁缺乏可以引起人体血液中可溶性转铁蛋白受体（sTfR）升高，这种升高与组织中铁缺乏程度成比例（功能性缺铁）。细胞转铁蛋白受体与转铁蛋白结合，并且对于组织的铁摄取有重要意义。sTfR 浓度直到铁的储备耗竭后才会改变。铁的进一步减少就引起功能性缺铁，从而在血红蛋白浓度下降之前引起相应的 sTfR 浓度升高。而且血清 sTfR 浓度的升高与红细胞前体细胞增多（红细胞过度生成）有关。患者血清铁蛋白仅能提供有限的关于铁代谢的信息，sTfR 则可以对铁代谢进行准确的测定，比如对妊娠妇女、新生儿、婴儿、生长迅速的青少年、运动员、移植受体和慢性感染患者或恶性疾病患者等。与铁蛋白不同的是，血清 sTfR 浓度不受急性期反应或者急性肝功能异常的影响。在使用促红细胞生成素治疗的患者如透析患者中，sTfR 可作为治疗成功的预测值。

（三）糖尿病检验项目

1. 糖化血红蛋白（HbA1c）

糖尿病是一种碳水化合物、脂肪、蛋白质代谢紊乱相关且以高血糖为特征的慢性疾病。糖尿病的长期治疗强调控制血糖水平以预防酮症和高血糖的急性并发症。如果有效控制血糖水平，则可以使视网膜病变、神经病变、肾病和心血管疾病等慢性并发症的发生率达到最小化。

糖化血红蛋白是葡萄糖分子与血红蛋白分子的 N-末端缬氨酸连接的结果。葡萄糖分子与血红蛋白分子的连接在红细胞的整个寿命期间持续发生，并且依赖于血糖浓度和红细胞暴露于血糖的持续时间。因此 HbA1c 水平反映前一时期（8～12 周，取决于个体）的平均葡萄糖浓度，并且比血糖和尿糖测定能够更好地指示长期血糖控制水平。

美国糖尿病协会（ADA）建议诊断糖尿病的切点为 HbA1c≥6.5%。美国糖尿病协会（ADA）建议血糖控制治疗目标为成人：HbA1c<7.0% 为治疗目标，HbA1c>8.0% 需采取措施；ADA 推荐维持 HbA1c 值接近正常值，有助于改善糖尿病患者的微血管情况。

由于 HbA1c 测定反映了血糖浓度的长期波动，近几周控制良好的糖尿病患者仍然可能具有高浓度的 HbA1c。

2. 口服葡萄糖耐量试验（OGTT）

葡萄糖耐量是指机体对血糖浓度的调节能力。正常人在进食米、面等主食或服葡萄糖后，几乎全被肠道吸收，使血糖升高，刺激胰岛素分泌、肝糖原合成增加，分解受抑制，肝糖输出减少，体内组织对葡萄糖利用增加，因此饭后最高血糖不超过 10.0 mmol/L，且进食或多或少血糖都保持在一个比较稳定的范围内。这说明正常人对葡萄糖有很强的耐受能力，即葡萄糖耐量正常。但若胰岛素分泌不足的人，口服 75 g 无水葡萄糖后 2 小时可超过 7.8 mmol/L，可等于或大于 11.1 mmol/L，说明此人对葡萄糖耐量降低。

葡萄糖调节受损（IGR）的诊断切点如表 4-20 所示。

表 4-20　葡萄糖调节受损（IGR）的诊断切点

检测指标	葡萄糖耐量受损（IGT）	空腹血糖受损（IFG）	正常血糖水平
空腹血糖	<7.0 mmol/L	>6.1 mmol/L，<7.0 mmol/L	<6.1 mmol/L
OGTT 2 小时血糖	≥7.8 mmol/L，<11.1 mmol/L	<7.8 mmol/L	<7.8 mmol/L

注：血糖指静脉血浆葡萄糖

IGR 诊断应注意以下事项：

（1）IGT 诊断应同时满足空腹血糖和 OGTT 2 小时血糖两项指标。

（2）IFG 诊断至少满足空腹血糖的诊断指标，如果已测定 OGTT 2 小时血糖，也应满足诊断指标。

（3）正常血糖水平应同时满足空腹血糖和 OGTT 2 小时血糖两项指标。

（4）IGR 患者应定期进行随访和糖尿病筛查，以确定是否发展为糖尿病。

3. 胰岛素释放试验

胰岛素是一种多肽类激素（分子量为 6 000 D），由两条肽链（A 链和 B 链）构成，A、B 链之间由 2 个二硫键相连。胰岛素由胰岛 B 细胞中的胰岛素前体即胰岛素原（分子量为 9 000 D）酶解后形成。胰岛素原中的 A 链和 B 链由被称之为 C 肽的连接肽相连。胰岛素和 C 肽储存于胰岛细胞的分泌颗粒中，并由分泌颗粒分泌。胰岛素分泌包括两个基本机制：紧张性分泌和双相分泌。基础胰岛素分泌或紧张性分泌不受外源性葡萄糖刺激的影响，但是受葡萄糖生理水平波动的调节。双相分泌主要是对外源性葡萄糖刺激的直接反应。许多因素都可以刺激胰岛素分泌，比如高血糖、胰高血糖素和氨基酸；此外，与生长激素或儿茶酚胺水平有关的复杂生理机制也可以刺激胰岛素分泌。

正常人胰岛素高峰值在服糖后 0.5～1 小时，2 小时接近空腹值。肥胖者空腹及餐后胰岛素水平高于非肥胖者。

胰岛素水平降低常见于 1 型糖尿病，空腹值常 <5 $\mu IU/mL$，糖耐量曲线上升，而胰岛素曲线低平。有时在营养不良、胆囊纤维化、嗜铬细胞瘤也可见到胰岛素水平降低，但无诊断价值。

胰岛素水平升高可见于 2 型糖尿病，患者血糖水平升高，胰岛素空腹水平正常或略高，胰岛素释放曲线峰时出现晚，在 120～180 分钟，峰值高于正常体重者，低于同体重者，峰高倍数降低。其原因可能是患者体内存在胰岛素拮抗物或靶细胞的胰岛素受体数目减少或胰岛素清除率降低。胰岛素持续升高，而血糖持续低平则见于胰岛 B 细胞瘤；胰岛素持续升高，而血糖水平正常见于早期糖尿病。空腹血糖正常的轻型糖尿病患者常表现为迟发的高胰岛素水平和低血糖现象。高胰岛素血还可见于肥胖、高血压、皮质醇增多症等胰岛素抵抗者。

4. C 肽释放试验

人 C 肽是单链多肽，由 31 个氨基酸组成。它在胰岛素原前体分子（储存于胰腺 B 细胞的分泌颗粒）中连接胰岛素的 A 链和 B 链。在胰岛素的生物合成过程中，它能够促进该激素的二级和三级结构的正确形成。C 肽和胰岛素以等摩尔量分泌，但是 C 肽不经过肝脏摄取而经肾脏清除，因此它在外周循环中停留的时间较长。这就使得与胰岛素相比，C 肽的半衰期（>30 分钟）更长（胰岛素半衰期为 5 分钟）、波动幅度更小。在这种情况下，C 肽值比胰岛素值更能准确地反映出胰腺中的胰岛素分泌率。除此之外，C 肽浓度不受外源性胰岛素的影响，同时也不会受到胰岛素治疗中产生的胰岛素自身抗体的干扰。

检测结果的解释：

（1）测定 C 肽，有助于糖尿病的临床分型，有助于了解患者的胰岛功能。

（2）因为 C 肽不受胰岛素抗体干扰，对接受胰岛素治疗的患者，可直接测定 C 肽浓度，以判定患者的胰岛 B 细胞功能。

（3）可鉴别低血糖的原因。若 C 肽超过正常值，可认为是胰岛素分泌过多所致；如 C 肽低于正常值，则为其他原因所致。

（4）C 肽测定有助于胰岛细胞瘤的诊断及判断胰岛素瘤手术效果。胰岛素瘤血中 C 肽水平偏高，若手术后血中 C 肽水平仍高，说明有残留的瘤组织；若随访中 C 肽水平不断上升，揭示肿瘤有复发或转移的可能。

（四）肝豆状核变性检测项目

1. 血清铜

铜是人体基本的微量元素之一，对人体营养起着重要作用，是某些酶的组成部分或激活剂。血浆中的铜大部分与球蛋白结合形成铜蓝蛋白，对红细胞的生成具有重要作用。测定血清铜可知体内是否缺铜。

（1）理性降低见于肝豆状核变性（Wilson's 病）、Menke 卷发综合征、低蛋白血症等疾病。

（2）病理性升高见于急性和慢性感染、急性和慢性白血病、霍奇金淋巴瘤、再生障碍性贫血、恶性贫血、缺铁性贫血、镰刀状红细胞性贫血、地中海性贫血等疾病。

2. 铜蓝蛋白（CER）

铜蓝蛋白是血中主要的运铜蛋白，同时还对各种底物具有氧化酶活性。升高见于感染、创伤、肿瘤、妊娠、口服避孕药、胆汁淤积等；降低见于营养不良、肝功能不全、肾病综合征、蛋白质丢失综合征等。在 Wilson's 疾病和 Menke's 综合征（遗传性铜代谢异常）中，血清铜蓝蛋白水平显著降低，特别是纯合体型患者。

（五）心肌损伤标志物检测项目

1. 高敏心肌肌钙蛋白（hs-cTnI）

心肌肌钙蛋白是心肌损伤的特异标志物。在胸痛发作后的 3 小时内即可检测到 cTnI 水平升高，心肌肌钙蛋白-I 在 8～28 小时内达到峰值，在心肌梗死后 3～10 天内一直维持在较高水平。其高度组织特异性有利于鉴别心肌损伤和骨骼肌损伤。

伴随急性心肌梗死（AMI）或局部缺血性损伤，几个小时内，cTnI 就会释放到血液系统中。水平升高的 cTnI 可以在胸痛发作 4～6 小时内在血清中检测到，在 8～28 小时后达到峰值，在 AMI 发作后的 3～10 天都会持续偏高。cTnI 检测的高特异性对于识别心肌损伤非常有效，能够在临床上识别由于手术、外伤、疲劳过度或肌肉疾病所引起的骨骼肌受损。

随着检测技术的进展，目前临床上肌钙蛋白的检测已经进展到了高敏肌钙蛋白的时代，造成心肌细胞轻微损伤的疾病也会造成高敏肌钙蛋白的轻度升高。

2. 肌红蛋白

在局部缺血性心脏疾病中，如心肌梗死（MI），能够观察到肌红蛋白释放到血液系统中的速度暂时加快。血清或血浆中的肌红蛋白水平在 MI 发作后的 2～4 小时内会表现出升高，在 8～10 小时后达到峰值，24 小时后恢复基础值水平。在 MI 发作后的 2～12 小时之间对肌红蛋白进行检测，可以对心电图起到很好的辅助作用，有助于早期诊断 MI。对肌红蛋白水平的监测同样可以帮助评估溶栓治疗是否成功。

由于肌红蛋白同样存在于心肌和骨骼肌中，这些类型肌肉的任何损伤都会导致其释放入血。所以在骨骼肌损伤、骨骼肌或神经肌肉疾病、心脏搭桥手术、肾衰、剧烈运动等情况下都会导致肌红蛋白升高。因此血清中肌红蛋白水平应该综合其他情况来辅助诊断 MI。肌红蛋白在慢性局部缺血性心脏疾病（即不稳定心绞痛）中也会相应地升高超过参考范围值。

3. CK-MB

CK-MB 是存在于心肌组织中的肌酸肌酶的重要组分。CK-MB 同样存在于其他组织中，但水平较低。临床上 CK-MB 一般和心肌肌钙蛋白、肌红蛋白组合检测用来评估患者是否存在心肌损伤。急性心肌梗死时 CK-MB 浓度及升高和下降的动态变化趋势可以对心肌受损的时间做出判断，同时评估梗死面积的大小。

4. 脑利钠肽前体（NT-proBNP）

NT-proBNP 是一种神经内分泌激素，在机体中起调节电压、电解质平衡和血流量的作用。利钠肽类物质在心血管系统功能的控制中的意义已经得到证实。早期的研究显示利钠肽类物质可用于诊断与左心室功能不全相关疾病。这项检测可作为对疑似患充血性心力衰竭个体的诊断和监测轻度心脏功能障碍的辅助手段。该测试还可辅助评估罹患充血性心力衰竭患者的严重程度，可进一步用于急性冠状动脉综合征和充血性心力衰竭患者的危险分级，也可用于左室功能不全患者的治疗监测。

左心室功能不全的患者血清/血浆中的 BNP 浓度增高，作为 BNP 降解产物，无生物活性的 NT-proBNP 浓度也同样增高。研究表明 NT-proBNP 可以用于以下的诊断目的：提示左心室功能不全；心源/非心源性疾病的鉴别诊断；血清/血浆 NT-proBNP 水平的变化还可用于评价左心室功能不全的疗效及心肌重塑的评估。

NT-proBNP 结果解释：随着年龄的增长，动脉硬化症和心脏（如纤维）老化导致心功能不全。心功能不全的发展具有明显的个体差异并且在病程早期临床症状不明显。

NT-proBNP 的水平反映了心功能或失调。NT-proBNP 结果的解释需要考虑性别、功能不全及治疗效果。因此 NT-proBNP 结果的解释必须结合患者病史、各项实验室检查及其他临床资料来综合评估测定结果。

（六）甲状腺疾病相关检测项目

1. 甲状腺功能检测项目（TSH，FT3，FT4）

人促甲状腺激素（TSH）由垂体前叶的嗜碱性粒细胞合成分泌。TSH 与甲状腺细胞表面的受体相互作用刺激有代谢活性的甲状腺激素（T4 和 T3）的产生和分泌，T4 全部由甲状腺合成分泌，而 T3 只有 20% 由甲状腺合成分泌，80% 由 T4 在外周血转化而来。T3 和 T4 调节着人体重要的生理过程，如新陈代谢和神经活动等。

正常情况下，血循环中 T4 99.98% 与相应蛋白结合，游离的只有 0.02%，即 FT4；同理游离的 T3 只有 0.3%，即 FT3。与蛋白结合的为贮存和运输形式，游离的才是活性部分，直接反映甲状腺的功能状态，基本不受血清蛋白浓度影响（如妊娠时因蛋白升高甲状腺素也升高，但 FT3/FT4 基本不受影响）。

通过经典的负反馈机制，T3 和 T4 水平的升高将抑制 TSH 的合成。另外，生长激素抑制素和多巴胺也可抑制过量的 TSH 的释放，这些表明下丘脑既可以刺激也可以抑制垂体 TSH 的合成。下丘脑-垂体-甲状腺轴的任一环节水平紊乱，都将导致甲减或甲亢。

原发性甲减，FT3 和 FT4 水平较低，而 TSH 水平则显著增高。由于下丘脑或垂体病变导致垂体功能紊乱而引起的继发性甲减，尽管 FT3 和/或 FT4 水平较低，但 TSH 水平基本正常，这是由于 TSH 的正常生物活性受到抑制的缘故。虽然绝大部分患者 TSH 水平升高可诊断为原发性甲减，但是有极少数病例（有增加趋势）如 TSH 分泌型垂体瘤（继发性甲减），其临床表现却为甲亢。

原发性甲亢（Grave's 病，甲状腺瘤或结节性甲状腺肿），表现为高水平的甲状腺激素和低水平或检测不到的 TSH。

2. 免疫性甲状腺疾病检测项目

包括甲状腺球蛋白、甲状腺球蛋白抗体、甲状腺过氧化物酶抗体、抗甲状腺激素受体抗体。

甲状腺球蛋白属糖蛋白，绝大多数由甲状腺细胞合成并释放进入甲状腺滤泡的残腔中。TSH、甲状腺体内碘缺乏和甲状腺刺激性免疫球蛋白等因素可刺激甲状腺球蛋白的产生。甲状腺球蛋白在外周甲状腺激素 T3 和 T4 的合成中起决定作用。甲状腺过氧化物酶（TPO）存在于甲状腺细胞的微粒体中，并表达在细胞的表面。在甲状腺球蛋白（Tg）的协同作用下，这种酶在生物合成甲状腺激素 T4、T3 和 rT3 方面具有重要作用。

有低浓度的甲状腺球蛋白存在提示有甲状腺组织的存在。甲状腺全切除术后就不再有甲状腺球蛋白可测出。在先天性甲状腺功能低下患者中，检测甲状腺球蛋白可鉴别甲状腺完全缺损、甲状腺发育不全或其他病理状况。此外甲状腺滤泡壁的损伤可导致大量的甲状腺球蛋白进入血液，因此甲状腺球蛋白也被认为是甲状腺体形态完整性的特殊标志物。甲状腺球蛋白测定也可用于鉴别亚急性甲状腺炎和假的甲状腺毒症。后者因 TSH 的抑制甲状腺球蛋白含量低。

甲状腺球蛋白抗体和甲状腺过氧化物酶抗体是慢性淋巴细胞性甲状腺炎（桥本氏甲状腺炎）的特异性诊断指标，常显著升高。甲状腺球蛋白抗体在包含桥本氏甲状腺炎的自身免疫性甲状腺炎中出现的频率为 $70\% \sim 80\%$，约 30% 出现在甲状腺功能亢进（甲亢）的患者血中。甲状腺球蛋白抗体检测在监测桥本氏甲状腺炎的病程及鉴别诊断中起着重要作用（甲状腺过氧化物酶抗体阴性的不明来源的可疑自身免疫性甲状腺炎，没有淋巴细胞浸润的甲亢，以及排除甲状腺球蛋白抗体在 Tg 测定中的干扰）。高达 90% 的慢性桥本氏甲状腺炎患者体内可检测到高浓度的甲状腺过氧化物酶抗体，70% 的原发性甲亢病患者有甲状腺过氧化物酶抗体浓度升高。

A-TSHR 常用于原发性甲亢病的鉴别诊断，另外也可用于自身免疫性甲亢的诊断或排除，以及与功能自主性甲状腺多发结节的鉴别诊断。此外对于有甲状腺疾病史的患者在怀孕期间评估新生儿甲状腺疾病危险程度也非常重要。但 A-TSHR 阴性不能排除自身免疫病的可能性。高浓度抗体与疾病的程度无关联。随着病程的延长或是缓解期，抗体可转阴。如在疾病的缓解期再度出现抗体，即有恶化的可能。

（七）骨代谢检测项目

1. 骨钙素

骨钙素是骨基质中最重要的一种特异性非胶原蛋白，是骨特异依赖于维生素 K 发挥作用的钙结合蛋白。骨钙素在骨形成过程中由成骨细胞生成，此过程依赖于维生素 K，同时维生素 D_3 有促进骨钙素生成的作用。成骨细胞产生的骨钙素一部分被吸收成为骨基质的组成部分，一部分被释放进入外周血循环。相应地，血清（或血浆）中骨钙素的含量与各种骨代谢疾病的骨转换率变化相关。

骨钙素与骨形成有关，骨转换率增高的疾病都会出现骨钙素的增高。其增高主要可见于甲状腺功能亢进、甲状旁腺功能亢进、肢端肥大症、Paget 病、肿瘤骨转移、肾性佝偻病、骨折及成骨不全。其降低主要见于骨转换率降低的骨质疏松患者、甲状腺功能减退、甲状旁腺功能减退、生长激素缺乏、妊娠等。

2. 总 Ⅰ 型前胶原氨基端肽（total PINP）

骨基质的有机成分中，Ⅰ型胶原的含量超过 90%。成纤维细胞和成骨细胞先合成Ⅰ型前胶原，后者继而形成Ⅰ型胶原。Ⅰ型前胶原在其氨基端（N 端）和羧基端（C 端）存在延伸肽链。这些延伸肽链（前肽）在前胶原转化为胶原的过程中将被特异性的蛋白酶切割。成熟的胶原形成后会沉积于骨基质中。

PINP 反映Ⅰ型胶原的沉积情况，因此可作为一项骨形成标志物。在Ⅰ型胶原的形成过程中，PINP 被释放至细胞外间隙最终进入血液。PINP 为三聚体形式（由三聚体胶原转化而来），但很快会在热降解作用下成为单体形式。临床一般检测的是血液中所有的 PINP 形式，因此称为总 PINP。

骨代谢疾病或肾功能不全患者的总 PINP 水平会明显上升。

3. Ⅰ 型胶原交联羧基端肽（β-CTx）

骨基质的有机成分中，Ⅰ型胶原的含量超过 90%。骨内这种基础性物质存在分解代谢和合成代谢调节。正常骨代谢期间成熟的Ⅰ型胶原会被降解，而形成的小片段会进入骨血流后通过肾脏排泄。生理或病理性骨吸收增强时（如老年人或骨质疏松症），Ⅰ型胶原的降解也增加，血中的胶原片段含量随之也相应升高。检测这些骨吸收标志物便可测得破骨细胞的活性。尤其具有相关性的Ⅰ型胶原片段是 β-异构化的 C-端肽（β-CTx）。这些异构化端肽对于骨骼中主要存在的 Ⅰ 型胶原降解产物具有高度特异性。对于骨吸收增加的患者，报告称Ⅰ型胶原异构 C 端肽血清水平升高。该血清水平在抗吸收治疗过程中恢复正常。在骨质疏松或其他骨病中，建议通过测定血清 C-端肽来监测抗吸收治疗（如骨质疏松或激素替代治疗）的有效性。

β-CTx 升高表明骨吸收增加。其升高与骨质疏松症、骨质疏松、佩吉特病、甲状腺功能亢进、甲状旁腺功能亢进等疾病有关联。用抗骨吸收药物的患者（双磷酸盐类药物或激素替代治疗），开始治疗后 3~6 个月 β-CTX 从基线减少 25% 以上表示足够的治疗作用。

4. 维生素 D

维生素 D 为一种脂溶性类固醇激素前体，当皮肤暴露于阳光下时产生或者由食物直接提供（主要是蛋黄、鱼油和植物）。维生素 D 无生物活性，必须在肝脏和肾脏经过两步连续的羟基化过程成为有生物活性的 1,25-二羟基维生素 D。维生素 D 的两个最重要的形式是维生素 D_3（胆钙化甾醇）和维生素 D_2（麦角钙化甾醇）。与维生素 D_3 不同，维生素 D_2 必须与食物一起被吸收。在人体内维生素 D_2 和维生素 D_3 与血浆中维生素 D 结合蛋白结合，并转运到肝脏，两者经 25 羟基化成为 25 羟基维生素 D。25 羟基维生素 D 是可在血中被检测的代谢物，由于它是人体内维生素 D 的主要储存形式，其半衰期为 2~3 周，通过检测它可以确定整个维生素 D 的情况。外周血中无生物活性的 25 羟基维生素 D 大约是有活性的 1,25-二羟基维生素 D 水平的 1 000 倍。血清中检测出来的 95% 以上的 25 羟基维生素 D 为 25 羟基维生素 D_3，而只有服用了维生素 D_2 补充剂的患者 25 羟基维生素 D_2 才能达到检测水平。维生素 D 缺乏是继发性甲状旁腺机能亢进症的常见病因。提高甲状旁腺激素含量，特别是提高缺乏维生素 D 的老年人的甲状旁腺激素含量会导致骨软化症，增加了骨转化，降低了骨质量，并有骨折的危险。25 羟基维生素 D 含量低还与骨密度低有关。其结果可作为辅助手段来判定骨代谢状况。

维生素 D 浓度高于正常范围提示过高的维生素 D 摄入。浓度低于正常范围提示长期缺乏光照、饮食中摄入的维生素 D 过少、吸收不良、肝肾疾病等；此外使用苯妥英、苯巴比妥和利福平等药物也可导致维生素 D 水平偏低。

5. 甲状旁腺素（PTH）

甲状旁腺素（PTH）在甲状旁腺内合成，并分泌到血液中。完整的甲状旁腺素的选择性测定可直接判定甲状旁腺的分泌能力。PTH 联合维生素 D 和降钙素影响骨骼系统的钙和磷，促进小肠对钙的吸收和增加肾脏对磷的排泄。PTH 和降钙素的相互作用确保血钙浓度的稳定。高血钙浓度抑制 PTH 分泌，低血钙浓度则促进 PTH 分泌。

甲状旁腺功能障碍影响 PTH 分泌，会导致血钙浓度升高或降低（高钙血症或低钙血症）。甲状旁腺功能亢进会导致 PTH 分泌增加（甲状旁腺机能亢进），其主要与甲状旁腺腺瘤有关。继发性甲状旁腺机能亢进、血钙浓度降低，则是其他疾病造成（如维生素 D 缺乏）。评估甲状旁腺机能亢进时，PTH 和钙浓度的测定更为重要。

（八）肿瘤标准物检测项目

1. 甲胎蛋白（AFP）

甲胎蛋白是胎儿发育早期，由卵黄囊和肝脏合成的一种由 590 个氨基酸组成的血清糖蛋白，半衰期 5 天左右，胎儿出生后不久即逐渐消失。不同来源的 AFP 由于糖链结构上的差异，对刀豆素（ConA）或小扁豆凝集素（LCA）的结合能力也不同，这种糖链结构不同的 AFP 称为 AFP 异质体，并以此分为结合型与非结合型两种。70%～95% 的原发性肝癌患者体内的 AFP 水平会升高。非精原胚胎细胞肿瘤晚期的患者 AFP 水平会明显增高。

高水平的 AFP 升高主要见于原发性肝细胞癌，转移性肝癌的 AFP 水平一般低于 350～400 IU/mL。酒精性肝硬化、急性病毒性肝炎及乙肝病毒携带者在肝脏组织代偿性再生时 AFP 水平会出现轻度升高。非精原胚胎细胞肿瘤晚期的患者 AFP 水平会明显增高。

2. 癌胚抗原（CEA）

癌胚抗原是大肠癌组织产生的一种糖蛋白，作为抗原可引起患者的免疫反应。此种抗原称为癌胚抗原（carcino-embryonic antigen CEA），可广泛存在于内胚叶起源的消化系统癌，也存在于正常胚胎的消化管组织中，在正常人血清中也可有微量存在。癌胚抗原是一个广谱性肿瘤标志物，它能向人们反映出多种肿瘤的存在，对大肠癌、乳腺癌和肺癌的疗效判断、病情发展、监测和预后评估是一个较好的肿瘤标志物。

癌胚抗原（CEA）是肿瘤相关抗原。最早认为 CEA 对消化道肿瘤具有特异性，近年的研究表明，CEA 在其他恶性疾病及某些非恶性疾病也可能升高。对一些已诊断为恶性疾病并且伴有 CEA 升高的患者，测定 CEA 对于患者病情的监控有重要价值。经过治疗后如循环中 CEA 持续增高，强烈提示肿瘤隐匿转移和/或存在残余病变。CEA 的持续增高还可能与肿瘤的进展有关，或可能提示治疗反应差。而 CEA 下降则通常提示预后较好或治疗反应好。治疗前患者 CEA 水平低，而治疗后 CEA 水平可能增高，并提示病情进展。不推荐 CEA 作为普通人群肿瘤筛查的指标，但测定 CEA 可作为判断预后及肿瘤患者辅助处理的措施。

3. CA125

在 CA125 的测定中使用了 OC125 单克隆抗体，最早发现 OC125 识别的抗原存在于正常的胸膜、腹膜和心包组织。在胎儿，OC125 识别的抗原定位于羊水、脐上皮和 Mullerian 上皮组织；在成人其定位于子宫颈、子宫内膜和卵巢包含囊肿和乳头瘤。然而无论是在胎儿卵巢组织或是在正常成人卵巢组织和卵巢良性黏蛋白瘤，都没有发现 OC125 识别的抗原。

血清 CA125 测定对于侵袭性卵巢上皮癌的病程监测有价值。CA125 持续增高可能提示疾病为恶性，并且对治疗的反应性差。而 CA125 降低提示对治疗的反应性好。接受过一线治疗的原发性卵巢上皮癌的患者，CA125 测定值大于或等于 35 U/mL 提示有残余肿瘤的存在，然而 CA125 正常也不能排除残余肿瘤的存在。在将近 1%～2% 的健康人，一些非恶性疾病患者，如肝硬化、肝炎、子宫内膜炎、妊娠头 3 个月、卵巢囊肿和盆腔炎等患者，也可见到 CA125 升高。还有报道，在月经期也可见 CA125 增高。非卵巢的恶性疾病，如子宫颈、肝脏、胰腺、肺、结肠、胃、胆道、子宫、输卵管、乳腺和子宫内膜等部位疾病，CA125 也可升高。

4. CA15-3

CA15-3 是乳腺癌最重要的特异性标志物。30%～50% 的乳腺癌患者的 CA15-3 明显升高，其含量的变化与治疗效果密切相关，是乳腺癌患者诊断和监测术后复发、观察疗效的最佳指标。CA15-3 动态测定有助于 Ⅱ 期和 Ⅲ 期乳腺癌患者治疗后复发的早期发现；当 CA15-3 大于 100 U/mL 时，可认为有转移性病变。

研究显示，乳腺癌患者通常 CA15-3 会升高。CA15-3 在监测乳腺癌患者对治疗的反应性方面有临床价值。升高的 CA15-3 与疾病进展有关；而下降的 CA15-3 提示疾病缓解。其他研究还表明，治疗后 CA15-3 仍升高的患者，乳腺癌复发的危险性高，CA15-3 在临床检出乳腺癌复发前即可升高。

CA15-3 升高还可见于一些非恶性疾病，如肝硬化、肝炎、自身免疫性疾病、卵巢和乳腺的良性疾病；非乳腺的恶性疾病 CA15-3 也可升高，如肺癌、结肠癌、胰腺癌、原发性肝癌、卵巢癌、子宫颈癌和子宫内膜癌。

在绝大多数正常个体，CA15-3 不会升高。不推荐将 CA15-3 作为普通人群肿瘤的筛查指标，但 CA15-3 可以作为乳腺癌患者的辅助诊断和治疗监测的指标。

5. 糖链抗原 19-9（CA19-9）

CA19-9 由胎儿的胃、肠、胰脏上皮细胞分泌。在成年人的肝脏、肺和胰脏组织也能发现低浓度的 CA19-9。

CA19-9 检测可以帮助鉴别诊断胰腺癌及胰腺癌患者治疗监测（敏感性达 70％～87％）。肿瘤的大小和 CA19-9 的检测值之间没有线性关系。但是血清 CA19-9 水平超过 10 000 U/mL 以上的患者几乎都存在肿瘤的远处转移。CA19-9 不能作为胰腺癌的早期检查指标。对于胆管癌 CA19-9 的敏感性为 50％～75％。对于胃癌建议同时检测 CA 72-4 和 CEA。对于结肠癌建议只检测 CEA。极少数 CEA 阴性的病例检测 CA19-9 才有价值。由于 CA19-9 经肝脏分泌，轻微的胆汁淤积都能导致血清 CA19-9 水平的明显升高。胃肠道和肝脏的良性病变或炎症也会导致 CA19-9 水平的升高，比如囊性纤维化。

（1）胰腺癌、胆囊癌、胆管壶腹癌时，血清 CA19-9 水平明显升高。

（2）胃癌阳性率约为 50％，结肠癌阳性率约为 60％，肝癌的阳性率约为 64.6％。

（3）急性胰腺炎、胆囊炎、胆汁淤积性胆管炎、肝硬化、肝炎等疾病，CA19-9 水平也有不同程度的升高。

6. CA72-4

CA72-4 检测采用了二种单克隆抗体：B72.3 和 CC49（后者是 CA72-4 特异性抗体）。它们可与以下几类组织反应：乳腺癌、结肠癌、非小细胞肺癌、上皮性卵巢癌、子宫内膜癌、胰腺癌、胃癌及其他种类的癌。可与胎儿组织如结肠，胃和食管反应，但与正常的成人组织无反应。其临床意义如下：

（1）良性疾病：血清 CA72-4 升高可见于以下良性疾病：胰腺炎、肝硬化、肺病、风湿病、妇科病、卵巢良性疾病、卵巢囊肿、乳腺病和胃肠道良性功能紊乱。与其他标志物相比，CA72-4 对良性疾病的诊断特异性较高。

（2）恶性疾病：

胃癌：诊断灵敏度为 28％～80％，通常为 40％～46％。而对良性胃肠疾病的诊断特异性＞95％。CA72-4 升高的程度与疾病的分期有关系。外科手术后，CA72-4 水平可迅速下降至正常值，而如果肿瘤组织被完全切除，CA72-4 可持续维持在正常水平。在 70％的复发病例中，CA 72-4 浓度升高先于临床诊断或与其同步。有研究结果提示，术前的 CA 72-4 水平可作为预后判断的标准。

卵巢癌：据报告，它对卵巢癌的诊断灵敏度为 47％～80％。CA 72-4 对黏液样卵巢癌的诊断灵敏度高于 CA125。两者结合起来使初诊的诊断灵敏度可提高到 73％（单独使用 CA 125 为 60％）；动态监测的诊断灵敏度可提高到 67％（单独使用 CA125 为 60％）。

结直肠癌：对于结直肠癌的诊断灵敏度为 20％～41％；且与 Dukes 临床分级相关。CA72-4 对良性结肠疾病的诊断特异性为 98％。肿瘤完全切除后 CA72-4 可显著下降。长期随访发现 CA 72-4 持续升高可能有残余的肿瘤存在。CA72-4 与 CEA 联合检测能使术后肿瘤复发的诊断灵敏度从 78％提高到 87％。

7. 鳞状细胞癌相关抗原（SCC）

SCC 抗原是 TA-4 的一个亚单位，TA-4 来源于子宫颈鳞状上皮癌组织，是一种分子量为 48 000 D 的糖蛋白。SCC 在正常的子宫颈及其他鳞状上皮组织（外阴、肺、食管）的复层鳞状上皮的基底上层都有表达。报道指出，鳞状细胞肿瘤既含有酸性组分，也含有中性组分，而健康的鳞状上皮组织中的 SCC 主要是中性组分。

SCC 是一种特异性很好的鳞癌肿瘤标志物，但敏感性较低，可作为子宫颈癌、肺癌、颈部癌等的辅助诊断指标和预后监测指标。肝炎、肝硬化、肺炎、肾功能衰竭、结核等疾病，SCC 也有一定程度的升高。

据报道，正常 SCC 血清水平<2 ng/mL。SCC 不是特异性的肿瘤标志物，其血清水平异常在几种良性疾病中也有报道。肾衰和皮肤疾病是血清 SCC 假阳性的最主要原因，有些患者的检测结果比通常的临界值 2 ng/mL 高 30 倍。

也有报道指出，良性积液患者的 SCC 水平异常，可高达 10～12 ng/mL，甚至可高达 69 ng/mL。但是若排除了合并肾衰、皮肤疾病或肝病的积液患者，SCC 的特异性显著提高，假阳性率从 10.1% 降低到 1.4%。有报道指出少数妇科疾病或肺病患者也会出现 SCC 血清水平轻微升高（2～4 ng/mL）。

研究显示子宫颈鳞状细胞上皮癌患者血清 TA-4 水平明显高于健康女性，它可以反映疾病的严重程度，可作为预后、复发监测和病程监测指标。

SCC 是唯一与非小细胞肺癌（NSCLC）组织学类型有明确关系的标志物。肺癌患者中，SCC 水平升高有 99% 的概率说明是 NSCLC，特别是鳞状细胞类型的非小细胞肺癌。在其他类型鳞状细胞癌（咽、喉、腭、舌、颈）血清中也可以检测到低水平的 SCC。

8. 总前列腺特异性抗原和游离前列腺特异性抗原（otal PSA，free PSA）

前列腺特异性抗原（PSA）是人前激肽释放酶基因家族成员之一，是一种具有类胰凝乳蛋白酶活性的丝氨酸蛋白酶。成熟形式的 PSA 为含 237 个氨基酸的单链糖蛋白，其中 7%～8% 糖类为单个 N-连接寡糖侧链。PSA 分子量约为 30 000 D。

PSA 主要由前列腺上皮细胞产生。当在前列腺生成的 PSA 达到一定量时即被分泌到精液中。PSA 也存在于尿液和血清中。PSA 的主要作用是裂解精液中的凝胶蛋白，使精液凝胶液化，增加精子活力。在血液里面也发现低水平 PSA 存在，这是从前列腺漏出的 PSA。PSA 水平升高与前列腺病变有关，包括前列腺炎、良性前列腺增生（BPH）和前列腺癌。

PSA 在血液中主要以 3 种形式存在。大部分可免疫检测出的形式是 PSA 与丝氨酸蛋白酶抑制剂 α-1 抗胰凝乳蛋白酶结合的复合物（PSAACT）。未结合或游离 PSA 是 PSA 在血清中的另外一种可免疫检测的形式。在血清中大部分游离 PSA 为不能与蛋白酶抑制剂结合的无活性形式，其既可能为 PSA 酶原，也可能为无酶活性的 PSA 裂解片段。PSA 的第三种形式是与 α-2 巨球蛋白结合的复合物，因其抗原表位被 α-2 巨球蛋白分子包围并掩蔽，所以用当前的 PSA 免疫检测法还无法检测。

目前已开发出检测游离 PSA、PSA-ACT 复合物及总 PSA（免疫检出形式：如游离 PSA 和 PSA-ACT）的免疫测定法。使用这些项目，测得 BPH 患者血清中游离 PSA 的比例明显高于前列腺癌患者。已有人提议将比较游离 PSA 浓度和总 PSA 浓度来测定游离 PSA 比例或百分比，作为提高对 BPH 与前列腺癌鉴别能力的一种方法，尤其是对于血清总 PSA 处于中间水平的男性。

血液中低水平的 PSA 是从前列腺中释放的，PSA 水平升高与前列腺疾病有关，如前列腺炎、良性前列腺增生、前列腺癌。大量资料表明，正常男性 TPSA ≤4 ng/mL，FP-SA≤0.93 ng/mL。多数前列腺癌患者血清 TPSA 的浓度升高。有研究报告血清中 TPSA 和 FPSA 随着年龄增长略有升高，两者呈正相关，而比值相对不变，这对诊断前列腺疾病提供了一个有价值的指标。

9. 神经元特异性烯醇化酶（NSE）

烯醇酶可分解成多种二聚异构体，由 3 种亚单位 α、β、γ 组成。烯醇酶 α 亚单位见于哺乳动物多种类型组织中，而 β 亚单位则主要见于心脏和肌肉组织。αγ 和 γγ 酶异构体称为神经元特异烯醇化酶（NSE）或 γ-酶，高浓度存在于神经细胞和神经内分泌细胞及这些细胞所引发的肿瘤细胞中。其临床意义如下。

（1）支气管癌：NSE 被认为是监测小细胞支气管癌的首选标志物。而 CYFRA21-1 则适合于非小细胞支气管癌的监测。60%～81% 的小细胞支气管癌患者，NSE 升高。NSE 与转移部位或者是否为神经系统转移没关系，但与临床分期，即疾病的严重程度，有很好的相关性。因此，NSE 是监测小细胞支气管癌疗效与病程的有效标志物，并能提供有价值的预后信息：诊断敏感性为 93%，阳性预测值为 92%。

（2）神经母细胞瘤：62% 患病的儿童血清 NSE 水平高于 30 μg/L。病理性 NSE 升高水平与疾病的临床分期有显著的相关性。反之，NSE 升高不明显，则预后好。

（3）胺前体摄取脱羧细胞瘤（apudoma）：有 34% 的患者血清 NSE 升高（>12.5 μg/L）。

（4）精原细胞瘤：有 68%～73% 的患者血清 NSE 水平明显升高。含量与病程有关系。

（5）其他肿瘤：22% 的非肺源性恶性疾病患者 NSE 高于 25 μg/L。脑肿瘤，如神经胶质瘤、脑膜瘤、神经纤维瘤和神经鞘瘤等，偶尔可伴有 NSE 升高。

（6）良性病变：血清 NSE 升高（>12ng/mL）见于良性肺病和中枢系统疾病。主要在 CSF 中升高者可见于脑血管脑膜炎、弥散性脑炎、脊髓小脑退化、脑缺血、脑梗死、脑内血肿、蛛网膜下出血、头部损伤、炎症性脑疾病、器质性癫痫、精神分裂症和克罗伊茨费尔特-雅各布综合征等。

因为细胞中 NSE 浓度要远高于血浆，所以标本溶血会造成 NSE 显著升高，此外 NSE 要求在标本采集后 1 小时内离心分离血清样本，否则也会造成 NSE 检测结果升高。

10. 细胞角蛋白片段 19（CYFRA 21-1）

细胞角蛋白是构成上皮细胞间丝状体亚基的结构蛋白。有 20 种不同的细胞角蛋白多肽迄今已经被证实。由于其特异的分布模式，适合作为不同肿瘤病理的标志物。完整细胞角蛋白多肽的可溶性较差，但溶于血清中片段可被检测。借助特异性单克隆抗体（KS 19-1和BM 19-21）的识别能够检测细胞角蛋白 19 片段（CYFRA 21-1），这个片段的分子量约 30 000 D。CYFRA 21-1 主要用于监测非小细胞性肺癌（NSCLC）和浸润性膀胱癌的病程。此外 CYFRA 21-1 较好的特异性可鉴别诊断肺部良性疾病（如肺炎、结节病、结核病、慢性支气管炎、支气管哮喘、肺气肿）。个别良性肝脏疾病和肾功能衰竭的患者 CYFRA 21-1 水平会轻微上升（小于 10 μg/L）。CYFRA 21-1 浓度与性别，年龄或吸烟习惯无相关性且不受妊娠影响。

肺癌的临床诊断主要根据临床症状、影像学或内窥镜检查和外科手术。肺部不能明确诊断的病灶，如果伴有 CYFRA 21-1 检测结果的增高（＞30 μg/L），预示患原发性支气管癌的可能性相当高。血清高水平的 CYFRA 21-1 提示肿瘤晚期和预后较差。血清 CYFRA 21-1 水平正常或轻微上升，不能排除肿瘤存在的可能。

血清 CYFRA 21-1 水平快速下降到正常范围内提示治疗有效。血清 CYFRA 21-1 水平持续性保持、轻微改变或缓慢下降提示肿瘤可能切除不完全。在疾病进展过程中，CY-FRA 21-1 水平的升高往往早于临床症状及影像学检查。

11. 人附睾蛋白 4 （HE4）

人附睾蛋白 4 属于乳清酸性 4-二硫键核心（WFDC）蛋白家族，具有疑似胰蛋白酶抑制剂的特性。HE4 最初在附睾远端的上皮细胞中被发现，并且在最初认为它是一种与精子成熟有关的蛋白酶抑制剂。一直以来有报道认为 HE4 在多个正常组织（包括呼吸道和生殖道组织，以及卵巢癌组织）的上皮内均有所表达，且分泌型 HE4 已经在卵巢癌患者的血清中检测到有高水平表达。

研究发现，HE4 与 CA125 联合使用比单独使用任何一种标志物，对恶性肿瘤都具有更为准确的预测性，其灵敏度和特异性分别为 76％和 95％。在全世界范围内，卵巢癌是导致妇女癌症相关死亡中的第四大常见原因。卵巢癌的症状与附件包块的存在具有相关性，并且通常是模糊的和非特异性的。对附件包块进行诊断评估的主要目的是为了确定它是良性还是恶性。由于大多数附件包块是良性的，对于采取正确的诊断方法，在手术前确定患者是否具有卵巢恶性肿瘤的高风险性是非常重要的。研究结果显示，临床表现、CA125 检测和影像学检查的联合使用将会提供最高的阳性预测率。对于存在盆腔肿块的妇女，当 HE4 与 CA125 联合使用时，HE4 可以提高对良恶性病变的鉴别能力。

卵巢上皮癌恶性肿瘤及子宫内膜癌中 HE4 过度表达，但与 CA125 不同，在良性妇科疾病如非恶性肿瘤、子宫内膜异位症和盆腔炎症性疾病中 HE4 通常不升高。HE4 已被 FDA 批准用于监测卵巢上皮癌患者的复发，HE4 与疾病的消长总体上有 76％的一致率，某些病例中 HE4 升高而 CA125 不升高。有研究表明，对于卵巢癌复发的患者，HE4 血清水平在 CA125 血清水平升高前 5 个多月就已经升高。

12. 中枢神经特异蛋白 （S100-β）

S100 是一种小分子蛋白质二聚体，分子量为 10.5 kD，是钙离子结合蛋白多基因家族中的一员。S100A1（α）和 S100B（β）是首先发现的成员，最初由 Moore 作为一种不能分离的混合物从牛脑中分离出来，后来因其能溶于 100％饱和硫酸铵溶液中，所以命名为 S100。S100A1 和 S100B 主要在中枢神经系统细胞表达，特别是星型胶质细胞，但是在黑色素细胞和其他组织也有一定程度的表达。这种由 A1 和 B 的异型或同型二聚体组成的蛋白质，具有多种调节细胞内和细胞外活动的功能。

恶性黑色素瘤患者，特别是 Ⅱ、Ⅲ期和 Ⅳ期患者，血清 S100 浓度升高情况可能预示其疾病进展情况。一系列的浓度测定对成功跟踪和监测患者治疗非常有用。

大脑损伤后，CSF（脑脊液）中 S100 浓度升高，并且释放到周围血液中。血清 S100 浓度增加提示血脑屏障被破坏，并且这种升高可能出现在神经损害之前。多种不同原因，如脑外伤和中风引起的大脑损伤患者均可检测到 S100。

S100-β 浓度升高常见于恶性黑色素瘤患者，其浓度升高可预示疾病的进展，连续监测对于疗效的评估非常有用。另外，多种类型及多种疾病导致的脑损伤，如脑外伤或中风患者 S100-β 浓度也会升高。

13. 胃蛋白酶原（PGⅠ，PGⅡ）

胃蛋白酶原是胃液中胃蛋白酶的非活性前体，免疫学上可分为两型：胃蛋白酶原 1（PGⅠ）和胃蛋白酶原Ⅱ（PGⅡ）。PGⅠ由胃底腺分泌，PGⅡ由胃底腺、贲门腺、幽门腺和 Brunner 腺分泌。胃底腺黏膜萎缩的过程中，分泌 PGⅠ的主细胞减少，幽门腺细胞增多。从而造成 PGⅠ/PGⅡ比率降低。因此，Ⅰ/Ⅱ比率可以作为胃底腺黏膜萎缩的指征，免疫学方法检测 PGⅠ/PGⅡ水平并结合 PGⅠ和Ⅰ/Ⅱ比率可用于筛查胃底腺黏膜萎缩性疾病。与胃底黏膜萎缩性疾病相关的疾病中，特别是萎缩性胃炎与胃癌有关。

PGⅠ浓度$\leqslant 70\ \mu g/L$，且 PGⅠ/Ⅱ比值$\leqslant 3.0$ 提示可能存在胃黏膜萎缩。胃蛋白酶原Ⅰ和胃蛋白酶原Ⅱ可反映胃黏膜萎缩程度，但不是胃癌特异性标志物。因此，对胃黏膜萎缩性疾病呈现高阳性率。尚未证实此方法可替代直接 X 线检查用于胃部肿块筛查。

14. 肿瘤标志物的联合应用

肿瘤标志物已经应用了许多年，越来越受到重视和关注，在临床上常常将 2 种或 2 种以上肿瘤标志物联合检测以更好地提高其敏感性和特异性，进而提高其临床应用价值。目前临床上常用的肿瘤标志物检测组合主要有：

（1）肝脏肿瘤标志物组合（AFP，AFU，CEA）。

（2）胃肠肿瘤标志物组合（CEA，CA199，CA724）。

（3）胰腺肿瘤标志物组合（CEA，CA199）。

（4）前列腺癌标志物组合（TPSA，FPSA）。

（5）肺癌肿瘤标志物组合（CEA，NSE，CYFRA21-1，SCC）。

（6）卵巢癌标志物检测组合（HE4，CA125，CA72-4，β-HCG）。

（7）生殖细胞肿瘤标志物检测组合（AFP，β-HCG）。

（8）乳腺癌标志物检测组合（CEA，CA153）。

（9）宫颈癌标志物检测组合（CEA，SCC）。

（10）萎缩性胃炎及胃癌风险相关标志物检测组合（PGⅠ，PGⅡ）。

（九）EB 病毒抗体检测

EB 病毒（EBV）是传染性单核细胞增多症的病原体，也与伯基特淋巴瘤（BL）、鼻咽癌（NPC）和伴性淋巴组织增生症（XLP）密切相关。EBV 是一种人类疱疹病毒。它分布广泛，接近 95% 的成人都被感染过。EBV 病毒是双链 DNA 病毒，长度约为 172 个碱基。EBV 主要传播途径为经口传播。EBV 在口咽上皮细胞内进行复制并从感染的 B 淋巴细胞中释放病毒颗粒，从而释放至唾液中。孩童时期，初次感染 EBV 通常是无症状的。

绝大多数传染性单核细胞增多症患者都是在青春期至成人期感染 EBV。初次感染后，EBV 可终生潜伏。

传染性单核细胞增多症基于临床症状（通常包括喉咙痛、发热、淋巴结病及身体不适）并结合淋巴细胞增多和血清学表现出的异嗜性抗体和/或 EBV 特异性抗体的存在进行诊断。许多其他病原体也可引起与传染性单核细胞增多症相似的临床症状，如巨细胞病毒、刚地弓形虫、肝炎病毒、人类免疫缺陷病毒及其他病毒。通常直到特异性的病原体确定后才能确诊为传染性单核细胞增多症。

EBV 感染后最初在血清中可检测到病毒衣壳抗原（VCA）IgM，之后 IgM 逐渐减少到无法检出的水平。几乎同时 VCA IgG 逐渐增加。大部分（> 80%）有症状的传染性单核细胞增多症患者初次检查时 VCA IgG 和 IgM 抗体水平都在近峰值处。VCA IgM 抗体通常在疾病发作后 2～3 个月后消失，而 IgG 抗体可在正常人体内终生存在。

大部分传染性单核细胞增多症患者短时间内出现 EA 抗体，但是 EB 病毒抗核（EB-NA）抗体 IgG 在疾病发作数周或数月后才会出现并可持续存在数年直至终生。在有症状的传染性单核细胞增多症患者中，检测 EBNA IgG 抗体同时结合检测 VCA IgM 和 IgG 抗体可判断出患者是处于急性期或是康复期。EBNA IgG 抗体水平的增高预示传染性单核细胞增多症患者正处于逐步康复期。VCA IgG 抗体水平的增高预示患者处于感染的急性期，同时 VCA IgM 抗体水平的增高可以预示患者处于从最初感染到急性期的进程之中。同样地，VCA IgM 抗体水平下降可以预示患者处于从急性期到逐步减弱期的进程之中。EB-NA IgG 抗体在健康个体的存在提示既往 EBV 感染；VCA IgG 抗体在健康个体的存在提示既往感染 EBV 或轻度初次感染（图 4-46）。

阳性结果说明被检测样本中存在 EB 病毒抗体，表明新近或既往的 EB 病毒感染。EB 病毒感染后各种抗体相继出现。

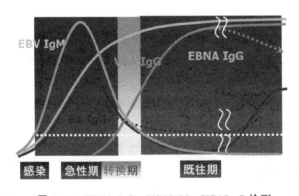

图 4-46　EBNA IgG、VCAIgM、VCAIg G 检测

阴性结果并不能完全排除急性感染。如果怀疑患者感染了 EB 病毒，即使测试结果为阴性，也应在一或两星期后再次采集样本重新测试 VCA IgM 或 IgG 水平，以确定是否早期感染。

可疑结果通常表明其为初期感染、复发感染或过往感染。对其他的 EBV 标志物进行检测的血清数据可以为临床诊断提供有用信息（表 4-21）。

表 4-21　EBV 感染血清学指标意义判断

结果解释	EBV-CA IgG	EBV-CA IgM	EBV-EA IgG	EBNA	IgG 亲和力
未经 EBV 感染	−	−	−	−	
EBV 感染早期	+/++	+	++	−	低
EBV 感染晚期	+/++	+/−	+/++	+/−	高
EBV 感染恢复期	+/++	−	+/−	+	高
既往 EBV 感染	+	−	+/−	+	高
慢性/复发性感染	+	−	+/−	+	高
Burkitt' 淋巴瘤	++	−	++	+	高
鼻咽癌	++	+/−	++	+	高
检测不出抗 EBV-CAIgM 和 EBV-EA-IgG 的早期感染	+	−	−	−	低
IgM 持续阳性或延迟转阴的 EBV 既往感染	+/++	+	+/−	−	高
抗 EBNA 抗体缺失的既往感染	+/++	−	+/−	−	高
IgM 持续阳性或延迟转阴的 EBV 既往感染	+/++	+	+/−	+	高

（十）细胞因子检测组合

主要包括 IL-1β、IL-2R、IL-6、IL-8、IL-10、TNF-α 6 个检测项目。

1. 白细胞介素 1β（IL-1β）

白介素-1 是一种炎性细胞因子，主要由激活的巨噬细胞和外周嗜中性粒细胞产生，白介素-1 的生物学活性表现为两种形式：白介素-1α 和白介素-1β。与白介素-1β 前体不同，白介素-1α 前体具有生物学活性。大部分白介素-1 存在于细胞质中。只有在单核噬菌细胞中，40%～60% 的白介素-1β 被释放，具有丰富的生物学活性。白介素-1 的合成和抑制受到多种物质的影响。IL-1 介导多种生物学反应。它能刺激 IL-2 的分泌和产生，以及辅助细胞 IL-2 受体的表达。

2. 白细胞介素 2 受体 （IL-2R）

IL-2 受体在调节免疫反应中的作用至关重要。IL-2 与 T 淋巴细胞表面的 IL-2 受体结合，引发一系列细胞内信号反应，导致休眠的 T 细胞激活和增殖，最终产生辅助、抑制和细胞毒性的 T 细胞，后者可介导免疫反应。IL-2 受体在生长因子受体中的独特之处在于，它至少由 3 种截然不同的膜状成分组成：α 链 （IL-2Rα，又称为 Tac 抗原，分子量 55 kD）、β 链 （IL-2Rβ，分子量 70～75 kD） 和 γ 链 （IL-2Rγ、分子量 64 kD）。这 3 种成分的不同组合形成 IL-2 受体的不同形态，每个形态与 IL-2 的亲和力都不同。在大部分休眠 T 细胞、B 细胞，大颗粒淋巴细胞 （LGLs） 和单核细胞表面，并没有表达很多 IL-2 受体。在激活状态下，细胞表面受体分子表达，可溶成分 （sIL-2R，比膜结合蛋白小 10 kD） 被释放。研究发现 sIL-2R 以较低水平存在于健康个体血清中，水平显著升高见于下列失调性疾病，如肿瘤疾病、个体免疫性疾病、器官移植排斥反应和不同的感染。

3. 白细胞介素 8 （IL-8）

IL-8 是一种非糖基化蛋白，分子量为 8 kDa。它最重要的生化作用之一是作为嗜中性粒细胞的化学引诱物。最初，白介素-8 从单核细胞中提纯，单核细胞被认为是它的主要来源。但研究发现，许多其他类细胞也能产生白介素-8，如内皮细胞、上皮细胞、肝细胞、成纤维细胞、软骨细胞等。这些细胞释放白介素-8 的过程由多种刺激物引起，包括脂多糖 （LPS）、白介素-1、肿瘤坏死因子 （TNF）、病毒和尿酸盐结晶。白介素-8 是炎症趋化因子超家族的一个成员，这类因子分子量在 8～10 kD，也被称作促炎症细胞因子。除了作为化学引诱物的生物学作用外，根据它们的氨基酸序列，这些蛋白还显示出 20%～50% 的同源性及保守的 4-半胱氨酸基序。这一类的其他蛋白有生长调节性癌基因-α （GROα）、调节活化正常 T 细胞表达和趋化因子 （RANTES）、单核细胞趋化蛋白-1 （MCP-1）、巨噬细胞炎症蛋白-1α （MIP-1α）、巨噬细胞炎症蛋白-1β （MIP-1β）、干扰素诱导蛋白 10 （IP-10）、上皮中性粒细胞活化肽 78 （ENA-78） 等。白介素-8 的生物学特性使它在许多感染性事件中的作用至关重要。

4. 白细胞介素-10 （IL-10）

由 160 个氨基酸组成，分子量为 35～40 kD。代表辅助性 T 细胞不同分支的 TH0 和 TH2 细胞、单核/巨噬细胞和 B 细胞都可分泌白介素-10。研究发现白介素-10 能抑制 TH1 细胞合成细胞因子。TH1 细胞分泌以下细胞因子：γ 干扰素、β 肿瘤坏死因子和白介素-2。这些细胞因子可激活巨噬细胞，并与它们呈递的抗原反应。不仅如此，白介素-10 还能抑制巨噬细胞和单核细胞对 TH1 细胞的激活作用。另外，白介素-10 在单核/巨噬细胞系统中还有很多其他作用。它对于下列被称为炎性因子的物质产生有抑制作用：白介素-1α、白介素-6、白介素-8 和粒细胞/巨噬细胞集落刺激因子。内源性的白介素-10 通过负反馈机制抑制单核/巨噬细胞合成白介素-10。除了这些抑制作用外，白介素-10 对单核细胞产生 β 转化生长因子无影响，对另一种抗炎性蛋白白介素-1 受体拮抗剂有刺激作用。同以上作用相比，白介素-10 还表现出免疫刺激的功能。当白介素-3 和白介素-4 存在时，它促使肥大细胞和其祖细胞的生长。另外，它还促使 B 细胞增殖和分化为抗体分泌型细胞。

5. 肿瘤坏死因子 α（TNF-α）

TNF-α（cachectin）和肿瘤坏死因子 β（淋巴毒素）是高度相关的两种蛋白，其氨基酸序列 34% 相同。两种介质都通过相同的受体作用于靶细胞，因此表现出相似性但不是同样的生物学反应。在变性情况下，肿瘤坏死因子 α（TNF-α）是一种 17 kD 的非糖基化蛋白。TNF-α 的作用通过细胞表面两种不同受体产生，这两种受体分别被称为 TNF-α 受体 I（p55）和 TNF-α 受体 II（p75）。除了红细胞之外，这些受体在几乎所有细胞类型表面都可被识别。TNF-α 受体除了细胞结合成分，通常认为其溶解成分具有结合 TNF-α 的能力。因此可以与其细胞结合成分竞争，抑制 TNF-α 的作用。因为 TNF-α 受体几乎存在于所有细胞表面，所以 TNF-α 表现出多种生物学活性。在嗜中性粒细胞表面表现为趋化现象。对于纤维原细胞它是一种生长因子，刺激胶原酶合成。它可激活破骨细胞从而促使前列腺素 E2 骨再吸收。TNF-α 在受 IL-2 刺激后，可增强 T 细胞增殖；无 IL-2 时，TNF-α 增强 B 细胞的增殖和分化。

6. 白细胞介素 6（IL-6）

IL-6 是一种功能广泛多效的细胞因子。由单基因表达，包含 212 个氨基酸，且氨基末端易裂解生成 184 个氨基酸多肽，分子量为 22～27 kD。在内外伤、外科手术、应激反应、感染、脑死亡、肿瘤等急性炎症反应中 IL-6 快速生成，手术患者 IL-6 浓度与手术并发症有关发生有关。

细胞因子的临床意义见下：

（1）IL-1 的检测可用于监测和诊断骨病、炎性疾病、多种癌症和其他许多免疫性疾病。

（2）IL-2R 可作为肿瘤诊断、治疗评价和管理的标志物，同时也是涉及很多免疫反应紊乱的指标。

（3）IL-8 水平升高见于下列多种疾病：银屑病、囊性纤维化、特发性肺纤维化，胸膜疾病和类风湿性关节炎。

（4）白介素-10 同时具有抑制炎症因子生成和刺激抗炎性蛋白如白介素-1 受体拮抗剂的作用，它对诊治许多疾病具重要作用，包括细菌性败血症、风湿性关节炎和牛皮癣。

（5）TNF-α 水平升高见于败血症、自体免疫性疾病、多种感染性疾病和移植排斥反应。

（6）ICU 患者血清或血浆 IL-6 水平能有效评估系统性炎症反应综合征的严重程度、脓毒血症休克的预后情况，还能作为脓毒血症早期的警告指标，并且在慢性炎症中发挥重要作用。

（十一）血浆和 24 小时尿液儿茶酚胺类检验项目

嗜铬细胞瘤（pheochromocytoma，PCC）和副神经节瘤（paraganglioma，PGL）是分别源于肾上腺髓质或肾上腺外交感神经链的肿瘤，主要合成和分泌大量儿茶酚胺（CA），如去甲肾上腺素（NE）、肾上腺素（E）及多巴胺（DA），引起患者血压升高等一系列临床症候群，并造成心、脑、肾等严重并发症。肿瘤位于肾上腺称为 PCC，位于肾上腺外则称为 PGL。PGL 可起源于胸、腹部和盆腔的脊椎旁交感神经链，也可源于沿颈部和颅底分布的舌咽、迷走神经的副交感神经节，后者常不产生 CA。PCC 占 80%～85%，

PGL 占 15%～20%，二者合称 PPGL。

PPGL 的主要临床表现为高 CA 分泌所致的高血压及其并发症，由于肿瘤持续性或阵发性分泌释放不同比例的 E 和 NE，故患者的临床表现不同。可表现为阵发性、持续性或在持续性高血压的基础上阵发性的加重，其中阵发性高血压为 25%～40%；持续性高血压约占 50%，其中半数者有阵发性加重；约 70% 的患者合并直立性低血压；另有血压正常。由于肾上腺能受体分布于全身多种组织和细胞，故患者除高血压外，还有头痛、心悸、多汗这最常见的三联征，对诊断具有重要意义。

PPGL 推荐的检测项目主要是在初始诊断时测定血浆中游离的间甲肾上腺素类物质（MNs），包括间甲肾上腺素（又称甲氧基肾上腺素，MN）和去甲变肾上腺素（又称甲氧基去甲肾上腺素，NMN），其作为 E 和 NE 的代谢中间产物，在肿瘤内部是持续产生的，独立于胞外儿茶酚胺的释放，其敏感性可达 95%～100%，特异性为 69%～98%。辅助诊断时可同时测定尿 CAs 或其代谢终产物香草扁桃酸（VMA）。尿 CA 对于诊断 PPGL 的敏感性为 69%～92%，特异性为 72%～96%。尿 VMA 水平对诊断 PPGL 的敏感性为 46%～77%，特异性为 86%～99%，但应同时检测尿 CA 水平。二者结合使用可以在一定程度提高诊断的特异性。

测定血浆游离 MNs 用于诊断 PPGL 的敏感性高，但假阳性率也高达 19%～21%，MN 和 NMN 单项升高 2～3 倍以上或者两者均升高才有诊断意义，对于 MNs 轻度升高，在排除取样不当和食物的影响后，需结合临床其他检查和症状进行确定。此外，肾衰竭和心衰竭患者 NMN 的水平也会高于正常人，而 MN 的水平和正常人无明显差别。严重疾病患者在重症监护时可出现假阳性结果。PPGL 患者在持续性高血压或阵发性高血压发作时，其尿 CA 水平较正常值上限增高 2 倍才有诊断意义。

四、临床免疫学检验

（一）肝炎病毒的血清学检测

1. 甲型肝炎病毒（hepatitis A virus，HAV）的检测

甲型肝炎（hepatitis A，HA）是由 HAV 引起的病毒性肝炎。传播途径主要是经粪-口传播，经血液传播的 HA 病例已有报道。

（1）甲型肝炎病毒总抗体（抗-HAV）检测的临床意义：抗-HAV 是 HAV 感染后产生的总抗体，包括抗-HAV IgM、IgA、IgG，主要为抗-HAV IgG。阳性提示已经或曾经感染过 HAV，2～4 周后测定滴度增高 4 倍以上为急性期感染 HAV。抗 HAV IgG 在发病后 1 个月出现，3～4 个月达高峰，可持续几年或几十年，是一种保护性抗体，对 HAV 感染有免疫力。

（2）甲型肝炎病毒抗体 IgM（抗-HAV IgM）检测的临床意义：抗-HAV IgM 是 HAV 感染早期出现的抗体，在甲型肝炎的急性期和感染早期，患者血清中出现高滴度的 IgM 抗体，发病后即可测到。1～3 周达高峰，3～6 个月后消失。抗-HAV IgM 是 HAV 急性感染的标志。抗-HAV IgM 应答"缺失"的感染性患者，不能检测出抗-HAV IgM，

通过检测抗 HAV IgG、HAAg、HAV RNA 诊断甲型肝炎。

HAV 血清学标志物的诊断意义见表 4-22。

表 4-22　HAV 血清学标志物的诊断意义

HAAg	总抗-HAV	抗-HAV IgG	抗-HAV IgM	诊断意义
+	−	−	+	HAV 感染急性期
−	+	−	+	HAV 感染急性期（高滴度）
				HAV 感染恢复期（低滴度）
−	+	+	−	既往感染 HAV（免疫）
				接种甲肝疫苗后
−	−	−	−	从未感染过 HAV、急性 HAV 感染潜伏期

2. 乙型肝炎病毒（hepatitis B virus，HBV）的检测

乙型肝炎（hepatitis B，HB）是乙型肝炎病毒引起的病毒性肝炎，通过胃肠外途径，如输血和血制品、针刺、密切接触、性生活而感染，也可在围生期或分娩时由母亲传染给胎儿。

（1）乙型肝炎病毒抗原、抗体的测定。

HBV 常规检测项目包括乙型肝炎表面抗原（hepatitis B surface antigen，HBsAg）、乙型肝炎表面抗体（hepatitis B surface antibody，抗-HBs）、乙型肝炎 e 抗原（hepatitis B e antigen，HBeAg）、乙型肝炎 e 抗体（hepatitis B e antibody，抗-HBe）、乙型肝炎核心抗体（hepatitis B core antibody，抗-HBC）五项指标。

临床意义：HBsAg 定量结果与 HBV-cccDNA 含量相关，可作为治疗监测和疗效评估指标。2011 版《慢性乙型肝炎防治指南》中指出"有研究表明，在 PegIFN-α2a 治疗过程中，定量检测 HBsAg 水平或 HBeAg 水平对治疗应答有较好的预测作用"。而抗-HBs 定量检测可指示预防免疫接种的效果：如个体经接种后定量检测抗-HBs≥10 mIU/mL，那么表明个体已获得对 HBV 的免疫力，而<10 mIU/mL 时，表明个体还需要注意日常防护和继续接种。指南中同样建议：对高危人群可进行抗-HBs 监测，如抗-HBs<10 mIU/mL，可给予加强免疫接种。

乙型肝炎标志物临床意义见表 4-23。

表 4-23　乙型肝炎标志物临床意义

标志物	临床意义
HBsAg	诊断急性或慢性乙肝感染。提示可能的感染。HbsAg 降低预示着肝炎康复
抗-HBs	表示感染或主动免疫后的免疫力

标志物	临床意义
HBeAg	与显著的病毒复制和感染有关。它的消失预示着乙肝恢复阶段
抗-HBe	提示感染力低或消失
抗-HBc（IgG）	以往乙肝感染的最好指标（感染流行的指标）
抗-HBc IgM	诊断急性乙肝的最好指标（出现高滴度）。检测慢性乙肝（如炎症活动性高，通常出现低滴度）

（2）HBV 感染的血清学指标模式及意义如下。

常见模式（出现率 1%～40%）见表 4-24。

表 4-24　HBV 感染血清学指标常见模式及意义

模式	HBsAg	抗-HBs	HBeAg	抗-HBe	抗-HBC	出现率	临床意义
1	＋	－	＋	－	＋	30%～40%	急慢性肝炎。提示 HBV 复制
2	＋	－	－	－	＋	10%～15%	急性 HBV 复制。慢性 HBsAg 携带者。传染性弱
3	＋	－	－	＋	＋	5%～10%	急性 HBV 趋向恢复。慢性 HBsAg 携带者。长期持续易癌变
4	－	－	－	－	－	1%～30%	未感染过 HBV
5	－	＋	－	－	＋	5%～15%	既往感染，仍有免疫力。非典型恢复型，急性 HBV 感染
6	－	－	－	＋	＋	2%～10%	既往感染过 HBV。急性 HBV 感染恢复。少数标本仍有传染性
7	－	－	－	－	＋	5%～10%	既往感染过 HBV。急性 HBV 感染窗口期
8	－	＋	－	－	－	1%～6%	被动或主动免疫后。HBV 感染后已康复
9	－	＋	－	＋	＋	0.5%～5%	急性 HBV 感染后已康复。既往感染还 HBV

注：＋表示阳性；－表示阴性

少见模式（出现率 1%～4%）见表 4-25。

表 4-25 HBV 感染血清学指标少见模式及意义

模式	HBsAg	抗-HBs	HBeAg	抗-HBe	抗-HBC	临床意义
1	+	−	−	−	−	急性 HBV 感染早期。慢性 HBsAg 携带者，感染性弱
2	+	−	−	+	−	慢性 HBsAg 携带者易转阴，易发生基因整合。急性 HBV 感染趋向恢复
3	+	−	+	−	−	早期 HBV 感染或慢性携带者，传染性强
4	+	−	+	+	+	急性 HBV 感染，趋向恢复。慢性携带者
5	+	+	−	−	−	亚临床型 HBV 感染早期。不同亚型 HBV 二次感染
6	+	+	−	−	+	亚临床型 HBV 感染早期。不同亚型 HBV 二次感染
7	+	+	−	+	−	亚临床型或非典型感染
8	+	+	−	+	+	亚临床型或非典型感染
9	+	+	+	−	−	亚临床型或非典型感染早期
10	−	−	+	−	−	非典型性急性感染
11	−	−	+	−	+	非典型性急性感染
12	−	−	+	+	+	急性 HBV 感染中期
13	−	+	−	+	−	急性 HBV 感染后已恢复
14	−	+	+	−	−	非典型性或亚临床型 HBV 感染
15	−	+	+	−	+	非典型性或亚临床型 HBV 感染
16	−	−	−	+	−	急慢性 HBV 感染趋向恢复

注：+表示阳性；−表示阴性

（3）HBV 感染实验室检测流程见图 4-47。

3. 丙型肝炎病毒（hepatitis C virus，HCV）的检测

丙型肝炎（hepatitis C，HC）是由 HCV 引起的病毒性肝炎，为 RNA 病毒，基因组为单链（＋）RNA，主要参与 HCV 的复制。

（1）抗-HCV（IgG，IgM）的检测。

临床意义：抗-HCV 是 HCV 感染的特异性抗体，不是中和抗体。抗-HCV IgG 阳性表示已有 HCV 感染。输血后肝炎患者，80%～90% 为丙型肝炎，抗-HCV IgG 可呈阳性

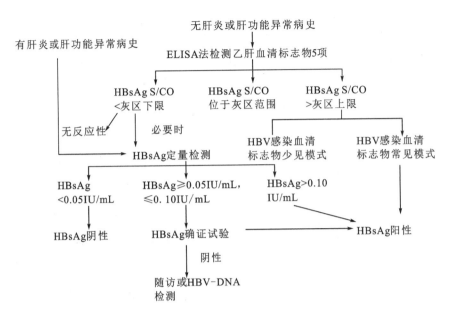

图 4-47 HBV 感染实验室检测流程图

反应。经常使用血制品（血浆、全血）的乙型肝炎患者可发生丙型肝炎合并感染，易转变为慢性肝炎、肝硬化或肝癌。抗-HCV IgM 阳性表示 HCV 急性感染。丙型肝炎也可以通过母亲传染给婴儿。

HCV 流行率＜10％的地区，在免疫功能正常人群〔如无偿献血员、现役或退役军人、普通人群、卫生保健从业人员、到性传播疾病（STD）门诊就诊的人员〕中，用 HCV EIA 2.0 和 HCV Version 3.0 ELISA 试剂进行检测的假阳性结果平均比例为 35％（范围：15％～60％）；在免疫功能低下的人群（如血液透析患者）中，假阳性结果的平均比例为 15％。

（2）HCV 感染实验室检测流程见图 4-48。

4. 丁型肝炎病毒（hepatitis D virus，HDV）的检测

HDV 感染可分为两种类型：一种为与 HBV 同时感染，称共同感染；另一种为与乙型肝炎患者或 HBV 携带者重叠感染。HDV 与 HBV 共同感染易发生爆发性肝炎，重叠感染则易形成慢性肝炎和肝硬化。

（1）抗-HDV IgG 测定的临床意义：抗-HDV IgG 阳性表示有 HDV 感染，只能在乙型肝炎表面抗原阳性的血清中测得，但由于抗-HDV IgG 不是保护性抗体，故 IgG 型抗-HDV 抗体阳性时，可能仍有病毒复制，仍有传染性。

（2）抗-HDV IgM 测定的出版临床意义：抗-HDV IgM 阳性表示 HDV 急性期或近期感染。抗体一般持续 2～20 周，出现波动是慢性 HDV 感染的表现，结合抗-HBV IgM 检测可以区别 HBV 合并感染及重叠感染。在丁型肝炎患者血清中存在高、低分子量两种抗-HDV IgM。前者主要见于急性 HDV 感染，后者见于慢性 HDV 感染。

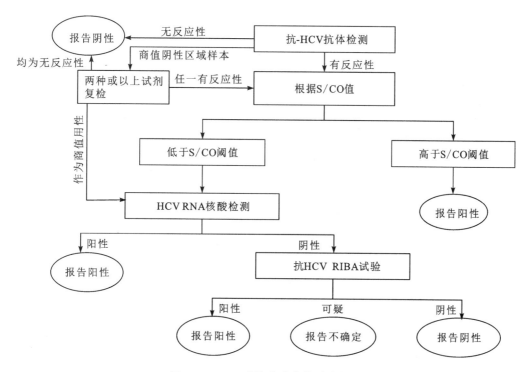

图 4-48 HCV 感染实验室检测流程图

5. 戊型肝炎病毒（hepatitis E virus，HEV）抗体的检测

戊型肝炎（hepatitis E，HE）是由戊型肝炎病毒（HEV）引起的病毒性肝炎。传染途径主要是经粪-口传播。戊型肝炎病毒抗体（抗-HEV）检测包括抗-HEV IgG 和抗-HEV IgM。

临床意义：抗-HEV 是 HEV 感染后机体产生的特异性抗体。在急性期增高，恢复期下降。抗-HEV IgM 阳性表示 HEV 新近感染，阳性率达 95％。戊型肝炎急性期和恢复期患者双份血清抗-HEV IgG 阳性效价＞4 倍者，提示 HEV 新近感染，有临床诊断意义。

（二）人类免疫缺陷病毒血清学检测

1. 人类免疫缺陷病毒（human immunodeficiency virus，HIV）抗体的检测

临床意义：抗-HIV 是 HIV 感染的特异性抗体，不是中和抗体。抗-HIV 阳性表示已有 HIV 感染。

2. 人类免疫缺陷病毒 P24 抗原的检测

临床意义：用于识别抗-HIV 阴性的急性感染者。HIV P24 抗原的定量检测可以预估 AIDS 患者病程，并可用于鸡尾酒疗法疗效的评估。

3. HIV 感染实验室检测流程

如图 4-49 所示。

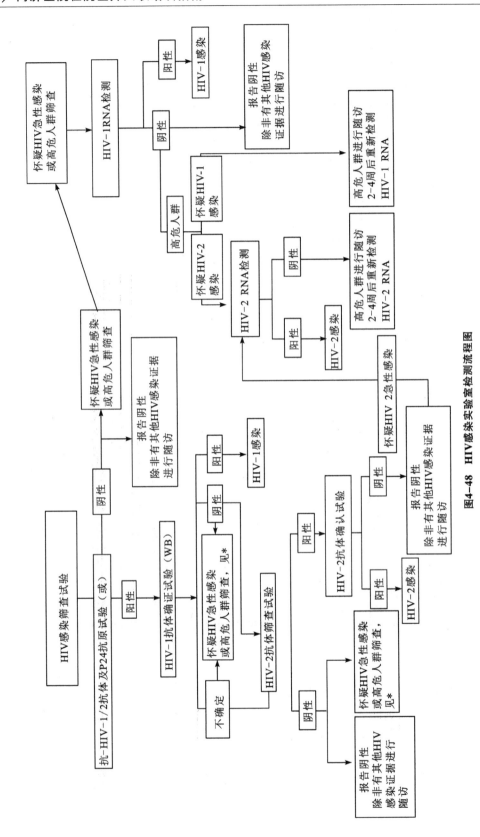

图4-48 HIV感染实验室检测流程图

4. 其他常见感染性疾病免疫学检测

1）梅毒螺旋体（treponema pallidum）的血清学检测如表 4-26 所示。

表 4-26 梅毒螺旋体的血清学检测

筛查结果	补充试验结果	报告	结果解释
无反应性	不需要检测	梅毒螺旋体抗体阴性	未感染梅毒螺旋体，除非怀疑最近被感染或存在其他证据提示梅毒螺旋体感染
有反应性	RPR：阴性 TPPA：阳性	梅毒螺旋体抗体阳性	可能提示既往感染梅毒螺旋体
有反应性	RPR：阳性 TPPA：阳性	梅毒螺旋体抗体阳性	可能提示现症感染梅毒螺旋体，即梅毒螺旋体活动性感染
有反应性	RPR：阳性 TPPA：可疑	梅毒螺旋体抗体不确定	不能确定抗梅毒螺旋体抗体结果及梅毒螺旋体感染状态；需随访复查（如 3 个月后重测）
有反应性	RPR：阴性 TPPA：阴性	梅毒螺旋体抗体阴性	未感染梅毒螺旋体，除非怀疑最近被感染或存在其他证据提示梅毒螺旋体感染。CMIA 法梅毒螺旋体抗体有反应性可能为某些非特异性物质干扰。若患者正处在感染窗口期，由于抗体滴度较低，TPPA 法可能检测不出，这种情况可通过询问病史或随访复查排除

2）梅毒螺旋体感染实验室检测流程如图表 4-49 所示。

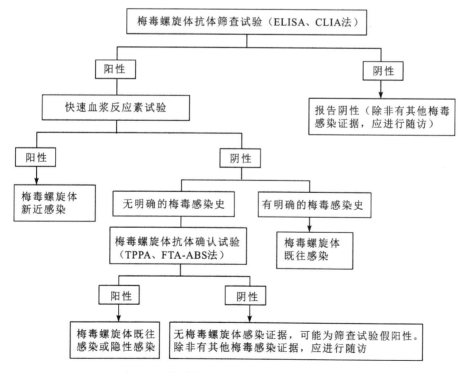

表 4-49 梅毒螺旋体感染实验室检测流程图

3）EB 病毒（epstein-barr virus，EBV）的血清学检测。

临床意义如表 4-27 所示。

EBV-CA IgG：抗 EB 病毒衣壳抗原 IgG。

EBV-CA IgM：抗 EB 病毒衣壳抗原 IgM。

EBV-CA IgA：抗 EB 病毒衣壳抗原 IgA。

EBV-EA IgG：抗 EB 病毒早期抗原 IgG。

EBNA IgG：抗 EB 病毒核抗原 IgG。

表 4-27　EBV 感染血清学指标意义判断

	EBV-CA IgG	EBV-CA IgM	EBV-EA IgG	EBNA	IgG 亲和力
未经 EBV 感染	−	−	−	−	−
EBV 感染早期	+/++	+	++	−	低
EBV 感染晚期	+/++	+/−	+/++	+/−	高
EBV 感染恢复期	+/++	−	+/−	+	高
既往 EBV 感染	+	−	+/−	+	高
慢性/复发性感染	+	−	+/−	+	高
Burkitt' 淋巴瘤	++	−	++	+	高
鼻咽癌	++	+/−	++	+	高
检测不出抗 EBV-CAIgM 和 EBV-EA-IgG 的早期感染	+	−	−	−	低
IgM 持续阳性或延迟转阴的 EBV 既往感染	+/++	+	+/−		高
抗 EBNA 抗体缺失的既往感染	+/++	−	+/−	−	高

抗 EB 病毒衣壳抗原 IgA 主要与鼻咽癌相关，抗 EBV-CA-IgA 的测定对鼻咽癌的诊断、病情监测、预告复发有重要意义。EBV 的感染广泛存在，EBV 除与鼻咽癌、传染性单核细胞增多症有关外，还同 Burkitt 淋巴瘤、免疫损伤性患者的淋巴瘤有关。同时也可能与何杰金氏病（Hodgkin's disease）、慢性疲惫综合征、移植后淋巴组织增生症等有关。

4）伤寒与副伤寒（typhoid fever and paratyphoid fever）的血清学检测。

临床意义：

（1）一般在发病 7 天后患者血清中肥达氏反应阳性。单份血清抗体凝集效价 O>1：80、H>1：160 有诊断意义；双份血清凝集效价增高 4 倍以上有意义。应结合临床症状分析结果。

（2）根据 O 抗体及 H、甲、乙、丙抗体的凝集价鉴别诊断伤寒与副伤寒。

（3）O 抗原刺激机体产生的抗体为 IgM，出现较早，存在于血清中的时间较短；H 抗体为 IgG，出现较迟，持续存在的时间较长。因抗原、抗体性质的不同可影响肥达反应的结果，从而使结果的解释变得较为复杂：①O 抗体效价高 H 抗体效价不高，可能为疾病的早期；沙门菌属中其他菌种感染引起的交叉反应；或 H→O 变异的沙门菌引起的感染等。建议一周后复查，若一周后 H 抗体效价升高，可证实为肠热症。②H 抗体效价高 O 抗体效价不高，可能为疾病的晚期，以往患过伤寒、副伤寒或接受过预防接种，回忆反应等。

（4）早期抗生素及免疫抑制剂治疗可出现假阴性反应，发生率约为 10%。

5）结核感染 T 细胞（T-SPOT）检测。

临床意义：有反应性代表有结核感染特异性的 T 细胞，无反应性代表无结核感染特异性 T 细胞。T-SPOT.TB 检测结果不受接种卡介苗与否及免疫力功能是否正常等因素影响，但阳性结果不能区分活动性与潜伏性结核感染，使其在诊断活动性结核感染的临床应用受到限制。我们提出特异性抗原孔与 PHA 刺激孔比值（TBAg/PHA）在用于区分活动性与潜伏性结核感染方面有很高的敏感性及特异性。另外，T-SPOT.TB 检测浆膜腔积液中的效应 T 细胞在诊断结核性胸膜炎或腹膜炎中有更高的临床诊断效能。

（三）自身免疫病免疫学检验

1. 非器官/组织特异性自身抗体

结缔组织病自身抗体实验室检测流程如图 4-51 所示。

2. 器官/组织特异性自身抗体

1）抗粒细胞胞浆抗体（anti-neutrophil cytoplasmic antibodies，ANCA）测定。

临床意义：

（1）抗粒细胞胞浆抗体分为胞浆型（cANCA）和核周型（pANCA）。不同疾病中出现的 ANCA 抗体及其可能对应的抗原如表 4-28 所示。

（2）cANCA 自身抗原为丝氨酸蛋白酶——蛋白酶 3（PR3），存在于正常中性粒细胞的嗜苯胺蓝颗粒中。cANCA 可见于多种系统性血管炎。主要见于 Wegner 肉芽肿，占 ANCA 阳性率的 80%～95%。cANCA 被认为是活动性 Wegener 肉芽肿及微多动脉炎的特异和敏感的标志抗体。ANCA 阳性的微多动脉炎通常与肾小球肾炎和/或肺毛细血管炎相关。

（3）pANCA 的主要抗原为髓过氧化物酶（MPO），其他抗原还有白细胞弹性蛋白酶、组织蛋白酶 G、溶菌酶、乳铁蛋白及非典型性 pANCA 的 BPI 抗原。pANCA 见于多种系统性血管炎。该抗体也可见于 Wegner 肉芽肿，但仅占 ANCA 阳性率的 40%～80%。

2）抗肾小球基底膜抗体（antiglomerular basement membrane antibody，AGBM）测定。

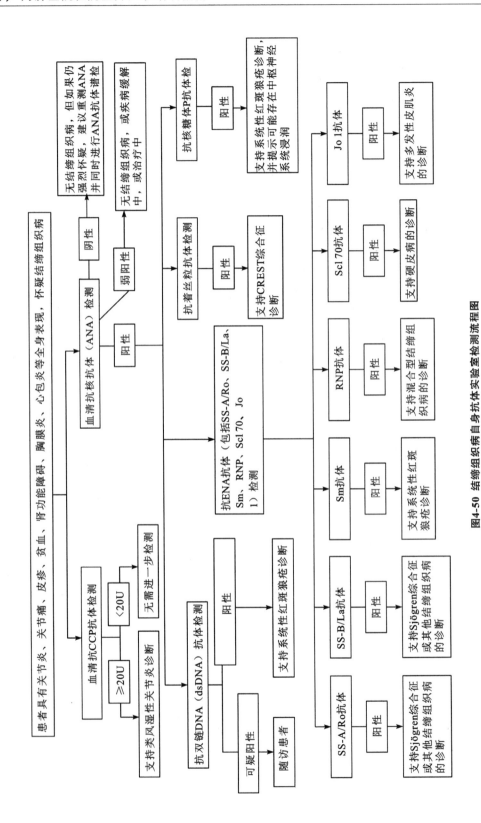

图4-50 结缔组织病自身抗体实验室检测流程图

表 4-28 不同疾病中出现的 ANCA 抗体及其可能对应的抗原

相关疾病	荧光模型	抗原
Wegner 肉芽肿	cANCA，偶见 pANCA	PR3，偶见 MPO
微动脉炎	cANCA，pANCA	PR3，MPO
Churg-Strauss 综合征	pANCA	MPO，偶见 PR3
结节性多动脉炎	ANCA（阳性率低）	偶见 PR3 或 MPO
类风湿性关节炎	pANCA，不典型 ANCA	偶见 MPO，乳铁蛋白
播散性红斑狼疮	pANCA	偶见 MPO，乳铁蛋白
溃疡性结肠炎 原发性硬化性胆管炎 克罗恩病	pANCA，不典型 ANCA	组织蛋白酶 G，乳铁蛋白，弹性蛋白酶，溶酶体和其他未知抗原
自身免疫性肝炎	pANCA，不典型 ANCA	

临床意义：

（1）抗肾小球基底膜（GBM 抗原）抗体是所有抗 GBM 肾小球肾炎，包括 Goodpasture 综合征（肺肾出血综合征）的特征抗体。抗 GBM 肾小球肾炎占肾小球肾炎的 $0.5\%\sim2\%$。Goodpasture 综合征是一种罕见的肾脏疾病。快速进行性抗基底膜肾小球肾炎合并肺部铁血黄素沉积是其临床特征。初始症状通常为肺出血，病程也可呈现暴发性或停滞性发展。70% 的患者为男性。在 60% 的患者中，早期治疗（免疫抑制，血浆置换）有助于维持肾功能。

（2）抗 GBM 肾小球肾炎和经典的 Goodpasture 综合征主要的靶抗原是 IV 型胶原的 $\alpha3$ 链 NC1 区。这些抗体直接针对肾小球基底膜和/或肺泡基底膜。在无肺部并发症患者的血清中抗 GBM 抗体阳性率为 60%，而在有肺并发症患者的血清中抗 GBM 抗体阳性率为 $80\%\sim90\%$。抗体多为 IgG 型，IgA 型少见。疾病的临床进程与抗体的滴度相关。高滴度的抗 GBM 抗体提示疾病的预后不佳。如果抗体检测阴性但是临床仍怀疑为抗 GBM 肾炎，建议进行肾活检。

3）抗甲状腺球蛋白抗体（anti-thyroglobulin antibody，ATGA）测定。

临床意义：

（1）自身免疫性甲状腺病：淋巴细胞性甲状腺炎（Hashimoto's 甲状腺炎），阳性率 $36\%\sim100\%$；原发性黏液性水肿，阳性率 72%；Grave's 病，阳性率 $50\%\sim80\%$。

（2）自身免疫性内分泌病：糖尿病，阳性率 20%；Adison's 病，阳性率 28%；恶性贫血，阳性率 27%。

（3）其他：甲状腺癌，阳性率 $13\%\sim65\%$；非毒性甲状腺肿，阳性率 8%。

与抗甲状腺微粒体抗体联合测定，既可提高特异性，又可弥补漏检的不足。阴性结果可排除甲状腺炎的诊断，但阳性结果不能排除甲状腺肿瘤或甲状腺功能亢进的诊断。

4）抗甲状腺微粒体抗体（anti-thyroid microsomal antibody，ATMA）测定。

临床意义：

（1）该抗体特异的自身抗原实际上为甲状腺过氧化物酶（TPO）。该酶含933个氨基酸残基，为105 kD血红素糖基化组蛋白。主要位于甲状腺滤泡上皮细胞胞浆。

（2）ATMA主要见于自身免疫性甲状腺病：Hashimoto's甲状腺炎（85％～100％）、Grave's病（65％）及原发性黏液性水肿；也可见于其他器官特异性自身免疫病如Ⅰ型糖尿病（14％）、Addison's病（31％）、恶性贫血（55％）及产后甲状腺炎（15％）等。有0～15％的正常人可出现阳性，但滴度常较低。

（3）目前认为，ATMA是人类自身免疫性甲状腺炎较理想的标记抗体，阳性提供了支持自身免疫性甲状腺肿或甲状腺疾病的证据，然而ATMA可出现于各种自身免疫性甲状腺病中，因此不能用于这类疾病的进一步分类或鉴别。

5）抗促甲状腺素受体抗体（antibodies against TSH receptor，TRAb）测定。

临床意义：按抗体的生物学作用不同分为甲状腺刺激性抗体（TSAb）、甲状腺阻断性抗体（TBAb）。

（1）TSAb由浸润甲状腺的淋巴细胞和引流甲状腺淋巴组织产生。该抗体可与甲状腺滤泡细胞的TSH受体结合，刺激滤泡细胞增生肥大、功能亢进，引起甲亢。TSAb阳性的甲亢属自身免疫性甲亢，即GD；TSAb能通过胎盘进入胎儿体内，引起新生儿一过性甲亢。

（2）TBAb本身无生物活性，但同TSH受体结合后，可阻断TSH和TSAb的作用，引起甲状腺功能减退。20％～60％ Hashimoto's甲状腺炎伴甲状腺功能减退和特发性甲状腺功能减退的患者血中可检出该抗体。当TSAb和TBAb同时存在时，甲状腺功能状态取决于两者的相对强度。

6）抗心磷脂抗体（anti-cardiolipid antibodies，ACA）测定。

临床意义：ACA是以心磷脂为靶抗原的自身抗体。ACA有两类：一类与感染有关，称感染性ACA，见于梅毒、疟疾、麻风、AIDS等，一般不伴有抗磷脂抗体综合征（antiphospholipid syndrome，APS）；另一类是与磷脂结合的辅因子 β_2 糖蛋白Ⅰ（β_2GPI）即载脂蛋白H反应的抗体，与自身免疫相关，称自身免疫性ACA，在系统性红斑狼疮和其他结缔组织病有较高的检出率，可合并APS。其与SLE、习惯性流产、神经系统疾病、急慢性白血病、肾脏疾病、消化系统疾病等疾病的凝血系统改变、血栓形成、血小板减少等密切相关，并与疾病的发生机理也有关联。

7）抗 β_2 糖蛋白Ⅰ抗体（beta-2 glycoprotein I antibodies，β_2GPI）测定。

临床意义：

抗磷脂综合征（APS）的血清学诊断可以检测到很多不同的抗体，抗 β_2-GPI-IgG和/或IgM抗体的阳性率为30％～60％。β_2-GPI的功能是作为抗心磷脂抗体和心磷脂结合的辅助因子。由于抗 β_2-GPI抗体的高特异性（约为98％）和相对高的灵敏度（约为60％），使得抗 β_2-GPI抗体的血清学检测具有了特殊的诊断价值。

抗 β_2-GPI抗体仅出现在自身免疫性疾病中，而抗心磷脂抗体可出现在除APS以外的某些感染性疾病中（如梅毒、疏螺旋体病、艾滋、肝炎、肺结核中）。因此抗 β_2-GPI 抗体可作为自身免疫性血栓形成的重要标记物。

通过抗 β_2-GPI 与抗心磷脂抗体的联合定量检测可以达到最好的 APS 诊断效能。为了确认检验结果，抗 β_2-GPI IgG 和/或 IgM 抗体或抗心磷脂 IgG 和/或 IgM 抗体检测，必须重复 2 次及以上，每次至少间隔 2 周。只有同时满足一项临床诊断标准与一项实验室标准（中到高滴度的抗 β_2-GPI IgG 和/或 IgM 抗体或抗心磷脂 IgG 和/或 IgM 抗体），才能确诊 APS。

8）抗磷脂综合征（APS）的实验室诊断流程如图 4-52 所示。

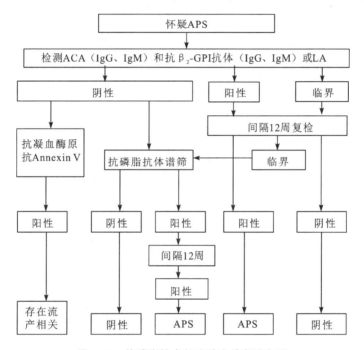

图 4-51 抗磷脂综合征实验室诊断流程图

9）类风湿因子（rheumatoid factor，RF）测定。

临床意义：RF 是一种以变性 IgG 为靶抗原的自身抗体，包括 IgG、IgA、IgM、IgD、IgE 五类。RF 阳性主要见于类风湿性关节炎活动期、系统性红斑狼疮、高丙球蛋白血症、传染性单核细胞增多症、冷球蛋白血症、白血病、慢性肝炎、结核病、亚急性心内膜炎。血清中 IgM 型 RF 抗体被视为 RA 最重要的指示作用，从而列入 ACR 的诊断分类标准，用于诊断及鉴别诊断；IgG 型和 IgA 型抗 RF 抗体也是重要的诊断和鉴别诊断抗体，3 项联合检测可提高对 RA 的诊断特异性。

RF 分型检测在 RA 患者中的临床应用：

（1）IgM 型 RF：在 RA 患者血清中 IgM 型 RF 效价＞80 IU/mL 并伴有严重的关节功能障碍时，通常提示患者预后不良。IgM RF 浓度升高与 RA 疾病的活动及血管炎相关，可作为正常人群患 RA 的独立危险因子。

（2）IgG 型 RF：在 RA 患者血清或滑膜液中 IgG 型 RF 的出现与患者的滑膜炎、血管炎和关节的症状密切相关，此类 RF 常伴随高滴度的 IgM 型 RF。IgG 型 RF 在关节软骨表面的沉积可激活补体引起关节的炎性损伤。

（3）IgA 型 RF：约有 10％的 RA 患者血清或滑膜液中可检出 IgA 型 RF，IgA 型 RF 是临床活动的一项指标，该 IgA 型 RF 阳性与患者关节炎症状的严重程度、血沉和临床参数的综合指标及骨质破坏有显著的相关性。

10）抗角蛋白抗体（anti-keratin antibodies）测定。

临床意义：

（1）抗角蛋白抗体主要见于类风湿关节炎患者，阳性率为 36％～59％，特异性为 95％～99％。由于敏感度较低，阴性结果不能排除类风湿关节炎的诊断。抗角蛋白抗体罕见于其他非类风湿关节炎的炎症性风湿病及非炎症性风湿病。

（2）抗角蛋白抗体可以先于疾病的临床表现，高滴度可能预示较严重的类风湿关节炎。

11）抗环瓜氨酸肽抗体（anti-cyclic citrullinated peptide，anti-CCP）测定。

临床意义：

（1）作为类风湿性关节炎（RA）辅助诊断的血清学标志之一。

（2）抗 CCP 抗体在 RA 的早期即可出现阳性，大部分 RA 患者体内抗 CCP 抗体在出现临床症状前几年就已经呈现阳性。

（3）抗 CCP 抗体与 RA 疾病预后相关，高滴度阳性提示多关节损害。

（4）抗 CCP 抗体可出现在类风湿因子（RF）阴性的类风湿性关节炎患者中，反之亦然，联合检测这两个指标在一定程度上可互相补充。

（5）通过血清学检测抗 CCP 抗体，80％的 RA 能够得到可靠诊断。

12）自身免疫性肝病相关自身抗体组合（autoimmune liver disease autoantibodies profile，ALDP）。

项目包含：抗核抗体（ANA）、抗肝肾微粒体抗体 1 型（LKM-1）、抗线粒体抗体 2 型（AMA-2）、抗肝细胞溶质抗原 1 型（LC-1）、抗可溶性肝抗原/肝胰抗原抗体（SLA/LP）、抗 GP210 抗体、抗 SP100 抗体、抗 Ro-52 抗体、抗平滑肌抗体（ASMA）。

临床意义如表 4-29 所示。

表 4-29　自身免疫性肝病相关自身抗体组合

相关疾病	常见自身抗体
自身免疫性肝炎（AIH）	ANA、ASMA、LKM-1、LC-1、SLA/LP、Ro-52
原发性胆汁性肝硬化（PBC）	AMA-2、GP210、SP100
原发性硬化性胆管炎（PCS）	ANA、pANCA、ASMA

（四）流式细胞术

1. 细胞免疫相关测定

淋巴细胞亚群（lymphocyte subset）临床意义：T 淋巴细胞各亚群之间有互相制约和

互相辅助作用，任何一方增多或减少影响另一亚群，形成失调。应用 CD_4^+/CD_8^+ 比值能反映免疫调节的变化，检查 T 细胞亚群能更深入地了解细胞免疫功能。研究表明，T 淋巴细胞亚群在某些疾病有异常改变，如表 4-30、表 4-31 所示。

表 4-30　部分自身免疫性疾病患者 T 细胞亚群的变化

疾病	CD_4^+/CD_8^+ 细胞的变化
类风湿性关节炎	活动期 CD_4^+ ↑、CD_8^+ ↓、CD_4^+/CD_8^+ ↑
系统性红斑狼疮	活动期 CD_4^+ 不变或 ↓、CD_8^+ ↑ 或 ↓、CD_4^+/CD_8^+ ↓
Sjogren 综合征	CD_8^+ ↓、CD_4^+/CD_8^+ ↑
多发性硬化症	CD_4^+/CD_8^+ ↑
重症肌无力	CD_8^+ ↓、CD_4^+/CD_8^+ ↑
膜型肾小球肾炎	CD_8^+ ↓、CD_4^+/CD_8^+ ↑
胰岛素依赖型糖尿病	CD_8^+ ↓
再生障碍性贫血	CD_4^+/CD_8^+ ↑

表 4-31　T 细胞亚群在各种感染性疾病的变化

疾病	T 细胞亚群及 CD_4^+/CD_8^+ 细胞的变化
传染性单核细胞增多症	急性期 CD_8^+ ↑、CD_4^+/CD_8^+ ↓
巨细胞病毒感染	CD_4^+ ↓、CD_8^+ ↑、CD_4^+/CD_8^+ ↓
乙型肝炎	急性期 CD_8^+ ↑、CD_4^+/CD_8^+ ↓
慢性肝炎	CD_8^+ ↑、CD_4^+/CD_8^+ ↓
结核	胸腔积液中 CD_4^+/CD_8^+ ↑
重症外周血	CD_4^+/CD_8^+ ↓
麻风病	CD_4^+/CD_8^+ ↓
疟疾	CD_4^+/CD_8^+ ↓
血吸虫病	CD_4^+/CD_8^+ ↓
获得性免疫缺陷综合征	CD_4^+ ↓、CD_4^+/CD_8^+ ↓

年龄对 T 细胞数有一定影响，婴幼儿 CD_4^+ 细胞数较高而 CD_8^+ 细胞数较低；老年人 CD_4^+、CD_8^+ 细胞数均有显著下降。

2. 血液系统疾病相关测定

阵发性夜间血红蛋白尿（PNH）临床意义如表 4-32 所示。

表 4-32　阵发性夜间血红蛋白尿临床意义

有血红蛋白尿和血浆中血红蛋白升高体征的血管内溶血
不明原因溶血伴有下列情况： 缺铁 腹痛或食管曲张 血栓形成倾向 粒细胞减少和（或）血小板减少
Coombs' 试验阴性，排除异形红细胞或感染等原因的溶血性贫血
非典型血栓形成特点： 形成部位特殊 肝静脉（Budd-Chiari syndrome） 腹腔静脉（入口处、脾脏、内脏） 大脑沟 皮静脉 伴有如上症状的溶血性贫血 不明原因红细胞减少
骨髓衰竭依据： 疑似或确诊再障或红细胞发育障碍贫血 难治性单系发育异常红细胞减少 其他不明病因的红细胞减少

已诊断 PNH 的患者需要定期监测 PNH 克隆数目的变化，如果病情稳定，一年监测一次。如果患者临床或血液学参数发生变化，需要经常监测，这样可以为疾病的恶化或改善提供真实信息。定期监测使用 Eculizumab 治疗的患者，但到目前为止还没有要求相隔多长时间进行检测。对于检测出少量 PNH 克隆细胞的再障患者，需监测 PNH 克隆数的变化，因为患者有可能发展为溶血性 PNH。

五、基因诊断技术及其临床应用

（一）感染性疾病检测项目

目前检验科基于分子生物学方法开展的感染性疾病检测项目较多，包括肝炎病毒核酸定量检测、人单纯疱疹病毒核酸检测（1/2 型、4 型、6 型、8 型）、人 EB 病毒及巨细胞病毒核酸定量检测、结核分枝杆菌核酸检测及手足口病病原体核酸检测等。

（1）乙型肝炎病毒核酸定量检测。HBV 是一种 DNA 包被病毒，属嗜肝性 DNA 病毒科，HBV-DNA 是乙型肝炎病毒的遗传物质，基于实时荧光定量 PCR 方法定量检测 HBV-DNA 被用于初步评估 HBV 感染与慢性感染治疗的监测。近年研究表明长期抑制 HBV-DNA 的水平是治疗成功的首要条件，而在采取临床治疗后高载量的 HBV-DNA 往往预示着病毒复制控制的失败。HBV-DNA 的升高意味着乙型肝炎病毒的感染，实验室对于 HBV-DNA 的结果报告分下列几种形式：①HBV-DNA＜最低检测限，表示该样本本次未检测到乙肝病毒核酸，意味着该标本不含乙肝病毒核酸或乙肝病毒核酸极低低于本实验的检测限；②HBV-DNA＜100，表示该样本检测到乙肝病毒核酸，但由于浓度较低无法准确定量，建议定期监测；③直接给出定量值。目前检验科还开展了高敏乙型肝炎病毒核酸定量检测，其定量限能达 20 IU/mL。对于低水平的乙型肝炎病毒核酸具有更佳的检测能力，能更好地用于隐匿性肝炎的诊断、乙肝病毒复燃的监测及治疗终点的判断。

（2）丙型肝炎病毒核酸定量检测。HCV 是一种 RNA 包被病毒，属黄病毒科。HCV-RNA 是丙型肝炎病毒的遗传物质，基于实时荧光定量 PCR 方法定量检测 HCV-RNA 被用于急性及慢性丙型肝炎的诊断及抗病毒治疗监测，是目前最佳的用于判断丙型肝炎抗病毒治疗终点的实验室指标。HCV-RNA 的升高意味着丙型肝炎病毒的感染，实验室对于 HCV-RNA 的结果报告分下列几种形式：①HCV-RNA＜最低检测限，表示该样本本次未检测到丙肝病毒核酸，意味着该标本不含丙肝病毒核酸或丙肝病毒核酸极低低于本实验的检测限；②HCV-RNA＜100，表示该样本检测到丙肝病毒核酸，但由于浓度较低无法准确定量，建议定期监测；③直接给出定量值。目前检验科还开展了高敏丙型肝炎病毒核酸定量检测，其定量限达 15 IU/mL。对于低水平的丙型肝炎病毒核酸具有更佳的检测能力，能更早地发现 HCV 感染、更好地用于治疗终点的判断。

（3）EB 病毒核酸定量检测。EB 病毒属疱疹病毒科。人群对于 EBV 普遍易感，成年人 EB 病毒血清学阳性率达 90％以上。在发展中国家，EB 病毒感染通常发生在出生后的头几年，常表现为亚临床感染，而有部分急性感染的病例会表现出传染性单核细胞增多症或类似的非典型症状。此外与 EB 病毒感染相关的疾病还包括慢性活动性 EB 病毒感染、移植后淋巴细胞增殖性疾病、NT/T 细胞白血病/淋巴瘤、鼻咽癌、伯基特淋巴瘤等。EBV-DNA 的升高意味着 EB 病毒的感染，血浆 EB 病毒核酸定量的单位为 copy/mL（血浆）；外周血单个核细胞 EB 病毒核酸定量的单位为 copy/mL（全血），指每 mL 全血中，单个核细胞内的 EB 病毒核酸量，因此其结果易受到外周血单个核细胞计数的影响，目前国际上推荐用于判断细胞内病毒负荷的单位为 $IU/10^6$ 单个核细胞。实验室对于 EBV-DNA 的结果报告分下列几种形式：①EBV-DNA＜最低检测限，表示该样本本次未检测到 EB 病毒核酸，意味着该标本不含 EB 病毒核酸或 EB 病毒核酸极低低于本实验的检测限；②EBV-DNA＜500，表示该样本检测到 EB 病毒核酸，但由于浓度较低无法准确定量，建议定期监测；③直接给出定量值。

（4）结核分枝杆菌核酸检测。结核分枝杆菌是结核病的致病菌，它主要以近距离飞沫的形式，通过呼吸道传播。实验室采用美国 Cephid 公司 Gene Xpert MTB/RIF 检测系统，通过全自动的核酸提取及扩增能够在 2 小时内判断送检样本是否存在结核分枝杆菌。相比培养其灵敏度在 90％以上，特异性接近 100％，且所需时间大大降低，相比涂片其灵敏度更高并能区分结核分枝杆菌和非结核分枝杆菌。实验室会报告如下几种结果：①结核分枝杆菌核酸：阴性；利福平耐药基因：未检出。表示该样本未检测到结核分枝杆菌。②结核分枝杆菌核酸：阳性；利福平耐药基因：未检出。表示该样本检测到结核分枝杆菌，该菌株对于利福平敏感。③结核分枝杆菌核酸：阳性，利福平耐药基因：检出。表示该样本检测到结核分枝杆菌，并且该菌株存在利福平耐药基因，存在利福平耐药，应使用其他替代药物。由于 Xpert MTB/RIF 特异性极高，因此，其检测结果的阳性基本等同于培养阳性，高度提示存在结核分枝杆菌感染。

（5）巨细胞病毒核酸定量检测。人巨细胞病毒属疱疹病毒科，又被称为人疱疹病毒 V 型。人群对于 CMV 普遍易感，通常在不伴有其他疾病的儿童和成年人中，CMV 感染并不引起明显的临床诊断。然而在新生儿及免疫力低下宿主（如 HIV 感染、器官移植、血液病）中，CMV 却是一种重要的可导致相应疾病的人类病原体，基于实时荧光定量 PCR 技术的 CMV-DNA 定量检测可用于 CMV 感染的诊断及抗病毒治疗效果的评估。CMV-DNA 的升高意味着巨细胞病毒的感染，实验室对于 CMV-DNA 的结果报告分下列几种形式：①CMV-DNA＜最低检测限，表示该样本本次未检测到巨细胞病毒核酸，意味着该标本不含巨细胞病毒核酸或巨细胞病毒核酸极低低于本实验的检测限；②CMV-DNA＜400，表示该样本检测到巨细胞病毒核酸，但由于浓度较低无法准确定量，建议定期监测；③直接给出定量值。

（6）检验科还开展了手足口病病原体、生殖道病原体、腹泻相关病原体、病毒性脑膜炎相关病原体、器官移植相关病原体的核酸检测，具体各项目相关信息可查阅项目说明或电话咨询检验科分子诊断组：027－83663414。

（二）临床用药相关基因检测项目

药物代谢酶和药物作用靶点基因特性的变化可通过影响药物的体内浓度和靶组织对药物的敏感性，导致药物反应性（包括药物的疗效和不良反应发生）个体差异。药物基因组生物标志物的检测是临床实施个体化药物治疗的前提。

目前检验科已开展多项临床用药相关的基因检测，所涉及的药物包括氯吡格雷、他克莫司、华法林、伊立替康、别嘌呤醇、硫唑嘌呤、卡马西平等。项目介绍如下：

（1）他克莫司用药相关基因检测（CYP3A5、ABCB1）。他克莫司（tacrolimus，FK506）为大环内酯类免疫抑制剂，临床上广泛用于肝、肾、心、肺、胰等器官移植患者的免疫抑制治疗，其主要不良反应包括继发性感染、肾毒性、神经毒性、胃肠反应、代谢障碍及淋巴增生性疾病和肿瘤等。器官移植患者应用他克莫司后血药浓度偏低可导致急性排斥反应和药物敏感性降低；血药浓度偏高则容易发生肾毒性、神经毒性、糖尿病、高脂血症、高血压和胃肠道紊乱等不良反应，导致他克莫司毒副作用的发生。CYP3A5 在他克莫司的代谢中起重要作用，其活性降低可导致他克莫司的血药浓度升高，不良反应增加。CPIC 指南建议携带 CYP3A5＊3/＊3 基因型的移植患者减少他克莫司的用药剂量，以避免发生药物不良反应。

具体而言，可根据欧洲科学家委员会的建议或中国人群他克莫司用药剂量计算公式进行他克莫司剂量的调整。欧洲科学家委员会的建议：CYP3A5＊3/＊3 基因型患者他克莫司的起始剂量为 0.15 mg/（kg·d）；CYP3A5＊1/＊3 基因型患者他克莫司的起始剂量为 0.20 mg/（kg·d）；CYP3A5＊1/＊1 基因型患者他克莫司的起始剂量为 0.25 mg/（kg·d）。

中国人群根据 CYP3A5＊3 基因型给予初始剂量：CYP3A5＊3/＊3 基因型患者他克莫司的起始剂量为 0.075 mg/（kg·d）；CYP3A5＊1/＊3 和 CYP3A5＊1/＊1 基因型患者他克莫司的起始剂量为 0.15 mg/（kg·d）。

实验室会给出 CYP3A5 及 ABCB1 基因在 rs1045642、rs2032582、rs1128503 这 3 个位点的基因信息，并综合 CYP3A5 基因型的结果给出他克莫司用药的建议。但不同位点之间不同的基因型对他克莫司剂量，有些是正向调节有些是负向调节，目前还缺少统一、权威的模型来综合多个位点计算他克莫司的用药剂量。

（2）华法林用药相关基因检测（CYP2C19、VKORC1）。华法林是临床上常用的抗凝药物，是深静脉血栓、心房纤颤、心脏瓣膜置换术和肺栓塞等疾病的一线用药，其临床疗效和不良反应存在很大的个体差异，血药浓度过高或敏感性增加可导致严重出血事件。华法林由 S- 和 R- 两种消旋体构成，其中 S- 华法林的抗凝活性约为 R- 华法林的 5 倍。85％以上的 S- 华法林在体内经 CYP2C9 代谢为无活性的代谢产物，CYP2C9 * 3 纯合子和杂合子基因型个体 S- 华法林的口服清除率分别下降 90％和 66％，因此华法林的给药剂量需相应降低。美国 FDA 已批准修改华法林产品说明书，推荐在使用华法林前进行 CYP2C9 基因检测。测定 CYP2C9 * 3 等位基因可用于指导中国人群确定华法林的起始用药剂量，并预测药物毒性，结合国际标准化比值（International normalized ratio，INR）检测值，估计华法林的维持剂量，确保用药安全。维生素 K 氧化还原酶是抗凝药物华法林的作用靶点。维生素 K 环氧化物还原酶复合物 1 的编码基因 VKORC1 的遗传变异可通过影响 VKORC1 表达，从而影响华法林的敏感性。位于该基因启动子区（－1639 G＞A）的单核苷酸突变 rs9923231 可影响 VKORC1 的表达，是导致华法林用药剂量个体差异的主要原因之一。与该位点 AA 基因型患者相比，－1639GA 和 GG 基因型患者平均华法林剂量分别增加 52％（95％ CI：41％～64％）和 102％（95％ CI：85％～118％）。VKORC1 多态性对华法林剂量影响的比重因种族而异，－1639GA 和 GG 基因型对白种人华法林剂量的影响比对亚洲人的影响分别高 10％和 50％。总体上，VKORC1 多态性在不同种族不同人群中可解释约 27％华法林用药剂量的个体差异。VKORC1－1639A 等位基因在亚洲人、白种人和黑种人群中的等位基因频率分别为 91.17％、38.79％和 10.81％（根据千人数据库的结果：在亚洲人、白种人和黑种人群中的等位基因频率分别为 92％、40％和 7％），其频率分布的种族差异与华法林用药剂量差异间具有很好的相关性。VKORC 多态性同时也影响华法林用药的临床后果。美国 FDA 于 2007 年批准修改华法林的产品说明书，推荐在使用华法林前对 VKORC1 进行基因检测；2010 年再次修改说明书，建议结合 VKORC1 和 CYP2C9 基因型考虑华法林的初始用药剂量。临床上也根据 VKORC1 和 CYP2C9 基因型、年龄、身高、体重、种族、是否合用肝药酶诱导剂和是否合用胺碘酮等因素的剂量计算公式确定华法林初始用药剂量（表 4-33）。

表 4-33 根据 VKORC1 和 CYP2C9 联合基因型建议的华法林初始用药剂量（mg）

VKORC1-1639 G＞A 基因型	CYP2C9 基因型		
	* 1 * 1	* 1 * 3	* 3 * 3
GG	6～4	4～3	2.5～0.5
GA	5～3	3.5～2	2.5～0.5
AA	4～2	2.5～1.25	1.25～0.5

由卫生健康委员会颁布的《药物代谢酶和药物作用靶点基因检测技术指南（试行）》提供了基于中国人群的华法林用药剂量计算公式：

华法林稳定剂量 D（mg/d）＝［1.432＋0.338×（VKORC1－1639AG）＋0.579×（VKORC1－1639GG）－0.263×（CYP2C9 * 1 * 3）－0.852×（CYP2C9 * 3 * 3）－0.004 Age＋0.264×BSA＋0.057×AVR＋0.065×Sex＋0.085×Smoking habit＋0.057×Atrial fibrillation＋0.132×Aspirin－0.0592×Amiodarone］

（3）别嘌呤醇用药相关基因检测（HLA-B * 5801）。别嘌呤醇是治疗痛风的一线药物，是目前唯一的黄嘌呤氧化酶抑制剂。该药可引起严重副反应，包括 Stevens-John 综合征（SJS）及中毒性表皮坏死症（TEN）。研究表明，HLA-B * 5801 等位基因与别嘌呤醇引发的严重皮炎副反应呈现很强的相关性，尤其在汉族人中，高达 100％副反应的患者都是 HLA-B * 5801 的携带者，而别嘌呤醇耐受者中只有 15％左右的 HLA-B * 5801 携带者。检测 HLA-B * 5801 等位基因可以预防别嘌呤醇引发的 SJS 或 TEN。实验室会报告送检样本是否检出 HLA-B * 5801，对于检出 HLA-B * 5801 基因型的个体应谨慎使用别嘌呤醇类药物。

（4）氨基糖苷类药物致聋基因检测（12SrRNA）。线粒体 12SrRNA 基因突变可引起氨基糖苷类药物诱发的感音神经性耳聋。而 m. 1494C＞T 及 m. 1555A＞G 是中国人群的突变热点，携带该种突变的个体对氨基糖苷类药物（链霉素、庆大霉素、卡那霉素等）高度敏感，如误用极易导致感应神经性耳聋，应终生禁用该类抗生素。实验室会报告送检样本是否检出 m. 1494C＞T 及 m. 1555A＞G 的基因变异，对于携带该两个位点变异的个体应终生禁用氨基糖苷类药物。

（5）氯吡格雷用药相关基因检测（CYP2C19）。氯吡格雷是一种抗血小板药物，广泛用于急性冠脉综合征、缺血性脑血栓、闭塞性脉管炎和动脉硬化及血栓栓塞引起的并发症。心脏支架手术后的患者需长期服用氯吡格雷以防止支架内再梗。氯吡格雷主要经 CYP2C19 代谢活化后发挥抗血小板效应。CYP2C19 PM 患者应用常规剂量的氯吡格雷后体内活性代谢物生产减少，对血小板的抑制作用下降。美国 FDA 和美国心脏病学会建议，对于 CYP2C19 慢代谢基因型患者需考虑改变治疗方案，具体意见为：CYP2C19 * 1/ * 1 基因型个体应用氯吡格雷有效，可常规使用；CYP2C19 * 2 或 * 3 基因型个体对氯吡格雷疗效降低，建议更换成普拉格雷或替卡格雷；CYP2C19 * 2 或 * 3 突变型纯合子个体应用氯吡格雷效果差，建议换用普拉格雷或替卡格雷。

（6）检验科还开展了硫唑嘌呤、伊立替康、叶酸等药物使用相关的基因检测，具体各项目相关信息可查阅项目说明或电话咨询检验科分子诊断组。

（三）遗传性疾病基因检测项目

遗传性疾病是指由细胞内遗传物质发生改变（染色体畸变或基因突变）而引起的疾病，是完全或部分由遗传因素决定的疾病，常为先天性的，也可后天发病。遗传病的种类繁多，表型复杂，即使是同一种遗传病也可有不同的临床表型，而类似的临床表型也可由不同的遗传病所致。目前检验科已经开展了多种遗传性疾病的基因检测，包括遗传性耳聋、染色体微缺失/微重复（基因组 CNV）、地中海贫血、血友病、遗传性球形红细胞增多症、白化病、蚕豆病等多达几十种遗传性疾病的基因检测。

（1）α/β地中海贫血基因检测。α及β地中海贫血是一种常见的小细胞低色素性贫血性疾病，其遗传方式为常染色体隐性。由于每个个体具有4个α基因，根据受累的α基因数量的不同，临床表现也轻重不一，从巴氏水肿胎到无症状的静止型地贫携带者。实验室通过长距离PCR结合核酸电泳检测中国人群常见的α地中海贫血基因突变：α_3.7、α_4.2及α_SEA；而对于β基因的突变杂合子，临床常表现为轻型的地中海贫血，而β基因的突变纯合子则表现为重型的地中海贫血。实验室采用反向斑点杂交的方法检测中国人群常见的17种β地中海贫血基因突变类型。对于单个位点的杂合突变临床常表现为轻型的地中海贫血，而单个位点的纯合突变或位于两条不同染色体上的两个不同位点的复杂杂合突变临床常表现为重型的地中海贫血。本项目仅检测常见的3种缺失型α地中海贫血基因突变及17种常见的β地中海贫血基因突变，对于其他罕见的和未报道的地中海贫血基因突变会存在漏检，F074_珠蛋白基因（α、β）全外显子测序可作为该项目的补充用于发现其他罕见的由珠蛋白编码区变异而导致的地中海贫血。

（2）遗传性耳聋基因检测。目前已经发现的与耳聋相关的基因超过300个，其中GJB2、GJB3、SLC26A4、12S rRNA是中国人群常见的与耳聋相关的基因，而在这4个基因中又以GJB2上c.35delG、c.176_191del16、c.235delC、c.299_300delAT、GJB3上c.538C>T及SLC26A4上IVS7-2 A>G、c.2168A>G及12S rRNA上m.1494C>T、m.1555A>G这7种突变最为常见，实验室使用Sanger测序方法检测这7种基因突变，为耳聋的诊断及探寻耳聋的病因提供遗传学证据。但由于与遗传性耳聋相关的基因变异众多，实验室报告阴性并不能完全排除遗传性耳聋，可能需要进一步扩大基因检测范围来明确病因。

（3）甲型血友病基因检测。甲型血友病是一种临床上常见的凝血障碍性疾病，为X连锁的隐性遗传病，通常男性发病，女性携带。既往流行病学的数据显示重症的甲型血友病患者约有50%是Ⅷ基因1号内含子或22号内含子的倒位造成，而另一部分则为Ⅷ基因编码区域的碱基突变造成。通过对1号及22号内含子倒位进行分析并结合Sanger测序实现对Ⅷ基因编码区的全覆盖，能对90%以上的甲型血友病患者进行基因诊断明确其致病的基因变异，进而为优生优育提供遗传学证据。Ⅷ因子基因1号内含子及22号内含子倒位的检出为明确的致病性变异，其可导致Ⅷ基因mRNA的错误剪接，进而不能表达正常功能的Ⅷ因子，此两种变异所导致的男性甲型血友病患者往往症状比较重，Ⅷ因子活性常<1%。而携带Ⅷ因子基因编码区的错义或无义突变的男性患者，根据其基因突变的位置及类型，其临床症状表现轻重不一，需具体病例具体分析。

（4）葡萄糖6磷酸脱氢酶缺乏症（蚕豆病）基因检测。G6PD缺乏症俗称蚕豆病，遗传性葡萄糖-6-磷酸脱氢酶（G6PD）缺乏症是最常见的一种遗传性酶缺乏病。属X连锁不完全显性遗传，酶缺乏的表现度不一，一些女性杂合子酶活性可能正常，男性患者多于女性。实验室检测中国人群常见的7种致病性G6PD变异，为葡萄糖6磷酸脱氢酶缺乏症的诊断及探寻病因提供遗传学证据。

（5）染色体微缺失/微重复检测（全基因组拷贝数分析）。既往研究表明约50%的早期流产或胚胎停育是胚胎本身具有染色体的非整倍体导致的。尤其是对于夫妻双方存在染色体畸变的个体如平衡易位、罗伯逊易位等，由于难以形成染色体组成正常的胚胎，所以临床常表现为反复的流产，通过基于芯片微阵列分析的基因拷贝数变异分析能够对流产组织的核型进行分析进而明确流产原因。而对于不明原因发育迟缓及智力障碍的儿童，外周血基于细胞芯片技术的全基因组拷贝数分析是 ACMG（美国医学遗传学及基因组学协会）推荐的首选检测技术。实验室基于芯片微阵列分析的基因拷贝数变异能够对全基因组水平＞0.1 mb 的片段重复和缺失进行筛查，能够为疾病的诊断及病因探讨提供更多遗传学证据。

（6）更多遗传性疾病的项目介绍，以及对新开基因检测相关项目的需求和建议请致电检验科分子诊断与遗传组。

第三十三节　输血规范

一、临床输血程序

（一）输血申请流程

1. 输血前评估

1）输血指征的评估：经治医师应根据患者症状和检测结果，对输血治疗的必要性和存在的风险进行充分评估，并将输血原因记录在病历中。输血适应证详见第三章。

2）知情同意：决定输血治疗前，经治医师应向患者或其家属说明输血理由、输注次数和血液种类、输同种异体血的不良反应和经血传播疾病的可能性、输血方式的选择（异体输血、自身输血），征得患者或家属的同意，并在《临床输血治疗知情同意书》上签字。《临床输血治疗知情同意书》入病历。无家属签字的无自主意识患者紧急输血，应报医务处或分管院长同意备案并记入病历。

3）输血前检测：

（1）凡需申请输血者，必须在输血前做如下检查：ABO＋Rh（D）血型、血红蛋白、血小板计数，红细胞比容、ALT、HBsAg、抗-HCV、抗-HIV1/2、梅毒螺旋体抗体。检验结果入病历保存。急诊输血患者可在输血之前留取血标本，在输血申请单上注明"血已抽，结果未回"字样，待结果出来之后将报告单入病历。

（2）须送输血科检测，如 ABO＋Rh（D）血型、不规则抗体筛查、（特殊介质）交叉配血，详见第二节。

2. 输血申请

1）填写《临床输血申请单》。

（1）所有备血、输血情况均需开具《临床输血申请单》，应按要求逐项填写。

（2）凡《临床输血申请单》资料填写不完全，特别是缺乏输血史、妊娠史或无上级医师签字的《临床输血申请单》判为不合格，每月统计上报医务处，并影响所在科室医疗质量检查评分。

2）临床用血申请权限：

（1）若同一患者一天申请备血量少于 800 mL，由具有中级以上专业技术职务任职资格的医师提出申请，上级医师核准签发后，方可备血。

（2）若同一患者一天申请备血量在 800～1 600 mL，由具有中级以上专业技术职务任职资格的医师提出申请，经上级医师审核，科室主任（或其授权人）核准签发后，方可备血。

（3）若同一患者一天申请备血量≥1 600 mL，由具有中级以上专业技术职务任职资格的医师提出申请，在常规备血的基础上，填写《大量用血申请单》，科室主任核准签发后，报医务处总值班批准，方可备血。

（4）以上规定不适用于急救用血。急救用血可事后 24 小时补齐手续。

3. 备血

1）择期手术备血：

（1）应至少提前一天申请，由经治医师在电子病历医师站开具备血医嘱，并逐项填写《临床输血申请单》并提交打印，由相应资质医师核准签字后与受血者交叉血样一起，在用血前一天送输血科备血。

备注：如无特殊情况，不需送取血单。

（2）申请备血（红细胞）时，需检测患者 ABO＋Rh（D）血型、不规则抗体筛查和交叉配血。如患者既往住院时（一年内）有血型记录，则不用重新检测，如缺乏一年内有效记录，经治医师先申请进行 ABO＋Rh（D）血型检查。

2）需送取血单备血的情况：

（1）输注血小板、洗涤红细胞。输血科未常规贮备血小板和洗涤红细胞，需至少提前半天送领血证，并注明用血时间。

（2）输注稀有血型血液制品。至少提前 2～3 天送领血证备血，稀有血型红细胞有悬浮红细胞和解冻红细胞两种；后者价格较高，且解冻后仅能保存 24 小时，因此无论是否使用均需收取患者相应费用，请临床医师与输血科工作人员及病患充分沟通后进行申请。

（3）输注配型血小板、辐照血液制品。请于每日中午 12:00 之前送取血单。配型血小板还需抽两管标本（一管抗凝、一管不抗凝）和填写《临床输血申请单》，并（由家属）送往武汉血液中心，缴纳相应款项。配型血小板需要进行配型试验，等待时间较长。

（4）大型手术备血。器官移植、心脏大血管等手术需大量输血时，提前一天送取血单至输血科，注明用血时间，并标注"手术备用"字样。

4. 病房输血

1）红细胞成分。

（1）首次输血：经治医师在电子病历系统中填写《临床输血申请单》，上级医师核准签名后提交、打印，与交叉配血标本、取血单一起，送输血科进行配血。如无血型报告应抽取血型标本进行检测。平诊输血，需时 2 小时左右，急诊例外。

（2）再次输血：交叉配血标本一般可用 3 天（从抽标本时间算起），如有交叉配血标本在输血科保留，先在"护士站"【血库交叉配血标本状态查询】中查询是否"可用"；如

"可用"则直接开具取血单送至输血科，如无标本或标本"不可用"则在电子病历系统中填写《临床输血申请单》，与交叉配血标本、取血单一起，送输血科进行配血。

2）非红细胞成分（血浆、冷沉淀凝血因子、机采血小板）。

需进行 ABO＋Rh（D）血型检测，不需要进行交叉配血，并送取血单至输血科。若为首次住院输血需抽取"复核血型标本"核对血型，具体见本章第二节。

3）特殊血液成分。

凡申请少量血（50 mL 或 100 mL）、大量输血（超过 1 600 mL）、特殊血液成分如 Rh（D）阴性血，至少于输血前 2～3 天报送输血科，以便及时向血站预约备血（急诊例外）。

以下血液品种，可能需要等待：

（1）输注血小板、洗涤红细胞、辐照血液制品、稀有血型血液制品、粒细胞等，未常规备用，需与武汉血液中心联系。

（2）疑难配血：患者血液中检测到不规则抗体时，配血比较困难，耗时较长，特殊情况时需送武汉血液中心进行检测及配血。

（3）输注小容量血液制品：0.5U 红细胞、50 mL 血浆、0.5 人份血小板等。

5. 术中输血

（1）手术过程中如需用血，应在术前抽取标本，提交申请，进行备血。

（2）术中输血应由麻醉医师提交申请，并电话通知输血科进行准备，由手术室护士取血。

（3）若未备血的急诊手术需要输血，则进入"紧急输血"程序，由手术室抽取相应标本送至输血科。

6. 紧急输血

1）紧急抢救用血，应指定一名医师负责血液申请并与输血科电话联络（本部 3250，光谷 9405，中法 8934），通知输血科用血血型、用血量，输血科接通知后及时联系血源。

2）经治医师迅速将配血单填写好后，尽快将《临床输血申请单》及血标本一同送达输血科，并在申请单右上方注明"紧急"字样。若无法识别患者身份，应做特殊标注并告知输血科。

3）送标本的医护人员应在输血科等候取血，输血科工作人员优先处理此标本。与交叉配血标本一起送达输血科，如无血型应先由护士抽血型血样送输血科。

4）急诊输血血液的选择：

（1）若患者有血型和交叉配血标本，输血科接到电话后，给予紧急配血，在 15 分钟内提供第一袋血，以后每袋按常规供给。

（2）若患者病情非常紧急，无血标本或有标本但不能等待检验时间，在不知患者血型的情况下，输血科可在 10 分钟内发出第一袋未经交叉配血的 O 型红细胞（须用正反定型方法复核此袋血的血型），并在血袋上标明发血时尚未完成交叉配血试验。

（3）输血科在接到《临床输血申请单》及血标本后，应尽快补做患者血型鉴定及所发血液的交叉配合试验，并根据临床需要发出经交叉配血完全相合的血液。

（4）紧急情况输血，应告知患者家属并签字，情况应记录在病历中。

7. 大量输血

如果因病情需要，输血量 24 小时超过 1 600 mL 时要履行报批手续，经治医师必须填写《大量输血申请单》，并由科主任签名同意后，报医务部批准，申请单必须由输血科留存备案。

（二）输血前检测

1. 输血前病原学检测

输血前常规进行如下病原学检测：

（1）乙肝病毒检测：HBsAg、抗-HBs、HBeAg、抗-HBe、抗-HBc。

（2）输血前全套：丙肝病毒（HCV）、梅毒、HIV。

以上检测由检验科完成。

2. 输血前相容性检测

1）目的：选择与患者血型配合的各种血液成分，使之能在患者体内有效地存活，无不良反应。即输入的红细胞在患者体内必须不溶血，输入的血浆成分不导致患者红细胞破坏，从而达到安全、有效输血的目的。

2）项目及标本要求：

（1）血型检测：受血者 ABO 正反定型和 Rh（D）定型。血型标本 2 mL。

（2）不规则抗体筛检和鉴定：对患者的血清和血浆进行抗体筛查，以发现有临床意义的不规则抗体，避免一些可能的情况而造成病情的延误。此步骤耗时较长，如遇阳性结果，则影响后续的交叉配血工作。

（3）交叉配血：也称配合性试验，即使者与献血员血液间没有相对应的抗原、抗体存在，包括"主侧"和"次侧"，一般而言主、次侧均相合的血液才予以发放。洗涤红细胞仅需"主侧"相合即可。

说明：交叉配血、不规则抗体筛查仅需抽取一个标本，必须是输血前 3 天之内的，标本状态可以在护士站"其他"窗口进行查询。

3）输注不同血液成分需采集的标本。

（1）需交叉配血的血液成分：红细胞、粒细胞、手工分血小板。①首次输血标本：血型标本和交叉配血标本。②再次输血标本：交叉配血标本。

（2）不需交叉配血的血液成分：血浆、冷沉淀、机采血小板。①首次输血标本：血型标本和血型复核标本。说明：初次输注，需进行血型复核。②再次输血说明：输过血的患者，直接送领血证取血，不需要抽标本。

（3）配型血小板、筛选特殊抗原红细胞：需送武汉血液中心进行检测。标本：交叉配血标本。说明：筛选特殊抗原红细胞时需抽取抗凝管和非抗凝管两管血标本。

3. 受血者血样采集与送检

1）血型标本采集：医护人员持标注有患者姓名、病房和床号的试管，当面核对病员姓名、病室/门急诊、床号信息，按操作规程采集血样。

2）输血标本采集：

（1）确定输血后，医护人员持《临床输血申请单》和贴好标签的试管，当面核对病员姓名、性别、年龄、病案号、病室/门急诊、床号、血型，按操作规程采集血样。

（2）输血标本需直接从静脉或动脉采集。

3）输血标本运送：医护人员或支助将受血者血样与《临床输血申请单》送至输血科，双方进行逐项核对。

4）标本的接收：

（1）支助中心人员收集病房标本后送至输血科，登录"标本送达"，对标本进行逐一扫描，标本扫描完后再扫描工作人员的胸牌条码。

（2）输血科工作人员登录"标本签收"窗口，对标本进行扫描接收，必须确认标本信息与电脑信息一致及交叉配血试管上的标签与《临床输血申请单》上的资料一致，如有不一致，应将标本或及《临床输血申请单》退回病房。

（3）接收标本严格实行核对制度，不合要求者须填写原因，将标本及填写原因的卡片退回病区。

（4）不合格标本包括：①在输液过程中，经输液通道采集的标本。②严重溶血并影响检测结果的血标本。③血量不足以检验需要量的标本。④经查对标本的姓名、住院号、病区、床号或条形码编号等不相符者，或字迹模糊者。⑤常规情况下，未在电子病历系统登记的标本。

5）标本有效期和查询：

（1）交叉配血标本有效期3天（从采血之日算起）。如周一采集标本，默认周四之后不能用。

（2）查询交叉配血标本是否可用。

操作：护士站→ 菜单栏→"其他"→下拉菜单→"血库交叉配血状态查询"→输入患者ID号即可。若"不可用"则重新抽标本。

（3）查询血库标本是否采集。

操作：护士站→ 菜单栏→"其他"→下拉菜单→"血库标本查询"。

（三）血液的领取、运输及发血状态查询

1. 血液的领取

1）血液配好后，由支助工作人员或病房医护人员凭经治医师开具的取血证（第二联：红色）到输血科取血。

2）核对：取血与发血双方共同查对取血单与发血单、血袋上信息，包括：患者姓名、性别、ID号、门急诊/病室、床号、血液品种、容量、血型、血液有效期、配血试验结果及血液的外观等，准确无误时，双方共同签名及签署取发血时间后方可发出。

不能发血的情况：凡血液有下列情形之一的，一律不得发出。

（1）标签破损、字迹不清。

（2）血袋有破损、漏血。

（3）血液中有明显凝块。

（4）血浆呈乳糜状或暗灰色。

（5）血浆中有明显气泡、絮状物或粗大颗粒。

（6）未摇动时血浆层与红细胞的界面不清或交界面上出现。

（7）溶血。

（8）红细胞层呈紫红色。

（9）血液超过有效期。

2. 血液的运输

从输血科取出的血液应放在血液专用运输箱内运送，从发血到输血开始时间原则上应控制在半小时内。

3. 血液代存

血液发出后不得退回。取回的血液应尽快输注，不得自行保存。如遇特殊情况患者不能输血，输血科可代为贮存。保存条件：红细胞、融化后的血浆（24 小时内使用）、冷沉淀 2～6℃（6 小时内使用），血小板 22～24℃振荡保存（最长有效期 5 天）。

4. 发血状态查询

可在护士站查询所申请的血液是否发出。

操作：护士站→ 菜单栏→"其他"→下拉菜单→"血库发血查询"。

（四）血液制品输注

1. 输血前核对

（1）核对血液：由 2 名医护人员对输血科发来的血液认真进行核对，仔细核对《交叉配血报告单》和血袋标签上的各项内容，检查血袋有无破损渗漏、血液颜色是否正常。

（2）核对受血者信息：输血前，由 2 名医护人员带病历到患者床旁核对患者姓名、性别、年龄、病案号、门急诊/病室、床号、血型等，确认与《交叉配血报告单》相符，再次核对血液，准确无误后用输血器进行输血。

2. 输血过程的观察和处理

1）取回的血应尽快输用，输血前将血袋颠倒数次轻轻混匀，避免剧烈震荡。血液内不得加入其他药物，如需稀释只能用静脉注射生理盐水。输血前后用静脉注射生理盐水冲洗输血管道。

2）输血时应先慢后快，再根据病情和年龄调整输注速度：一般情况下，成人输血（红细胞）速度为 5～10 mL/min；年老体弱、婴幼儿及心肺功能障碍者，应减慢速度。200 mL 血浆在 60 分钟左右输完。1U 冷沉淀应在 10 分钟内输完。1 人份血小板 20～30 分钟，以患者能耐受的最大速度输完。

3）同一输血器连续使用 5 小时以上应更换，时间过长，部分血液成分在过滤器的黏附沉淀，影响滴速；也有发生细菌污染的可能，易引发输血不良反应。

4）同时输注多种血液成分时，应先输注血小板、冷沉淀，再输注血浆、红细胞等。

5）输血中严密观察受血者有无输血不良反应，如出现异常情况应及时处理：

（1）减慢或停止输血，用静脉注射生理盐水维持静脉通路。

（2）护士应立即通知值班医师和输血科值班人员，及时检查、治疗和抢救，并查找原因，做好记录。参见"输血不良反应"章节。

6）血液需要加温的情形：大量输血患者、婴儿换血治疗、冷型自身免疫性溶血性贫血患者需要输血时血液要放在37℃中加温处理。

7）输血的时间要求：

（1）常温下1U红细胞应在4小时内输注完毕。如暂时不能输注，可于4℃暂时保存。

（2）1个治疗量单采血小板输注时间为30分钟左右。如暂时不能输注，需22～24℃振荡保存。

（3）融化后的血浆应立即输注，不可再冻存；可放在4℃保存，须在24小时内输注，解冻后超过24小时未输的血浆应报废处理。

（4）融化后的冷沉淀应在6小时内使用，若因故未能及时输注，超过6小时必须报废，不能再次冻存。

3. 输血后处理及记录

1）输完血后，医护人员将交叉配血报告单贴在病历中，并将血袋送回输血科保存至少一天。

2）如有输血反应，医护人员应在电子病历系统逐项填写输血反应回报单，上报输血不良反应。输血科每月统计上报医务处。护士还需在护士站填写《输血反应报告及持续改进登记表》。

3）输血记录：

（1）经治医师应在病程中对输血目的、输血前评估、输血过程观察、输血后疗效进行记录，具体内容如下：①患者输血治疗前评估（症状、体征、血常规、凝血功能等）；②输血的目的（纠正贫血、失血、凝血功能障碍）；③输血的性质（急诊、病房、手术）；④血液品种（红细胞、血浆、冷沉淀、血小板）和数量（单位、治疗量）；⑤输血治疗过程记录（有无主观不适、体征变化），有无输血不良反应；⑥输血疗效评价（症状体征有无好转，检测指标有无好转）。

（2）说明：① 输血治疗过程记录应在病程记录、麻醉记录、手术记录和护理记录中有所体现。② 输血不良反应记录应包括输血不良反应发生的时间、反应类型、临床症状和体征、处理措施与转归等。

（3）输血病程记录模板如表4-34所示。

表4-34　输血病程记录

记录项目	输血前评估	输血记录	输血后疗效评价
时间			
内容			
签名			

二、检验科信息系统（LIS）输血相关各项操作

（一）检验科信息系统各项检测操作

1. 血型检查

1）普通血型：

医师操作：海泰电子病历系统→病历→导航栏中"住院资料"→点击"检验"→鼠标右键点击"申请"→"输血科"→ABO＋Rh 血型→保存。

护士操作：选择"52000＊＊＊＊＊＊＊＊"试管→填写"姓名、病区、床号"→护士站→血库检验采集窗口→ABO＋Rh 血型→扫码保存→抽血 2 mL。

2）特殊血型（脐血血型、移植供者等非住院患者的血型）：

医师操作：开具手写血型单或杂项单，标明姓名、住院号、病区、床号、检验项目、开单人和日期。

护士操作：选择"52000＊＊＊＊＊＊＊＊"试管，将医师开具手写单的副联小标签贴于试管上→抽血 2～3 mL。

2. 输血申请

医师操作：海泰电子病历系统→病历→导航栏中"住院资料"→点击"血库"→点击右键→输血申请→逐项填写→选择血液种类→保存提交并打印。

护士操作：根据医嘱选择"72000＊＊＊＊＊＊＊＊"试管→填写"姓名、病区、床号"→护士站→血库检验采集窗口→申请血液成分→扫码保存→抽血 3～5 mL。

说明：冷沉淀、血浆、非配型血小板等不需抽标本。

3. 新生儿溶血病检查

1）新生儿标本：

医师操作：海泰电子病历系统→病历→导航栏中"住院资料"→点击"检验"→鼠标右键点击"申请"→"输血科"→新生儿溶血→保存。

护士操作：根据医嘱选择"92000＊＊＊＊＊＊＊＊"试管（咖啡色头）→填写"姓名、病区、床号"→护士站→血库检验采集窗口→新生儿溶血→扫码保存→抽血 3 mL。

2）产妇脐血标本：

医师操作：开具手写杂项单，标明姓名、住院号、病区、床号、开单人和日期。

护士操作：根据医嘱选择"92000＊＊＊＊＊＊＊＊"试管，将医师开具手写单的副联小标签贴于试管上→抽血 3 mL。

说明：新生儿溶血试验包括直接抗人球蛋白试验、抗体释放试验、游离抗体试验 3 项。

4. 抗体效价检查

医师操作：海泰电子病历系统→病历→导航栏中"住院资料"→点击"检验"→鼠标右键点击"申请"→"输血科"→血型抗体效价（IgG 抗 A/B）→保存。

护士操作：根据医嘱选择"52000＊＊＊＊＊＊＊＊"试管→填写"姓名、病区、床号"→护士站→血型抗体效价→扫码保存→抽血 2～3 mL。

5. 其他

包括直抗、血型复核、不规则抗体筛查、血小板抗体检测。

医师操作：海泰电子病历系统→病历→导航栏中"住院资料"→点击"检验"→鼠标右键点击"申请"→"输血科"→选择项目（直接抗人球蛋白试验/血型复核/血型单特异性抗体鉴定）→保存。

护士操作：选择"92000＊＊＊＊＊＊＊＊"试管→填写"姓名、病区、床号"→护士站→血库检验采集窗口→选择相应项目→扫码保存→抽血 2 mL。

6. 送血液中心检测

（1）配型血小板。根据武汉市血液中心要求，须于每日中午前送《临床输血申请单》和交叉配血标本（72＊＊＊＊）至血液中心（操作同输血申请），并缴纳相应检测费用。

（2）筛选特殊抗原红细胞。送《临床输血申请单》和两管血标本（一管抗凝血和一管非抗凝管）至血液中心，并缴纳相应检测费用。

（二）各项查询操作

1. 标本查询

1）查询标本是否采集（血型、交叉配血、直抗、新生儿溶血病筛查标本等）。

操作：护士站→ 菜单栏→"其他"→下拉菜单→"血库标本查询"。

注意：

（1）系统默认时间为当天，请将时间更改为 3 天。

（2）此标本查询仅供护士查询标本是否采集，而不能查询标本是否在库。

2）查询交叉配血标本是否有效、是否需要重新抽取。

操作：护士站→ 菜单栏→"其他"→下拉菜单→"血库交叉配血状态查询"输入患者 ID 号即可。查看配血标本是否在可用，"不可用"重新抽标本。

2. 血液状态查询

查询所申请的血液是否发出。

操作：护士站→ 菜单栏→"其他"→下拉菜单→"血库发血查询"。

（三）各种治疗的申请

1. 自体血采集和储存

申请自体血采集时，经治医师打印"自体血采集申请表"，并由患者或亲属签名同意。

操作：海泰电子病历→ 病历→导航栏中"住院资料"→点击"血库"→ 右侧页面中点击右键→"血库记录单"→表格模板→下拉选择"自体血采集申请表"→填写完毕。

2. 回收式自体输血

临床医师根据患者情况和手术需要综合考虑，如需进行回收式自身输血的择期手术，请与麻醉科联系。

（四）输血不良反应的上报

医务人员一旦发现输血不良反应，可通过电子病历系统进行上报。

1. 操作

护士站——"其他"——"输血不良反应"——输入 ID 号——点击"新增"键——逐个填写信息——填写完毕点击"保存"。

2. 注意

（1）"血袋号"中输入发血单条码号（9000＊＊＊＊＊＊＊共 12 位）——回车——电脑自动提取血袋信息——填入输血量。

（2）"血袋号"一栏中仅能填写一个号码。

（3）"不良反应"栏可填入信息或点击下拉框进行选择。

（4）"填报人"一栏不用填写，电脑默认为登陆护士站的工作人员。

如需查询，进入"输血不良反应"界面，点击"查询"。

三、全血和血液成分

（一）全血

1. 概述

（1）定义：全血是将献血者的血液采集入含有抗凝保存液的血袋内所形成的混合物。

（2）规格：200 mL 全血为 1 个单位（U），300 mL 为 1.5 U，400 mL 为 2 U。

（3）贮存条件：4±2℃，保存期：CPD-A 保养液可保存全血 35 天。

（4）全血输注的弊端：全血中的保养液是针对红细胞设计的，因此库存全血的有效成分主要是红细胞，其他成分如粒细胞、血小板、V 因子、Ⅷ因子基本上丧失了活性。全血中所含的粒细胞、血小板和凝血因子浓度不高、不足一个治疗量，难以达到预期疗效；大量输注易发生循环超负荷；增加了输血传播疾病及同种免疫发生的风险；库存全血中钠、钾、氨、乳酸等代谢产物含量高，增加患者代谢负担。

2. 输注指南

适应证：①急性大量失血可能发生低血容量性休克的患者。②换血治疗。

3. 用量及注意事项

（1）成人输注 400 mL 全血、儿童按 6 mL/kg 输注全血，可提高 Hb 10 g/L、HCT 3%～4%。

（2）供、受者 ABO、Rh 血型相同或相容，需要进行交叉配血。

（二）红细胞制品

1. 概述

红细胞是血液的主要成分，具有运输氧气和二氧化碳的作用。临床上常用的红细胞制品包括悬浮红细胞、去白细胞悬浮红细胞、洗涤红细胞、辐照红细胞和冰冻解冻去甘油红细胞等。200 mL、300 mL、400 mL 全血制备的红细胞分别为 1U、1.5 U、2 U。

2. 输注指南

1）内科输血。用于红细胞破坏过多、丢失或生成障碍引起的慢性贫血并伴缺氧症状。Hb<60 g/L 或 HCT<0.2 可考虑输注。

2）手术输血。用于需要提高血液携氧能力，血容量基本正常或低血容量已被纠正的患者。低血容量患者可配晶体液或胶体液应用。

（1）血红蛋白>100 g/L，可以不输。

（2）血红蛋白<70 g/L，应考虑输。

（3）血红蛋白在 70～100 g/L，根据患者的贫血程度、心肺代偿功能、有无代谢率增高及年龄等因素决定。

3）用量及注意事项：

（1）成人输注 2 单位红细胞、儿童 4 mL/kg 可提高 Hb 10 g/L，HCT 3%～4%。

（2）供、受者 ABO、Rh 血型相同或相容，需要进行交叉配血。

（3）危重症、高龄（>70 岁）等可酌情放宽输注指征。

3. 几种红细胞成分

1）悬浮红细胞：

（1）简介：将全血中的大部分血浆分离出后，加入红细胞添加液而制成。200 mL 全血制备的红细胞为 1 U，400 mL 全血制备的为 2 U，容量：150 mL/1 U，300 mL/2 U。红细胞比容：0.50～0.65，保存期：35 天。

（2）适用于：①各种急性失血患者输血；②各种慢性贫血患者输血；③高钾血症及肝、肾、心功能障碍者输血；④小儿、老年人输血。

2）去白细胞悬浮红细胞：

（1）简介：去除悬浮红细胞中几乎所有的白细胞，使残留的白细胞数量每 200 mL≤2.5×10^6。保存期：35 天。由于去除了白细胞，可减少患者产生 HLA 抗体的风险，减少巨细胞病毒传播的风险。

（2）适用于：①反复输血或多次妊娠已产生白细胞或血小板抗体而引起非溶血性发热反应的患者；②准备做器官移植的患者；③需要反复输血的患者。

（3）注意事项：本制品不能防止移植物抗宿主病（GVHD）的发生，不能对白细胞 100% 去除。

3）辐照红细胞：

（1）简介：使用照射强度为 25～30 Gy 的 γ 射线进行照射红细胞，使其中的 T 淋巴细胞失去活性，从而预防输血相关移植物抗宿主病（TA-GVHD）的发生。余同悬浮红细胞。

（2）适用于：①需宫内输血的胎儿；②疫功能低下或免疫抑制患者；③造血干细胞移植患者；④接受近亲血液的患者。

4）洗涤红细胞：

（1）简介：将保存期内的全血、悬浮红细胞用大量等渗溶液洗涤，去除几乎所有血浆成分和部分非红细胞成分，并将红细胞悬浮在氯化钠注射液或红细胞添加液中而制成。容量：125 mL/1 U；250 mL/2 U。保存期：35 天。

（2）输血指南：① 对血浆蛋白有过敏反应的贫血患者；② 自身免疫性溶血性贫血患者；③ 阵发性睡眠性血红蛋白尿患者；④ 高钾血症及肾功能障碍需输血者。

（3）用量及注意事项：疗效为等量悬浮红细胞的 2/3。

5）冰冻解冻去甘油红细胞：

（1）简介：将采血后 6 天内的全血或悬浮红细胞中的红细胞分离出，并与一定浓度和容量的甘油混合，速冻保存。解冻后清除几乎所有的甘油，并将红细胞悬浮在一定量的氯化钠注射液中。解冻后保存期：24 小时。

（2）输血指南：① 稀有血型患者输血；② 新生儿溶血病换血；③ 自身输血。

（3）注意事项：①解冻过程需时约 6 小时，尽早提前预约；②解冻后有效期仅 24 小时。

（三）血小板制品

1. 概述

血小板的主要功能是凝血和止血，修补破损的血管。目前临床上使用的血小板制品有浓缩血小板、混合浓缩血小板、单采血小板、去白细胞单采血小板和辐照血小板，其中单采血小板和去白细胞单采血小板较为常用。

2. 输血指南

1）内科输血：结合血小板计数和临床出血症状决定是否输注血小板。

（1）血小板计数＞$50×10^9$/L，一般不需输注。

（2）血小板计数（10～50）$×10^9$/L，根据临床出血情况决定，可考虑输注。

（3）血小板计数＜$5×10^9$/L，应立即输血小板防止出血。

（4）预防性输注不可滥用，防止产生同种免疫导致输注无效。有出血表现时应一次足量输注。

2）手术输血：用于患者血小板数量减少或功能异常伴有出血倾向。

（1）血小板计数＞$100×10^9$/L，可以不输。

（2）血小板计数＜$50×10^9$/L，应考虑输。

（3）血小板计数在（50～100）$×10^9$/L 之间，应根据是否有自发性出血或伤口渗血决定。

（4）如术中出现不可控渗血，确定血小板功能低下，输血小板不受上述限制。

3. 用量及注意

（1）应 ABO 同型输注，若无同型血小板供应，紧急情况下可选择不同型输注。

（2）输血小板后的峰值决定效果，缓慢输入效果差，应一次足量快速输入（最好在 30 分钟左右输完）。单采血小板不需要交叉配血，浓缩血小板需要交叉配血。

（3）以下情况会影响血小板输注效果：脾肿大、DIC、败血症、患者产生白细胞抗体（HLA）或血小板抗体（HPA）。

（4）对于血小板输注无效患者，应输入配型血小板，详情见"输血疗效评估"。

（5）机采血小板成人每次 1 个治疗量，约含血小板 2.5×10^{11} 个；按每平方体表面积输入血小板 1.0×10^{11} 个，血小板计数可升高（5～10）$\times 10^9$/L。

4. 几种血小板成分

（1）单采血小板：从单个供者血循环中采集，每袋内含血小板 $\geqslant 2.5 \times 10^{11}$ 个，红细胞含量 < 0.4 mL。容量：150～250 mL/袋。规格：治疗量。

一袋单采血小板相当于一个治疗剂量，成年人通常可提高血小板计数（10～20）$\times 10^9$/L。ABO 血型相同或相容输注，不需交叉配血。

（2）去白细胞单采血小板：采集单个献血者的血小板并分离去除白细胞后悬浮于一定量的血浆中。白细胞的残留量 $\leqslant 5.0 \times 10^6$ 个/袋。

适用于：①减少非溶血性发热反应发生的频率。②预防 HLA 同种免疫反应、CMV感染。

（3）辐照血小板：使用照射强度为 25～30 Gy 的 γ 射线进行照射血小板，使其中的 T 淋巴细胞失去活性，但又保持血小板的功能，从而预防输血相关移植物抗宿主病（TA-GVHD）的发生。

适用于：免疫功能低下及造血干细胞移植后患者、与献血者有血缘关系受血者。

（4）浓缩血小板（极少使用）：采集后置于室温保存和运输的全血于采集后 6 小时内，或采集后置于 20～24℃保存和运输的全血 24 小时内，在室温条件下将血小板分离出，并悬浮于一定量血浆而制成。保存期 24 小时。200 mL 全血制备的浓缩血小板为 1 U，容量25～38 mL，血小板含量 $\geqslant 2.0 \times 10^{10}$ 个/袋。

注意：①2 单位浓缩血小板/10 kg 体重：对 60～70 kg 体重的成年人，8～12 单位浓缩血小板至少含血小板 240×10^9/L，可提高患者血小板（10～20）$\times 10^9$/L。②ABO 同型或相容输注。③需进行交叉配血。

（四）血浆制品

1. 新鲜冰冻血浆

全血采集后 6～8 小时内分离出血浆并速冻成块，−20℃以下保存。含有正常血浆中稳定的凝血因子和血浆蛋白，纤维蛋白原 2～4 g/L，至少含有新鲜血浆中 70% 的Ⅷ因子，其他凝血因子 0.7～1 单位/mL。容量：100 mL、150 mL、200 mL。

1）输血指征。

（1）内科指南：用于各种原因（先天性、后天获得性、输入大量陈旧库血等）引起的多种凝血因子Ⅱ、Ⅴ、Ⅶ、Ⅸ、Ⅹ、Ⅺ或抗凝血酶Ⅲ缺乏，并伴有出血表现时输注。

（2）手术指南：PT、INR、APTT 正常不是输注 FFP 的指征，其使用主要针对大量微血管出血（即凝血障碍）和凝血因子缺乏的患者。

① PT 或 APTT＞正常 1.5 倍，创面弥漫性渗血（PT 大于正常均值的 1.5 倍，APTT大于正常高值的 1.5 倍）。②患者急性大出血输入大量库存全血或浓缩红细胞后（出血量或输血量相当于患者自身血容量，约 75 mL/kg），为纠正患者继发性凝血因子缺乏时。

③病史或临床过程表现有先天性或获得性凝血功能障碍。④ 紧急对抗华法林的抗凝血作用（FFP：5～8 mL/kg）。也根据血栓弹力图（TEG）结果决定是否输注。

2）用量及注意事项。

（1）每 100 mL 使成人增加 2%～3% 的凝血因子，常规剂量为 10～15 mL/kg 体重，紧急拮抗华法林 5～8 mL/kg 即可。

（2）FFP 不可用于单纯增加血容量或白蛋白浓度，应防止滥用 FFP 扩容，禁止用 FFP 促进伤口愈合。

（3）不需交叉配血、正常应 ABO 同型输注避免患者发生溶血。

（4）输注前放 37℃ 水浴箱中融化，约需 20 分钟。融化后的血浆，应尽快输注。

2. 冰冻血浆

在全血有效期内，将血浆分离出并冰冻呈固态，或从新鲜冰冻血浆中分离出冷沉淀凝血因子后将剩余部分冰冻而制成。血浆蛋白含量≥50 g/L。保存期 5 年。新鲜冰冻血浆一年到期后可作为冰冻血浆使用，保存期为 4 年。

用于补充稳定的凝血因子和血浆蛋白。

（1）主要用于补充稳定的凝血因子缺乏，如 Ⅱ、Ⅶ、Ⅸ、Ⅹ 因子缺乏。

（2）手术、外伤、烧伤、肠梗阻等大出血或血浆大量丢失。

3. 病毒灭活新鲜冰冻血浆

按制备新鲜冰冻血浆方法分离出的血浆在速冻前采用亚甲蓝病毒灭活技术进行病毒灭活并速冻呈固态而制成。血浆蛋白含量≥50 g/L，Ⅷ因子≥0.5 IU/mL，亚甲蓝残留量≤0.30 μmol/L。容量：同新鲜冰冻血浆。保存期 1 年。

4. 病毒灭活冰冻血浆

采用亚甲蓝病毒灭活技术对在全血的有效期内分离出的血浆或从新鲜冰冻血浆中分离出冷沉淀凝血因子后剩余的血浆进行病毒灭活并冰冻呈固态而制成。蛋白含量≥50 g/L，亚甲蓝残留量≤0.30 μmol/L。容量：同新鲜冰冻血浆。保存期 5 年。

5. 冷沉淀凝血因子

将保存期内的新鲜冰冻血浆在 1～6℃ 融化后，分离出大部分血浆，并将剩余的冷不溶解物质在 1 小时内速冻而制成。

冷沉淀中主要含有 Ⅷ 因子、纤维蛋白原、vW 因子、纤维粘连蛋白和凝血因子 ⅩⅢ。从 200 mL、300 mL、400 mL 全血制成的冷沉淀，其中 Ⅷ 因子含量分别≥40 IU、60 IU、80 IU，纤维蛋白原含量分别≥75 mg、113 mg、150 mg。容量：25～35 mL。有效期：1 年。

1）输血指南：

（1）主要用于补充纤维蛋白原：纤维蛋白原高于 150 mg/dL 不必输注；纤维蛋白原在 100～150 mg/dL，应视出血情况的风险而定；有大量微血管出血，纤维蛋白原浓度低于 80～100 mg/dL；先天性纤维蛋白原缺乏的患者。

（2）作为浓缩凝血因子Ⅷ制品的替代品治疗遗传性凝血因子缺乏：用于儿童及成人轻型甲型血友病。

（3）血管性血友病（vWD）。

2）用量及注意事项：

（1）常规剂量为1～1.5单位/10 kg体重。

（2）与受血者ABO血型相同或相容性输注，不需要交叉配血。

（3）输注前放37℃水浴箱融化，融化后不稳定因子将迅速破坏，必须在融化后6小时内输注。

（五）单采粒细胞

1. 简介

使用血液单采机在全封闭的条件下自动将单个供血者的粒细胞分离出并悬浮于一定量的血浆中而制成。中性粒细胞含量≥1×10^{10}个/袋。

容量：150～500 mL。保存温度：(22 ± 2)℃。有效期24小时。

2. 输血指南

主要用于中性粒细胞缺乏（中性粒细胞$<0.5\times10^9$/L）并发细菌感染、强有力抗生素治疗48小时无效者充分权衡利弊后输注。

3. 用量及注意事项

（1）必须和患者的ABO、Rh血型相配合，需要交叉配血。

（2）疗效不是看粒细胞计数升高多少，而是看感染等症状有无改善。

备注：此成分武汉血液中心已不提供。

（六）输血疗效的评估

1. 红细胞输血疗效评估

红细胞输血主要用于纠正红细胞减少而引起的缺氧现象，从而恢复携氧能力，循环血液中Hb升高常与临床症状有无改善一起作为输注疗效的判断指标。红细胞输血的临床效果可分为3个层次：一是没有临床输血不良反应；二是有效补充某种血液成分；三是对疾病辅助治疗。希望各位临床医师重视输注后效果，详细分析红细胞输注不佳的影响因素。

（1）成人按下列公式计算输注红细胞量，如为洗涤红细胞时为计算量的1.5倍。

需输注RBC单位数＝体重（kg）×0.08×［Hb期望值（g/L）－输血前Hb值（g/L）］/24（g/U）

（2）输血Hb预期值判定公式：

$$Hb预期升高值=\frac{供者Hb（g/L）\times输血量（L）}{患者体重（kg）\times0.085（L/kg）}\times90\%$$

说明：输血量以全血为标准，各种红细胞制剂折算为对应全血量，如1 U悬浮红细胞折算为200 mL全血；儿童按0.09L/kg计算；90%为检验误差。

2. 血浆输注疗效评估

目前临床常用的血浆制品主要是新鲜冰冻血浆（FFP）和冰冻血浆（FP）。

FFP含有全部的凝血因子和血浆蛋白；FP中缺乏有活性的不稳定的凝血因子Ⅴ、Ⅷ。

血浆输注的疗效判断目前没有一定的标准，主要有以下两方面：

（1）临床观察出血改善情况。

（2）实验室检查：凝血因子含量测定、PT、APTT、血栓弹力图和凝血分析仪等。

一般认为，维持正常凝血状态需要达到正常人的30%凝血因子浓度，其中Ⅴ因子、Ⅶ因子、Ⅷ因子只需达到正常范围的20%~25%即可。合理的FFP输注应以实验室检查指标和临床病理性出血症状为依据，不主张预防性使用。PT、APTT轻度延长一般不会发生出血，PT延长超过正常范围中间值的1.5倍或APTT延长超过正常值高限的1.5倍，并有临床病理性出血症状，才考虑输注FFP。通常FFP的首次剂量为10~15 mL/kg，维持剂量5~10 mL/kg。输注10~20 mL/kg时，多数凝血因子水平将上升25%~30%。

3. 血小板输注疗效评估

目前根据临床症状、血小板计数是否升高将疗效分三等：

（1）血小板计数有上升、出血停止或明显减轻为显效。

（2）血小板计数无上升但出血症状有明显好转为有效。

（3）血小板无上升、出血症状也无好转为无效。

由于血小板输注后患者出血症状改善程度不易量化，故以血小板计数增加校正指数（CCI）和实际血小板回收率（PPR）作为量化的判断依据。

$$CCI = \frac{（输注后血小板计数 - 输注前血小板计数）（10^{11}）\times 体表面积（m^2）}{输入血小板总数（10^{11}）}$$

若输注后1小时的CCI<7 500或输注后24小时的CCI<4 500，应考虑输注无效。

$$PPR = \frac{\left[（输后血小板计数 - 输前血小板计数/L）\times 血容量（L）\right]}{输入血小板总量} \times 2/3$$

若输注后1小时的PPR<30%或输注后24小时的PPR<20%，考虑为血小板输注无效。

4. 冷沉淀输血疗效评估

评估冷沉淀输注效果时，最重要的指标是纤维蛋白原。一般纤维蛋白原浓度应维持在100~150 mg/dL之上，应根据伤口渗血及出血情况及时决定补充量。常规剂量为每10 kg体重输注1~1.5单位。

四、输血不良反应

在输血时要严密观察受血者有无不良反应，如出现异常情况，立即通知值班医师和输血科值班人员，及时检查、治疗和抢救，并查找原因，做好记录。

输血不良反应按发生的时间分为急性（即发型）输血反应和迟发型输血反应。急性输血反应发生于输血过程中或输血结束后不久（24小时以内）。根据其严重程度和临床表现，分为轻度、中重度和威胁生命的反应三大类。迟发性输血反应可于输血结束后数天、数月或数年发生的输血反应，包括迟发性溶血反应、输血后紫癜、移植物抗宿主病（GVHD）、铁超负荷等。

（一）急性输血反应的识别及处理

1. 出现急性输血反应或可疑输血反应后护士的职责

（1）立即停止输血，移开输血袋及输血管，用生理盐水维持静脉通道。

（2）立即通知管床医师或值班医师。

（3）核对患者姓名、住院号、血型和血袋标签、输血报告单是否一致。

（4）填报《输血不良反应表》。

（5）按医嘱进行相关的化验准备。

注意：

（1）对于意识不清患者，溶血性输血不良反应的唯一表现可能是低血压和不受控制的出血。

（2）正在发生严重的溶血性输血反应的意识清楚的患者，可很快出现相应的症状和体征（输血后数分钟，输血量 5～10 mL），开始输注时密切关注。

2. 输血反应的识别和紧急处理

由于各种输血反应在症状体征上有所类似和重叠，短时间内可能难以区分具体为哪种输血反应，表 4-35 和表 4-36 可供参考，在紧急处理后再进行相应的输血反应的调查。

表 4-35　急性输血反应的识别

种类	体征	症状	可能的原因
种类 1： 轻度反应	定位于皮肤的反应： 荨麻疹、皮疹	皮肤瘙痒	过敏（轻度的）
种类 2： 中重度反应	脸红、荨麻疹、寒战 发热、坐立不安、心动过速	焦虑、皮肤瘙痒 心悸、轻微呼吸困难、头痛	过敏（中重度） 非溶血性发热反应： -抗白细胞抗体；抗血小板抗体；抗蛋白抗体，包括 IgA 可能被致热源和/或细菌污染
种类 3： 致命的	寒战 发热 坐立不安 低血压（收缩压下降 20%） 心动过速（心率上升 20%） 血红蛋白尿（红色尿） 不能解释的出血（DIC）	焦虑 胸痛 输血位置的疼痛 呼吸窘迫/呼吸短促 腰/背痛 头痛 呼吸困难	急性血管内溶血 细菌污染和感染性休克 液体超负荷 过敏性反应 输血相关肺损伤

备注：

如果发生了急性输血反应，首先检查血袋标签，确认患者信息。如有不符，立刻停止输血，并咨询血库工作人员。

对于无意识或者麻醉中的患者，低血压和不能控制的出血可能是不相容输血的唯一表现。

对于清醒的患者，如果发生了严重的溶血性输血反应，初始症状和体征可能在输注 5～10 mL 血液后数分钟内就出现。在输血初始阶段的紧密观察是非常必要的。

表 4-36　急性输血不良反应的处理

紧急措施

种类 1：轻度反应

1. 降低输血速度

2. 给予抗过敏治疗，肌肉注射（如氯苯那敏 0.1 mg/kg 或同类药物）

3. 如果临床症状和体征在 30 分钟内没有改善，或者恶化，按照种类 2 处理

种类 2：中重度反应

1. 停止输血，更换输血器，保持液路通畅，给予生理盐水。

2. 立即通知患者的管床医生和血库。

3. 把带有输血器的血袋，新鲜采集的尿液和从输血对侧肢体血管中抽取的符合要求的血液样本（一管抗凝和一管不抗凝的）送到血库和检验科。

4. 给予抗过敏药物肌注治疗（如氯苯那敏 0.1 mg/kg 或同类药物）并且口服或者直肠退热剂处理（如对乙酰氨基酚 10 mg/kg：500 mg～1g 成人量），血小板减少的患者禁用阿司匹林。

5. 如果有过敏表现（如支气管痉挛，哮喘），静脉给予糖皮质激素和支气管扩张药物。

6. 收集 24 小时尿液作为溶血的证据送往检验科。

7. 如果临床改善，再次输血应缓慢滴注并且仔细观察。

8. 如果临床症状和体征在 15 分钟内没有改善或者恶化，按照种类 3 治疗。

种类 3：威胁生命的反应

1. 停止输血，更换输血器，保持液路通畅，给予生理盐水。

2. 输注生理盐水（初始剂量 20～30 mL/kg）维持收缩压。如果低血压，滴注要超过 5 分钟并且抬高患者的大腿。

3. 保持气道通畅并且给予氧气面罩。

4. 给予肾上腺素（按 1：1 000 溶液）0.01 mk/kg 体重，缓慢肌肉注射。

5. 如果有过敏的表现（如支气管痉挛，哮喘），静脉给予糖皮质激素和支气管扩张药物。

6. 给予利尿剂：如呋塞米 1 mg/kg 静脉滴注或者同类药物。

7. 立即通知患者的责任医生和血库。

8. 把带有输血器的血袋，新鲜采集的尿液和从输血位置对侧的血管中抽取的符合要求的血液样本（一管凝集的和一管抗凝的）送到血库和检验科。

9. 肉眼观察新鲜尿液是否有溶血标志（红色尿或者粉红色尿）。

10. 收集 24 小时的尿液，记录液体进入和排出，保持液体平衡。

11. 评估穿刺点和伤口的出血量。如果有临床或者实验室证据提示 DIC（9.11 章节可见），给予血小板（成人：5～6 单位）和冷沉淀（成人：12 单位）或者新鲜冰冻血浆（成人：3 单位）。如有可能，尽量使用病毒灭活的血浆凝固产品。

12. 若血压低时，再评估：进一步给予生理盐水超过 5 分钟；如果能得到，给予强心药。

13. 如果出现尿量减少或者实验室证据提示急性肾衰竭（血清钾，尿素氮，肌酐升高）：精确地保持液体平衡；给予更多的呋塞米。如果可行，考虑给予多巴胺。

寻求专家帮助：患者可能需要肾脏透析。

14. 如果怀疑菌血症（寒战，发热，衰竭，没有溶血反应的证据），给予广谱抗生素静脉滴注，抗菌谱覆盖假单胞菌和革兰阳性细菌。

3. 输血反应的调查

1）所有急性输血反应除第一类反应，必须报告主治医师，并通知血库。

2）在病例上做如下记录：

（1）输血反应的类型。

（2）输血开始后多久出现反应。

（3）输注的血液制品的容量、种类和血袋编号。

3）若怀疑急性溶血性输血反应或细菌污染，可采集标本送检（另一只手臂采集的血样）。

（1）送检输血科：输血器械及剩余血液、直接抗人球蛋白试验，核查交叉配血及血型。

（2）送检验科：血常规、凝血功能、胆红素、游离血红蛋白、肾功能及电解质、血培养（厌氧菌和需氧菌）和尿常规（第一时间和 24 小时后）。

4）将分析调查的结论记录在患者病历上。

4. 输血不良反应的上报

医务人员一旦发现输血不良反应，可通过电子病历系统进行上报。

1）操作：护士站──→"其他"──→"输血不良反应"──→输入 ID 号──→逐个填写信息──→填写完毕点击"保存"。

2）注意：

（1）"血袋号"中输入发血单条码号（9000＊＊＊＊＊＊＊共 12 位）──→回车──→电脑自动提取血袋信息──→填入输血量。

（2）"血袋号"一栏中仅能填写一个号码。

（3）"不良反应"栏可填入信息或点击下拉框进行选择。

（4）"填报人"一栏不用填写，电脑默认为登陆护士站的工作人员。如需查询，进入"输血不良反应"界面，点击"查询"。

（二）迟发性输血反应

1. 迟发性溶血性输血反应

（1）临床表现：发生于曾因输血或怀孕产生不规则抗体者。此抗体于数月或数年后测不出。但患者若再接受有该抗体所对应抗原之红细胞输血时，该抗体数天内增加，造成溶血、发热、Hb 下降、胆红素上升，直接抗球蛋白试验阳性，偶尔有血红素尿。

（2）治疗及预防：一般不需特殊治疗。要监测患者的尿量、肾功能、凝血功能。若仍需输血，要选择没有该抗体所对应抗原的红细胞输注。要书面告知患者此信息，以便转知以后负责输血的医疗人员。

2. 移植物抗宿主疾病（TA-GVHD）

1）病因：供受者 HLA 抗原不同时，当输入含具有功能 T 淋巴球的血给严重免疫不全患者时，这些 T 淋巴细胞会攻击受血者的细胞，造成移植物抗宿主反应。

2）症状：发热、皮炎或红疹、肝炎、黄疸、肠炎、水泻、各种红细胞减少、骨髓细胞减少、免疫不全。目前此症的死亡率超过 90％。

3）预防：血品照放射线可以抑制 T 淋巴细胞功能，从而防止输血所引起的 GVHD，但不会影响红细胞、血小板功能。注意：白细胞过滤器并不能有效预防 TA-GVHD。

下列情形输含有具功能的 T 淋巴细胞的血（包括全血、红细胞、机采粒细胞、新鲜血浆、血小板）须申请辐照制品。但新鲜冷冻血浆、冷冻沉淀品不必辐照。

（1）接受自体或异体造血干细胞移植者：在收集自体外周血干细胞前及收集期间所输血液须辐照。

建议照放射线的期限：①接受异体造血干细胞移植者，至少到停用免疫抑制药物，且免疫功能恢复为止。②接受自体造血干细胞移植者，至少到移植后 3 个月，且免疫功能恢复为止。

（2）何杰金氏疾病。

（3）接受近亲捐血。

（4）接受宫内输血之胎儿或曾接受宫内输血之新生儿。

（5）早产儿（<1 500 kg）。

（6）先天性细胞免疫不全者。

（7）恶性白血病 接受高剂量化学治疗或放射治疗后暂时免疫力差者。

（8）接受 HLA 相合或交叉配合试验相合之血小板输血者。

（9）其他情况，主治医师认为有必要者。

3. 输血后紫癜

很罕见，于曾输血或怀孕者输血后平均 9 天后（范围：1～24 天）发生。

病因：大多数的病例缺乏 HPA-1a 抗原，产生对抗 HPA-1a 的抗体。白种人少于 2% 的人缺 HPA-1a 抗原，国人则少于 0.3%。抗 HPA-1a 的抗体不但破坏了有 HPA-1a 抗原的血小板，也引发自体抗体破坏了患者自己的血小板。

治疗：第一线的治疗为输注 IVIG，大多数的患者有效。无效者则使用血浆交换移除抗体。也可用皮质类固醇类药物。

五、自体输血

自体输血是采用患者自身血液或者血液成分，以满足本人手术或者紧急情况时的一种输血疗法。自体输血可以节约血液资源，减少同种异体输血，还可以避免输血传播疾病的发生，是目前最为安全、有效的输血方式。自体输血有 3 种方法：贮血式自体输血、回收式自体输血及稀释式自体输血。

（一）贮存式自体输血

贮存式自体输血指术前一定时间采集患者自己的血液进行保存，在手术期间或术后回输给患者。可单独用于择期手术患者的储血，还可与其他两种自体输血技术结合运用，尽可能多输自体血，减少异体血的输注。

1. 适应证

身体一般情况好，Hb≥110 g/L 或红细胞比容≥0.35，凝血功能正常，行择期手术的患者，估计术中或术后需要输血的，均适合贮存式自身输血。

2. 禁忌证

（1）Hb<100 g/L 的患者及有细菌性感染的患者。

（2）严重主动脉狭窄、新近的心肌梗死症、不稳定型心绞痛、严重的高血压病、充血性心力衰竭患者。

（3）有献血不良反应史并在献血后发生过迟发性晕厥者。

（4）有活动性癫痫病史者。

（5）出血或血压偏低者。

（6）肝肾功能不良者。

3. 操作流程

1）采血前准备：

（1）打印"自体血采集申请表"，并由患者或亲属签名同意。

操作：海泰电子病历→病历→导航栏中"住院资料"→点击"血库"→右侧页面中点击右键→"血库记录单"→表格模板→下拉选择"自体血采集申请表"→填写并打印。

（2）体格检查及化验检查。

采血前医师应给患者作详细的体格检查及化验检查，采血前 24 小时不得饮含有酒精的饮料，采血前一天晚 8 时起至采血前不吃油腻食物。

（3）在采血前后可给患者口服铁剂、维生素 C 及叶酸。铁剂从第一次采血前一周开始，有条件的还可应用重组人红细胞生成素。

2）采血的时间和频次：每次采血 1～2U（或自身血容量的 10%），对体重低于 50 kg 的患者，每低 0.5 kg，少采 4 mL。两次采血间隔不少于 3 天。手术前 3 天完成采集血液。

3）采集时标记血袋，必须在血袋上注明患者姓名、采血日期、血型并注明"仅供自体输血用"。放于专用储血冰箱内，2～6℃保存 35 天。

4）取血与回输：回输时，由医护人员凭取血凭证到输血科取血，双方认真核对患者与血袋上的信息，二者必须完全一致并签名确认。输血时由经治医师负责输血过程的医疗监护。

（二）回收式自体输血

用血液回收装置，将患者体腔积血、手术失血及术后引流血液进行回收、抗凝、滤过、洗涤等处理，然后回输给患者，是临床上使用较多的自体输血方式。

1. 适应证

（1）心血管外科手术：心脏手术、胸腹髂主动脉手术。

（2）创伤外科手术：肝破裂、脾破裂、脊柱外伤、大出血抢救。

（3）器官移植手术：心、肝、肾移植。

（4）骨科手术：全髋置换、脊柱手术。

（5）妇产科：异位妊娠破裂大出血。

（6）普外手术：肝脾手术、门脉高压分流术等。

（7）泌尿外科大出血手术。

（8）脑外科手术。

2. 禁忌证

（1）恶性肿瘤患者。

（2）手术部位有明显的细菌或其他微生物污染。

（3）手术创面有胃肠液、胆汁、尿液等污染。

（4）开放性创伤超过 4 小时的积血，不能回收。

（5）手术创面被其他不适合静脉输入的物质污染，如聚乙吡咯酮碘等。

3. 操作流程

临床医师根据患者情况和手术需要综合考虑，如需进行回收式自身输血的择期手术，请与麻醉科联系（目前主要由麻醉科负责）。

（三）稀释式自体输血

稀释式自体输血是指急性正常血容量血液稀释（ANH），通常在麻醉后或手术主要出血步骤前抽取患者一定量的自身血在手术室常温下保存，同时给予患者输入胶体液和晶体液（按 1∶3 的比例）维持其正常血容量。手术即将结束时把术前放出的血液回输给患者。

1. 适应证

估计患者术中有大量失血，身体一般情况好，无明显肝肾功能障碍及心肺疾患，Hb＞110 g/L或 Hct＞0.33，血小板计数≥$100×10^9$/L，凝血功能正常的患者均可实施 ANH。一般体外循环患者多用。

2. 禁忌证

（1）Hb＜110 g/L 患者。

（2）严重心血管疾病患者。

（3）严重肾病患者。

（4）其他严重缺氧疾病如严重肺病、脓毒血症等。

（5）肝功能衰竭（白蛋白合成异常、凝血异常）。

（6）糖尿病患者。

3. 操作

（1）一般正常血容量的血液稀释通常将 Hct 降到 0.3 或 0.28，不低于 0.25。

（2）采集血液时选取两条较粗静脉，边采血边输入适当体积的晶体液或胶体液。术中必须密切监测血压、脉搏、血氧饱和度、红细胞比容和尿量的变化，必要时应监测患者静脉压。

（3）采出血液可在手术室室温下存放 6 小时，手术后期，当患者出血量大于 600 mL 时，以相反顺序回输自身血液，即最先输最后采的血，最后输最先采出的血。回输自身血液，要避免循环超负荷。

第三十四节　康复临床思维

一、康复临床思维

临床思维是指运用医学科学、自然科学、人文社会科学和行为科学的知识，以患者为中心，通过充分的沟通和交流，进行病史采集、体格检查和必要的实验室和影像学检查，获取第一手资料，并结合其他可利用的最佳证据和信息，包括患者的家庭和人文背景等，进行批判性的分析、综合、类比、判断和鉴别诊断，形成诊断、治疗、康复和预防的个性化方案，并予以执行和修正的思维过程和思维活动。简而言之，临床思维是理论联系临床工作实际，根据患者情况进行正确决策的能力。

临床大夫由医学生成长为一个合格医师所具备的临床思维，不是先天就有的，而是在临床实践中通过不断积累得来的。康复临床思维是在临床思维中贯穿康复理念，用功能观指导临床实践。

二、康复与康复医学

（一）康复

1. 康复的定义

20 世纪 40 年代以来，康复的概念一直随着人类社会的进步而不断完善，随着社会物质文明和精神文明的发展而不断丰富其内涵。从初期着重于改善躯体功能到强调生活自理能力的提高，再到 21 世纪关注生存质量（the quality of life）。世界卫生组织（WHO）1981 年提出的康复定义是"康复是应用所有措施，旨在减轻残疾和残障状况，并使他们有可能不受歧视地成为社会的整体"。目前 WHO 将康复扩展为康复和适应训练（rehabilitation and habilitation），定义为通过综合、协调地应用各种措施，帮助功能障碍者回归家庭和社会，能够独立生活，并参与教育、职业和社会活动，其重点着眼于减轻病损的不良后果，改善健康状况，提高生活质量，节省卫生服务资源。

2. 康复的内涵

康复的各种措施包括医学的、工程的、教育的、社会的、职业的一切手段，分别称为医疗康复（medical rehabilitation）、康复工程（rehabilitation engineering）、教育康复（educational rehabilitation）、社会康复（social rehabilitation）、职业康复（vocational rehabilitation），从而构成全面康复（comprehensive rehabilitation）。

康复着眼于病、伤、残者的功能，针对生理、心理、社会参与等功能障碍，以提高局部与整体功能水平为主线，以整体的人为对象，最大限度地恢复和发展其身体、心理、社会、职业、娱乐、教育和周围环境相适应方面的潜能，也许局部或系统功能无法恢复，但仍可带着某些功能障碍而过着有意义、有成效的生活。康复以提高生存质量（the quality of life）并最终融入社会（social integration）为目标。

世界残疾报告指出"残疾（功能减弱或丧失）是人类的一种生存状态，几乎每个人在生命中的某一个阶段都有暂时或永久性的损伤及相应的功能障碍，而步入老年的人将经历不断增加的功能障碍"。所以，针对功能障碍的康复医疗几乎与每个人相关。

（二）康复医学

1. 康复医学的定义

康复医学是临床医学的一个重要分支，是以改善躯体功能、提高生活自理能力、改善生存质量为目的，以研究病、伤、残者功能障碍的预防、评定和治疗为主要任务，具有独立理论基础、功能评定方法、治疗技能和规范的医学应用学科。康复医学与保健、预防、临床共同组成全面医学（comprehensive medicine）。

2. 康复医学的服务对象

康复医学的服务对象主要包括各种原因引起的功能障碍者、老年人群和慢性病患者。

（1）各种原因引起的功能障碍者：功能障碍是指不能正常发挥身体、心理和社会功能。引起功能障碍的原因包括损伤、急、慢性疾病、老龄及先天发育障碍等。功能障碍可以是潜在的或现存的、先天性的或后天性的、可逆的或不可逆的、部分的或完全的。功能障碍可以与疾病并存，也可以是疾病的后遗症。

（2）老年人群：人口老化是国际性问题。身体障碍与年龄老化一般成正比，年龄越大，各种疾病或功能障碍的发生率越高。2011 年底，中国 60 岁及以上老年人口已达 1.85 亿人，占总人口的 13.7％。2012 年老年人口数量达 1.94 亿人，老龄化水平达 14.3％，2013 年老年人口数量达 2.02 亿人，老龄化水平达 14.8％，预测到 2020 年将达 16％～17％。因此，老年人群将成为康复医学的一个主要对象。

（3）慢性病患者：主要包括各种内脏疾病、神经疾病和内分泌代谢系统疾病等慢性疾病患者。WHO 近年来提出了非传染性疾病（noncommunicable diseases，NCDs）的概念，也越来越关注 NCDs 对人类健康的影响。WHO《2014 年全球非传染性疾病现状报告》显示，非传染疾病已成为人类最大的杀手，但其是可防可治的。为更好地预防和控制 NCDs，WHO 发布了《2013－2020 年预防和控制非传染性疾病全球行动计划》，其目标是减少 NCDs 导致的可预防和可避免的发病率、死亡率和残疾负担，从而使所有人群在各个年龄都能达到最高的健康、生活质量和生产力标准，使 NCDs 不再成为人类福祉或社会经济发展的障碍。在计划执行和实施过程中，除了临床医疗之外，康复医学必然要发挥重要作用，帮助改善患者躯体、心理功能，减轻继发残疾程度，提高生活质量。

3. 康复医学的服务范围

康复医学范围涉及神经内科、神经外科、骨科、内科、儿科、老年病、肿瘤康复等诸多方面，临床各科的各个系统疾病在所有阶段，都可以有康复的介入和结合。疾病康复学就是对临床各科各类病、伤、残患者的潜在或已发生的功能障碍进行相应针对性的康复医疗实践。目前已经形成多个临床康复亚专业：神经康复（neurological rehabilitation）、骨骼肌肉康复（orthopedic rehabilitation）、心肺康复（cardiac pulmonary rehabilitation）、儿童康复（pediatric rehabilitation）、疼痛康复（pain rehabilitation）等。

三、康复医学与临床医学

在人类物质文明、精神文明建设中，随着生活、文化、经济、技术的提高，医学科学技术的进步，抢救存活率显著提高，有后遗症和功能障碍的患者亦随之增多，同时由于疾病慢性化，需要长期治疗的患者也急剧增多。人们所要求的不再只是治疗疾病，相应局部和整体功能也希望达到尽可能高的水平。不仅要生存，而且要有质量的生存，在社会上发挥应有的作用，在这样的大背景下，以功能为核心的康复医学就在整个医学体系上凸显出十分重要的位置。

康复医学与一般临床医学学科相比，在治疗目的、方式和理念等方面有着明显区别。临床医学学科主要针对的是疾病，强调去除病因，逆转病理或病理生理异常，但现实情况却常常是，疾病并不能逆转，而患者功能的恢复反而经常被忽视。尽管给予有效的临床治疗后，应该得到显著的功能改善，但是如果患病后没有注重进行针对性的功能锻炼，治疗效果就受到影响，甚至因为长期制动导致额外的功能障碍，从而形成新的疾病，导致恶性循环。康复医疗的价值核心就是以功能为导向，它并不是单纯的疗养或保健，康复医疗强调的是通过积极的功能训练和/或必要的辅助器具或措施，改善或恢复患者的功能。它的最终目的并不是"治愈"疾病，而是最大限度地使功能恢复最大化，其中就包括在身体、心理和社会参与3个水平上的恢复，并且通过各种评定使功能恢复量化，逐步恢复，提高患者的生活质量，促进患者回归社会。康复医学与临床医学学科在治疗目的、方式和理念上的主要区别可概括如表4-37所示。康复医学和临床医学是相互交织、相互渗透的，康复医学不仅是医疗的延续，而应与临床医学同时并进，应该从医疗的第一阶段就开始进行，康复开始得越早，功能恢复得越好，耗费的时间、经费和精力就越少，所以我们主张急性期开始的所有医疗内容，都含有康复的意义。当然，康复医学不仅注重功能障碍处理方法的研究，也应逐渐重视病理变化的消除，这也是21世纪康复医学的重要趋向。

表4-37　临床医学与康复医学的比较

项目内容	临床医学	康复医学
核心理念	以疾病为中心	以功能为中心
医疗目的	治疗疾病，保障生命	恢复与重建功能，提高生命质量
工作对象	各类疾病患者	各类功能障碍者
临床评估	疾病诊断和系统功能	疾病诊断和躯体、心理、生活/社会独立功能
干预方法	以药物和手术为主	以物理治疗、作业治疗、言语治疗、康复工程等康复治疗方法为主，结合必要的药物或手术
治疗方式	被动性干预为主	主被动训练相结合，更强调主动参与
出院后干预	药物治疗和健康教育	维持性功能锻炼，配合药物治疗和健康教育

四、临床医师与康复

在患者的全面康复中，临床医师起着非常重要的作用，应该充分了解康复医学理论和实践，为患者提供全面康复服务。

1. 临床医师的康复理念

作为现代医学科学理论与技术的医师，应该逐步具有：①有完整的医学体系概念。医学是由保健、预防、临床与康复4个方面构成的一个完整体系。如果患者的功能不能很好地发挥，不能正常地生活和工作，这意味着医疗工作并没有结束。康复的观点和技术，应成为医疗计划的一个组成部分，应当是所有临床医师的医疗手段的一个组成部分。②康复不仅是康复医学专科医师的事，而且也应该是每个临床医师的事。③临床医师的工作是处在一个最有利、有效的康复阶段。康复工作进行得愈早，效果愈好，可以节省以后许多精力、经济。④临床医师是二级预防的组织者和执行者。⑤合格的临床医师不仅应对住院、门诊患者负责，还应为出院后的患者负责。不仅是治病救人，还要为患者功能负责。

2. 临床医师的康复职责

临床医师既是临床专科医师，也应是该专科的康复医师，因为康复是所有医师的责任。临床阶段又是康复的最佳时期。在医疗单位必然要有一批受过训练的专门从事康复医学工作的康复医师，但是许多临床医师在经过学习后，也可以成为该专科的康复医师。从某种意义上说，这样的专科康复医师对该专科患者的康复，会比康复医学科的专科医师做得更好，因为他们对该科疾病的病理、临床及转归更为熟悉，更清楚可能发挥的潜力。日本的康复医师队伍中，就明确规定了有两类康复医师：康复医学专科医师和认定的康复医师。康复医学专科医师全面掌握康复医学的理论和实践，具有康复医学各方面的知识和经验。认定的康复医师即临床专科康复医师，是从事于某一临床专科的医师，经过培训、学习后，具有康复医学理论知识，能掌握该科疾病的康复知识和处理技能。两种康复医师密切合作、互相补充，从而构成康复医疗工作的中流砥柱。

五、康复临床思维的训练和培养

（一）强化功能意识

康复临床思维的重要标志之一是从治病-救命的医疗二维思维发展到治病-救命-功能的三维思维，需要特别强化功能意识。临床上重症和慢性病患者不断增多，由于医疗技术水平的进步和提高，重症患者抢救存活率显著提高，有后遗症和功能障碍的患者亦随之增多。另外，由于疾病慢性化，需要长期治疗的患者也急剧增多。若仍只以"治病救命"为主要任务，忽视了以提高人的整体功能、提高生存质量为目标的医学宗旨，将导致医疗技术不断提高，挽救的生命越来越多，但有功能障碍的人群数量却也越来越多。例如，脑卒中患者经临床救治病情稳定，但未重视功能训练，致使偏瘫肢体关节挛缩，日常生活完全依赖；曾有 2 度烧伤面积达 95％的患者，抢救存活后全身关节包括颞颌关节僵凝，只能躺卧病床，要专人看护照料；另一胫腓骨骨折的病例，骨质愈合后，踝关节僵硬，严重影响站立和行走。这些障碍和不幸如果临床医师有足够的功能意识，给予康复的及时干预，是完全可以避免的。

2001 年 5 月 22 日第 54 届世界卫生大会讨论以决议 WHA5421 通过《国际功能、残疾与健康分类》，简称《国际功能分类》（ICF）。ICF 的结构分为功能和残疾、背景性因素两大部分，功能和残疾部分包括身体功能和结构、活动和参与，背景性因素包括环境因素、个人因素。活动和参与的领域是进行活动与执行任务，环境因素、个人因素分别表示功能和残疾的外在和内在影响。功能和结构的结合及能够进行活动和参与表明具有功能（functioning），损伤、参与局限、活动受限则表示残疾（disability）。ICF 将功能和残疾分类作为一种交互作用和演进的过程，提供了一种多角度方法，见图 4-53。

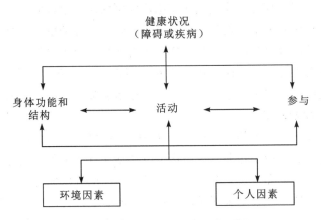

图 4-53　ICF 成分间的交互作用图

临床医师应该学习用 ICF 的理念去管理患者，在治疗疾病或损伤的同时，关注患者生理、心理和社会功能，有无功能障碍及障碍累及的方面及程度，并进一步从患者的个体活动和社会参与的层面去评估患者，同时考虑环境和个体因素的影响，从而综合判断患者是否存在需要康复介入的功能问题，这样就能早期及时地给予患者康复干预，最大程度改善功能障碍，从而避免或减轻后续的并发问题，对患者最终的功能独立性和生活质量具有十分重要的意义。

（二）重视康复早期介入

康复的介入时间是一个非常重要的问题，康复并不是后期疗养，大量循证医学资料证明，以稳定病情、保留身体整体功能、预防并发症和促进功能恢复为主要目标的早期康复有利于最大限度恢复功能、减轻残疾程度、预防继发残疾、缩短住院日、降低医疗费用、优化医疗资源配置，因此，康复治疗必须强调早期介入，与临床治疗融为一体，从疾病早期开始，贯穿于疾病发生发展及治疗的全过程。早期康复介入，是指在病情稳定、疾病不再进展、生命体征正常或平稳时即可开始。特别需要指出的是，病情稳定不代表患者一定是清醒，对于昏迷患者，只要病情没有进展或波动，即属于稳定，也可以开始康复，因此，许多康复从患者进入监护或重症病房就已经开始。而国外对于许多择期手术患者，手术前介入康复已经成为常规，康复医师在手术前就和手术医师一起讨论手术方案，以确保患者手术后能早日恢复功能，当然具体介入时间仍因病因人而异。

目前综合医院康复医学科多采用与其他临床科室建立密切协作的团队工作模式，选派康复医师和治疗师深入临床科室，可以提供早期专业的康复医疗服务，若临床医师能够重视康复的早期介入，就可以积极与康复医学科保持密切联系，对有康复需求的患者邀请康复专业人员提供早期正规康复介入，提高患者整体治疗效果，为患者转入专业康复机构或回归社区、家庭做好准备。

（三）及时康复转介

综合医院的临床医师需要认识到当本专科临床处置结束后患者仍存在明显的身心功能障碍时，继续床边康复治疗可能达不到合适的训练方式、训练强度等方面的要求，此时临床医师就需要与康复专科医师积极联系，进行及时的康复转介。

为实现合适的康复转介，临床医师需要了解三级康复医疗服务体系的服务内容。2011年，卫生部发文《关于开展建立完善康复医疗服务体系试点工作的通知》，14个省（区、市）开展建立完善康复医疗服务体系试点工作，鼓励按照建立三级康复医疗服务体系的原则进行设置规划。三级综合医院康复医学科立足于疾病急性期的早期介入，与相关临床科室充分融合，改善患者预后，预防残疾发生，减轻残疾程度，并承担区域内康复医学专业人才培养任务，充分发挥区域辐射带动作用；二级综合医院康复医学科/康复医院主要为疾病稳定期患者提供专业、综合的康复治疗，并具备其他疾病的一般诊疗、处置能力和急诊急救能力；社区卫生服务机构和乡镇卫生院主要为疾病恢复期患者提供基本康复服务，条件允许的可以提供居家的康复、护理服务，贴近社会和家庭，并逐步将居民康复医疗服务信息与现有的居民健康档案相结合（图4-54）。

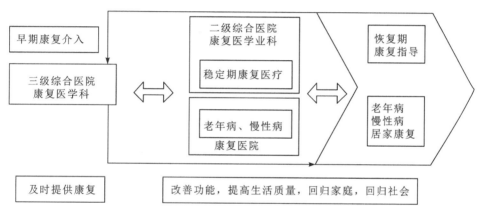

图 4-54　三级康复医疗服务体系

临床医师应根据康复专科医师的会诊意见安排合适的康复转介，包括转入综合医院康复医学科或二级医院康复医学科、康复专科医院，或至社区卫生服务机构接受后续康复服务。

（四）建立全面康复理念

康复主要目标是使丧失或削弱的身、心、社会功能尽快、尽最大可能地恢复、代偿或重建，以达到最佳状态，使病、伤、残者能担负起他们能负担、应负担的社会职能。对于形态功能障碍要促进功能恢复，对并发症、继发症要进行预防和治疗，但康复并不意味着完全恢复，对于个体能力障碍，还可以采取适应和代偿的对策。为了发挥瘫痪肢体残存的功能，可利用辅助器、自助具以提高日常生活活动能力，配置代偿功能装备，如矫形器、假肢、轮椅等用品。南非 Osca Pitorius 生来下肢异常，腓骨、足趾缺失，经双膝关节以下截肢，在安装碳素纤维储能足后，经过长期艰苦的训练，参加各种短跑竞赛，取得很好成绩，被称为"无腿飞人"（the fastest man on no legs），这就是利用康复工程技术进行功能代偿的成功案例。

康复不仅是训练患者提高功能，以适应环境；还需要环境和社会的参与，以利于他们重返社会。对社会活动障碍的对策是改善环境，对家属进行教育培训，确保对残障者进行照顾，改造公共设施（如房屋、街道、交通等）和社会环境，使残障者能方便、平等地参与活动。对于需要终生护理的人，社会应建立相应的机构收护。为了伤残人员的再就业，社会也建立相应的教育、培训机构。

康复是一种理念和指导思想，必须渗透到整个医疗系统，包括预防、早期识别、门诊、住院和出院后的患者的医疗计划中。除了医疗康复，康复工程、教育康复、社会康复和职业康复共同构成全面康复，全面康复的理念也充分体现了医学的生物-心理-社会模式，全面康复理念应植根于所有医疗人员心中，并付诸行动，使患者实际受益、社会受益。

第五章　医学人文精神

第一节　医学人文精神的发展与内涵

医学人文精神由来已久。中国传统的人文精神，源于儒家的"仁爱"思想，而医者忧民伤病的道德情怀同儒家倡导的思想观念基本一致。"仁者，爱人"，而医者的目的是治病救人，医者"救人"是儒家实现"爱人"的重要途径之一，因此儒家的"仁爱"思想也成为医学道德的理论基础。儒家的"爱人"原则主要强调三点：第一，尊重人的生命。孟子在《孟子·梁惠王上》说："无伤也，是乃仁术。"它要求医师在治疗疾病中，应有如临深渊如履薄冰之感，处方开药应该小心谨慎，以免诊断或用药错误，伤害患者。第二，尊重患者的人格。它主张医师对待患者不得以施恩者自居，更不得利用医疗职业的特点谋财猎色，充分体现了对患者的尊重。第三，"泛爱众"。即医师对所有的患者都应一律平等对待，不论贵贱贫富、老幼美丑，都要一视同仁。对所有的患者都一视同仁，就像对待自己的亲人一样，施以深切的同情与帮助，这就是对患者最好的关爱、最好的尊重，也是医学人文精神的最好体现。儒家这些崇高精神逐步形成了古代朴素的医学人文精神，其中不少成为历代从医者所遵循的医德宗旨和原则。

在西方，大众一般认为比较系统的医学伦理规范源于《希波克拉底誓言》。它的主要思想是一切从患者的利益出发，平等地对待并且帮助每一位患者，强调医疗行为的目的是为患者服务，这也体现了古代医德中朴素的人文主义思想。文艺复兴之后，伴随着人文精神的强大社会思潮，形成了一般意义上的医学人文精神，它继承发扬了古代朴素医学人文精神原则，并逐步使医学以人为出发点，将为患者治病、保护人的健康和生命放到首位。随着生物医学科技的飞速发展及随之而来的涉及人类生命、生命质量等新问题的产生，近代医学人文精神逐步形成。它强调要重视人的价值和生命的尊严，强调人的权利，并从社会和人类的利益出发，主张在医疗卫生事业中合理分配卫生资源。

综上所述，医学人文精神将人和人的价值置于首位，尊重人的生命和人格，它和医学科学精神统一于医学，二者相互交融，共同服务于病患和医方；而且医学人文精神不是一成不变的，它随着医学的进步和社会的发展不断完善。

第二节　医学人文精神建构

医学人道主义的性质离不开医学人文精神的指导。"医乃仁术"是医学崇善的古代中国版本。中国古代有一个故事叫作"悬壶济世"："市中有老翁卖药，悬一壶于肆头，及市罢，辄跳入壶中，市人莫之见。"我们可以把老人的药理解为他自己的生命，其实老人正是以自己的生命，来拯救其他人的生命。《淮南子》上也说，"神农尝百草之滋味，水泉之甘苦，另民之所辟就，当是时，日遇七十二毒"，神农也是以自己的血肉之躯为代价来维系患者的生命。唐代名医孙思邈在《大医精诚》中也指出："凡大医治病，必当安神定志，无欲无求，先发大慈恻隐之心，誓愿普救含灵之苦。"

医者仁爱救人，不仅是中国古代医学崇尚的基本原则，也是西方古代医学人文精神的核心。古希腊著名医师、"医学之父"希波克拉底在其著名的《希波克拉底誓言》中就提出了许多医德规范，如"愿尽余之能力与判断力所及，遵守为病家谋利益之信条，并检束一切堕落及害人行为""无论至于何处，遇男或妇，贵人及奴婢，我之唯一目的，为病家谋幸福，并检点吾身，不做各种害人及恶劣行为，尤不做诱奸之事"，阿拉伯医师迈蒙提斯在《祷文》中更是精辟地概括出了医学的人道主义性质："启我爱医术，复爱世间人，愿绝名利心，一切为患者，无分爱与恨，不问富与贫，凡诸疾病者，一视如同仁。"

医学人文精神没有国界和民族界限，是全人类的共同文化。在医学长期发展过程中造就了一大批医术精湛、医德高尚的医学家，他们在治病救人的过程中，时时把为患者治疗、保护人的健康放在首位。世界医学会1949年采纳的医学伦理会《日内瓦协议法》中指出："我庄严地宣誓把我的一生献给为人道主义服务""我凭良心和尊严行使我的职业""我首先考虑的是我的患者的健康""决不利用我的医学知识违背人道法规"。在我国卫健委颁发的医学生誓词里面也有"我决心竭尽全力除人类之疾痛，助健康之完美，维护医术的圣洁和荣誉""救死扶伤，不辞艰辛"等，阐释了作为好医师应有的社会责任感和道德品质。每当瘟疫流行或疾病肆虐的大灾之际，医生们不忍生灵涂炭，竭尽全力拯救人们于水深火热之中，他们征服病魔、造福人类的丰功伟绩更是医学人文精神的光辉写照。

正如人们所认同的现代医学教育应与生物-心理-社会-环境医学模式相适应那样，作为一名合格的医者，不仅要探究患者的生理病因，还要关注患者的心理病因，以及社会、环境等方面对其的影响；不仅要给予患者身体上的治疗，解除病痛，还要给予患者心理上的安抚和全身心的呵护。因而，生物-心理-社会-环境医学模式，也就是蕴含着丰富人道主义和人文关怀要求的科学与人文并重的医学模式。

生物-心理-社会-环境医学模式的形成及其发展，折射出唯物辩证法"否定之否定"规律的基本思想，是人文精神在机械的生物医学模式上的又一次"升华"，是人文精神在早期自然医学阶段医学理念的"回归"。但这种回归，已不是简单地在古代"天人合一"的哲学范式支配下，仅凭感官感受或猜测揣摩而形成的朴素自然医学模式的"翻版"，而是建立在克服古代朴素自然医学模式和近代机械生物医学模式种种"局限"基础上的"扬弃"，是具有重要"里程碑"意义上的进步和发展。这个看似仅为医学模式的转变，其日益产生和辐射的影响和成果，将是无法估量的。尤其对于推进医学科学技术的发展，提高医学教育的办学质量，以及塑造高质、复合型的医学创新人才，有着重大"革命性"和"史诗性"的作用。

医学与人文更高层次的结合，不仅有力地促进"仁术"的与日俱增，而且更进一步推进拥有和掌握高超"仁术"的"仁爱之士"的"回归"——"人民医学家"裘法祖先生在一生的医疗实践过程中践行"医学归于大众"的宗旨。在裘法祖身边工作的人都知道他有一套不成文的"规矩"：凡他参加的手术，无论工作多么繁忙，术前必须亲自检查患者，术后的几个晚上要亲自察看患者。他说："这是关键时期，就是下刀子也要去看。"凡外出会诊或抢救危重患者，无论多么劳累，下车后他一定会直奔病房或手术室，不允许丝毫拖延，直至患者脱险才能离开。手术所用的器械、纱布等物品，术前他要仔细检查，术中的摆放位置都有严格规定，术后要一一清点，一根针、一块纱布都不能少。因而，长期以来裘法祖的手术台被患者视为最安全的手术台。裘法祖知名度与日俱增。然而他和千万患者的心却越靠越紧。在患者眼中，他没有丝毫的名家姿态，而是最可信赖的人。裘法祖有一句格言："技术上有高低，但医德必须是高标准的。"他曾撰文《假如躺在你面前的是你的亲人》，在《回忆五十年外科生涯》文中，他最深切的体会就是：把每一位患者当作自己的亲人。几十年来，凡预约的患者他都是提前到诊室去等候，绝不让患者等他；凡患者求医问诊的信，他封封有答复。有位农村青年妇女患先天性直肠阴道瘘，粪便从阴道排出，疼痛难忍。她曾在几家医院求诊，医师说，必须先在腹部做人工肛门，背一个橡皮袋子接粪便，然后修补瘘口，最后关闭人工肛门。但这种方法会使患者多次承受手术痛苦，且一个农村妇女的经济情况也不允许。她哭着回家了，试探着给同济医院外科写了封信，诉说自己的不幸。信到了裘法祖的手里，他毅然决定，用一次手术解决问题。他的决定来自他丰富经验奠定的自信，来自他胸中总是装着患者。他给这位患者回了信，患者如约而来。裘法祖亲自主刀，一次解除了这位患者难以启齿的痛苦，从此她有了健康，有了幸福美满的家庭生活。

由此可见，医学人文精神不管是在东方还是西方，不管是在古代还是现代，都被人们普遍接受，并且不断创新、完善和发展，服务于医学。因此，我们可以说，医学本身就是一项人道主义事业，医学的发展，离不开医学人文精神的指导，没有医学人文精神指导的医学不能称之为人的医学。

第三节　医疗服务实践中人文精神的充分体现

在医学教育和医疗服务的实践中，对于"社会主义的人道主义和人文关怀""尊重和保障人权""关注人的生活质量""幸福指数"这些新的理念，都是需要深入学习、积极探索、努力贯彻落实的重要课题。其中，关键就是要始终坚持以人为本，倡导"人性化医疗服务"。

（1）倡导"人性化医疗服务"，是结合医疗服务实际，贯彻落实"以人为本"科学理念的有益探索。现实生活中的人，处于不同的社会地位，承担不同的社会义务，扮演不同的社会角色，具有不同的物质利益，因而在思想、情感、认知等方面也不尽相同。但是，作为人的整体特质，即使是存在种种差异，依然存在着人的共性，有着人的各种特性或属性的总和，也就是共同的人性。

　　"以人为本"把一个古老的命题融入了新世纪的时代气息，把"始终代表中国最广大人民根本利益"同"人民群众的生命安全和健康是第一位的"等重要论断和基本要求有机地结合起来，正确处理好人与人的关系，反映在医疗服务实践中，主要是正确处理好医患两者的关系，正是在这个意义上说，"人性化医疗服务"，就是要始终把"人"作为服务的目的，而不是"赢利"的手段，并以一贯之地落实在医院管理和医疗服务的各个环节中。也正是在这个意义上说，倡导和践行"人性化医疗服务"，旗帜鲜明地表明：医疗卫生体制不应也不能实行所谓的完全"市场化"。

　　（2）从"以患者为中心"到"人性化医疗服务"体现了医院服务理念在新的历史条件下不断提升的过程。从历史演变的轨迹看，由"以疾病为中心"到"以患者为中心"，是医疗服务理念的一次革命，体现了医学模式的重大飞跃，使"见病不见人"的机械片面观点，上升到"'病'与'人'的统一"，把患者从单纯生物学意义上的人，拓展为"生物-社会-心理-环境"为一体的"人"。这就要求医院管理和医疗服务都要坚持全面、系统的观点，以"患者"作为出发点。

　　而从"以患者为中心"到"人性化医疗服务"，是医疗服务理念的又一次重大飞跃。"以患者为中心"及与此相关联的"一切为了患者、为了一切患者、为了患者的一切"等口号，一度在我们的许多医院的门诊大厅或病房走廊间以横幅标语映入我们的眼帘，至今记忆犹新。其指向的对象，前提首先是身患某种疾病的患者，是要求围绕患者来做好服务工作，而强调"人性化医疗服务"，则是把来到医院要求得到医疗服务的所有对象，都作为现实社会生活中的主体，作为接受医疗服务应"一视同仁"的"人"，更深一步讲，在面对患者"个体"的人的同时，我们医护人员还应自觉地引申出在这个"个体"的背后与之相联系的家庭、社会等"群体"的人。在这个大前提下，"人性化医疗服务"立足"以人为本"的科学理念，有着时代发展和社会进步的深刻含义。从理论上推论，倡导和践行"人性化医疗服务"，取决于人与人之间的平等和尊重。

　　因而，倡导"人性化医疗服务"，其前提是把患者当作与自己一样的人。现代心理学中的"换位思考"，在医患主客体关系中，有着同样深邃的含义。从"以患者为中心"到"人性化医疗服务"，要求广大医务工作者，以一颗平常心看待自己的技能和权利，像尊重自己的人格一样尊重患者的人格，时时处处站在患者的立场上尊重他人的尊严和价值，深刻理解患者更需要被重视和被关心的心情。要把自己的医疗服务过程，表现为具有自我意识、自我控制、自我创造能力的道德实现过程。具体来说，不妨把"学会倾听"作为加强人际沟通的"第一步"，不妨在患者主诉时，把真情地"看着对方的眼睛"作为改善医患关系的"基本功"。这也顺应时代发展和人类社会发展趋势，符合经济社会健康发展的基本要求。从全方位的视野，审视"人性化医疗服务"。

　　（3）"人性化医疗服务"既是一种理念，也是一种规范；既要在思想认识上不断深化，更是要在日常实际工作中践行。"人性化医疗服务"，注重的就是"爱心"、"同情心"和"责任心"。无数"白衣天使"和"白衣战士"在平凡的岗位上以自己的才华，谱写了社会主义医务工作者的光辉诗篇，他们的生动事迹，本身也就是"人性化医疗服务"的生动写照。我们要发掘这些感人事例中蕴藏的医学人文精神的宝贵资源，并在新的实践中继续发扬光大。"人性化医疗服务"从理念落实到实践，渗透在医疗服务之中，也就成为日常的规范。例如，导医时热情周到、不厌其烦，诊疗询问病情时体贴的语言沟通，使患者畅所欲言；体格检查时动作轻柔，医嘱时仔细和耐心，手术前详细地告知和安慰。此外，在现有比较简朴的诊疗条件下，为患者检查时用屏风或布帘遮挡一下，解除诸多患者及家属在"众目"面前的窘迫；细声慢语地询问患者的病情，避免患者向医师袒露"难言之隐"的尴尬。此外，开列处方或拟订手术方案时，在获得相同疗效的前提下，尽可能减轻患者的负担。这不仅仅是经济上的负担，而且还包括心理、生理等方面的负担。再推而广之地讲，医院门诊大楼的楼梯设计时，考虑到残疾人的方便；住院患者的食谱应尽可能品种多样、经济实惠……所有日常的医疗服务实践活动，都可以在"人性化医疗服务"理念的指导下，进一步总结提高，并在新的实践中得以创新。

需要加以补充的是，坚持"以人为本"，实施"人性化医疗服务"，是一项长期和严肃的工作。

（1）相对于医务工作者而言，"人性化医疗服务"理念的提出和确立，或由"以患者为中心"向"人性化医疗服务"的转变，是不断提高医疗服务质量、提高自身全面素质的过程，并不是对患者任何要求不加分析地一味迁就，而要在坚持"以人为本"的前提下，严格履行医疗服务规章制度，依法办事。

（2）相对于患者而言，医疗服务单位提出"人性化医疗服务"，需要医患双方的相互理解和配合，而不是个别患者企图超越医疗服务规定的基本要求，以此作为"随心所欲""我行我素"的"挡箭牌"。如稍不合自己的心意，就"污言秽语"不停、"大打出手"不断，以至于侮辱或伤害医务人员，这只能受到法律法规的制裁和处理。

参 考 文 献

[1] 唐子人,赵燊,唐万春. 2015美国心脏协会心肺复苏指南更新的解读[J]. 中华急诊医学杂志,2016, 25(1)：3-6.

[2] 姚咏明. 急危重症病理生理学[M]. 北京：科学出版社,2013.

[3] 罗正曜. 休克学[M]. 天津：天津科学技术出版社,2001.

[4] Bruno Levy, Olivier Bastien, Karim Bendjelid, et al. Experts' recommendations for the management of adult patients with cardiogenic shock[J]. Ann Intensive Care,2015,5(1)：52-62.

[5] Rhodes A, Evans Laura, Alhazzani Waleed, et al. Surviving Sepsis Campaign：International Guidelines for Management of Sepsis and septic shock[J]. crit care med,2017,45(3)：486-552.

[6] De Jong E. Efficacy and safety of procalcitonin guidance in reducing the duration of antibiotic treatment in critically ill patients：a randomised, controlled, open-label trial[J]. Lancet Infect Dis,2016, 16(7)： 819-827.

[7] Seymour CW. Time to treatment and mortality during mandated emergency care for sepsis[J]. N Engl J Med,2017.

[8] 中日友好医院重症医学科. 中日友好医院重症医学科日常工作手册[M]. 北京：科学出版社,2016.

[9] 张彧. 急诊医学[M]. 北京：人民卫生出版社,2010.

[10] 赵志刚. 急性中毒与解救[M]. 北京：人民卫生出版社,2015.

[11] Bird SB, Krajacic P, Sawamoto K. Pharmacotherapy to protect the neuromuscular junction after acute organophosphorus pesticide poisoning[J]. Ann N Y Acad Sci, 2016,1374(1)：86-93.

[12] Peter JV, Sudarsan TI, Moran JL. Clinical features of organophosphate poisoning：A review of different classification systems and approaches[J]. Indian J Crit Care Med, 2014,18(11)：735-745.

[13] Donroe JH, Tetrault JM. Substance Use, Intoxication, and Withdrawal in the Critical Care Setting [J]. Crit Care Clin, 2017,33(3)：543-558.

[14] 王振杰. 实用急诊医学[M]. 4版. 北京：人民卫生出版社,2016.

[15] Goldman L, Schafer A I. 西式内科学[M]. 25版. 北京：北京大学医学出版社,2016.

[16] Simons FE, Ardusso LR, Bilo MB, et al. World allergy organization guidelines for the assessment and management of anaphylaxis[J]. World Allergy Organ J, 2011, 4：13-37.

[17] Fisher MM. Clinical observations on the pathophysiology and treatment of anaphylactic cardiovascular collapse[J]. Anaesth Intensive Care, 1986, 14：17-21.

[18] Taylor B E. Guidelines for the Provision and Assessment of Nutrition Support Therapy in the Adult Critically Ill Patient：Society of Critical Care Medicine(SCCM) and American Society for Parenteral and Enteral Nutrition(A. S. P. E. N.)[J]. Crit Care Med,2016, 44(2)：390-438.

[19] Heimlich HJ. A lifE-saving maneuver to prevent food-choking[J]. Jama,1975, 234(4)：398-401.

[20] Casalini AG. Foreign body aspiration in adults and in children：advantages and consequences of a dedicated protocol in our 30-year experience[J]. J Bronchology Interv Pulmonol,2013, 20(4)：313-321.

[21] Mittleman RE, CV Wetli. The fatal cafe coronary. Foreign-body airway obstruction[J]. Jama,1982,

247(9)：1285-12858.

［22］ 李树生.急诊临床诊疗指南［M］.3版.北京：科学出版社,2020.

［23］ 陈星荣,沈天真.全身CT和MRI诊断［M］.上海：上海医科大学出版社,1993.

［24］ 马俊勇,胡熙芳,马金瑞.如何合理选择和应用医学影像检查技术［J］.实用医学影像杂志,2006,7 (3)：203-204.

［25］ Ljungqvist O,Scott M,Fearon KC. Enhanced Recovery After Surgery：A Review［J］. JAMA Surg, 2017,152(3)：292-298.

［26］ 黄晓琳,燕铁斌.康复医学［M］.5版.北京：人民卫生出版社,2013.

［27］ 神经病理性疼痛诊疗专家组.神经病理性疼痛诊疗专家共识［J］.中国疼痛医学杂志,2013,19(12)： 705-710.

［28］ 韩睿,廖琴,阳晓燕,等.一种新的疼痛分类方法和治疗思路［J］.中国疼痛医学杂志,2017,23(5)： 328-330.

［29］ Williams AC,Craig KD. Updating the definition of pain［J］. Pain,2016,157(11)：2420～2429.

［30］ 黄勋,邓子德,倪语星,等.多重耐药菌医院感染预防与控制中国专家共识［J］.中国感染控制杂志, 2015,14(1)：1-9.

［31］ 耐甲氧西林金黄色葡萄球菌感染防治专家委员会.耐甲氧西林金黄色葡萄球菌感染防治专家共识 ［J］.中华实验和临床感染病杂志(电子版),2010,4(2)：55-59.

［32］ 耐万古霉素肠球菌感染防治专家委员会.耐万古霉素肠球菌感染防治专家共识［J］.中华实验和临 床感染病杂志(电子版),2010,4(2)：60-64.

［33］ 产超广谱β-内酰胺酶细菌感染防治专家委员会.产超广谱β-内酰胺酶细菌感染防治专家共识［J］. 中华实验和临床感染病杂志(电子版),2010,4(2)：207-214.

［34］ 中华医学会呼吸病学分会感染学组.铜绿假单胞菌下呼吸道感染诊治专家共识［J］.中华结核和呼 吸杂志,2014,37(1)：9-15.

［35］ 钱远宇.多重耐药铜绿假单胞菌感染的临床治疗［J］.临床药物治疗杂志,2010,8(3)：25-28.

［36］ 陈佰义,何礼贤,胡必杰,等.中国鲍曼不动杆菌感染诊治与防控专家共识［J］.中国医药科学,2012, 92(8)：3-8.

［37］ 刘运德,楼永良.临床微生物学检验技术［M］.北京：人民卫生出版社,2015.

［38］ Walter R. Frontera. DeLisa's Physical Medicine and Rehabilitation：Principles and Practice ［M］. fifth edition. Philadelphia：Wolters Kluwer Health,2010.

［39］ 黄晓琳,燕铁斌.康复医学［M］.5版.北京：人民卫生出版社,2013.

［40］ 南登崑,黄晓琳.实用康复医学［M］.北京：人民卫生出版社,2009.